王少华 著

# 中医临证求实

王卫中　王淑善　协助整理

人民卫生出版社

**图书在版编目(CIP)数据**

中医临证求实/王少华著. —北京:
人民卫生出版社,2006. 12
(现代名医证治丛书)
ISBN 978-7-117-08182-5

Ⅰ. 中… Ⅱ. 王… Ⅲ. 中医学临床-经验-中国-现代 Ⅳ. R249. 7

中国版本图书馆 CIP 数据核字(2006)第 135793 号

**中医临证求实**

---

**著　　者:** 王少华
**出版发行:** 人民卫生出版社(中继线 010-67616688)
**地　　址:** 北京市丰台区方庄芳群园 3 区 3 号楼
**邮　　编:** 100078
**网　　址:** http://www.pmph.com
**E - mail:** pmph@pmph.com
**购书热线:** 010-67605754　010-65264830
**印　　刷:** 北京市顺义兴华印刷厂
**经　　销:** 新华书店
**开　　本:** 850×1168　1/32　**印张:** 18
**字　　数:** 450 千字
**版　　次:** 2006 年 12 月第 1 版　2008 年 1 月第 1 版第 2 次印刷
**标准书号:** ISNB 978-7-117-08182-5/R·8183
**定　　价:** 32.00 元

# 前言

具数千年历史的中医学，文化底蕴甚厚，医界同仁均称之博大精深；一人行医仅数十年，无法窥其全豹，也不可能对某一病候有全面体会，因而这本书的内容，不识庐山真面目，只能谈一鳞半爪。真所谓“非不为也，是不能也。”

目前，中医学面临着多层次、重压力的考验和前所未有的挑战，临床阵地日渐缩小，具有真知灼见、经验丰富的老中医人数既少而且多病，中、青年中医观念转变，这就需要有众多的“铁杆中医”来坚守前沿阵地，从而再建中医大厦。我写这本书的目的，正是为这座大厦作片砖只瓦之用。

本书共四部分。首篇专病论治，包括内科时病与杂病，以及妇科经、带、胎、产病证。其中有较多的成功经验，也有不少的失败教训，得失之间，可资研讨。第二篇方药运用资料较少，原因是入编内容，一要有古方药效用的印证，二要有方药的新用，两者缺一不录。变法实践列第三篇，其核心即实践——变法中的实践，实践中的变法，相辅相成。末篇为医论、医案、医话，这是百余年来我家几代人的业务学习和工作片段，希望对读者有所裨益。

本书自始至终的写作，包括篇章的安排，内容的取舍，乃至书的命名，都是在人卫陈东枢先生的指导，多次商讨下进行的，谨此致以衷心的感谢。

本书在写作过程中，得到我院领导的支持。全部资料的电脑操作，由医教科科长朱文副主任医师和贾建华同志完成。对他们的辛勤劳动，一并表示由衷的谢意。

王少华

2006 年 6 月

# 目　录

## 第一章　专病论治

## 第二章 方药运用

## 第三章　变法实践

## 第四章　医论医案医话

# 第壹章 专病论治

## 第一节 湿温

### 一、关于辨证论治的几个问题

**（一）关于辨证，主要从四个方面进行**

①长夏季节为多见，尤其是雨水较多的年份；②发热有缠绵的特点，呈持续性和午后热甚；③有胸闷、肢倦、头身重痛、面色淡黄、大便解而不畅等见症；④有濡脉和舌苔白腻、厚腻等体征。总之，对典型病例辨证并不困难。

**（二）湿热偏胜的判断**

《湿热病篇》云："湿热病属阳明太阴经者居多"，"中气实则病在阳明，中气虚则病在太阴"。盖中气实则阳旺而从热化，中气虚则阳弱而从湿化。证情既有从热化和从湿化的不同，则临床辨证区分湿与热孰轻孰重后，治法上才能决定以燥太阴为主抑以清阳明为主。凡偏湿者必头重，偏热者则头痛。偏湿者虽胸闷太息，但懒言不语不烦；偏热者辄烦躁懊侬，甚则辗转不安。湿重者多口淡不渴或渴不多饮；热重者口臭、口秽喷人、口渴喜饮。湿重者苔白腻或黄白相兼而腻；热重者苔黄腻。当然还有其他许多方面可资判断，但以上四个方面是辨别湿热偏胜的要领。

**（三）关于湿温的一些治法**

自晚清叶、吴二氏起以至目前为止，基本上以芳香化浊、苦寒清热、淡渗利湿三法亦即化湿、燥湿、渗湿三法作为湿温的主要治法。由于湿温证以湿为本而热为标，当重在治湿，故化湿、燥湿、渗湿三法，实为治湿温之正法。通过化、燥、渗后，务使湿去热退，做到湿去正安。此为治湿温之上策。三法中之渗湿法，不独应用于湿热在下焦者，即便湿温证湿邪内传的全过程中，渗湿法亦不可或缺，所谓“治湿不利小便，非其治也”。因为“或渗湿于热下，不与热相搏，势必孤矣”。可以想象，湿不与热合，则病情不难缓解而早日向愈。

叶香岩氏《外感温热篇》云：“热病救阴犹易，通阳最难”，“通阳不在温而在利小便”。王孟英说：“若湿热亦必黏滞难解，须通阳气以化湿”。可见通阳泄湿，也是治疗湿温不可缺少的方法之一。我除遵叶氏利小便以通阳外，另加薤白一味，每用9g。查薤白，医籍载其有“通胸阳”之功，仲景以之治胸痹，我用以治湿温对宽胸膈满闷以至加速退热方面，均有一定的作用。

**（四）关于舌苔的诊治**

古今温病学家，往往利用诊察舌苔的色泽、厚薄和润燥等情况，来判断病型在卫在气，病因属寒、属湿、属热、属痰……临床习见，湿温证多现腻苔，例如：

1. 白腻　此为疾病初起，湿邪郁阻卫分，当宗宣化为法，选用豆卷、羌活、半夏、蔻仁、厚朴、赤苓等化湿、燥湿、渗湿之品。

2. 白厚腻　为湿浊内阻膜原，药用厚朴、草果、半夏、黄芩、生姜之属以疏理湿浊，透托膜原。

3. 黄腻　为湿未化而里热渐盛，可用半夏、黄芩、厚朴、黄连、干姜等辛开苦降，化太阴之湿，清阳明之热。

4. 黄厚浊腻，中心干　伴有发热烦闷，腹痛转矢气等症者，无论其便秘或便溏，均为湿热夹积，阻于阳明之分，法当通腑。处方首选枳实导滞丸，一取丸药缓下，一取方中芩连苦寒燥湿清热，泽苓淡渗利湿，神曲、白术消食健脾，大黄、枳实通腑涤滞。药后中病，当止后服。须知湿温用下，应切记“毋使过之，伤其正也”之训。

**（五）关于干瘪白痦的处理**

白痦是湿温证的常有症状。常见本证一、二候时，患者每多汗，汗出痦现，痦随汗透，真是一身汗出一身痦。虽说白痦的出现，乃表示邪有外达之机，然而淹缠有日，则诚如王孟英所云:“邪若久郁，虽化白痦而气液随之以泄”。叶香岩亦云:“邪虽出而气液枯也”。常见气液两伤的白痦，多干瘪甚则干瘪而枯。对此，轻则可如叶氏所言:“必得甘药补之”，选用玉竹、芦根之属；重则须以滋阴益气为法。我每用党参、太子参、石斛、北沙参、玉竹等滋而不腻，补而不滞之品。考虑到白痦毕竟是由湿郁热蒸所逼出，益气养阴仅能扶其正，宜仿春泽汤之意，参入赤苓、六一散、薏苡仁之属，寓动于静，既可免除滞膈留邪之弊，又能直折其邪，如此则较为稳当。

**（六）豆卷的运用**

我家三代对治疗湿温一证，每以豆卷（指大豆黄卷，黑大豆用清水浸、淋、发芽后晒干而成）代豆豉，取其具生发之气，有解表之能，可化上下表里之湿，故《本草经》载其有治湿痹之功。我们体会，豆卷本身发散力弱，可能与其不具辛味有关。湿温证无论其邪在卫分、气分以至营分，我家均用豆卷。其具体用法是：

邪在卫表时，则与辛散之薄荷、羌活为伍，可达微汗托湿外出的目的。

湿阻中焦，邪在气分，有身热、口渴、烦满、呕哕等症者，可与山栀、黄连、干姜、半夏、厚朴为伍，藉以清气化湿透邪。

白痦外透，晶莹饱满，遍及颈项胸背，此伏彼起，三、五日后而仍身热不解，胸闷不适者，为邪留气分，日久淹缠不化之候。这时湿热之邪出者自出，伏者自伏。回想到湿温证其本在脾，其标在肺，白痦属气分之邪，而肺主一身之气，故以豆卷配杏仁、连翘、银花、芦根、六一散、赤苓等以利肺托邪，清气渗湿，务使湿热之邪能从表里双解。

邪入营血，发出细碎红疹，烦热舌绛者，辄仿黑膏意，用豆卷配生地、丹皮、白茅根等，此即叶氏“入营犹可透热转气”之法。我们体会：豆卷性味甘平，有托湿外达之能，无辛散伤正之弊，与淡渗药配合治湿温证，则一以透湿自表外出，一以利湿从内下走，实不失为本证的正治大法。

关于豆卷的用量是：邪在卫分和气分时，成人量每日15g，目的在于发散；如用于白痦及邪入营血分者，其意在于透托，每日用量9g即可。

**（七）湿温后期的治疗**

湿温后期多气阴两伤，尤其要照顾脾气胃阴。在身热悉平，神疲懒言时，可选用参苓白术散去甘草、大枣，加芦根、荷梗。其中可用太子参易人参，以砂仁壳代砂仁。方中桔梗开肺气以“启上闸”，茯苓、苡仁利水湿而“开支河”。我的体会是：“启上闸”、“开支河”的治法，在病初用之有使湿热两分，以孤邪势之意；病后用之，有乘勇追寇之义。总之，用参苓白术散出入，目的仍在于健中利湿，除恶务尽。否则，“炉烟虽熄，灰中有火”，稍一不慎，则星火未尝不能燎原，当审之慎之！

## 二、对汗、下、润法的认识和运用

湿温证因湿与热合，如油入面，难分难解，不但缠绵时日，而且用燥用清，不易中的。易怀投鼠忌器之念而贻误戎机，或犯孟浪从事之举而变证丛生。正由于湿温有病程长、变证多、处理难的特点，尤其对汗、下、润法的运用需要认真对待，仔细斟酌，力求确当。

吴鞠通云:“病难速已，名曰湿温。汗之则神昏耳聋，甚则目瞑不欲言；下之则洞泄；润之则病深不解”。看来这是吴氏一生治湿温病中的部分经验教训。那么对湿温病如何适当地运用汗、下、润法呢？我的体会是：除有此证用此法外，尚须掌握治湿温用汗法宜早，用下、润二法宜迟。其具体做法如下：

### （一）汗法的运用

湿温证并不绝对禁用汗法，这一点是古今同理的。从薛生白氏的《湿热病篇》中，对于湿温证邪在表分并不禁用辛温发汗的香薷和辛凉发汗的薄荷的事例已可佐证。问题是湿温证仅能微发其汗，取其“若治风湿者，发其汗，但微微似欲出汗者，风湿俱去也”之意。否则，将蹈“汗大出者，但风气去，湿气在，是故不愈也”的覆辙。张仲景对风湿在表者，尚不主张大汗，何况湿热在表呢？至于药物的选择，可视病情而定。如微恶寒者，可用藿香、佩兰；恶寒发热显著、头身重痛较甚者，可用防风、羌活，既可解表祛邪，且可利用羌、防之祛风作用，以达胜湿的目的。

### （二）下法的运用

古今医家认为伤寒通下在于荡其滞，温病通下在于泻其热。邪热去则正安，邪热去则阴不伤，因而多主张“伤寒下不嫌迟，温病下不嫌早”。至于对湿温的用下宜早宜迟，在古代医家则主张宜迟，近代则见仁见智，其中主张早下有利的已不乏其人。我同意湿温证下不嫌迟，对老幼及体弱者更应迟下。因为湿邪的运化，须仰赖于脾阳的转输。尽管在某些场合，急下可以存阴；但也不能否认，攻下不仅伤阴，且可戕贼脾阳，如此则化湿无权矣。因而湿温证在无可下之证时，仍以不下为是。失败的教训，不仅是治温大师的吴氏有认识，我们也有同感。通过50多年实践中的摸索，体会到湿温用下，体征上可掌握“苔黄中心干厚”六字，症状上宜具备“频转矢气”四字。凡有此见症，均为邪聚阳明之的症，这时攻下才能恰到好处。

**（三）润法的运用**

湿温证其来也渐，其去也迟，之所以难以分解者，皆因湿为阴邪；其性粘腻重浊，若早用柔润阴药，则阴得阴助，尤将胶着不化，终至湿不得渗于下，燥不得化于中而酿成湿遏热伏，变证蜂起的险局。因而对湿温的治疗，不应囿于“留得一分津液，便多一分生机”的治温常法；也不能局限地认为只有用甘润药才是留津液。应该从多方面加以领会。就湿温而言，用化湿、燥湿、渗湿诸法以孤其势，使热不得炽，则津不得伤，这也未尝不能算作是含有留津液意义在内。

湿温证何时可用润法？我的认识是应用于邪入营血以后，而不能用于入营之前。对此，我的做法是：“舌不绛，不滋阴”。此其一。其二，宜先验齿。如齿燥而舌不绛，但红而又白腻苔未尽化时，仅能选用石斛、玉竹、芦根等一、二味以养胃生津；若齿燥而舌光绛如镜面者，此为胃阴将涸，应用生地黄、元参、麦冬以救之。

## 三、干姜的运用

半个世纪前，一次偶然机会，发现同是酱园师傅，其早晨有吃酱生姜习惯者，罕见患湿温病，而患此病者则无此饮食习惯。当时初涉临床．深感这一抽丝剥茧的疾患，不知能否用姜治疗，以期早日扭转病情。重读薛生白《湿热病篇》，见无一用姜者。叶天士《外感温热篇》中，虽有“或如温胆汤之走泄”一语，但是否用全方，不得而知，因而不敢冒昧从事。后再次阅读晚清江淮名医赵海仙《寿石轩医案》湿温三则案例，前二例均用鲜生姜，后一例用干姜。再浏览《张聿青医案》湿温门共24例，用干姜者4人7次，另1人用炮姜，1人用老姜衣，1人用生姜。张氏乃治湿温名家，他给我以莫大启发。从此，我摸索了大半生，取得了一些经验和教训，现作介绍如下。

### （一）理论依据

《外感温热篇》指出:“且吾吴湿邪害人最广”，叙述了我国东南沿海地区，地处卑湿，雨水较多，这就是湿温发病的外在因素。《温病条辨·上焦篇》更进一步地说:“内不能运水谷之湿，外复感时令之湿”。似此内外合邪，蕴蒸化热而成湿温。此其一。其二，夏月恣食生冷，纵食肥甘，致伤中州，于是脾不能化湿，湿邪内停。暑热之邪乘机袭入，诚如《湿热病篇》所说的那样:“太阴内伤。湿饮停聚，客邪再至，内外相引，故病湿热”。《伤寒类证活人书》也曾指出:“其人尝伤于湿．因而中暑，湿热相搏，则为湿温”。这说明不仅在清代叶、吴、薛诸子对湿温的成因，有了长足的认识，即远在宋代的朱翼中，就已有明确的印象。如上所述，湿温的病位在中土脾胃。其中又有在脾与在胃之分：其在脾者，平昔多为阴盛之体，临床表现常为湿重于热；其在胃者，平昔多为阳旺之躯，临床表现常为热重于湿。湿温证一旦形成，其病机必然是湿蔽于外，热处于中，如油入面，胶结难解。此刻汗之伤津，清之下之伤阳，治疗颇费周折。但若选用干姜，则又进退裕如，左右逢源。例如湿重于热者，脾阳因邪遏而不展，斡旋无力，用干姜可以振奋脾阳，使湿得宣透而热得外达；如属热重于湿者，则应考虑到此刻之湿热，非辛不开，非苦不降，用干姜配伍黄连而成苦降辛开之势；苦辛并举，则泄中有开，通而能降，各尽其能，并行不悖，于是中焦枢机渐趋复常，升降自如，结聚之邪，得以外透内彻。

**（二）客观指征**

应用干姜之客观指征，大抵有如下 10 条：①发热的特点是：身热不扬而缠绵不解，尽管体温常高达 39℃以上。但抚之并不灼手，患者且无恶热之象，面亦不赤，或伴微恶寒；②头重如裹如蒙，头痛；③胸脘痞闷，或见泛恶；④湿阻气机，津不上承而口渴，但并未伤津耗液，因而又不甚渴，或渴不多饮，或喜热饮，且饮水量少；⑤周身倦怠，肢体重痛，神情不振，懒于言语；⑥与其他温热病有显著差异的是：湿温患者表情淡漠，不烦躁，偶见昏沉，但神识清爽；⑦小便淡黄，大便溏薄不实，或泻；⑧舌苔白腻或淡黄而腻，偶见苔白腻而干，但以手扪之则湿润；⑨脉濡而微数；⑩病程大多在一至二候[1]之间。以上 10 个方面可在具有第 1 项热型和第 8 项舌苔的基础上，再加 4 项见症，即可作为应用干姜的客观指征。至于热象较重，甚至有部分化燥见症时，通过适当配伍，在变法指导下，干姜仍在可用之例。

**（三）临床运用**

干姜味辛而性热，入脾、胃、心、肺、肾经，功能温中散寒，燥湿，回阳通脉。湿温证用干姜治疗的意图有二：一是湿热浊邪之所以氤氲难解，之所以胶着不去，究其因皆由于湿为

---

①候：5 天

阴邪，其性粘腻，易伤中阳。诚如《温病条辨》43条云："湿之入中焦，有寒湿，有湿热……伤脾胃之阳者十常八九，伤脾胃之阴者十居一二"。湿伤中阳，从来若斯。凡中阳不振者，必将无以运化水湿；而欲祛邪湿，必振中阳，干姜为首选药。用干姜治湿温，符合吴鞠通治湿原则，这在《温病条辨·凡例》中早经明确，所谓"如温病之不兼湿者，忌刚喜柔……温病之兼湿者，忌柔喜刚"。"兼湿"尚"忌柔喜刚"，今以湿为主邪的湿温，用刚药干姜，当属意料中事。尤其值得提出的是，湿甚于热证用干姜，不仅能缩短病程，并且很少见有坏病。二是湿温发热缠绵不退，其湿热之邪留连气分，所谓湿蔽热外，热处湿中，湿遏热伏，热蒸湿动，难分难解，甚则湿热熏蒸生痰，痰热蒙心而致神昏之变。薛生白深有体会地说："湿热两合，其病重而速"，他又说，反之，"湿热两分，其病轻而缓"。薛氏之论，实属经验之谈。对此湿热俱盛或热甚于湿的证候，"徒清热则湿不退，徒祛湿则热愈炽"。惟有用干姜配伍黄连，此苦辛通降法，以干姜之辛温，黄连之苦寒，形成亦宣亦泄，亦开亦降。干姜得黄连，虽宣开而不致伤阴；黄连得干姜，虽泄降而不致伤阳，终使湿得宣解而热得外达，互制互济，而收相反相成之功。

通过半个世纪的摸索，本人认为，湿温证用干姜，在确当的配伍下，绝无抱薪救火之嫌，却有宣邪透热之效。其具体运用如下：

配温胆汤燥湿祛痰，治邪在气分，湿重于热，湿浊熏蒸成痰，浊邪害清，症见身热，汗出不畅，头重痛，身困，胸痞，泛恶，口不渴，或渴不欲饮，神情呆钝，或神识迷蒙，易惊，苔白腻，证在一候以上者。

配王氏连朴饮苦辛通降，清热燥湿，治邪在气分，热重于湿，湿热熏蒸，清旷之区，成云雾之乡，中焦枢机失常，升降无序，症见壮热有汗不解，口渴喜热饮，或喜凉饮，但饮水不多，脘痞，恶心呕吐，心烦，神识时明时昧，甚则昏蒙如睡（往昔此刻颈、胸、背部多现白痦，近50年来白痦已少见），小便短赤，大便溏薄，脉濡数有力或滑数，舌苔黄腻或淡黄滑腻者。

配泻心汤通腑泻火，化湿泄热，治邪热充斥三焦，症见壮热，口渴欲饮，心烦，腹满，转矢气，大便秘结，舌苔黄腻，中心干厚，脉滑数者。清代医家对湿温禁早下，现代有不少学者认为“温病下不嫌早”的治法也适用于湿温，主张下以泄热。本人认为，湿温证通腑不妨稍迟，以防攻下过程中戕贼脾阳，使转输失职而无以化湿。总之，湿温证用下，也要掌握邪聚阳明，有可下之证者。同时用轻下法，例如大黄用5g量为宜。

配参苓白术散加麦冬、荷梗健脾气，养胃阴，化湿邪，治湿温后期气阴两伤，面黄，胸脘痞闷，胃呆少纳，口干欲饮，神疲乏力，懒于言语者。方中桔梗开肺气以“启上闸”，茯苓、苡仁利水湿而“开支河”；干姜振脾阳，我称之为“疏中流”。这一“启上闸”治肺之标，“疏中流”理脾之本，“开支河”顺湿就下的治法，在湿温前期用之，有使湿热两分，以孤邪势之意；后期用之，有固本清源之义。

用量：1~3g。其中治湿重于热证以及坏病抢救用时，用2~3g；治热重于湿证及邪热充斥三焦证时，用1~2g；治湿温后期用1~1.5g。

禁忌：排除了面色苍白，汗出身凉，呓语呢喃，大便泄泻，便血，舌淡无华等变证、坏病，但见壮热，面赤，烦渴引饮，谵语，便秘，舌红绛、苔黄燥或焦黑，甚则起刺等化热化燥者慎用或忌用。

**（四）前贤案例**

1. 清代赵海仙《寿石轩医案·湿温》湿温半月，身热，结胸，脉象细涩，虑其化热增剧。药用制半夏、苦杏仁（去皮尖）各 6g，赤茯苓 9g，方通草 0.9g，川雅连（姜汁炒）、淡干姜各 1.2g，白蔻仁（吞下）1.5g，黄郁金、粉葛根、六和曲（炒）、甘露散（同煎）各 4.5g，鲜枇杷叶（去毛）3 片。

2. 清代《张聿青医案·湿温》 江苏抚军吴病湿温下虚，缠绵两月有余……将病脉症因，方治宜忌……为之分列各条……①久病湿热，化燥化火，而脏气虚微，脉至少神……②口燥苔黄带灰，时喜凉饮，非胃中热甚，安得有此？③谵语错语，病涉于心，盖阳明胃脉上通于心，胃热上乘，则心神为之扰乱。④胃中燥火，原从湿热所化。夫湿热何以致燥……滋养涵濡，悉赖津液敷布，今湿邪抑郁，则津液不布，燥是其标，湿是其本。⑤救阴即是润燥，降火即是清心，无如津不上承，清之养之，仍苦扬汤止沸。⑥大腹饱满，按之而软，谓之虚膨……虚膨不运，脾虚其阳，确然可见。⑦胃有燥火，而脾虚其阳，勉欲挽回，动辄矛盾。⑧泻胃热而仍顾虑脾阳，前人有连理汤一方。兹仿其意。⑨连属苦燥，姜属辛燥，以燥治燥，似有抱薪救火之弊，但火从燥化，燥从湿化，燥为假燥，湿为真湿，正治从治，例得权宜。方用炒黄连 1.5g，炮姜 0.9g，生熟甘草各 0.6g，煎服。另用珍珠、西黄、辰砂，研末先服。西洋参、元参、生地、北沙参、麦冬、生甘草、白芍、荷叶、蒸为药露，随意温服。

**（五）实例印证**

【例 1】 王某，男，17 岁。1988 年 8 月 7 日会诊。患者罹伤寒住院治疗 12 日，发热由 40.3℃降至 38℃，但神志反而不清。诊见发热已近三候，热不为汗衰，口渴喜热饮，饮水不多，泛恶，神识迷蒙，但欲寐，肠鸣，大便溏泻，日三四次。脉濡数少力，舌红尖绛有津、苔黄腻。证属湿温，由湿热熏蒸，酿痰蒙心使然。伏思湿热之邪，非辛不开，非苦不降。拟苦辛通降，务使中州复斡旋之职，升降有序，庶乎湿宣、热退、痰化。处方：川雅连3g，淡干姜2g，带心连翘、赤茯苓、白茯苓各12g，生山栀、九节菖蒲、黄郁金、姜竹茹各10g，六一散（布包）30g。2剂。6小时服1次，一昼夜服完。翌日体温下降至37.4℃～37.8℃，神志转清，泛哕已止，大便仅1次，尚溏。前方去山栀，加佩兰叶10g。每日1剂，续服2剂后身热全退，并日趋康复。

**按：**本例病期虽近三候，但邪热仍在气分；尽管神志昏糊，舌尖色绛，但邪热并未入营。回忆《外感温热篇》中既谈及“再论其热传营，舌色必绛”，更指出“至舌绛望之若干，手扪之原有津液，此津亏湿热熏蒸，将成浊痰蒙蔽心包也”。本例舌上有津，并不干燥，且见泛恶、便泻，是脾阳不振而胃气上逆之象，于是仿连理汤意，一则宣开湿浊，一则清泄邪热，以遂升降之性。参入菖蒲、郁金开心窍、祛痰浊，药证相对，遂瘥。

【例2】 陈某，女，46岁。1992年9月11日被邀往兄弟医院会诊。患伤寒住院治疗已46日，身热早退，惟不饥不纳，常数日不进食，近7日呃逆不止。当时患者又3日谷不沾唇，面黄无华，形体羸瘦，极度疲惫，懒于言语，呃逆作多止少，声低，唇燥，口干频欲饮水。脉细而数，舌畔红、苔净。处此邪却正伤之际，虽云损者益之，然气馁至此，不任峻补，以免蹈揠苗助长之弊，当徐图之。处方：红参（另煎冲入）5g，冬白术10g，怀山药、莲子肉、云茯苓、白扁豆、大麦冬、代赭石（杵碎先煎）各15g，砂仁壳3g，淡干姜1.5g。3剂。复诊时知呃逆已止，渐思纳食，原方去赭石，加玫瑰花1.5g，续服5剂而胃纳迭增，能下床行走而出院。

**按：**患者系该院妇产科主治医师，素体孱弱，染伤寒后体质亏虚之至。诊为湿温后气阴两伤，考虑到虚不受补问题，而采用平补剂参苓白术散调理，参入麦冬养胃阴，干姜温脾阳。有阴伤见症而用温热的干姜，原因就在于明代张景岳所说的"善补阴者，必于阳中求阴，则阴得阳升而泉源不竭"。元代的朱丹溪，治肝肾不足，精血亏耗，阴虚火旺，无以濡养筋骨，以致下肢大肉渐脱，痿废不能步履的痿证，煞费苦心地创制虎潜丸，他在用龟、地、知、芍的同时，又参入小量的干姜，也含有鼓阳以资阴之意。本例病重至不能下榻，依赖输血、输液维持生命，但病情终无进展。投以含有干姜的平补剂，服8剂即奏功，这既说明了湿温后期气阴两伤者，不但可以运用干姜，而且还证明了"补必兼温"的论点有其实用价值。

## 四、注意事项

### （一）关于黄芩、黄连的使用

由于黄芩、黄连性味苦寒，功能燥湿清热，医界辄推崇为治湿温证之正品，这足以说明本证使用黄芩、黄连的重要性。惟须掌握火候，早用则易遏湿，过用以及迟用，又每每促使化燥伤津。个人认为舌苔黄腻者，黄芩、黄连可以并用；如黄腻而干兼齿燥者，可单用一味黄连，并与芦根配合，以防伤津；倘舌红绛少苔，神昏谵语，是为邪入心营，此时固可以黄连清心，但应与麦冬、生地、丹皮等养阴凉营药同用；若苔虽干黄腻而舌起芒刺或有裂纹者，为火炽阴伤之象，黄芩、黄连均在所禁用。

### （二）注意食复

湿温证病在太阴阳明，谓其运化失职，殆无疑义。故病后纵节口腹，亦已成亡羊补牢之势。切忌煎炒炙煿，稍一不慎即形成食复，甚至身热复起者大有人在。为此，在恢复期进食时，应掌握少而频，稀而软，如藕粉、粥汤，尔后糜粥之类。我地群众在恢复期喜用粳米炒香后煨如稀粥，呼之曰粳米茶，以海蜇佐膳，有醒脾克食化痰之功，我每推广试用。

### （三）注意劳复

在湿温证前期阶段，由于时日缠绵，病程较长，体力一时难以恢复。在后期渐能行走时，医者应谆谆教导，务使节劳，以免前功尽弃。我处有一恢复期患者因扑蝶嬉戏而致复发者，今录之以备一格。至于节劳至何时方罢，我意见是一俟饮食如常，体力已复，然后工作，较为妥当。

## 五、误治前后

【例1】 湿温缠绵至三候不解，则往往湿酿为热而成湿热交结，宜采用辛开苦泄，燥湿与清热同用，方克有济。周某，女，10岁，1989年9月上旬起病，初则凛凛恶寒，身热（体温38.6℃～39.7℃），抚之并不灼手，小有汗而热不解，白㾦已见于颈项胸背，头晕重胀痛，身重骨节酸疼，胸痞，口渴喜热饮，饮水无多，舌苔白腻，中心干，脉濡。病已一候有奇，当时从湿温证湿重于热论治，投以三仁去竹叶，加大豆卷、藿梗、佩兰之属，连续守方8剂，症情无甚变化。再诊时据其虽饮水量少而口渴频频，近来胸闷懊侬烦热，舌苔中心已干，诚如《温病条辨》云："徒祛湿则热愈炽"，于是参以苦寒燥湿清热之剂，以黄连温胆汤意立方，药用；川雅连、蔻仁（后下）各2g，淡黄芩3g，制半夏、陈皮各6g，赤茯苓、豆卷各9g，枳实、姜竹茹各4.5g，薏苡仁15g。当晚7时左右服药，药后约2小时许，频呼胸闷难受，继之寒战大汗，周身肌肤冰冷。待至夜半，胸闷大减，稍觉形寒，疲倦思睡。按其脉不疾不徐，依然濡缓无力，知为战汗，于是仿叶氏"旁人切勿惊惶，频频呼唤，扰其元神，使其烦躁"的处理方法，任其睡眠，从此病情转机，即渐向愈。

**按：** 本例淹缠三候，湿处热中，热伏湿内，两者胶结已深。此时仍守使湿"不与热相搏，势必孤矣"的治法，一味理湿而不参以清热，则湿终难化而热亦不克外达。故改用黄连温胆，借苦辛通降，温清并进之方，使湿得燥而热得清。讵料经此苦寒直折，冲开邪热之后，遏伏之湿郁极而通，意外地竟得战汗而解。《外感温热篇》说："若其邪始终在气分留连者，可冀其战汗透邪，法宜益胃，令邪与汗并，热达腠开，邪从汗出。”可见益胃是对战汗透邪的法则。王孟英指出：“益胃者，在疏瀹其枢机，灌溉汤水，俾邪气松达与汗偕行。”湿热之渊薮在脾胃，中州升降之所以有失职守，实因脾湿胃热交阻之故。若专一燥湿，是脾所素喜而胃所素恶，于脾有益而于胃有损。若参苦寒清降之品以遂胃之性，适胃所喜，诚如《金匮》所云“夫诸病在脏，欲攻之，当随其所得而攻之。”今予黄连温胆，脾胃同治，则胃热得开而内伏之湿亦得以外达。因此，顺应脏腑之喜恶特性，亦不失为益胃法之一。

【例2】 湿温病之所以缠绵不解，与粘腻重浊、来渐去迟之湿邪性质有关。临床所见，湿邪化热化燥之日，即漫长病程解冻之时。所以湿邪不撤，热终不解。高某，男，48岁，1956年3月28日初诊，壮热（体温38.9～39.7℃）十三日，多汗，其热不为汗衰，头晕疼，胸闷，烦渴，偶或谵语，肢困，腹笥无所苦，按之濡。舌边尖红、苔黄白相兼，脉数。热、汗、渴已备，于是投以白虎汤去粳米，加连翘、银花、山栀、桑叶、竹叶。1剂。翌日复诊，身热未退而反见憎寒，胸闷益甚。今晨大便一行，质溏薄。细察颈、胸、背部有白痦累累，晶莹饱满。询得口虽干而不引饮，头晕疼而如裹如蒙，观其面黄不泽，且肢体困重，此证颇有湿温之嫌。于是按湿温热在气分，热重于湿论治。药用：苍术、知母各6g，生石膏、苡仁各15g，连翘、生山栀，豆卷各9g，粉甘草1.5g，淡竹叶30片。1剂。药后热虽未退而自觉舒适，胸次痞塞渐开，药既应手，再重其制。前方苍术加至9g，石膏加至21g。连服2剂，体温降至37.8℃～38.5℃，黄苔已化。上方去山栀，加白蔻仁1.5g（后下），再服2剂，体温降至37.3℃～37.6℃。越三日，热退而瘥。

**按**：本案一误于机械地看季节。该年仲春，气候暴温，此乃

“未至而至”的非时之暖，再加上连日细雨连绵，在这天热地湿、湿热交蒸之际出现湿温病，应该在意料之中。我们还曾发现于深秋以至初冬患湿温病者。这就说明，长夏虽是湿温病的好发季节，其他春、秋、初冬各季亦有湿温的发生。其二，误于辨证不细。本例见证虽貌似白虎汤证，然壮热而面不赤、手足欠温，口渴而饮水不多，头晕痛而首如裹、身重，直到复诊时观察到白㾦，方得其要领。本例失误于用白虎，而成功于用苍术白虎。从表面看，两方药味悬殊不大，似乎无根本变化，然而其间有一定差别。前方以清为能事，基本不用于湿温；后方则寓燥于清，乃湿温病热重于湿的要方。只有考虑到天时、地利等因素，才能认证无误，恰如其分地立方遣药。

【例3】 湿温误下，每因戕贼脾阳而致变证丛生。吴某，男，49岁，1949年8月27日初诊。发热十六日，外热不扬而里热甚炽（体温39.6℃），有汗，颈项胸背遍现白㾦，胸痞，口渴不喜凉饮，饮水不多。脉濡数，舌红、边尖绛而干，苔黄腻。迭进藿香正气散、藿朴夏苓汤、栀豉汤等方无效。脉证合参，病属湿温，其邪蕴伏脾胃。既然治脾不应，不妨转以治胃。于是“按图索骥”，询知下脘胀满，按之隐痛而不硬，近三日来未更衣。暮夜神志欠清，有错语之象。辗转思维，认为湿已化热，误为热结胃腑，胃热上扰宫城。治予小承气汤釜底抽薪，药用大黄（后下）、枳实、生山栀、豆卷、带心连翘各9g，厚朴4.5g，黄连3g，竹叶卷心30片。1剂。药后大便五行，质先溏而后濡泄，脘胀甚而且痛，并增泛哕、呃逆。身热虽大减（体温37.9℃），惟神志反更模糊，昏昏而睡。知此苦寒误下损伤脾阳以致洞泄。惟视其舌仍红绛，正在细味“再论其热传营，舌色必绛”之句而困惑不解，猛忆及叶氏尚有“至舌绛望之若干，手扪之原有津液，此津亏湿热熏蒸，将成浊痰蒙蔽心包也”之训，当即以手扪舌，指上果然有津。自思既然神糊由浊痰蒙蔽君主而起，惟有祛痰以温开心窍，苦辛通降以燥脾清胃。方取连理汤合菖蒲郁金汤出入，药用：黄连、菖蒲各 4.5g，炮姜 2.1g，煨葛根、郁金、制半夏、带心连翘各 9g，炙甘草 1.5g，赤白苓各 12g，竹沥 1 调匙（冲）。1 剂。翌日复诊，呕减呃定，下脘胀痛渐缓，大便二行，质尚溏。身热未复炽（体温 38℃），已不昏睡。舌虽红绛而反有津，证情稳定。前方去甘草、茯苓，加草果 3g，黄芩 4.5g。服 1 剂后，即身热减、神志清、脘胀便溏诸症日有起色。续予诊治五日，身热悉退，诸恙消失。

**按**：本例误诊之处有三。①下脘虽胀而不硬，按之则隐痛，不按则不痛，无矢气见证。此与燥屎内结的绕脐痛或腹满痛、按之硬者有别。②发病初有便溏，仅近三日未更衣，且旬日来甚少进食，因此认为肠中燥屎已形成的论据不足。③叶氏虽有“其脐以上为大腹，或满或胀或痛，此必邪已入里矣”之文，但却丢了“亦要验之于舌，或黄甚，或如沉香色，或如灰黄色，或老黄色，或中有断纹，皆当下之”；“若未见此等舌，不宜用此等法，恐其中有湿聚，太阴为满，或寒热错杂为痛，或气壅为胀，又当以别法治之。”以致误下，戕伤脾阳。因此，在发生坏病时，除用菖蒲郁金汤以开蒙蔽之心窍外，还用连理汤，姜、连同用。连属苦燥，姜属辛燥，两者适用于湿遏热伏之际，而忌用于化燥之后。有脘腹胀满、按之濡、渴喜热饮、苔黄腻者，乃姜、连合用之时机。至于其后加草果之辛以助炮姜，黄芩之苦以助黄连，仍不出宣泄开降的范围。

## 第二节 暑温

暑温以“乙脑”为多见，兹有三法。

## 一、透 热

“乙脑”属中医学暑病范畴，在秋前发病者称暑温，秋后发病者称伏暑。暑为阳邪，火化最速，故往往发热伊始，即“热入心包”而神志昏迷，“热极生风”而肢体抽搐，若再进一步发展，则热消肺气而呼吸衰微，热耗肾液而化源告竭。如能及时透热，使邪不里传而外达，趋向脉静身凉而告愈。可见透热，实为治“乙脑”的关键。如何透热，治法有三，并均以香薷为首选药。

### （一）发汗透热

《素问·热论篇》云:“暑当与汗皆出，勿止”。《素问·评热病论篇》指出:“人所以汗出者，皆生于谷，谷生于精，今邪气交争于骨肉而得汗者，是邪却而精胜也。”《素问·生气通天论》也谓“因于暑……体若燔炭，汗出而散。”“乙脑”在发病之初，绝大多数病例，身虽壮热灼手而无汗，此时常用香薷，借其辛香之气，轻扬之体，以收辛能发散，轻可去实之效。对于初病发热无汗，头痛，项强，呕哕，神清，甚则多寐，惊跳，脉浮数，苔白腻者，为暑温夹湿，常以新加香薷饮出入，药用香薷、银花、连翘、佩兰、六一散、象贝母、葛根之属，意在宣上彻下，解暑利尿，使暑从外解，湿由下泄。

### （二）解肌清里

叶天士云:“夏暑发自阳明”，而“阳明为成温之薮”，当暑热入里，邪在阳明时，往往很快可见壮热无汗或有汗，项强，惊跳，多寐，神尚清，或已昏迷，抽搐，脉数大有力，舌红，苔黄或薄白者，治疗用香薷配石膏，或仿温疟用桂枝白虎，湿温用苍术白虎之意，以香薷配白虎汤。用石膏治“乙脑”，时间上宜早，剂量上宜重。诚如余师愚所云:“重用石膏，直入[illegible] 先捣其窠巢之害，而十二经之患，自易平矣”。石膏善清肺胃之热。肺热得清，在早期则不致“逆传心包”，在后期亦免于邪耗肺气，而致呼吸衰竭；胃热得清，一则截断胃热循经上入心包，再则防止里热炽盛，由中焦而入下焦，导致肝肾病变。石膏与香薷相合后，内清阳明之力不减，而解肌透邪之功尤胜。

**（三）通腑泄热**

程杏轩云：“暑邪变幻无常，彼暴中之激烈，扁鹊不及攦指而投咀。”说明暑邪热变最速。在热入阳明时，倘能及时通腑，则可收釜底抽薪，事半功倍之效。在起病一、二日，症见壮热，无汗或有汗，头痛，项强，面赤，惊搐，多寐，神欠清或昏迷，烦躁，谵语，腹微满，小溲黄赤，发病后大便未解，脉滑数，舌红，苔黄白相兼者，此乃表热未罢，而暑邪已深入里之候，仍属表里同病，可仿凉膈散以下为清，且散表热之意，此其一，其二，以香薷配宣白承气汤出入，其中香薷、石膏、大黄为常用之品，以冀邪热既有外散之机，又有清里、下泄之路。此外，凡有鼻煤，口秽熏人者，通腑后常能热减神清。

暑温用香薷，一是疏散表热之功优予藿香、佩兰，退热较速，二是江南地区，湿气较盛，叶天士谓“且吾吴湿邪害人最广”者是。香薷气味芳香，可化湿浊；三是“乙脑”用苦寒、甘寒药较早，量亦较大，有冰伏、酿湿之患，合温性之香薷，一则可散热于外，再则能除凉遏之弊。考虑到暑为阳邪，易于耗液伤津，香薷又为阳药，为防副作用发生，使用香薷时，初起可与甘寒的金银花为伍；若苔渐干，神渐昏时，则配连心麦冬。似此用药，有热得散而阴不伤之功。

## 二、祛　痰

昔贤谓“痰为有形之火，火为无形之痰”。“乙脑”病因以暑为主，并夹湿浊为病。暑热可以炼液成痰，湿浊也能聚变成痰。一旦痰火交炽，袭及宫城，则神志昏迷不清；时日愈长，轻则痰阻舌根而成痴呆、失语后患，重则出现脱证险局，因而及时祛痰，乃治“乙脑”之另一要务。治痰宜随证选用，若出现多寐，惊跳等神昏先兆，用雪羹汤：陈海蜇30g，大荸荠10枚，煎汤频频灌服。若神昏，谵语，烦躁不宁，痉厥，口噤，舌红，苔黄者，为痰火扰心，治宜清化，重用竹沥、蛤壳、黄连。若多寐，神昏，轻度抽搐，舌不干，苔黄腻者，为痰浊蒙闭清窍，治宜清燥并进，以半贝丸为常用方，菖蒲、郁金亦在选用之列。如见喉中痰声辘辘，则预示险局已成，速用竹沥合调胃承气以豁痰通下，药后常见下利夹痰涎状物而好转。我们体会，若按上法治疗者，其神志易清，痊愈后少见后遗症。反之则神昏难复，变证丛生，预后不良。神志昏迷是“乙脑”病变过程中最重险候，倘处理不当，抢救不力，常由闭而脱，故除治痰以外，还应根据情况，选用清心泻火，或芳化痰浊，以及开窍之品，作正本清源，标本兼顾之计。痰去火清，其闭可开。

## 三、止　痉

热极生风而抽搐痉厥，是“乙脑”的另一常见症状。患者壮热伊始，立即出现项强，并很快发生抽搐，最终形成昏迷。《素问·至真要大论》谓“诸暴强直，皆属于风”。《广温热论》谓“项强，热壅经脉也。”可见项强属热胜风动，为痉厥之前奏。且“乙脑”传变迅速，在项强时，于清热泻火的同时，宜加入凉肝熄风，柔筋止痉之品，如青黛、钩藤、葛根等，意在早灭星星之火，避免燎原之虞。若已抽搐，则止痉散类方药仍不可少。若壮热未几，而见角弓反张、抽搐者，多为实风，用止痉散配清热熄风之剂，如羚角钩藤汤及地龙之属。若热已减大半而仍痉厥不止者，则除实风外，尚有热耗阴液，筋失所养之故，属虚实夹杂，可于上方中重加生地、白芍、生鳖甲以毓阴。若身热已减或基本控制，痉厥之势虽挫，而仍手足瘛瘲，筋脉拘急，神昏，脉虚数无力，舌绛少苔者，为阴精大伤，血虚生风，非辛温刚烈之止痉散所宜，可重用大定风珠，或阿胶鸡子黄汤，滋填阴血而濡筋脉，另加地龙止痉。

【例】 王某，男，5岁，1981年7月30日入院。昨暮发热，头痛，一度呕吐，便泻者再。诊时其热尤炽（体温40.2℃），无汗，不时惊跳，多寐，呼之能应，与水则饮，项强。脉浮数，舌红，苔白腻，中心淡黄。证属暑温，刻处邪湿交蒸，且渐入里之际，理宜祛暑化湿，透卫清气，以防内陷神昏痉厥之变。处方：陈香薷、佩兰，葛根、象贝各9g，连翘10g，金银花、钩藤（后下）各12g，生石膏30g，竹叶30片。另陈海蛰30g，大荸荠10枚，煎汤代水。2剂，6小时服1次。同时用西药对症治疗。第二天复诊：昨申酉之分，热势更壮（体温40.7℃），无汗，角弓反张，抽搐频作，呼之不应，口噤，小溲自遗。舌边尖稍红，苔渐转黄，邪入厥少二阴，再参泻心凉肝，开窍止痉之品。前方去佩兰、象贝，加黛蛤散（包）10g，石菖蒲6g，川连3g，石膏加至60g。2剂，6小时鼻饲1次，另止痉散20g，每6小时服5g；至宝丹3g，早晚两次分服。8月1日三诊：身热略减（体温40.1℃），微汗，惟依然神昏抽搐，上方去连翘，加知母、地龙各10g。剂数、服法同前。2日四诊：今晨汗渐多，身热已减（体温39.1℃），抽搐亦停，仅见惊跳，舌苔黄腻，中心厚，入院4日尚未大便，再通其腑，以冀热得下行。处方：生石膏60g，知母、带心连翘、连心麦冬、黛蛤散（包）、地龙各10g，川连3g，九节菖蒲、生大黄（后下）各6g，钩藤12g，竹沥1调羹（冲服）。2剂，6小时鼻饲1次。上药服后大便两行，质略溏，体温降至37.8℃，神清，且稍进糜粥，后以竹叶石膏汤出入调治而愈，无后遗症。

## 第三节 心悸

青年婚后，入房前辄心慌意乱，如人将捕之然，甚至早泄并发展为阳痿。治疗时可遵照《灵枢·本神》“是故怵惕思虑则伤神，神伤则恐惧流淫而不止”的理论，予养心安神、补益气血之剂。我们曾治过两例男性患者，一为农民，一为教师，除予以心理疏导外，均嘱晨服归脾丸 9g，暮进天王补心丹 9g 而瘥。

心悸者因营血亏虚，心气不足而起者固属常见，而痰热内扰者亦复不少。其证心动悸，夜难寐，多梦魇，时烦躁，脉滑有力（与脉大而无力的虚证迥别）。这一类型的病例，养心安神无效，治宜清心豁痰，方用黄连温胆汤加朱衣麦冬，可望奏效。

心悸见结代脉患者的处理，目前多时尚活血化瘀。我们认为，中医界历来的看法是，结脉多主实，代脉多主虚。《灵枢·根结》指出:“持其脉口，数其至也。五十动而不一代者，五脏皆受气；四十动一代者，一脏无气，三十动一代者，二脏无气……”。《难经·十一难》亦指出:“故知一脏无气者，肾气先尽也”。由此可见，倡导活血化瘀法治结代脉患者，未必完善。应该四诊合参，尤其应注意察看舌色。如无瘀斑瘀点，亦无青紫气者，则不应片面强调化瘀，只有全面分析病机，从而确定虚实，实者固应以活血化瘀为主；而虚者只能寓消于补，不能机械地执一法以治一病。

心悸有虚实两端，初病心悸者多实，久病心悸者多虚，此乃言常而不及变；如温病后、新产后心悸，虽初病不久，但温病多伤阴耗气，此刻即便甫见心悸，仍宜从虚处着眼，用炙甘草汤或生脉散以益气养阴。又如新产后多亡血伤气，此类患者虽初见心悸，亦当从虚论治，予归脾汤以补血益气养心。至于久病虽多虚而亦常夹实甚至实多于虚，尤其是慢支合并肺气肿进而发展成肺心病患者，其心悸常因阳不化气，水饮内停，上凌于心而悸，对于此类证候，宜先去其实而后言虚，或寓补于消，用苓桂术甘汤以温阳化气行水。

心悸患者，无论其属虚属实，在审因论治的前提下，可参用龙齿、牡蛎、酸枣仁、柏子仁、远志肉等一、二味以镇心安神，收效较速。

## 第四节 胸痹

痹者闭也，胸痹是指胸部因病邪的侵扰而致痞塞不通，以胸胁痞满，胸背痛为主症的一种疾病。对胸痹病机的认识，以往多以《金匮要略》“阳微阴弦”作立足点，认为属阳虚阴乘。其实，胸痹的病机，不必局限于阳微阴盛这样一个小圈子里，应该根据临床所见而定。譬如常见的冠心病，出现胸痹现象者为数不少，其中有高血压病史者，往往见阴虚阳亢型；而气阴两伤的肺心病见胸痹气塞、气短者，也并非个别病例。因此，凡胸部因痰凝、血瘀、气滞等病理因素，或素体阳弱，复因寒触发；或禀赋阴虚，或病后化热化火，最终导致胸中闭塞者，均属胸痹范畴。

### 一、胸痹病病机示意图及用寒性药的意义

从示意图中不难看出，胸痹病虚实之间常有寒化热化的两种趋向，区别仅在于一属实寒、实火；一属虚寒、虚火而已。实火可以直折，舍苦寒药莫属；虚火还宜滋润，以甘寒药及咸寒药为适宜，此其一；其二，寒热虚实之间的病机，既可同时

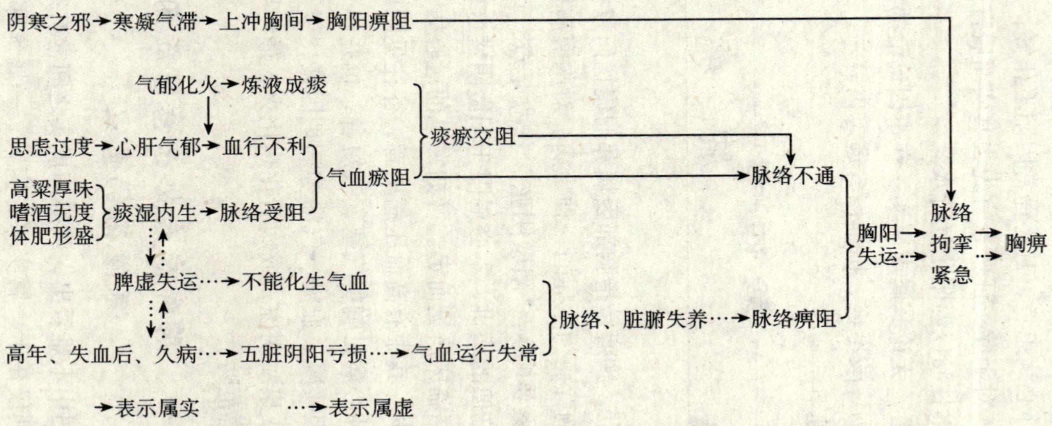
阴寒之邪→寒凝气滞→上冲胸间→胸阳痹阻
气郁化火→炼液成痰
思虑过度→心肝气郁→血行不利
高粱厚味
嗜酒无度
体肥形盛
痰湿内生→脉络受阻
气血瘀阻
痰瘀交阻
脉络不通
脾虚失运…→不能化生气血
高年、失血后、久病…→五脏阴阳亏损…→气血运行失常
脉络、脏腑失养…→脉络痹阻
胸阳
失运
脉络
拘挛
紧急
胸痹
→表示属实
…→表示属虚

存在，也能相互转化，因而单靠芳香温通的一种治法，显然不符合瞬息转变的病机。一旦参入寒性药物，则药证相对而寒热偏颇咸宜；其三，治疗胸痹病属实者，尤其是胸痛明显、剧痛，经常发作时，每以辛香窜透温燥之品为常用药，藉以温通血脉，但此类药久用有耗气伤阴之弊。如能参入寒性之品以作佐药，则将扬其长而避其短。看来，胸痹病应用寒性药物是有其实用意义的。

## 二、寒性药在胸痹病中的应用

### （一）用于阴虚痰瘀交阻证

本证可见于反复发作的血证，以及某些久病患者。妇女更年期月经量过多而又久坐工作的脑力劳动者、部分痰饮患者，亦易罹此证。其主症有胸胁塞闷，甚则作痛，呼吸欠利，日晡辄剧；与夫头目眩晕，少寐多梦等。伴有稍劳则心悸，腰酸，五心烦热，口干，盗汗，稍咳，有痰等症状出现。脉细数无力，或弦细少力，甚则有结代等脉。舌红或嫩红，边尖有紫斑、紫点，或舌紫黯，苔白；亦有舌光红无苔者。治宜滋阴、清热、开结、活血、通络。方用小陷胸汤、左归饮、瓜蒌薤白半夏汤，失笑散等复方加减。药用黄连、全瓜蒌、半夏，薤白、白酒，茯苓、熟地、枸杞子、山萸肉、麦冬、生蒲黄、五灵脂、丹参、橘络等。这里既用苦寒清热，也用甘寒毓阴，同时又用辛温通阳、祛痰，务使各得其所。若见头痛、易怒、苔薄黄等阳亢见症者，又当参入山栀、石决明、钩藤之属。

【例】 蒋某，男，54岁，1982年7月26日初诊。有高血压及支扩病史十多载，平昔眩晕多发于劳倦、急躁之际，半年前又咯血盈碗，经治后血虽止而胸次窒闷，时而左胸阻痛，其痛下连心下，旁及左手臂。阴雨时则呼吸不利，欲得呼出为快。微咳少痰，五心烦热，易怒，口干不多饮，胃纳欠馨，夜难入寐，腰脊酸楚。舌紫红、苔薄白，根黄，脉细弦而数。素乃肝肾阴伤火旺之体，火灼络损血溢，咯血时血多喉小，离经之血瘀阻肺络。此时肺气既不利，肺络又痹阻，致有胸痹见证。本例肝肾阴虚为本，血阻肺络为标，急则治其标，先为降火开结，活血通络；予小陷胸汤合瓜蒌薤白半夏汤出入。处方：川黄连3g，瓜蒌皮、鲜薤白（水洗）各10g，制半夏、黑山栀、丹皮、丹参各9g，五灵脂6g，生地黄15g，广橘络1.5g，降香屑3g。3剂。复诊时胸胁闷痛已减什七，前方去山栀子，加郁金10g。3剂。以后胸痛即止，症情稳定，改用左归为主方调理。

**（二）用于阴阳两虚，气血阻滞证**

本证可见于久病、虚损、心悸、痰饮患者，某些胃脘痛病员亦偶可发生。其主症有胸闷或胸痛，眩晕，心悸，手足心热，怯冷等。伴有气短，耳鸣，少寐，纳少，神疲，腰酸足软，夜尿频数等症状。脉微细或细数无力，或见结代脉。舌有紫气、暗红、黯紫，或见紫斑、紫点，苔薄白。法当毓阴温阳，调气活血。方取枳实薤白桂枝汤、炙甘草汤及桂枝茯苓丸增损。药用枳实、薤白、全瓜蒌、桂枝、郁金、茯苓、炙甘草、人参、地黄、麦冬、阿胶、丹皮、桃仁、赤芍、生姜等。

【例】 戚某，男，61岁，1980年1月19日初诊。患者经省市医院诊断为冠心病，病情一直不稳定。元旦前因操劳过度，复加感寒，以致发作频繁。刻下症见左胸作痛，旁及两肩，半月来痛无宁日，痞闷，含服硝酸甘油片能缓解。虽四末欠温，怯冷，却又烦躁不安，心悸，夜难入寐，口干不多饮。舌边尖红，有紫点，苔薄白而干，脉细数而促。证属胸痹，兼之心悸、不寐，治宜交济水火，两顾阴阳，活血宣痹。方用枳实薤白桂枝汤，炙甘草汤合交泰丸出入。处方：桂枝、炙甘草各6g，川黄连3g，枳实9g，鲜薤白（水洗），大麦冬、当归尾各10g，朱茯苓、党参、熟地黄各15g，红花5g。3剂。上药服后仅小痛一次，时间亦短暂。心悸已有起色，夜渐能寐。

仍宗上方出入，先后用过琥珀、赤芍、郁金、龙齿、牡蛎等，症情稳定后，仍宗上法处方，以丸药作长期调治。

**（三）用于气阴双亏，痰瘀交阻证**

本证可见于久病、心悸、肺痨反复咯血患者。其主症可见胸闷或胸痛，短气，泛哕，心悸，少寐，神情疲惫等。伴有眩晕，多汗，口干不多饮，胃纳欠馨等见证。脉细数无力，或虚细，或结代。舌红或淡红，或有紫气、紫斑、紫点，边有齿痕，苔白。法当益气滋阴，化瘀通络，祛痰。方选生脉散、八珍汤、桂枝汤、温胆汤出入。药用人参、麦冬、五味子、云茯苓、甘草、熟地黄、全当归，赤芍、桂枝、枳实、半夏、薤白、郁金等。

【例】 陈某，男，50岁，1985年12月22日初诊。患者罹Ⅰ度房室传导阻滞4年多。刻下序届冬至，气候骤寒，以致旧恙举发，先是怯冷，肩背酸痹，继之胸闷，气短，心悸。近两日来，两侧胸膺俱痛，偏左益甚，剧则胸痛彻背，面色萎黄，胃呆少纳，泛哕，呕吐痰沫，口干不欲饮，神疲乏力，夜寐欠安，白昼动则汗出，暮夜盗汗。舌紫红，边有齿痕、苔薄白，根苔白腻，脉虚细，一息五至，十数动而一歇止。证属心气不足，血虚且滞，加之痰热内扰心下使然。唯其血虚无以充血脉，血滞则脉道泣而血流不畅，于是脉来“时一止”也。《难经·十四难》云“损其心者，调其营卫。”《医宗金鉴》论桂枝汤时指出：“外证得之解肌和营卫，内证得之化气调阴阳。”此说颇是。姑拟桂枝加龙骨牡蛎汤，合黄连温胆汤、失笑散出入。处方。川桂枝、制半夏各9g，赤芍、白芍、失笑散（布包）各12g，粉甘草、川黄连各3g，黄芪、生龙骨、生牡蛎各20g，枳实6g，云茯苓15g，生姜3片，红枣5枚。3剂。上药服后胸痛虽减什三，惟自昨日起，不仅眩晕发作，又增火升，口干欲饮等阳亢之象，于是在原方中去黄芪，桂枝减为3g，加麦冬12g。续服3剂。另用琥珀6g、郁金12g，二味共研极细末，分为6包，早、晚各服1包。此后胸痛即逐渐停止，症状日见转轻，歇止脉不再出现。五诊时仍宗原法，配制丸剂作长期调理，病情一直稳定。

**按**：从上述病例看来，血瘀是形成胸痹的主要因素之一，因而祛除血瘀，无疑是治疗胸痹的主法之一。由于血得热则行，痹得辛则开，所以临床多采用辛温之品，藉以温通血脉。即使所举之三则病例，虽不属"阳微阴弦"类型，但还是运用了桂枝。众所周知，一切辛香温燥窜透之品，只能作治标之计，可暂用而不宜久服，以免耗气伤阴。上述病例在用桂枝的同时，均用黄连，乃至生地、麦冬等，其用意除从辨证论治着眼外，亦寓有寒温互补互制之含义。

这里所用寒性药，大体上可分为两类：一为苦寒泻火药，以黄连为代表，这是因为我所谈的病种，基本上是以冠心病及部分肺心病为基础，而黄连既能入心清心以泻心火，又能作引经药用，还能制约温热药的燥性。另一类为甘寒毓阴及酸甘化阴药，前者如生地、麦冬，后者如白芍、甘草。这两类药物用于阴伤之前，其意在于制约，可达预防目的；若用于阴伤之后则其意在填补，而收治疗之功。其中芍药甘草汤又可收缓急止痛之效。

## 第五节 不寐

无证可辨的不寐，治疗颇费周折。有证可辨的不寐，虽迁延多载，经治后尚可日渐痊可。不寐患者的职业，以脑力劳动者占大多数。起病之初，常由思考工作问题，或因情志不遂，思虑太过，偶尔失眠，开始入寐困难，且易早醒。其中青壮年患者的入睡时间，一般在上半夜11时至下半夜2时左右，老年患者，在晚 8 ~9 时能入梦乡，12 时即醒。随着失眠次数的逐渐增加而其他症状也连续出现。对于常见的阴虚阳亢，心火内炽，下虚上盛的中青年不寐患者，同时伴有头晕或头痛，心悸，烦躁，口干而苦，脉弦数或细数，舌赤苔薄等见症时，我从《伤寒论·少阴篇》中治阴虚阳亢，心烦不寐之黄连阿胶汤中减去苦寒的黄芩，加入龙齿、牡蛎、酸枣仁、陈皮为基本方，取龙齿、牡蛎以敛阳镇心，酸枣仁养心安神，陈皮理气，以防滋阴养血之品腻膈。仲圣多以龙骨、牡蛎治惊狂或烦躁，我以龙齿易龙骨，取其力专镇心安神。本方取名为连胶龙牡汤，其药物组成为黄连 3g，阿胶 10g（炖化冲入），杭白芍 15g，青龙齿 15g，左牡蛎 30g，炒枣仁 30g，陈皮 10g，鸡子黄 1 枚（冲入）。对于有痰热者，加瓜蒌皮、象贝母；阴虚火旺而致五心烦热者，加炙龟甲、生地黄、朱衣麦冬、地骨皮，甚则加山栀、丹皮之属；若终夜不寐，或稍入眠即乱梦纷纭者，加朱茯神、菖蒲、远志；头晕如坐舟车者，加石决明、杭菊花；兼气弱神倦、食欲不振者，去鸡子黄，黄连减为 1.5g，并加参须、山药；血虚舌淡红者，黄连亦减用半量，加参须、黄芪、当归等。用连胶龙牡汤治疗期间，一律停服其他药物。一般在服本方 3 ~6 剂后即可见效，一切伴发症状亦随之消失。

我所诊治的不寐患者中，有一例干部曾连续九昼夜不能合目。在治疗期间，医者应耐心陈述不寐证的来龙去脉，告知其预后无大碍，并郑重指出，必须摈除一切杂念，悉心静养，可收事半功倍之效。反之，性情急躁，杂念丛生，过度烦劳等，均可导致病情增剧或愈后复发。因此，怡情休养，是不寐患者辅助治疗的重要环节。

【例】 修某，女，32 岁，干部，原籍山东，工作于福建龙岩，患失眠已 4 年，曾在龙岩住院治疗 3 年，未见好转。此次到爱人家乡江苏省兴化市休养，并赴我院就诊。门诊号：043353。查患者起病于数度烦劳，急躁之后，伴有头目眩晕、心悸怔忡、五心烦热等症。诊得脉象弦数，舌绛少苔。症属阴虚火旺，下虚上盛。《静香楼医案·内伤杂病门》云："阴不足者，阳必上亢而内燔。欲阳之降，必滋其阴，徒恃清凉无益也"。按尤氏滋水降火治法，遵仲师黄连阿胶汤之意立方，参以介类以掣亢阳下行。处方：川雅连3g，细生地12g，清阿胶10g（炖化冲入），杭白芍10g，炒枣仁10g，远志肉10g，左牡蛎20g，青龙齿10g，炙龟甲12g，生山栀10g，粉丹皮5g，瓜蒌皮10g，鸡子黄一枚（冲入）。3剂。禁食辛辣食物，睡前不饮浓茶。复诊时主诉：眩晕心悸大定，且能入寐。前方去瓜蒌皮、山栀、加大麦冬、陈皮各10g。续服3剂。三诊时询知服药后入眠颇安，烦热若失。脉象冲和，舌转淡红。处方：川雅连3g，杭白芍10g，清阿胶10g（炖化冲入），生地黄12g，左牡蛎20g，青龙齿10g，败龟甲15g，炒枣仁10g，九节菖蒲5g，陈皮10g，鸡子黄1枚（冲入）。3剂。以后睡眠即恢复正常，自觉无不适，遂自动停诊。两个半月后，回龙岩上班。

## 第六节 头痛

以养阴派著称的朱震亨氏，于《丹溪心法》头痛门中，在性质上分为痰、火、感冒、风热、气虚、血虚、气血俱虚诸型；部位上又分为正偏、六经诸型，没有明显的标立阴虚头痛。朱氏立论，对后世影响很大。虽明代张介宾氏于《景岳全书》中有"阴虚头痛"的记载，同时代龚子才氏的《万病回春》及清代程钟龄氏的《医学心悟》以至集体创作的《医宗金鉴》诸书中的论述，基本上脱胎于《丹溪心法》。然而临床上的头痛病例，属阴虚者比比皆是。这一证候，一般有阴虚阳亢和阴虚火旺两类证型。

## 一、阴虚阳亢证

头痛昼剧暮安，眩晕，口干，目涩或目胀如脱，少寐，多梦，舌赤或绛，脉象虚数。法宗滋阴潜阳。方用加减建瓴汤：生地黄12g，石决明、左牡蛎各20g，杭白芍、甘枸杞、杭菊花、青龙齿、柏子仁、嫩钩藤各10g。有耳鸣者，加煅磁石20g（打碎先煎）；心悸、健忘者，加炙龟甲20g，远志肉10g；咯痰、泛泛欲吐者，去龙齿，加陈皮、白僵蚕各10g，明天麻3g；有阳虚见证者，加龟鹿二仙胶10g（炖化冲），菟丝子10g；胸痞少纳者，去枸杞，地黄用砂仁拌打，加陈皮10g，绿萼梅5g；兼见外感形寒者，视痛的部位酌加表散引经药，如前额痛加香白芷10g，额角痛加水炒柴胡3g；后脑痛加川羌活10g；巅顶痛加藁本10g。

【例】 王某，男，30岁，1964年6月11日初诊，头痛自1961年3月份开始，迭经治疗，效果不显。刻诊头痛甚于前额额角，春三月则胀痛眩晕，夏三月痛势转甚。迩来痛起于辰巳之交，剧于午前，止于酉中。夜寐欠安，多梦，口干欲饮，目涩，耳鸣，胃纳不馨，脉虚而数，舌赤苔净。审得先天不亏，惜乎早婚溺于房室，以致阴虚于下而阳亢于上。法当滋阴潜阳，方宗建瓴汤意。药用生地黄12g，左牡蛎、石决明各20g，青龙齿、杭白芍、甘枸杞、穞豆衣、杭菊花、柏子仁、嫩钩藤各10g，生甘草3g。2剂。

二诊：前议阴虚阳亢，用上病下取法，果然未治痛而痛势已缓。两日来痛起于巳后，止于申前，药既应手，未便更张。前方加灵磁石20g，打碎先煎。3剂。

三诊：头痛已减十之八九，作于午时，过午即止。眩晕已定，夜寐亦安，胃纳迭增，口不渴，目不涩，耳鸣大减，舌赤转淡，苔薄，惟脉仍虚数，阴伤未复也。续用生熟地黄、杭白芍、甘枸杞、穞豆衣、淮山药、龙齿、嫩钩藤各9g，左牡蛎、石决明、灵磁石各20g（打碎先煎）。3剂。

四诊：头痛两日未作，余恙亦瘥，自觉无不适感。前方去灵磁石，加云茯苓10g。本例先后服药11剂，服至第6剂后，头痛即止。至六月下旬完全恢复，按以往发病日程提前三月告愈，愈后迄未发作。

## 二、阴虚火旺证

头痛如锥刺，昼重暮轻，中午痛甚难忍，眩晕，脑中烘热，面赤颧红，五心烦热，口干而苦，夜寐欠安，易怒，舌赤，苔黄，脉弦数。法宗滋阴降火。方用自拟柔肝抑火汤：生地黄、杭白芍各12g，穞豆衣、生山栀、桑叶、菊花、钩藤各10g，粉丹皮6g，淡黄芩5g。如胁痛者，加青皮5g，川楝子10g；头痛用上方而症状不减，或火象特甚，或兼便秘者，去黄芩，加生甘草3g，龙胆泻肝丸10g，早晚各服5g，最多连服5~7天即应停止。服龙胆泻肝丸期间，亦可参用川芎、取“火郁发之”之意。

【例】 赵某，男，45岁，1964年7月17日就诊，头痛起于1962年清明节后，至霜降即止。1963年发病情况相仿。1964年增剧，甫届春分，头痛已起。目前白昼痛不可忍，入夜渐安。满头疼痛，前额、巅顶尤甚。作于辰前，剧于巳中，痛如锥刺，脑中烘热，必得湿巾裹首而略安，迨至酉时之分，痛势始衰。白昼畏见日光，每喜阴雨，烦躁易怒，面色潮红，目胀如脱，口干而苦，渴喜冷饮，饮水无多，晨暮能食，中午谷不沾唇。小溲黄，大便秘。脉象弦数，舌绛，苔前半光，近根黄厚。证属阴液不足，邪火有余，不滋阴无以潜其亢阳，不泻实无以折其火威，拟方兼顾为是。选用杭白芍、生地黄、碧玉散各12g，女贞子、穞豆衣、生山栀、冬桑叶、杭菊花、嫩钩藤各10g，粉丹皮6g。2剂。另服龙胆泻肝丸18g，早晚各服4.5g。

二诊：前议虚实夹杂，法宗补泻兼施，药后如鼓应桴，头痛已减过半。面赤消，口渴止，阴气来复之兆，黄苔退，大便行，邪火衰减之征。然炉烟虽熄，灰火未泯，况炎暑当令，护阴为要。尤希禁食辛辣，更宜远烦静养，以辛能助燥，静则阴生也，前方去龙胆泻肝丸，加夏枯草10g。3剂。

三诊：两投柔肝抑火之剂，头痛若失，他恙亦瘥。脉但弦而不数，舌转红，黄苔悉退。再以丸剂巩固疗效。方用杭白芍、生地黄、石决明各90g，穞豆衣、女贞子、甘枸杞、制首乌、冬桑叶、杭菊花、夏枯草、生山栀、嫩钩藤各60g，粉丹皮45g，青黛12g，生甘草20g。共研极细末，水泛为丸，如梧桐子大，每早晚各服9g。

**按**：据临床所得，阴虚头痛除具一定见症外，尚有四剧四瘥的特点。即春夏剧，秋冬瘥；白昼剧，暮夜瘥；天晴剧，阴雨瘥；烦劳剧，安静瘥。这些特点，有助于本病的诊断。证诸理论，则春夏属阳，秋冬属阴；昼为阳，夜为阴；晴日阳旺，雨天阴盛；烦劳阳动，安静阴生。病阴虚阳亢者，理应遇阴则安，逢阳则甚。所以《景岳全书·传忠录》云："考之《中藏经》曰：阳病则旦静，阴病则夜宁。阳虚则暮乱，阴虚则朝争……阴虚喜阴助，所以朝重而暮轻"。此言甚是。

阴虚头痛所用基本处方有二：①加减建瓴汤。此方由张锡纯氏建瓴汤化裁而来，适用于阴虚阳亢之头痛，痛势较缓，久久不愈者。方中除用滋阴及介类潜阳之品外，复入菊花、钩藤之属以入肝熄风，风平浪自静，二药对早日治愈头痛，亦具有一定临床作用。②柔肝抑火汤。适用于阴虚火旺之头痛，痛势剧烈，难以耐受者。此方含顾本治标之意，正因重以治标，故症状改善或消失后，尚需继续治本，方克有济。若邪火极盛或用柔肝抑火汤而获效缓慢时，再加夏枯草及龙胆泻肝丸后，往往迅速奏效。由于苦寒之品，用之不当，每有化火伤阴及苦寒伤胃之弊，阴虚患者用之尤应审慎。用龙胆泻肝丸时，可掌握两个方面，即舌虽绛而有津，及胃纳尚佳者；否则不用。此外，在使用过程中，应该衰其大半即止，不可久服。

古人有“静则阴生，动则阳旺”之说，《素问·生气通天论》有“阳气者，烦劳则张”之论。头痛既由阴虚阳旺而起，故发作时必须摒除烦劳，安心静养。而且本病病变，首当责之于肝。肝为刚脏，其体阴而用阳，须得肾水源源濡养，方能柔和。设或肾水有亏，不能涵木，则风阳未动者必动，已动者必剧。对于中青年患者，医者还应谆谆告诫，嘱咐严禁房事，以养真水而涵肝木。至于辛辣食物，易于化燥伤阴，患者宜注意及此。

## 第七节 眩晕

眩晕之治，多所常法，读者自有他著可参，就我的治验所及，特示二法：从脾论治及从虚论治。

### 一、从脾论治

#### （一）土虚木摇

眩晕因土虚而木摇者，乃由中气不足，清阳不能上升，头目失于温煦所致。《临证指南医案》云：“肝为风木之脏……中宫敦厚之土以培之。”今脾土薄弱，难以培肝木，致成土虚木摇之象。本证特点为眩晕常与耳鸣并见，不耐劳倦，劳则眩晕益甚。进而目力衰减，视物模糊。其他症状尚有面色㿠白，神情疲惫，四肢乏力，甚则肢面虚浮，表情冷淡，懒于言语，动则汗出，食减，纳谷欠馨，或脘腹膜胀，大便溏薄。脉虚细或虚大，不耐重按。舌淡体胖，舌畔有齿痕，苔薄。治宜补中气，升清阳，益气聪明汤、补中益气汤、四君子汤等随证选用。

【例】 宋某，男，57岁，1983年9月8日初诊。体丰于外，气弱于内，平昔头目眩晕，面白少华。月前不慎饮冷伤中，便泻经旬，一度肛坠似脱。经治后泻虽止而眩晕转剧，目暗耳鸣，不饥不纳，神疲懒言。脉象浮大无力，舌淡胖嫩，边有齿痕，苔白。一派中气虚馁，清阳不升之象。仿益气聪明汤加减：蔓荆子、台参须（另煎冲）、葛根、杭菊花各10g，黄芪15g，绿升麻、陈皮各6g，粉甘草5g，杭白芍12g，大红枣5枚。5剂。复诊时眩晕已有起色，诸恙悉减。参入玫瑰花、白扁豆等调治后，饮食亦逐渐增加，共服药15剂，眩晕即瘥。嘱每日用山药50g，大枣10枚煮服，以作食疗而防复发。

**（二）血虚不荣**

脾为气血生化之源，脾虚则生化之源有亏，无以生血，血虚不能上荣头面，清空之窍失于滋濡，于是发生眩晕。本证特点为眩晕而头空，常欲得棉裹头而稍安，目睛视物不清。并见面色萎黄，口干不欲饮，心悸，少寐多梦，善忘，神疲乏力，大便干结等。脉细，舌淡红，舌体胖嫩，或干，苔白。亡血家及妇女产后、崩漏等患者易患本病。治宜健脾益气补血，方选八珍汤、十全大补汤、归脾汤之类。又，肝为藏血之脏，血虚则不能养肝，故还应参入养肝阴、熄风阳乃至滋肾水之品，如地黄、枸杞子、菊花、石决明等。

【例】 沈某，女，27岁，1985年10月15日初诊。新产31朝。临盆时失血过多，4日后感寒而致腹中隐痛，肠鸣便溏，日3~4行，历时6日其泻方止，由此寝食俱废。刻下依然头晕目眩，视物昏花，额前束带紧裹，语音低，音稍高则眩晕益甚而额痛，动则耳鸣，面黄，四肢无力，抚之欠温，手难持物，足不任身，心悸，夜不能寐，谷食不思，大便3~5日始一行。脉象虚细，唇舌俱淡，苔白欠润。血损于先，气耗于后，心脾两伤，法当兼顾。仿归脾汤加减：潞党参20g，黄芪、朱茯苓、朱茯神各12g，熟地黄、生枣仁、远志肉、当归身、杭菊花、冬白术各10g，广木香3g，龙眼肉10枚。3剂。另紫河车2具，焙干研极细末，每日3次，每次6g。药后明显好转，先后加用过芡实、石决明等，计服药13剂，各种见证均相继消失。

**（三）痰浊内扰**

痰浊中阻，升降之机失常，清阳之气不升，则清窍被蒙而眩晕作，因此说“脾为生痰之源”，“无痰不作眩”。本证多见于内耳眩晕症，其特点为眩晕如坐舟车，景物晃动，恶心呕吐，闭目静卧稍安。胸闷，亦有心悸、咯痰者。脉滑，舌正红或淡红，苔白。治宜温化痰饮，方选苓桂术甘汤、二陈汤加泽泻，两三天内即可缓解；继之用六君子汤健运己土，使痰浊不生而作杜根之计。若痰浊有渐化热之象者，用温胆汤或黄连温胆汤有效。饮食应力求清淡，并要少食多餐，务使随食随化，以免留而为痰，致使眩晕难平或愈而复发。

【例】 王某，男，69岁，1986年2月7日初诊。咳嗽14年，入冬以来，咳逆时剧时缓。虽时已立春，但至而未至，余寒未消，不特咳嗽有增无已，昨晨起又觉头目眩晕，屋宇旋转，呕恶痰水，口中和，不欲饮，谷食不思，怯冷。脉象沉细，舌淡，苔白滑。《金匮要略》云：“心下有痰饮，胸胁支满，目眩，苓桂术甘汤主之。”遵此意立方：茯苓20g，桂枝木、天麻各5g，冬白术10g，制半夏、橘皮、白僵蚕、香橼皮各9g，橘红3g，生姜3片。3剂。服1剂药后，呕吐即止；服3剂后，眩晕即基本控制，能下床行走，以苓桂术甘汤合六君子汤善后。

**（四）湿邪上蒙**

脾为湿土之脏，其性恶湿，脾气旺则能化湿，脾气不足，则湿浊内停而壅遏清阳，清阳之气不克舒展，眩晕由此而作。

本证多见于地势低下潮湿的东南沿海地区患者。其特点为头目眩晕而重，如裹如蒙，面色淡黄，口粘不渴或渴喜热饮，肢体倦怠，胸脘痞满；亦有脘腹䐜胀，肠鸣便溏，甚至浮肿者。脉象濡缓或细而无力。舌淡，苔白腻或白厚腻。治宜温脾阳，实脾气，燥湿渗湿，方选五苓散。

【例】 潘某，女，20岁，1981年5月17日初诊。大便不实者两月余，近旬日来，连续入水劳作，感受湿邪。症见头晕重，首如裹，周身困倦酸痹，形寒，胸痞泛恶，脘腹䐜胀，纳少，口不渴，肠鸣辘辘，大便濡泄，日4~5行，小溲短少。脉濡细，舌苔白腻，舌根部苔厚，湿邪外束肌表，内困中州，阳气被遏，清窍受蒙，治拟五苓散加味：川桂枝6g，苍术、白术，猪苓、藿梗、煨葛根、泽泻各10g，赤茯苓20g，炙草果5g，香橼皮、制半夏各9g。2剂。服药后头晕止，继而用五苓散合香砂六君子汤出入，旋即诸症消失，大便亦实，舌苔减薄而告愈。

**按**：各家对眩晕的认识不一，《素问》责之“木郁之发”，《灵枢》视为“上气不足”，河间主风火，丹溪主痰，景岳从虚，虽众说纷纭，然证诸临床，则诸家之说，均有其实践基础，因而不妨博采众长，兼收并蓄。至于在病位上，习惯多数从肝或肝肾论治，但因脾病而眩晕者，亦不在少数，因而不容忽视。至于从肝从脾，还应从辨证出发，不应执一才是。

黄芪、升麻等温升之品，可用于土虚木摇及血不上荣之眩晕症，但不能多服。当服至近旬或旬日以上时，不仅不能制止眩晕，相反地因升阳而风阳妄动，常使眩晕缓解后而又复发，若事先参入菊花以清降制约，可免此弊。至于痰浊内扰或湿邪上蒙患者，用桂枝等阳药时，为防触动风阳，在配伍制约上，则菊花嫌其甘腻，此时我对男病员常加钩藤，女病员则加少量丹皮。如此用药，有扬长避短之效。眩晕在从脾论治的同时，参以熄风，或辅以清肝，既可制温升，又可防土虚木乘。这种以温为主，以清为辅的方法，是行之有效的。

上述四种眩晕，其病因各不相同，而治法上健补脾气则同。例如土虚木摇者，因气虚而补气；血虚不上荣者，补气以生血；痰浊内扰者，扶中气以祛痰源；湿邪上蒙者，健脾气以化浊邪。又气血亏虚之虚证，初诊即宜用补，而痰浊、湿邪等虚实夹杂者，可先祛邪，后扶正，或寓补于消，以防留邪。

以上四类从脾论治的眩晕，虽均用具理气之功的佐使药，但含义不同。如气血亏虚患者，用陈皮、木香等流动之品，意在防止补气腻膈，取其监制作用；至于痰浊、湿邪患者，用陈皮、香橼皮之意图，在于“气行则痰消”，“气行则湿行”，取其相互协同作用，这些立方遣药都是中医的治病特色。

## 二、从虚论治

《灵枢·卫气》云“上虚则眩”。《景岳全书·眩晕·论证》条云:“眩运一证，虚者居其八九，而兼火兼痰者，不过十中一、二耳”！临床习见，因虚致眩者不乏其人，其中又有阳虚阴虚之分。

### （一）阳虚眩晕

【例】 陆某，男，30岁，1985年1月17日初诊。肾泄三载余，寅卯之分必如厕者再。加之脘腹䐜胀起伏无常，不饥不纳，四末欠温，形寒怯冷，神疲乏力，腰府酸楚，面色苍黄虚浮，形瘦。刻下尤所苦者，厥为头晕目眩，脑中空虚之状，难于言表，耳若蝉鸣。舌淡晦不鲜，舌体胖嫩边有齿痕苔白，脉沉弱。曾自服杞菊地黄丸2瓶而眩晕有增无减，大便暮夜如厕者三，白昼亦二行，小溲又见频数。证属脾肾阳弱，阳弱者反滋其阴，无怪变证丛生。处此先后二天同病之际，理宜益火煖土，消阴翳在斯，壮元阳亦在斯。仿近效方，参景岳意。处方：冬白术10g，淡附片6g，肉桂3g，熟地黄15g（砂仁3g拌杵），甘枸杞10g，淮山药、鹿角霜各15g，补骨脂10g，煨肉、草果各6g，北五味子（杵）、粉甘草各3g。5剂。药后肾泄即止，昨日未大便，今晨临圊一行，质先头硬，后则溏，形寒迭减，神清渐振，脑空耳鸣亦有起色。惟眩晕尚在，胃纳不馨，本原渐固，再理其标。前方去枸杞子、五味子、甘草，加升麻3g，桑叶、菊花各9g，珍珠母30g。5剂。三诊时眩晕已减过半，他恙亦续有好转。本案共5诊，曾加用过黄芪、玫瑰花、陈皮、茯苓等，总计服药25剂而告愈。

**按**："而立"之年，理应"筋骨隆盛，肌肉满壮"，今反面色苍黄虚浮，形容瘦削枯槁，加之五更泄泻，腰酸诸症丛生，此命火不足之征，火衰则不能煖土，迁延日久，脾阳虚，中气馁，机枢阻滞，升降失常。"清气在下，则生飧泄；浊气在上，则生䐜胀。"此段经文，颇似为本例写照。由于清阳不升，首面少温养；浊阴用事，头目受邪蒙；肾精有亏，髓少填充，于是头目眩晕，脑中空虚异常。考虑症虽在上，但病变实属中下，按照"病在上，取之下，""治病必求于本"的原则，首选术附汤"治风虚，头重眩，苦极，不知食味，暖肌，补中，益精气。"喻嘉言云：此方全不用风药，但以附子煖其水脏，术、草煖其土脏，水土一煖，则浊阴之气尽趋于下，而头重苦眩及食不知味之证除矣。"另参右归丸、四神丸以壮火、涩肠。药证相对，因而初诊时即转机，虽眩晕未除，然脑空耳鸣已见轻，此肾精渐充，肾阳来复之兆。在初诊从本论治就已见效的前提下，复诊时一则加升麻升清，再则为防桂、附、升麻等温升之品，致使风阳妄动而眩晕反增计，于是用桑、菊以清降，珍珠母以潜阳，此治标之策，药后眩晕即日有起色。

本例曾自服杞菊地黄而眩晕反剧，却用该方中主药枸杞、菊花、地黄、山药而收功，其得失在于前者不识阴、阳之证，导致了寒凉错服，因而效果不佳；后者辨证无误，方中主以温补，从张景岳关于“善补阳者，必于阴中求阳，则阳得阴助而生化无穷”的教导用地黄、枸杞。土虚防木乘，因而又采用熄风潜阳的桑叶、菊花、石决明以制风阳妄动。这是“不治已病治未病”的含义，所以得以收效。

**（二）阴虚眩晕**

【例】 徐某，女，52岁。1984年5月2日初诊。素罹头目眩晕症，剧时如坐舟车，甚则欲仆。此乃产育四胎，阴血暗耗，肝肾亏损，风阳上扰而致。据云证经十一、二载，每入春辄发，炎夏头胀似痛。近3年来，须历时7月至仲秋始缓。刻下痛于巳未之分，羞明畏光，喜静恶动。耳有若蝉鸣时，口干不多饮，曾经两颧红赤，急躁易怒，夜寐欠安，交睫则乱梦纷纭。且腰府酸楚，左手时觉麻木。舌边尖红。苔薄黄，脉象细数。上实下虚，慎防类中。法宗清降，方选建瓴汤。此昔贤所谓“戕其下者枯其上，滋其苗者灌其根”之意。处方：生地黄20g，甘枸杞，杭白芍、淮山药各15g，生龙牡各20g，桑叶、菊花各10g，羚羊粉0.6g（吞服），夏枯草10g，柏子仁、嫩钩藤各12g。3剂。药后眩晕已减，上重下轻之势亦有起色，夜寐渐安。此阴气来复，风阳得敛之兆。前方加陈皮6g。5剂药后，症情续有好转，仅于午刻时分稍觉眩晕，当即以建瓴汤合左归丸增损制成丸药长期服，此后症情平稳。当年暑伏天因劳而一度发作，但病势较轻，经加服汤药3剂即控制。

**按**：根据本例患者见症分析，其眩晕病机，无疑属阴虚阳亢，且有化火之象。这一类型的眩晕，临床最为常见。据我们观察，除具有一般常见证外，还有“四剧四瘥”的特点（见“头痛”节）。本例已有三剧三瘥的特点，这些都有助于本病的诊断。

本例以眩晕为主症，其病变虽在上部头面，但病位实在下焦肝肾。上为标而下为本。属《素问·五常政大论》中的“气反”范畴。因而采用了“病在上，取之下”的治则，以滋阴潜阳为主要治法。又因患者还有火象出现，所以又参以夏枯草苦降之品，利用苦寒之性以直折火威，此标本兼顾之法。由于苦寒之品有化火伤阴及苦寒伤胃之弊，对于阴虚阳亢眩晕患者，在治疗过程中，苦寒药味宜少，还要掌握“衰其大半而止”的原则，不要长期使用。

本病如反复发作已成痼疾时，可在发作季节前，预先用建瓴汤合左归丸为基本方，根据具体病情，稍事增损，制成丸剂，从入春至晚秋期间长期服食，其中春夏两季，早晚各服1次，入秋后每晚服1次，每次均为6～9g。如此作防病之用，确能减轻乃至制止头痛的发作，因而是可取的措施之一。至于在发作期经治而症状已缓解后，也可采用上述丸剂内服，每日3次，每次6g，直至病情稳定1个月后停药。

眩晕成痼疾者，在病机上属虚或虚中夹实，其中阳虚者病位多在脾肾，阴虚者病位多在肝肾。其在脾肾者，又往往夹痰或夹湿；其在肝肾者，又常见兼火兼瘀。

## 第八节　呕吐

呕吐一证，散见于《素问》诊要经终论、举痛论、脉解篇、刺禁论、六元正纪大论、至真要大论，及《灵枢》邪气藏腑病形、经脉、四时气、五味论诸篇中。张仲景在《金匮要略》中曾专章论述。后世医家，颇多发明，而尤以张介宾为最。作者现选择同一年的部分病例，谈谈呕吐的证与治。

## 一、邪热内扰证

无形之热，扰于胸膈，症见身热不清，虚烦懊侬，卧起不安，呕吐苦水或欲呕不得，胸脘痞窒，脉数寸盛，舌红，苔微黄。法当清宣透热，方宗栀子豉汤加味，药用山栀、豆豉、橘皮、竹茹之属。有夹痰之象者，可参入温胆汤，以作外透内化之用。

【例】 孙某，女，39岁，1964年11月4日就诊，患者入院后经西医诊断为流行性脑脊髓膜炎，用西药治疗后，体温已逐渐下降，神志亦转清楚。惟呕吐七日未停，不能进食。11月10日中医会诊：冬温一候而热势不扬，呕吐苦水，胸痞懊侬，辗转不得入寐，神疲。起病迄今，谷不沾唇。脉微数，苔略黄。邪热内扰胸中，必得外达为妥。予栀子豉汤合温胆汤出入。处方：生山栀、香豆豉、广藿梗各9g，黄郁金、橘皮各6g，连翘、茯苓各12g，生甘草2.1g，制半夏、姜竹茹各4.5g。一剂呕止，未再服药，于同月14日痊愈出院。

## 二、邪壅上焦证

痰涎宿食或痰热互结，阻塞胸中，症见胸中痞硬，心烦不安，气上冲咽喉，不得息，欲呕，寸脉微浮。法当因势利导，吐而出之，方选瓜蒂散。

【例】 王某，男，34岁，1964年7月7日就诊，患者昨暮饱食豆类，入夜即觉胸痞，呼吸欠利，未能入眠。今晨逆气上冲，嗳腐，喉间汩汩有声，频频欲吐而未果，以手捶胸，痛苦莫可名状。刻下（上午9时）额上有汗。脉微弦，苔白并不厚腻。此乃饮食自倍，脾不及化，壅阻胃口之故。《内经》有“在上者因而越之”之训，慎勿以体弱而姑息养奸也。仿仲景意立方。处方：炒甜瓜蒂、参芦各4.5g，神曲12g，鸡内金、赤小豆、焦谷芽、麦芽各9g，水煎。服后半小时，再以煮沸后鹅翎探喉，虽得吐一次而仍未畅，旋以甜瓜蒂3g，赤小豆6g，同炒研末，吞服，未几大吐，尔后诸恙悉减，复以香砂六君丸，保和丸调理两日而愈。

## 三、肝风证

肝风沸腾，制己所胜，症见头目眩晕，甚则欲仆，或有头痛。静则犹可，动则欲呕。食入作呕、吐涎。脉弦，舌红少苔。法当养肝熄风，和胃降逆。方宗《通俗伤寒论》阿胶鸡子黄汤合《金匮要略》小半夏汤增损。药用阿胶、生地、白芍、茯神、石决明、牡蛎、钩藤、半夏、姜汁、鸡子黄之类。

【例】强某，女，42岁，1964年10月2日就诊，产育九胎，阴血已亏，近因劳碌过度而致眩晕大作。目喜闭，张则泛泛然欲吐，吐则心悸。胸次不畅，少纳，食则呕。口干，不喜饮。溲少。大便干，常二、三日始一行。脉弦而带数，舌红苔净。证属阴虚阳亢，肝风扰胃。眩晕为本，呕吐为标。法当以治肝为主，少参和胃，仿俞根初法。处方：清阿胶（炖化冲）、生白芍、甘枸杞、橘皮、钩藤各9g，石决明21g，粉甘草2.1g，制半夏、姜汁炒竹茹各4.5g。2剂后，夜能入寐，眩晕已减其半。目能张，尚觉泛泛然。余威未平，再参重镇。前方加代赭石15g，打碎先煎，服2剂。此后呕吐即止，眩晕日见减轻，调理近旬而愈。

## 四、胃寒证

寒扰中州，胃失和降，症见食入多呕，冷食尤甚，吐出清水冷涎及未化之米粒，吐出之物，无酸腐气味。伴有纳呆，喜热，脘痛或胀，二便自调。脉沉迟，舌淡，苔白滑润。法当温中祛寒降逆。方用吴茱萸汤、理中汤等。药用吴萸、党参、干姜、白术、甘草、伏龙肝之属。若中阳大衰，脘痛甚，面色青白，肢厥脉微者，须亟扶其阳，用附子理中汤。

【例】 李某，男，41岁，1964年7月18日就诊。患者宿有脘痛，遇寒辄发。三月前冒雨远行，旧疾又作，日则悠悠然，喜热喜按；暮则痛剧，脘中跳跃应衣，且呕。以寒为阴邪，夜为阴时，阴得阴助，故病增也。其吐出之物为不化无臭之饭粒，夹有清涎。胃纳不香，四肢欠温，精神萎靡，头痛，面白，小溲清利，大便溏薄，日一行。脉细而迟，舌胖色淡少华。素系寒盛之体，病势淹缠日久，已至中阳式微之境地。不扶其阳，无以化阴寒之气；不护胃气，无以树人身之本。处方：熟附子9g，党参12g，干姜、甘草、吴茱萸各3g，于白术、荜澄茄各6g，蜀椒2.4g，白蔻仁（后入）2.1g，伏龙肝30g，生姜汁数滴。2剂后，脘痛略安，呕吐稍减，神情渐振，且思纳食，佳兆也。阴霾渐消，非离照当空，安得有此。药既应手，效方再进。然呕吐三月，阴液未必不伤，拟于温热药中，参入一味阴柔之品。前方去蜀椒，加白芍12g。续进2剂。三诊时脘痛十减其八，呕吐一日未作。头疼瘥，精神大振；胃纳香，谷食大增。中流砥柱既稳，鼓棹续奔前程。处方：熟附子、于白术、橘皮各4.5g，干姜2.4g，党参、茯苓各9g，甘草、砂仁（后入）各2.1g，白芍6g，玫瑰花1.5g。连服4剂而愈。

## 五、胃热证

胃中灼热如焚，胸脘痞闷，食入即呕，吐多黄浊水液，烦渴喜冷饮，溲黄，便秘，脉数大，舌赤苔黄。热蕴胃腑，逆气上冲也。法当苦降辛开，清胃止呕。半夏泻心汤、温胆汤及《万病回春》黄连竹茹汤均可选用。大便数日不通者，酌入生首乌、元明粉，或用《金匮要略》大黄甘草汤。

【例】 吴某，男，25岁，1964年10月9日就诊，患者年少气盛，平昔消谷善饥，口有秽气，其胃中热盛，不言而喻。

六日前纵酒致醉，当即呕吐，此后反不欲食，稍纳必呕，王太仆谓:“食入即出，是有火也。”此与朝食暮吐者各别。渴喜冷饮，饮入亦吐，小便赤涩，大便五日未下。夫下既不通，欲其不上逆为吐也得乎？李杲有幽门不通，上冲吸门之论，其说颇是。诊得脉象洪数，舌边尖俱赤，中心苔黄略干。阳明热炽，不夺其下，难以制其上逆之势。处方：制半夏6g，黄连、黄芩、干姜各3g，生甘草2.1g，党参、生大黄（后入）、橘皮各9g，姜竹茹4.5g，活水芦根30g，浓煎，缓缓呷之。次晨，伊母来云，昨服第一煎后，旋即吐出，病势依然，且呕吐增剧，恐药不对证，第二煎未服。乃询其药汁是否凉服，答以果然。知为格拒之象，非药不对证，令速回热饮2煎。薄暮，伊母复来云，2煎服下颇受，仅上午小吐一次，现大便已行，并纳稀粥一碗。改方遵《内经》“无使过之”之训，于前方中去大黄，加白术4.5g，续服2剂即瘥。

## 六、食滞证

暴饮暴食，中州不及运化，症见不思纳食，脘腹瞋胀，吞酸嗳腐，呕出秽物。脉滑，苔浊腻。法当运脾消积，方用保和丸、香砂平胃散。或《医学心悟》和中丸。药用焦苍术、川朴、木香、砂仁、神曲、焦山楂、鸡内金、焦谷麦芽、陈皮之属。夹寒者加丁香、吴茱萸、干姜。食滞不消，有化热之象者，加山栀、竹茹。

【例】 王某，男，32岁，1964年11月20日就诊，四日前，饱食后不慎饮冷，寒伤中土，食停不化，此脘胀嗳腐、气逆呕恶之所由来也。夫脾主运化，胃主纳谷，今纳既不能，运又不及，脾胃互病矣。运中消积，固属一定不易之法；饮食寒温，尤须善自留意为是。处方：吴茱萸、干姜、厚朴各3g，丁香、木香、砂仁（后入）各2.1g，焦苍术4.5g，神柚12g，橘皮、鸡内金、焦谷芽、麦芽各9g。2剂后，自述除食后稍觉脘胀外，余无不适。处方续予保和丸36g，分2日用姜汤送服。

## 七、痰浊证

中阳不振，气不化水，水饮内聚，症见胸脘痞塞，呕吐清水痰涎，头眩，心悸，脉象沉弦，舌苔白滑。法当温中蠲饮，苓桂术甘汤、半夏茯苓汤、桂枝二陈汤均可选用。药用桂枝、茯苓、白术、半夏、陈皮、生姜之属。如水饮久停，郁而化热，以致胸中窒闷，渴不欲饮，呕吐浊痰，脉滑，苔白而厚者，又宜用温胆汤加枇杷叶、旋覆花、竹茹之类。

【例】王某，男，40岁，1964年11月2日就诊，体丰气弱，水饮悉化为痰；嗜酒喜甘，湿邪蕴以成热。胸中为之窒闷，气道因以不舒。泛泛然，辄呕浊痰；朦朦然，屡觉头眩。脉濡而滑，苔白且厚。法当清降，方用温胆。处方：制半夏、枳实、广郁金各6g，茯苓12g，橘红3g，黄连2.4g，白蔻仁（后入）2.1g，旋覆花（包）、黑苏子、姜竹茹各4.5g。2剂后，胸窒稍开，呕吐依旧，气仍上冲，时或噫嗳，不食不饥，中气馁矣。再参重镇，以平逆势。前方去苏子，加代赭石（杵碎先煎）15g，党参9g。续服2剂。三诊时呕吐大定，稍觉胸痞，胃纳渐复，知饥能食。脉有冲和之意，苔有化除之象。前方去赭石、党参，改橘红为橘皮9g，加九节菖蒲3g。续服2剂获愈。

## 八、气滞证

郁怒伤肝，肝气不达，乘侮中土，胃气不降，症见胸脘胁肋膜胀，逆气上冲，必得噫嗳而后快，呕恶频频，脉弦，苔白。法当疏木安土，方用四七汤、旋覆代赭汤、逍遥散之类。若气化为火，自觉烘热，两胁胀痛，气冲呕吐酸水，口渴，咽干，脉虚弦，舌红苔黄者，法当清肝和中，用丹栀逍遥散。

【例】 曹某，女，28岁，1964年8月21日就诊，经行先期，辄两旬一至，经前少腹胀痛，两乳尤甚，其为肝脾之气郁结无疑。郁久不解，渐至经净后亦觉胸胁䐜胀，甚则作痛。气冲咽喉，噫嗳频仍，嗳声洪亮。口干且苦，却不甚喜饮。五心烦热，午后两颧红赤，如是者一月有半矣。近八日来不时泛酸，继之呕吐，不思食。脉弦而大，舌红、根苔黄、前半光。《尚书·洪范篇》云："木曰曲直，曲直作酸。"朱丹溪云："气有余，便是火"。其指此而言乎？且五志之火内炽，阴液必伤。调治之法，当柔肝佐以养阴，和胃辅以降逆，缓缓图功。尤希畅开怀抱，远烦静养。盖静则阴生，动则阳旺故也。处方：白芍、生地、当归身、生山栀各9g，丹皮6g，醋炒柴胡2.4g，茯苓12g，于白术、姜竹茹、青皮、陈皮各4.5g，代赭石15g（杵碎先煎），左金丸（分吞）4g。2剂后，呕吐已停，吞酸亦减十之八九，气逆渐定，烦热亦减。惟日前吐血两口，此血随气上，火迫血行之象。幸目前气火稍平，胸胁之痛已瘥，或可不致再蹈覆辙。仍拟柔木以制肝逆，疏气以达肝郁。前方去赭石，加四制香附9g，川芎2.1g，左金丸改为2.4g。又服2剂，诸恙悉解，胃纳迭增，仅胸胁略有痞满，它无所苦。议用调理肝脾法善后。处方：醋炒柴胡2.4g，枳实、广郁金各6g，白芍、川楝子、制香附各9g，青皮、陈皮、焦白术各4.5g，甘草2.1g，绿萼梅1.5g。

## 九、胃阴虚证

外因六淫化燥，内因久食辛辣或气火妄动所致。症见口渴，呕吐时作，不饥不纳，神疲，溲少，便秘，脉虚微数，舌红或绛、少苔。法当濡润胃燥，气阴两补，佐通胃阳，以防滋腻。方用大半夏汤，药用人参、石斛、麦冬、白芍、白扁豆、白蜜、半夏之属。

【例】 徐某，男，40岁，1964年8月20日就诊，平昔嗜食辣味，几已成癖，胃阴由此暗耗。未起病时，即觉口渴嗌干，胃纳不香，大便必三数日始一行。既发病后，更感渴甚，频呼饮水，胃阴虚而求救于水之象也。乃饮入未几即吐，胃气伤矣。又不时咳嗽少痰，此胃虚及肺，肺失清肃之权而然。诊得脉象虚数，舌红赤、苔薄。法当滋胃润肺，和中降逆，用大半夏汤加味。处方：台参须（另煎冲）6g，麦冬12g，甘草2.1g，白芍、鲜石斛、玉竹、淮山药各9g，白扁豆15g，制半夏4.5g，白蜜（冲）9g。2剂后，口渴已减，咳嗽渐缓，稍思纳谷。惟大便五日未行，饮入仍吐。原方之中，再参润通之剂，以冀腑浊畅行，庶上逆之势得以悉平。前方去甘草、山药，加生首乌15g，全瓜蒌45g。续服2剂，腑浊得通，所下之物，犹如羊粪。呕吐已停一日，知饥思纳，口略渴而不欲饮水，晨暮之分尚见咳嗽，咯痰已爽。原方加减，3剂乃愈。

**按**：前人称声物俱出谓之呕，有物无声谓之吐。证诸临床，确有声物俱出与有物无声之别。同时观察到：呕吐剧烈呈喷射状，为日无多者，多为声物俱出；若呕吐势缓，吐出一口即停，病程较长者，多为有物无声或小有声。诊断时尚不能以此辨别寒热虚实，因而区分为呕为吐，其实际意义似属不大。

上述各证，亦有混合出现，尤其是病程较长的患者。例如肝风证与痰浊证互见，肝风证与气滞证互见，胃寒证与食滞证互见，等等。此外，胃寒证失治，常演变为虚寒证；而胃热证不愈，亦可导致胃阴虚证的出现。辨证时须注意前因后果。

邪壅上焦证中，因宿食停留上脘而致之呕吐，与食滞证之呕吐，其区分之处在于：前者频频欲呕而不得，其势急，法当因势利导，涌而出之；后者呕之能出，其势缓，法当磨积消导。

关于下与禁下：《金匮要略》云："病人欲吐者，不可下之。"尤在泾云："若遽下之，病气必与药气相争，而正乃蒙其祸矣。否则，里虚邪入，病气转深，或痞或利，未可知也。”《医宗金鉴》云：“病人欲吐，上越之势方盛，故不可下之。”不难理解，邪在上焦者，当以《内经》“在上者因而越之”的治则为准绳，下药宜禁用。但是下药并非所有呕吐疾患都要禁忌，相反的，运用得宜，通其下反能折其上逆之威。所以《金匮要略》又说：“食已即吐者，大黄甘草汤主之。”胃热型的病例用大黄攻下，胃阴虚型的病例用生首乌、全瓜蒌等润下，均皆收效。可见当下则下，毋庸犹疑。否则反有坐失病机之嫌。

六腑以通为用，故胃喜通降，一旦不通不降，则逆气上升而为呕吐。处理时除审因论治外，于降逆一法，亦不容忽视。关于降逆止呕的药物，初步认为赭石的作用较为满意。如肝风、痰浊二证病例，均于二诊时用之见效；气滞型患者用之，一剂止，二剂已。如不思纳食，胃气渐衰者，治宜通补兼施，降逆剂内，须参扶中之品，如党参、白术之类是。至于苦降辛开一法，亦为治疗呕吐的常用法则；而辛味之姜，苦味之连，即为苦降辛开法中之常用药物。《医学心悟》云：“若格拒饮食，点滴不入者，必用姜水炒黄连以开之，屡用屡效。”此说诚为经验之谈。

格拒，是呕吐患者服药过程中并不少见的现象。上述胃热证病例，在用黄连、黄芩、大黄等苦寒药的同时，亦曾加用干姜，然而依旧拒而不纳。二煎嘱其热服，呕吐遂止。可见药虽中病，而服不得法，仍归无效。反之，服得其法，自能收到满意的疗效。

## 第九节 胃 痛

胃为六腑之一，属阳，五行中居土位，向有阳土、燥土、己土之称，这说明胃在生理上是主火热的。清·李中梓在《证治汇补》中关于“脾属阴，主湿化；胃属阳，主火化”的阐述，也证明了这一点。早在《灵枢·营卫生会》中就说过：“中焦如沤”。“沤”是在胃中进行的，它需要胃阳发挥其生理功能，当然还需要脾阳、肾阳等的参与，才能使“水谷之海”完成“沤”的全过程。可见胃处于火热状态下，才是生理性的。但是任何生理活动都是适度的，亢则为害。“少火”才能“生气”，“壮火”反而“散气”。胃主火热，但火热过亢则反受其灾，于是“少火”一变而为“壮火”，因而它在病理方面也多为热的反映。根据“热者寒之”的治则，《临证指南医案》中指出：“胃为阳土，宜凉宜润”；“阳明阳土，得阴自安”。叶氏在这里明确提出了胃家宜从热论治的例证。也正因为在病理上多表现为热，所以其他病邪犯胃也易化热，如湿在胃则从阳化而成湿热；又如太阳之邪传入胃家则成实热证，所谓“实则阳明”。

关于胃主火热，治之宜寒的这一问题，金元时代的张元素也早有认识，这体现在他论脾的条文中有“本热清之”与“本寒温之”的寒和热的两分法；而在论胃的条文中只有“本热寒之”与“标热解之”的只热不寒的一分法，其胃寒证附“胃虚补之”条，称为“寒湿”。张氏论胃热而不及寒的说法，当非偶然之举。临床常见的胃热证有五：

## 一、百合汤证

此证多因肺胃气滞而起。《素问·至真要大论》云：“诸气膹郁，皆属于肺”。由于肺主一身之气，乃诸气之总司，司肃降之职。一旦肺气膹郁，则肃降不能，由此而肝气不达，胃失和降，郁久化热。症见脘痛缠绵日久，反复发作，痛处觉热，甚则波及胸背，左右攻冲，胸次痞闷，噫嗳太息，脉弦数，舌红苔薄。服疏肝理气药不效者，可取法清肺理气，以百合汤为主方。查此方乃清·陈修园“从海坛得来，用之多验”的验方，载陈氏《时方妙用》、《时方歌括》中，由百合与乌药二味组成。书中指出：“治心口痛，服诸热药不效者，亦属气痛”。“气痛，脉沉而涩，乃七情之气郁滞所致……宜百合汤”。考百合甘寒入肺，有清肺热、降肺气之功，所以仲景治恙后余邪未净的百合病，以百合为主药。至于陈修园氏用百合治胃痛，乃取其泄降肺气，所谓“肺气降则诸气自调”（《医学从众录》）。气机调畅通利，于是不止痛而痛自止。乌药辛温香窜，上行肺胃，下达于肾，顺气宣通，疏散滞气，寇宗奭称其“性和……不甚刚猛”。黄宫琇说它是“治胸腹邪逆之气之要药”。百合与乌药相配，则一寒一温，一润一燥，合用后则寒润不滞邪，温燥不伤阴，刚柔相济，堪称妙用。原方百合用量为30g，乌药为9g，从剂量中也可体现出百合汤乃治气郁化热之胃痛证。临床运用时应予实施，方克有济。此其一。其二，再配四逆散复方运用，肺胃肝同治，其效尤捷。

## 二、金铃子散证

本证由急躁戕肝、肝气郁结、疏泄不能、横逆犯胃而致胃痛。所谓肝乃起病之源，胃为传病之所者是。此证特点有二：①气病走窜，且病机为肝胃气滞，因而脘痛连及肝野的胁肋少腹甚至脾野的大腹，且胀，得嗳稍安，太息则舒。②“气有余，便是火”，气滞久则郁而化热，故此类患者喜清恶温，服辛香燥热之药辄痛势增剧。舌偏红，苔黄或薄白，脉弦细或弦数。根据“治肝可以安胃”之说，方用金铃子苦寒泄降，入肝清泄肝火，行气滞；延胡索辛苦而温，属肝家血分药，行血中之气滞，《炮炙论》云：“心痛欲死，急觅延胡，以其能散胃脘气血滞痛也”。于此可见，二药一寒一温，一气一血，合用后将充分发挥行气活血之功，使气血畅通，于是“通则不痛”。临床治疗此证，可以金铃子散配柴胡疏肝散合用，以促进其协同作用。

## 三、左金丸证

此证多因肝失条达，气郁化火，胃少和降，逆气上冲而形成的胃脘痛。并见痞满，胁肋胀痛，嘈杂，呕恶吞酸，嗳嗳，口干而苦，甚则心烦易怒。舌红苔黄，脉弦数等症。其诊断要点有：①胃脘或食管处其痛如灼：②嘈杂泛酸；③口苦。《素问·至真要大论》云："诸逆冲上，皆属于火；诸呕吐酸，皆属于热。"《尚书·洪范篇》云："火曰炎上，炎上作苦。"左金丸证具有逆气上冲，呕恶吞酸、口苦等一系列火热之象，因而重用苦寒之黄连以清肝胃之热，少参辛温之吴萸开郁散结以作反佐，且符合"火郁发之"之义而收热泄郁散之效。此二药一寒一温，一阴一阳，寒因热用，热因寒用，君臣相佐，阴阳相济，堪称制方之楷模。临床上多以左金丸作复方使用，如气郁血滞而痛甚者，配金铃子散；火亢动血而吐血、便血者，合化肝煎；若妇女兼有月经不调，经前乳胀胁痛明显等肝体不足、肝用独亢等症状时，可参入逍遥散。

## 四、黄连温胆汤证

本证多因饮酒茹荤，或过食辛辣，以致湿热中阻，升降逆乱而导致胃痛。伴有胸脘痞满，泛恶，呕吐痰水苦酸，口干苦，欲或不欲饮水，心烦。舌畔有齿痕、尖红，苔黄腻或白腻，脉滑数或沉数。本证表现特点有二：①口干苦与不多饮或不欲饮同时存在；②胃脘灼痛与大便完谷不化并见。而这两点正是湿热交阻、阴阳合邪的见证。治宜清热燥湿，方选黄连温胆汤。方中半夏、橘红、茯苓燥脾湿，黄连、竹茹清胃热。尤其值得一提的是枳实的理气作用。柳宝诒云："湿热两感之病，必先通利气机"，俾气水两畅，则湿从水化，热从气化，庶几湿热无所凝结。"于此可见，治此类胃痛，枳实似不可少。通过黄连温胆汤清胃热，燥脾湿，使中州枢机复常而清升浊降。如口干喜冷饮、痛处灼热重者，加蒲公英、生山栀；痛如针刺者，加丹参饮。

## 五、一贯煎证

本证脘痛，常因肝肾阴虚，木少柔养，横逆犯胃，胃体失濡，气滞不运而起。并见胁痛，咽干口燥而苦，心烦不寐，大便干结，舌红，或如镜面舌，苔净，或前半光，近根花剥，脉细数或虚弦等。其辨证眼目为：①痛有定处，其势悠悠，有灼热感；或痛起于空腹之际，得食稍安，进辛热食物、药物则痛增；②嘈杂，少见吞酸，饥却不欲食；③舌体瘦小。根据胃阴不足，气机不利的病机，采用叶天士“阳明阳土，得阴自安”以及吴鞠通“复胃阴者，莫若甘寒”的意见为治法，以一贯煎为主方。方中沙参、麦冬、当归、地黄、枸杞等滋养肝、肾、胃阴，川楝子疏肝理气，可谓药证相对。胃阴亏虚的胃痛用一贯煎治疗，其奥妙在于运用大队甘润药的同时，参入一味川楝，则虽填补而不腻滞，符合“胃以通为补”的治法。又，阴虚者火常旺，对这类胃痛，笔者还常加少量的黄连以泻胃火。此外，还可配合芍药甘草汤作复方使用，一则酸甘化阴以治本，一则缓急止痛以制标。

【例】 杨某，男，49岁，干部。1995年9月16日诊。

患者因上腹部胀痛，于1993年9月及1995年2月做过2次胃镜检查，报告为贲门糜烂，中度浅表性胃炎，伴胆汁反流，胃黏膜脱垂，十二指肠球炎。治疗罔效。现症脘次痞痛，连及胸膺膻中之分，痛处觉热，剧则呕吐苦水痰涎，胀满，纳食后益甚，噫嗳频作，口干苦，不多饮，胃纳不减，肠鸣辘辘，大便不实，日二行。舌现紫气，体胖，边尖红，苔黄腻，脉弦数。询得平昔嗜酒茹荤，以此湿痰内蕴，气滞难运，年久化热，肺胃同病。法当燥湿痰，清蕴热，太阴阳明同治，仿黄连温胆汤合百合汤出入。处方：

川雅连 3g，淡黄芩 6g，制半夏 10g，陈皮 10g，枳实 10g，川百合 10g，台乌药 10g，延胡索 10g，姜竹茹 10g，焦谷麦芽（各）10g，云茯苓 20g，乌贼骨 20g，7 剂。

上方服后，脘痛即停，呕吐亦止，惟胀满未消，大便溏薄。前方去延胡索、竹茹，加焦山楂 15g、神曲 15g、广木香 6g。10 剂。三诊时脘胀十去其八，惟大便尚溏薄，甚则濡泄，日三行。参入脾虚湿盛治法，二诊方去枳实、白茯苓、乌贼骨，加党参 20g、丹参 10g、猪苓 10g、赤苓 30g。10 剂。四诊后诸恙日减，守原方。前后共六诊，服汤药 57 剂，症状全部消失。

1995 年 11 月 15 日南京大学医学院附院复查胃镜检查报告（编号 5141）：食管及贲门未见异常，胃底黏膜散在陈旧性出血点，胃体、胃窦黏膜均红白相间，皱襞正常，粉红色；胃角光滑，胃窦蠕动正常，幽门圆形，开闭良；十二指肠冠状黏膜正常，降部黏膜可见，诊断为慢性浅表性胃炎。16 日病理检验报告（编号 9512769）：轻度浅表性胃炎。

**按**：《素问·举痛论》中对痛证病因病机的论述计 14 条，因寒者十三，因热者一。《景岳全书·心腹痛》篇亦云："盖三焦痛证，因寒者常居八九，因热者十惟一二。"时过境迁，在环境、饮食等古今情况不同的前提下，疾病的病理也必然有所变化。就目前而论，我苏中地区半数以上的慢性胃痛患者，有从热论治的病理基础，这应引起临床医生的注意。

关于白腻苔主寒湿的问题，正如《外感温热论》所说的那样："且吾吴湿邪害人最广"，"在阳旺之区，胃湿恒多；在阴盛之体，脾湿亦不少，然其化热则一"。叶氏此说虽反映时病而言，但杂病如此者亦不少，因为湿在胃则易从阳化。为此，有一部分湿热性慢性胃痛患者出现白腻苔时，还应结合舌苔的润燥，特别要四诊合参，以免误诊。

关于胆汁反流性胃炎，在《灵枢·四时气》篇中已有“邪在胆，逆在胃”的类似现代病理变化记载。此证多数病例，在短期内难以治愈，而用黄连温胆汤为主方治疗的效果较好。

黄连、黄芩、蒲公英等，乃清胃热的首选药物。考虑到苦寒药有戕贼中阳的不利因素，笔者使用时常采取下列措施：①开始黄连日用量3～4g，黄芩6～10g，夏枯草10g的中等量，奏效后减用1/2量。②火热内炽者，3味苦寒药可以同时用；在一般情况下，选用2味即可。③热象消退后，暂停用苦寒药，5～10天后，再用1味小量黄连，以防余烬复燃。

消化道溃疡病属虚寒性者，服黄芪建中汤痛定后，需要续用该方以巩固疗效时，可参入1～2g黄连或3～5g蒲公英，作互制互济之用。

# 第十节 腹痛

## 一、辨证三要

### （一）定位

腹痛首宜定位，在确定病变部位以后，就可以得到相应的治疗。例如痛在少腹两侧，或上连胁肋，下及阴器者病在肝，然后根据八纲辨证所得，采用温肝、清肝、柔肝、疏肝等法。如痛在大腹而胀，痛连胃脘者病在脾，可采用补脾气、温脾阳、养脾阴等法。如痛在脐下，伴有溺时淋痛，小溲不利者，病在膀胱，一般可用利水通淋法。总之，在得出正确定位后，随证立法，随法立方，常可得心应手。

【例】 刘某，女，35岁，1988年6月12日初诊。原患盆腔炎，此次腹痛增剧，触之尤甚，便秘，投大承气汤合金铃子散加桃仁、红花，2剂后，2日内便泻4次，并解出蛔虫2条，腹痛稍缓。复诊时于初诊方中去朴、黄、硝，加禹功散、苦楝皮等，意在继续驱虫。仍服2剂，药后大便每日1行，未见蛔虫，腹痛亦不减。三诊时审得痛在少腹两侧，偏右益甚，上连胁肋，拒按，口干而苦，欲饮水。带下量多，色黄白相兼，气臭、阴痒。脉滑数，舌畔黯红，苔近根部黄腻。此肝经湿热下注，气血郁滞为患。法当清泄厥阴，调和气血，予龙胆泻肝汤合四逆散出入，药用龙胆草、生山栀、炒黄柏、泽泻、全当归、枳实各10g，六一散（布包）、土茯苓、赤茯苓各30g，醋炒柴胡6g，赤芍、白芍各12g，3剂。另用龙胆草、苦参、蛇床子各20g，煎汤加白矾6g，外用坐浴。四诊时腹痛十去其五，带下亦减。守方略事增损，续进6剂而愈。

**按**：足厥阴之脉，环阴器，抵小腹，布胁肋，今患者痛在少腹，胁肋之分，结合脉证，当责之病在厥阴肝经湿热为患，而非阳明胃肠病变，因而初投承气，再予禹功，终归无效，三诊时从经络循行路线定位，改用龙胆泻肝，药证相对，因而收效较速。

**（二）审因**

腹痛审因，特别要注意寒、湿、怒、饮食等四个方面。猝然而起，腹痛之势急重，得温则减者属新寒，多实；由于寒主收引，因而亦有掣痛者。如腹痛悠悠然，缠绵不愈者为久寒多虚。新寒可辛散，用吴萸、小茴香之属；久寒当温阳，选桂、附、鹿角胶之类。伤于湿者，腹痛常与便溏粘滞不畅并见。此刻燥湿而外尤重淡渗，所谓“治湿不利小便，非其治也”，可用五苓辈，使邪有外出之途。其因于怒者，因恼怒则伤肝，肝失条达，气滞郁结而痛，其痛攻冲走窜，且常牵及胁下。可以柔肝体、疏肝用为法，选归、芍、香附、金铃子散等。若饮食所伤者，乃脾胃同病，其痛常腹脘并痛，嗳腐恶食。新病重消导，取保和丸或参大黄攻下；久病主枳术丸、香砂六君子丸消补兼施，乃至小建中，黄芪建中等温补中州。

【例】 倪某，男，35 岁，1988 年 6 月 17 日初诊。腹痛 10 月余，由淋雨感寒而起，伴有四末欠温，喜暖恶清，胃纳欠馨，口中和，不欲饮，小溲清长，大便干，二日一行。脉弦细，舌淡，苔白，近根部厚腻。初从太阴虚寒论治，予附子理中加味，腹痛即缓。复诊守原方。三诊时知服药后痛势不仅未再减轻，相反地又增胀满。于是从虚中夹实论治，改用温通法，与温脾汤出入。药用淡附片、枳实片各 10g，淡干姜、广木香、大黄（后下）各 6g，党参 15g，炙甘草 5g，煨白芍 12g，砂仁（后下）、降香屑各 3g。3 剂。上方服后每日大便 1 次，腹痛已减过半，胀满全消，胃纳渐增。四诊时仍守三诊方，其中大黄减为 5g，枳实减为 6g，仍服 3 剂。五诊时腹痛已止，于三诊方中去木香、大黄、枳实，加焦楂肉 15g，续进 3 剂，遂瘥。

**按**：本例寒湿内袭，食滞停阻，太阴之气不升，运化失职；阳明之气不降，传导受阻，气机由此不通，不通而腹痛作，延及十月余，已成虚实夹杂之候。患者虚寒之体，初进附子理中，寒湿渐化，所以腹痛即缓；但温中扶虚之方，于虚寒固有扶正之利，于积滞却有“实实”之害，因而续进温补剂则助长邪势而胀满又起，痛亦未减。三诊时悟及白厚而腻之苔，既可生自寒湿，亦可见于食滞；且大便从未溏薄，脉弦有力，更与虚证不符，再结合此次进补剂作胀，是为虚实夹杂之象，证名寒积。沉寒非温阳莫克，积滞舍攻下不去，于是取温脾汤出入，药证相对，三服而瘳。

（三）探病

对于虚实难分，寒热莫辨，病在疑似之间者，可用探病法以测知真假。此法源于仲景。《伤寒论》209 条："若不大便六七日，恐有燥屎，欲知之法，少与小承气汤，汤入腹中转矢气者，此有燥屎也，乃可攻之。若不转矢气者，此但初头硬，后必溏，不可攻之。"用泻下法以探测燥屎，这是"实则泻之"的正治探病法。与此相对，张介宾又在《景岳全书》中采用了反治探病法，如说："若疑其为虚，意欲用补而未决，则以轻浅消导之剂，纯用数味先以探之，消而不投，即知为真虚矣；疑其为实，意欲用攻而未决，则以甘温纯补之剂，轻用数味先以探之，补而觉滞，即知有实邪也。假寒者略温之，必见躁烦；假热者略寒之，必加呕恶"。正治和反治的探病法，均有采用价值。

我们对腹痛证的探病法分三方面：①为药物正治探测法。如用党参 10g，黄芪 5g 以测虚；以大黄 3～5g，甘草 2g 以探实。测寒用肉桂 2g，吴萸 2g；探热取山栀、黄柏各 5g。凡探病药服后自觉安适，或有格拒之象者，均为可用之征；如药后病势益甚，则在禁用之例。②为饮食正治探病法，如以姜、枣测虚寒，绿豆或西瓜探实热。③外用正治探测法，如以胡椒粉末撒脐中以测虚寒，地龙捣烂敷脐周探实热等。以上三法，均有一定的使用价值，其中外用法较安全，更为可取。

【例】 韩某，男，26 岁，1981 年 7 月 6 日初诊。脘腹胀痛 3 年，感寒辄发，3 日前于烈日下劳作，旧疾复起，痛势日增，口干不欲饮，大便泄泻 1 次。抚之手足温。舌正红、苔白腻，脉沉有力。当时印象为寒湿腹痛，病在太阴。先用真胡椒粉 3g，撒脐中，外以胶布固定，再用热水袋温熨，另与姜汤试饮，患者颇觉舒适。遂拟四逆汤合厚朴温中汤复方为治，药用淡附片、煨木香各 6g，淡干姜、草豆蔻各 5g，川厚朴、小茴香、炙甘草、白檀香各 3g，陈皮 10g，赤茯苓 15g，煨白芍 12g。服 3 剂后痛定胀消。

**按**：本例腹痛仅三日，是为暴痛。刘河间有"暴痛非热"之说，再根据辨证结果，寒湿腹痛的诊断可以成立。但考虑到患者发病虽仅3日，但病史已有3年之久，加之病起于三伏天烈日下，不能不令人思及有湿热腹痛之可能。为防万一，于是先采取胡椒粉外用，姜汤内服等正治探病法，药气相投，病情有所好转，遂用热药猛进而愈。

## 二、论治四法

腹痛的发病机制，或因寒凝，或因热扰；其因"不通则痛"者属实，因"不荣则痛"者属虚。论治则寒者宜温，热者当清，实者须消，虚者应补。

### （一）温里散寒

《素问·举痛论》云："寒气客于肠胃之间，膜原之下，血不得散，小络急引，故痛。"这是因寒而致腹痛的病理机制。治法应以温里散寒为主，以缓急止痛。对于因寒湿伤中，腹痛而胀连脘者，宜温化寒湿，选用厚朴温中汤；若寒与积交阻，腹中剧痛，大便不通者，则宜温里通下，用温脾汤或大黄附子汤。肠梗阻患者，有不少与本证类似，我家称之为寒湿盘肠，用温脾汤多效。

【例】 熊某，男，59岁。1982年4月17日初诊。旬前涉水劳作，寒湿循足太阴本经上扰，小络拘急，于是大腹冷痛，得温稍适。且脾胃为仓廪之官，司运化之职，中土受戕，健运无权，清难以升，浊不得降，此胃呆少纳，食后脘腹辄胀，甚则泛恶呕吐清水夹食，肠鸣便溏，日二三行之所由来也。脉缓，舌淡、苔白根部腻，治宜温中散寒，化湿和胃。厚朴温中汤加减主之。处方：川厚朴（姜汁炒）、淡干姜、草豆蔻各5g，新会皮10g，赤茯苓15g，煨木香6g，制半夏9g，川雅连（姜汁炒）2g，淡吴萸3g，煨姜3片，3剂。上药服后，痛止胀消，吐泻未作，胃纳亦馨。于原方中去半夏、黄连，加炙甘草3g，续服2剂而愈。

**按：**本例主诉以腹痛为主症，痛点在大腹，根据经络循行路线，确定病位在脾。因而用厚朴温中汤为主方。考虑到“脾宜升则健，胃宜降则和”，于是参入苦降辛开之黄连、半夏，意在恢复中土枢机之职。且黄连一味，既可作寒证呕吐的反佐药以防格拒，又可与大队辛热药为伍，以收互制互济之功。

**（二）清热泻火**

因热而致腹痛之病机为：火热之邪内窜，脉络充满，血气逆乱而痛。由于火性急迫，喜清恶温，所以热痛的治法应以清热泻火为主。如肝经实火郁阻，少腹灼痛，宜清泄厥阴，用龙胆泻肝汤；其或急躁戕肝，肝气化火，熏灼本经，腹胁胀痛，又当柔肝体，疏肝用，清肝火，选化肝煎；若湿热疫毒壅塞肠道成痢，腹痛急剧，下痢脓血者，治宜清肠解毒，凉营和络，予白头翁汤；若外科术后，气血瘀滞而致肠粘连，痛势阵作拒按者，法当清肠逐瘀，方选红藤饮。

【例】 李某，男，25岁。1987年8月9日初诊。腹膜炎术后，脐腹时痛，作止无常，作时骤然而起，其势急剧。询得痛处灼热拒按，烦躁不安，口干欲冷饮，饮水不多，小溲短赤，大便干结，三四日一解。脉象滑数，舌边尖红，苔白而干中黄。热毒内扰手阳明经，气血瘀阻，不通则痛。病已二年有半，发无虚月，病根已深，姑为清肠通腑，疏导气血以观其后，仿红藤饮意立方。处方：红藤20g，紫花地丁、败酱草、金银花、连翘、延胡索各15g，粉丹皮、锦纹大黄（后下）、制香附各10g，制乳香、没药各6g，粉甘草5g，3剂。药后每日大便1次，腹痛十去其八，复诊时去败酱草、银、翘，加薏苡仁30g，续服3剂，腹痛即止。8个月后发作1次，仍投上方3剂即止。

**按：**刘河间谓“久痛无寒”，腹痛起自术后，历时二年半，显系气血瘀滞已久，郁而化热。方用红藤饮加味，三剂应，六剂已。此方原为肠痈而设，今以之治腹膜炎术后肠粘连同样见效，有异病同治之妙。

**（三）消散磨积**

消散磨积法适用于因气滞或血瘀而致的腹痛，或有癥积形成。其病机为气滞血瘀，经脉不通而痛。气有或聚或散之性，故气痛的治疗应以疏肝理气为主，用四逆散、金铃子散等；若少腹痛引睾丸，选天台乌药散。如属血瘀腹痛，则其痛如刺，痛点常固定不移，拒按，久之可形成癥积，法当活血化瘀，手拈散、少腹逐瘀汤均可选用。

【例】 王某，女，29岁。1981年10月22日初诊。7月前经期入水，寒犯胞脉，与血相搏，经脉瘀阻不通。始则经行腹痛，近4月来，非经期而腹亦痛，以脐右下方为甚，剧则如锥如刺，按之有形，大若鸡卵，视其面色暗黄，询得喜清恶温，二便自调。月经五旬一行，量少，色紫成块。脉细，舌淡，紫气隐隐，苔白。癥积初成，法当破瘀消积，行气软坚。仿少腹逐瘀汤意立方：肉桂心、小茴香各3g，赤芍、白芍、失笑散（布包）、延胡索、制香附各10g，炙甲片、制乳香、制没药各6g，生鳖甲20g，煨姜3片，5剂。另阿魏1.5g，撒痞块处，外用胶布固定；再以麸皮1碗，炒烫盛布袋中，置胶布上热熨。复诊时腹痛已减过半，癥积亦软，前方去延胡索、失笑散，加熟地黄20g、鸡血藤12g，5剂。三诊时腹痛基本停止，癥积明显缩小，仍服二诊方。本例共四诊，服药20剂而愈。

**按**：腹痛由血阻不通而起，癥乃血聚不散而成，治以破瘀消癥散积，用少腹逐瘀汤实为对证之方。见效后遵照《内经》“十去其九”的指示，酌减化瘀之品，增入养血之药，使邪去而正不伤。

**（四）补益缓急**

补益缓痛法适用于因虚而致的腹痛。虚痛的病机为气虚血少，经脉组织失养，即“不荣则痛”。法当温阳益气，选用理中汤：若中州虚寒，虚劳腹中拘急，隐然作痛者，又当温中补虚缓急，可予小建中汤。

【例】 邹某，女，25岁。1981年1月6日初诊。脐腹下关元穴周围作痛，病起于新产后，痛势悠悠，喜热喜按。乃产后阴血不足，胞宫虚寒使然。询知恶露延久，神疲乏力，面色萎黄，形寒怯冷，心悸怔忡，夜难入寐，胃纳欠馨，腰府酸楚，大便干，二三日一行。脉沉细，舌淡苔薄白，缠绵五月，证属“不荣则痛”，与“不通则痛”者有间，法当温气、补血、缓痛。予当归建中汤加味：当归身、清阿胶（炖化冲）、延胡索各10g，桂枝木6g，杭白芍30g，小茴香、炙甘草各3g，熟地黄、柏子仁各15g，生姜3片，大红枣5枚，饴糖15g。3剂。上药服后，腹痛即止，复诊时于原方中去延胡索，加黄芪10g，续服3剂而瘥。

**按**：《景岳全书·心腹痛》云：“气血虚寒，不能营养心脾者，最多心腹痛证。”今邹女新产百脉空虚，胞脉失于濡养于先，时值隆冬，寒邪凑之于后，血气运行受阻，腹痛于是乎生。治宜温补。选《千金翼方》的当归建中汤加味。药证相对，奏效甚速。

## 三、诊治思路示例

患者张某，女，37岁。1983年四夏农忙期间，冒雨入水劳作。先是腹痛泄泻，经治后泻虽止而痛未除，自饮姜汤及食辣椒等物时，腹痛能暂时减轻。冬季则痛剧，初予热熨则稍适。平昔大便尚正常，但去年梅雨季节，大便溏薄，甚则如水泻状，夹有黄白冻腻。一度大便色黑如漆，历时两日即止。已产两胎，小孩健在。月经正常，白带不多。曾经扬州市某医院及上海市某大医院诊断为肠系膜淋巴结炎，服西药效果不显。

中医予附子理中丸汤剂，连理汤、小建中汤等，在大多数情况下，虽能减轻疼痛，但转增脘腹胀满，或胀满益甚而厌食。近因腹痛渐增，大便泻，于1987年6月25日来院就诊。

现在症：腹痛在脐周，有时拒按，胃纳欠馨，食难用饱，餐后且有胀时，口渴不多饮，刻下炎暑将届而仍四末欠温。近旬日来，先是解黑色便三天，继之大便泄泻，暴注下迫。刻下依然溏薄，日约二、三行，色黄赤，夹有白色粘冻，气味奇臭，临厕后腹痛缓解，但大孔坠楚，后重不适。舌边紫红，苔前半白，近根部黄厚而腻，脉象沉弦。

**（一）关于辨证**

1. 需要排除的病证

（1）蛔厥：蛔厥痛的部位与本例同，亦以绕脐腹痛、四肢清为特征。但前者有蛔厥史，发时其痛急骤，常痛不可忍，呈阵作性。腹部触诊，可摸及条索状物，常泛恶，甚则吐蛔，有时面部见白斑，整个病程多不越旬日。本例无蛔厥史。其痛势稍缓。尚可忍受，且作多止少，不泛恶呕吐，尤其是痛无宁日，病期已达四年之久，两者差距较大。

（2）奔豚气：奔豚气之腹痛，也常在少腹，脐周之分，但顾名思义，奔豚者，如奔走之豚也，其特征为痛时其气从少腹上逆攻冲至胸、抵咽喉，且常发作欲死。或见脐下悸，发病前有惊恐史。本例则全无这类症情。

（3）肠痈：肠痈之痛，初发时虽亦作绕脐痛，但半日后即转移至右天枢穴外侧，其痛难耐，有明显的拒按，呕吐，亦有伴右下肢屈而不伸，及恶寒发热者。这些见症。都是与本例腹痛的鉴别所在。

（4）痢疾：痢疾患者的腹痛、便泻、滞下冻腻，与大便后重等症状均与本例同。但两者的鉴别点是：若为休息痢，则本例无下痢病史；若属新痢，则便次较多。所下之物，应以赤白冻腻为主。稀便较少，里急较重。本例则粪便多于冻腻或无冻腻，亦无里急感。

此外，本例两侧少腹基本不痛，亦无七情中的急躁、忧郁史，与肝气痛有别。其痛与月经期无甚联系，因而痛经也不能成立。

2. 应该考虑的病症

（1）本病例腹痛的特点

①痛在脐腹之分，符合于“脾主大腹”的定位；

②病起于冒雨入水。逢冬令则痛剧，与热熨稍适，时值仲夏而犹四末欠温，故属寒的性质应该考虑；

③痛历四载，为时非暂，久病多虚，自服姜汤及辣椒等食物，则腹痛能暂时缓解，投附子理中、小建中汤等温补方药，及以温补为主的连理汤后，同样能减轻腹痛，符合《素问·举痛论》所说的寒痛“得炅则痛立止”的论点。这就更难排除属寒、虚寒的性质。根据患者的病因及症状分析，似可初步认定，腹痛来自脾经寒湿，并已发展到虚寒阶段。

（2）本病例便泻的特点

①便泻起自客夏梅雨季节。今年仍发自仲夏，此刻天暑地湿，湿热熏蒸，内扰阳明，传导失司而便泻作；

②《素问·至真要大论》云：“诸呕吐酸，暴注下迫。皆属于热”，况舌苔前半白，近根部黄厚而腻，大肠湿热象征的推断应该成立；

③便色黄赤，气味奇臭。舍阳明湿热莫属；

④客夏大便色黑如漆两日，今又黑便三日，大肠湿热郁阻伤络，络损血溢必须考虑，脾与胃以膜相连。无论在生理或病理状态下，其相互影响较大，脾病腹痛四载，“久痛入络”，“痛久入血”，血瘀由此产生；脾病及胃，瘀血下出胃肠一途的看法，也不能不予考虑；

⑤临厕后则腹痛轻减，里有积滞的设想难以除外；

⑥后重既是湿热下注所致，亦与气滞郁阻有关。

### （二）关于治疗

已知病位在太阴阳明，“实则阳明，虚则太阴”，此语颇有临床指导意义。本例辨证的结果是太阴虚寒，阳明实热。今既寒热错杂，虚实并见，脏腑同病，根据“谨察阴阳所在而调之，以平为期”的常规，理应温清并进，补泻兼施，脏腑同调，以冀各得其所。这应该作为总的治法。

1. 太阴宜温

由于“脾为湿土，得阳始运”，而寒湿之邪，非温不化，非燥不克，唯有离照当空，阴霾才能自散。为此，温补之品，当在首选之例。其次，脾为仓廪之官，司运化之职，脾受病则运化失职，所以纳少而食后胀满。再者，两度黑漆色大便。气滞血瘀的病机不容否认。凡此皆虚中夹实之象。治法上虚固当补，而实又当泻，且补贵在运，若一味填塞，则“甘能作胀”，更何况脾之运化已失常态，前此进温补之剂，始效而终不效之由在此。故应消补兼施，庶几补不留邪，消不伤正，最终收补以扶弱，消以去积，相反相成，互制互济之功。

2. 阳明宜清

阳明胃肠，其性喜清恶温。连续两年梅雨季节，必“暴注下迫”，此湿热之邪，同气相求，内袭阳明，于是表现出一系列阳明实热见症。此刻热结阳明，舍清化莫办。又“通因通用”，经有明训，大便之所以泄泻，与积滞内停有关，因而下法亦应采用，方药上须从苦寒之品入手。

如上所述，证属太阴虚寒，阳明实热，既夹食积，也有气滞血瘀，因而治法上宜温脾补脏，清肠通腑，选千金温脾汤为主方，参入葛根黄芩黄连汤意，藉以标本兼顾。

首诊方：附片 10g，干姜 6g，党参 15g，葛根 10g。黄连 3g，大黄 6g（后下），小茴香 3g，煨木香 6g，砂仁 3g（后下），焦楂曲各 15g，焦谷麦芽各 10g。3 剂。上方服后便泻即止，腹痛亦减。

二诊方：首诊方去葛根，加赤白芍各10g，黄连减为2g，大黄减为5g。3剂。此方服后，白昼时腹痛停止，入暮偶见隐痛。胀满已消，谷食迭增，神情日振，黄腻苔已化。

三诊方：附片6g，干姜5g，党参15g，小茴香3g，煨木香6g，炙草果5g，赤白芍各10g，甘草3g，大黄3g，神曲15g，焦谷麦芽各10g。3剂。汤剂服完后，接服下列丸药：附子理中丸120g，每晨服6g，焦谷麦芽各6g，煎汤送服；香砂六君子丸120g，每晚服6g，姜汤送服。

**按：** 辨证论治是中医学的特色。临证应发挥它的特长，千万不能为西医所谓肠系膜淋巴结炎的病名所惑，无原则地用苦寒之品消炎而致病情增剧。该患者前曾身受其害。

《金匮要略·脏腑经络先后病脉证》中有“夫病痼疾，加以卒病，当先治其卒病，后乃治其痼疾也”的记载，这是“急则治其标”的常法，但不能一成不变。根据发病先后的顺序，本例脏病腹痛为本，腑病泄泻为标，此刻如仅以苦寒治标，势必重伤脾阳，若后天一再受戕，其后果将不堪设想。反之，单治本而不顾标，则闭门留寇之弊不容忽视。只有如本例之温太阴，清阳明，补脏与泻腑并进，扶正与祛邪兼顾，才能较快地获效。

首诊方中辛热之姜、附与苦寒之大黄的用量比例大小恰恰与温脾汤相反。其原因是脏寒四载，经年累月不愈，其病深重；腑热未几，其病浅轻，因而重以温脏而轻以清腑，以免舍本求末。这里不仅大黄用量较小，而初诊中用葛根黄芩黄连汤删去黄芩，及二诊时黄连、大黄均皆再小其制，其用意即在此。

## 四、误治剖析

### （一）下寒勿忘上热

上热下寒，或上寒下热证候，临床并非罕见，基此，因寒而起的腹痛疾患，尚须根据《素问·至真要大论》关于“有者求之，无者求之”的精神，对下寒证还应审察有无上热病机，以防失之偏颇。

如1982年8月20日，一陈姓患者，男，65岁。经西医诊断为胃下垂，转中医科治疗。诊得大腹之分作痛，痛无虚日，喜热喜按，痛甚则连及下脘，已迁延七月余。胃纳不减，泛吐酸水，肠鸣辘辘，大便溏薄，日二三行，多在辰巳之分入厕。脉弦，舌正红，苔白、舌根部黄腻。当时因患者常年入水劳作，遂从脾肾虚寒论治，予附子理中汤合四神丸加味，药用淡附片6g，潞党参15g，苍术、白术、补骨脂、煨葛根各10g，淡干姜、煨肉果各5g，炙甘草、淡吴萸各3g，煨姜3片。3剂。上药服一剂腹痛得减，大便二行，进二剂时中脘膜胀，三度呕吐苦酸，因上逆呕哕之故而腹痛反增，未敢尽剂，于22日复诊。见原有白苔已转淡黄，根苔黄腻，主诉症状同初诊，此次服药后增加呕吐苦水，且口干欲饮。询得以往入水劳作前后，有饮烈性酒以御寒之习惯。于是从胃有湿热，肠有寒湿试治，予仲师黄连汤出入以平调寒热。药用川雅连（姜汁炒）、粉甘草、西砂仁（后下）、肉桂心各3g，淡干姜5g，制半夏、上广皮、姜竹茹各9g，潞党参、云茯苓各15g。1剂。23日三诊时，知服药后颇安，未再泛哕呕吐，腹痛亦减，大便仅一行，质尚溏。后即以此方为基础，先后加用过焦白术、煨葛根、炙荷蒂等，继续服药9剂而愈。

**按**：本例失误之处有二：①问病史粗疏。仅知该患者为渔民，有长期下水操作惯例，但对嗜饮情况，全然不知，因而丢掉上热的病机而仅得出不够全面的下寒之诊断，从而选用了有偏向的单一温下散寒的治法，结果为上热的病机火上加油，使胃热增剧而呕吐频频。②辨证不细。表现在：吐酸有寒热之分，在下寒的同时吐酸，遂误以为寒。若果真属寒，则不应胃纳不减。且舌苔根部黄腻，此亦热象的蛛丝马迹。

关于停用附子理中汤、四神丸，改用黄连汤的理由是：在服初诊方第二剂时，出现了下列三方面的变证：①变口中和为口干欲饮，此热耗胃液之象。②胃中原有湿热，复与辛热之剂，两热相搏，胃气耗损而中脘膜胀；所谓“诸腹胀大，皆属于热”。③《尚书·洪范》篇云：“火曰炎上，炎上作苦”；《素问·至真要大论》云：“诸呕吐酸……皆属于热”。今三度呕吐苦酸，其为胃中火热上冲，已不言而喻。综上所述，本例病机为上（胃）热下（肠）寒。证既寒热错杂，理应寒热并调，这就是用黄连汤的依据。《伤寒论·少阳篇》第173条云：“伤寒胸中有热，胃中有邪气，腹中痛，欲呕吐者，黄连汤主之。”此条所述与本患者症情基本符合，因而以黄连汤出入，既取其苦降辛开，寒热平调，又因黄连有厚肠之功，果然药后不仅脘胀消、呕吐止，且腹痛便溏亦瘥。

**（二）须知不荣亦痛**

腹痛一证，无论其因寒因热，最终常可导致血气不和，进而气血运行受阻，脉络不通，或脉充大而血气乱，均可发生腹痛。此之谓“不通则痛”，属实，是临床最常见的一种证型。此外，因于气虚血弱，气少煦而血少濡，脉络组织失养，同样可以出现痛证。正如《素问·举痛论》所云：“脉泣则血虚，血虚则痛。”虚证之痛，亦称“不荣则痛”。临证时必须遵照《素问·五常政大论》关于“毋盛盛，毋虚虚”的指示，做到细致地辨证。若稍一不慎，将犯“实实”、“虚虚”之诫。

如陆某，女，27岁。于1984年6月30日初诊。主诉：新产近月而腹痛且胀，食量减少，有时回味，已治疗二次，非但腹痛未减，且更加眩晕、神疲，刻下已至不饥不纳，强纳后中脘亦胀，并回味甚至嗳腐云云。阅前处方为平胃散合保和丸加味。审得痛在大腹，悠悠然为势不甚，痛处觉冷。且胀满时起时伏，胀时按之腹不硬而濡，得温则痛缓，心悸，少寐，腰酸，大便干结，二三日一行。脉象沉细，舌淡，苔薄白。已历四月之久。当时辨证为产后气血双亏，先后二天俱虚，属“不荣则痛”范畴，予十全大补汤出入。药用潞党参、朱茯苓、熟地黄（砂仁3g拌蒸）、杭白芍各15g，大有芪、白术、当归身、焦谷麦芽各10g，柏子仁（不去油）12g，上肉桂2g，炙甘草3g。3剂。复诊时知痛减过半，至于胀满一证，不仅未因填补之品腻膈，形成“甘能作胀”，相反地亦十消其八，亦未再嗳腐。遂将原方中黄芪加至15g，白芍加至30g，续服3剂。三诊时主诉仅偶有隐然腹痛，胀满全消，胃纳迭增，其他症状亦相继减轻或消失，已基本痊愈。乃改用十全大补丸250g，每日3次，每次6g，陈皮汤过口。另胡桃肉125g，每日3次，每次5g嚼服。遂瘥。

**按**：本例需要讨论之处有二：

一是食痛应该否定。从药测证，本例处方为平胃合保和丸加味，看来医者从腹痛而胀、有时回味处着眼而诊为伤食腹痛，但患者胀满的特点是时起时伏，胀时按之腹不硬而濡，这一症状表现，符合于《金匮要略·腹满寒疝宿食病脉证治第十》所云：“病者腹满，按之不痛者为虚”，“腹满时减，复如故，此为寒，当与温药”等关于腹胀满属于虚寒的论述。若果真为食痛，则服消导药后，腹痛不仅未减，而胀满范围，反由腹扩大到脘部，并有嗳腐等见症，又将何以理解？至于服温补药后，腹痛即轻减过半，胀满亦消减七八，这更证实此非伤食之实痛无疑。

二是虚痛可以成立。这表现在：①临产努挣伤气，失血耗血，腹痛起于新产后百脉空虚，气血双亏之际。②痛势悠悠而喜按，得温则痛缓。③大便干结，乃血亏液耗，肠腑失调，水涸舟停之故。所以《金匮要略·妇人产后病脉证治》云；“新产妇人有三病……亡津液，胃燥，故大便难。”本例大便干结与舌淡、心悸、少寐并见，更属血亏之证。④“脾主大腹”，今痛在大腹，纳少，神疲，因脾虚而痛可知。两投克削之品，中气益伤，脾为气血生化之源，中州一伤于病，再伤于药，生化之源渐竭，因而腹痛证迁延难复。通过上述四点的阐明，气血双亏，虚寒腹痛的诊断可以成立。治疗方面，一则病例属气血虚寒，再则有“产后宜温”的古训，因而运用十全大补的温补剂增损，实践证明是可行的。

## 第十一节 泄泻

### 一、久泻的治疗

久泻，在西医学多为慢性肠炎，临床疗效尚不太理想。余分别运用通腑、厚肠、升阳、护阴四法，收效较速。

#### （一）通腑

泄泻一证，其病位在肠腑。大肠为传导之官，司变化；小肠为受盛之官，司化物。一旦肠腑发生病变，必然变化无权，化物少能，于是曲肠之分形成积滞。久之中州渐亏，难以运化，积滞愈甚；或陈积甫去，新积又生。积滞与肠胃不健两者之间相互影响，互为因果，并由此而脾虚及肾，致肠滑不禁。不难看出，积滞是起病之因，理应“伏其所主，而先其所因”，才能康复。有鉴于此，初诊时可遵“陈莝去而肠胃洁”之说立法，先行通腑，取积去泻止之意。可首选大黄。本品拥将军之称，具悍利之性，有推陈致新之能，速战速决之功。虽属苦寒之性，却无阴凝之弊。根据证情，通过适当配伍后，则大黄的运用，可清可温，可消可补，可升可降。实际运用时，还须注意：久泻虽有积滞，但毕竟是虚实夹杂的病机，因而大黄宜用小量，一般日用量在3~6g之间；用大黄奏效后，并不立即停服而采用通涩并施的手法，以大黄配罂粟壳为对药。大黄与粟壳的用量为2∶1，前者通常用3~4g，后者为1.5~2g。另一对药是大黄配石榴皮，两者的用量为1∶2，大黄3g，石榴皮6g。临床验证，两者合用，有下不伤正，敛不留邪，互制互济，相反相成之功。

【例】 叶某，男，44岁，1988年3月11日初诊。大便泄泻，夹有白色冻腻，日约5~7行，历四载而不减。腹笥冷痛，喜温恶清，拒按，其痛起于临圊之前而止于如厕之后。脉象沉细无力，舌淡而紫气隐隐、边有齿痕，苔白。证属寒伏阳明，积停曲肠。幸胃纳一若平时，食后亦少胀意，中气未馁。治宜温里散寒，化积通腑。仿仲师大黄附子汤加味：淡附片、苍术、白术各10g，北细辛、上肉桂、炙甘草、小茴香各3g，煨木香6g，生大黄（后下）5g，焦山楂、焦神曲各15g，煨姜3片。3剂。药后如鼓应桴，大便日仅2行，白冻已少，腹痛亦减过半。原方续进3剂。三诊时大便日1~2行，质先硬后溏，稍有白冻，腹痛几瘥。遂于原方中去肉桂，加西砂仁（后下）3g，大黄减为3g。服3剂后，大便日或间日一行，质转干，白冻全无，自觉无所苦。续用三诊方去细辛、焦楂曲，加太子参、赤茯苓各15g，共服15剂而愈。

**（二）厚肠**

昔贤有黄连厚肠之说。厚者实也。黄连乃苦寒泻火、燥湿清热之品，用黄连厚肠，亦清泄阳明湿热，以通为补，以薄为厚之意。在一般情况下，夏秋湿热泄泻或热痢初起，香连丸几成必用，疗效卓著。我治虚寒泄泻也喜用黄连厚肠，原因是：久泻病涉脾肾虚寒者居多，附子理中、四神等为常用之方，此类姜、附、吴萸辛热之品，久服难免有化燥伤阴之虑。若参入一味黄连，则寒热互济，阴阳相随，从而收相反相成，以薄为厚之功。至若“久泻无火”之说，有其临床指导意义，理应考虑。然而中青年人体质有阳盛或肝火素旺者，有阳明湿热偏胜者，更有如上述因常服辛热之药而化火者，因而久泻未必无火。当寒湿渐欲化火而火邪尚未显露，无以辨证时，一经施以苦寒之黄连，可灭湿火于萌动之初。在实际运用时，还根据节令的不同而分别用方。如在夏至至白露之间，多用连附六一，兼取渗利之意，其他季节则以连理汤为主。此外，连理汤证患者，由于脾虚在先，日久往往有土亏木横，肝旺乘脾而致泻前腹痛，胸胁胀闷，每逢急躁或抑郁即胀痛诸症丛生者，则遵照《内经》“肝欲散，急食辛以散之，以辛补之，以酸泻之”的原则，再参入一味乌梅以酸泻肝木，既取其制木克土，又可涩肠。乌梅与黄连配伍后，前者酸收而后者苦泄，如此则虽收而无兜涩留邪之弊。连梅合用，以其疗效卓著，已成临床惯例。

【例】 顾某，男，45 岁，1988 年 9 月 2 日初诊。便泻两载有七月，日约二至七、八行不等，或溏薄，或濡泄，或完谷不化，临圊前肠鸣辘辘，偶见腹痛，不饥少纳，口中和，不欲饮，面色无华，神疲乏力。脉象濡细，舌正红，苔白，中心厚腻。证属太阴虚寒，法当温补。然节在处暑，暑必夹湿，宜参以苦寒清泄，甘淡渗利之品，则各得其所而免顾此失彼。方用淡附片、淡干姜各 6g，太子参 20g，苍术，白术各 10g，六一散（布包）30g，赤茯苓 15g，川黄连、西砂仁（杵，后下）各 3g，煨木香 5g，炙荷蒂 3 枚。3 剂后，大便每日一二行，先较干，后溏薄，肠鸣亦有好转。上方去赤茯苓，加煨葛根 10g。三诊时去六一散，加怀山药 12g。此后胃纳日馨，谷食迭增，大便日一行，质亦渐干，无不适感。旋用香砂六君子丸 120g，每日 3 次，每次 6g。愈后未再发作。

**（三）升阳**

《景岳全书·泄泻》云：“泄泻之本，无不由于脾胃。”《素问·阴阳应象大论》亦云：“清气在下，则生飧泄。”脾胃为仓廪之官，中州升降之枢纽，一旦脾胃亏虚，则气机升降不利，清阳无以鼓舞，该升不升，应上反下，由此受纳失职，运化无权，以致摄入之水谷化湿成滞，湿滞内阻而生泄泻。日久湿浊困顿脾阳，清气愈不能升，湿滞更为猖獗。湿浊与脾弱互为因果，于是久泻不愈。考虑到清阳升则浊阴降，倘得中气斡旋，湿滞下走，则泄泻当止。可见久泻应以升阳为治疗的关键法则之一。选药方面，可用煨葛根、川羌活辈，后者尤适用于"湿胜则濡泄"者，取风药有胜湿之功。

【例】 苏某，女，61岁，1987年12月6日初诊。客夏数度冷食，中阳受戕，以致脘腹胀痛，大便泄泻。河鱼之恙失治，迁延一载有半。刻下腹痛虽止，惟仍便泻完谷不化，日必三、四行，且进食未几辄如厕。胃纳欠馨，餐后脘腹或有胀时，临圊前肠鸣辘辘，面色萎黄，神情疲惫。脉象沉细无力，舌淡有紫气，苔白根部腻。证因泻久伤及脾阳，清阳下陷使然。法当健中升阳，兼以厚肠。升阳益胃汤主之：西潞党12g，炙绵芪、陈皮、羌活、焦白术、煨葛根各10g，赤茯苓15g，西砂仁（后下）3g，淡干姜5g，川黄连2g。5剂后大便渐干，日二行，胃纳渐馨，腹亦不胀，惟临圊时仍肠鸣辘辘，症情已大有转机，后即以此方为基础，加用过怀山药15g，炙甘草3g。共三诊，服汤药15剂而瘥。

**（四）护阴**

久泻患者非脾虚，即肾寒，或脾肾虚寒，此人所尽知。而泻久伤阴，或分利太过，终致阳损及阴者，亦非罕见。惜乎一经提及护阴疗法，则医患双方常难以接受。须知阴已伤而不予顾及，依然一味扶阳，其阴焉能再复？病情何时转机？惟有寓养阴于补阳法中，方能药证相合而收全功。经观察，久泻病员重在脾阴不足，其次为肾阴亏损。且女子阴伤者多于男人。阴伤的辨证关键在于有虚热之象，如见口干、虚烦、夜寐欠安、小溲黄赤、大便下迫较急，甚则舌偏红而苔净等。治宜重以扶阳，轻以护阴，兼之寓清于温，以张介宾氏胃关煎为代表方，药用熟地黄、炒白术、炒干姜、制吴茱萸、炙甘草、炒扁豆，炒山药，及附子、黄连等。

【例】 张某，女，43岁，1988年3月29日初诊。始则饥饱失节，继则入水劳作，中气虚于先，寒湿袭于后，以致中州枢纽不利，升降失司，于是腹痛隐隐，喜温恶清，肠鸣辘辘，大便完谷不化。证经三载余，自客冬起始，脾病累肾，又见五更泄泻，日约四行，面黄，形瘦。纳少，口干不多饮，神疲乏力，夜寐多梦，小溲色深黄。脉细微数，舌正红，苔薄白，近根部罩黄。阳病及阴，当兼顾之。胃关煎合四神丸主之。熟地、白扁豆各15g，怀山药20g，炮姜、淡附片各6g，补骨脂、焦白术各10g，煨肉蔻5g，淡吴萸、川黄连各3g，炙荷蒂3枚。3剂。药后大便日仅二行，惟临圊前依然肠鸣腹痛，纳少，口干。前方去白扁豆、补骨脂，加潞党参20g，煨白芍15g。3剂。三诊：大便日一二行，质渐转干，且思纳食，他恙亦均轻减，守原方5剂。四诊：大便日或间日一行，质转干，后稍溏，无不适感，眠食日趋正常。用二诊方去附片、黄连，加炙甘草3g，3剂而瘥。

## 二、治疗泄泻得失

### （一）虚泻须究实象

久泻者多虚，“虚则补之”，因而治宗补涩，此乃常法。但有常必有变。何况本证病位在肠腑，一则大、小肠为“传道之官”、“受盛之官”、司“变化”、“化物”之职，肠腑久病不已，少“变化”，难“化物”，易生积滞，所以自古以来，就有“六腑以通为用”的指导思想；再则“邪之所凑，其气必虚”，久泻之虚体，每值长夏天暑地湿，隆冬天寒地冻之际，尤多湿热、寒湿等客邪内袭，此刻又常虚中夹实，稍一疏忽，每能影响疗效。例如1972年4月18日，一36岁之男性患者，患泄泻证已四年多，近两年来又见肾泄，日必临圊三五行，肠鸣，腹痛，纳少。方入中年，时序又近“立夏”，依然形寒怯冷，四末欠温，脉象沉细，舌淡苔白。当从脾肾虚寒论治，初诊予附子理中汤合四神丸去五味子，加赤茯苓、赤石脂。3剂。复诊时知泄泻次数减少，日1~2行，惟腹痛未减，原方加煨白芍，续进5剂后，大便或间日一行，或一日1~2行，白冻增多，腹痛且有胀意，胃纳更差，纳后则胀甚，神情尤觉疲惫，知证属虚中夹实，今治虚不及实，反犯“实实”之戒，于是三诊时去炙甘草、赤石脂，加锦纹大黄（后下）4.5g，鸡内金（炙）6g。3剂。此方服后，三日内大便共四行，腹胀全消，痛势亦减什七，渐思纳食，症情大有转机，遂于前方中加淮山药15g，大黄减为3g。5剂。五诊时大便已转软质，且有先头硬之势，日或间日一行，除便前稍有肠鸣外，它无所苦，仍用效方改制为丸剂内服，药后即瘥。

**按：**本例一派脾肾虚寒见证，并无明显实象，因而初诊时投以附子理中合四神出入，以作太少二阴足经同治之计。此举就一般情况而论，似乎无可非议。然而患者因饱食饮冷，运化不及而病，恙本属实，因未曾就医，且不善摄生，食饮无节，以致迁延不愈，由实转虚。面临这类患者，治疗时虽不必按先治实而后治虚的常法，但也应寓泻于补。乃计不及此，两次纯用温补固涩之剂，以致甘补腻膈，胃纳渐废，而停留曲肠之积滞难出，于是纳后则腹胀甚而白冻增多。三诊时已知造成误治，在斟酌为虚中夹实病情后，考虑到李中梓治泄泻的“补虚不可纯用甘温，太甘则生湿……兜涩不可太早，恐留滞余邪”的意见，采用了补泻兼施，温补为主而泻实为辅的治法，剔除了“太甘”的甘草和“兜涩”的赤石脂，增加了消导的鸡内金及攻积的大黄，并小其制以示缓下。由于大黄有斩关夺隘之功，无阴寒腻滞之弊，所以《金匮》大黄附子汤与《千金方》温脾汤等温下剂均起用大黄，因而本例亦效其意，使姜、附、吴萸辛热之辈，制大黄苦寒之性，存大黄走泄之能，从而共奏虚得补而实能泻，寒得温而阳能振，相反相成，各得其所之效。

**（二）实泻应察虚征**

“大实有羸状”，这是告诫人们不要为假象所惑。但实证泄泻，如年事已高，或患者素体虚衰，或反复发作，或兼夹其他疾患时，又应本着“有者求之，无者求之”的精神辨证，才能正确治疗。例如1972年9月10日，一61岁之老太，于半月前患热痢，服白头翁汤3剂而愈。未及四日，又因茹荤而大便泄泻，始则暴注下迫，今则依然泻下不爽，日三、五行，腹胀痛，肛门灼热坠楚，口渴欲饮，胃呆少纳，曾经嗳腐，小溲深黄，神疲乏力。脉象濡数，舌正红、前半少苔、近根部黄腻。当时仍从湿热论治，予葛根芩连汤合枳实导滞丸去泽泻，加煨木香、炙荷蒂，服2剂痛泻悉减，惟仍不思纳食，于原方中去大黄，加砂仁，仍服2剂。三诊时自述痛泻已止，惟全不思食，一度呃逆，口仍渴欲饮，肛坠后重日甚，神疲嗜睡，苔前半光、根苔渐化，此刻方知辨证不细，苦寒过剂，于是改弦易辙，予参苓白术散去苡仁、桔便、大枣，加煨葛根、玫瑰花。3剂后渐思纳谷，后重已减，未再发生呃逆，神情较前已有起色，亦不嗜睡，原方续服3剂而愈。

**按：**本例半月前下痢，服白头翁汤而愈。结合本次因茹荤而暴注泄泻，其所见脉证，当属湿热病机无疑；所用方药，就表面看来，亦无不妥之处，乃两服后谷食全废，口仍渴而舌光，且呃逆、后重，是中气伤、胃阴耗之兆，属误治之例。究其失误之由有二：①患者龄逾耳顺，已入暮年，其正气亏虚，已在意中；②与诸湿热症状并见的有：虽发病仅四日，而胃呆少纳、神情委顿等中气虚馁之象又露，凡此事先均未顾及。由于辨证有失，加以急功近效，全不念及李中梓治泄泻证“清热不可纯用苦寒，太苦则伤脾”，的教导，投以芩、连、大黄，脾气益伤，胃阴更耗。考后重之候有虚实之分，属实者一般由湿热或气滞所致，其虚者常称之为虚坐努责，大体为气虚或伤及阴血而然，其辨证要点在于前者里急阵作，时轻时重，而后者里急无止无休；前者便后，则后重稍减；后者便后，后重不减。本例见证属于后者，此时方知酿成误治。由于变证未久，根本未拔，所以三诊时根据张景岳氏“泄泻之本，无不由于脾胃”的论述，改投健脾和胃之剂，两服而瘳。

**（三）久泻未必无火**

暴泻多实，须辨寒热；久泻多虚，当分脾肾。由于久泻者之病机常见脾阳虚衰，命火不足，因而有“久泻无火”之说，及治宗温补脾肾之法。此说似成定论。然而体质有阳明湿热偏胜者，有肝火素旺者，更有因常服辛热之药而生火者。基此，我认为，久泻未必无火，总以辨证为要。若囿于“久泻无火”而强执温补一法，势将酿成误诊误治。例如一30岁之男性，于1973年2月19日就诊。主诉：腹泻起自客夏冒雨后，服西药一日即愈。未几又发，仍服前药后泻止。自国庆节以来，泄泻无虚日，屡治不愈。近半月来，便泻日必三四行，鸡鸣之分，辄肠鸣腹痛，继之如厕者再而后安，便中夹有黄白冻腻。脉细，舌正红、苔薄白。当从脾肾泄泻论治，予四神丸合理中汤，加煨葛根、赤石脂。共两诊服汤药10剂后，患者主诉便次已减为日二行，质溏亦有起色，惟便前反增里急而泻下不爽，此“暴注下迫”之象，《素问·至真要大论》断之为“皆属于热”。且近四日来口干而苦，此又符合《尚书·洪范篇》“火曰炎上，炎上作苦”的论述，至此已知诊断有欠妥之处，只注意到肾泄的一面，丢却了阳明湿火的另一面，以致造成误治。经进一步询问病史，得悉该病员有酒癖近六年，日必贪杯茹荤，从而湿热内蕴，已在意中。于是三诊方中，仍以四神照顾肾泄，改用葛根芩连汤一则升清，一则清泻阳明湿火。再者，湿火非辛不开，非苦不降，方中芩、连与吴萸为伍，寓有苦降辛开之意。此外，复入焦楂消肉积而助运，茯苓、苡仁渗湿。此方初服3剂后，大便即成形而渐转干，日一行，冻腻大减，里急已除，口苦亦瘥；续服3剂，大便已若常人，且无不适云。

**按：** 本例失误之处有三：其一，①病因方面：只注意到冒雨感寒之外因，但对因嗜酒而湿热内蕴之不内外因却不了了；②辨证方面，认为证经半载，病程非暂，更有鸡鸣泻之见证，于是片面地从“久泻无火”论治而不及其余；其二，以为脉细非火之象，未考虑舍脉从证，亦未思及寒热纷呈病情；其三，既无完谷不化症状，大便次数也不因日必进油腻而迭增，又无食减、神疲乏力之象，相反地知饥思纳，似此非虚非寒已显而易见。由于判断欠妥，以致治用温补兜涩，加之就诊前适值春节佳期，酒宴往来增多，于是湿火内燔而“暴注下迫”、口苦等火热之证丛生。三诊时修正了诊断，改脾肾虚寒之病机为虚实并见，腑（肠）热脏（肾）寒，采用了温清并进，脏腑同治之方，药证相对，未几即愈。

## 第十二节 喘证

治喘证，应掌握四要。

### 一、要判别在肺与在肾

肺为气之主，司呼吸之橐籥，一旦肺气膹郁或肺气不足，则呼吸气不利而为喘。肾为气之根，《难经·四难》指出：“呼出心与肺，吸入肾与肝”，于是后世有“肺主呼气，肾主纳气”之说。若肾气不纳，呼吸气将不相连续而喘作。基此，

《素问·脏气法时论》云:“肺病者,喘咳逆气……虚则少气不能报息……肾病者,腹大胫肿,喘咳身重”。可见喘证以肺与肾为主要病位的认识由来已久。在诊断上,叶香岩主张“在肺为实,在肾为虚”,虚实之治,判若两途,因而在肺在肾的病位首当分清。病在肾者,一则病程较长,见于久病,所谓“五脏之伤,穷必及肾”;再则肾主藏精,精血同源,因而男子常有失精及女子失血史,三则由于肾不纳气,因而呼吸气若不相接,动则益甚,且易汗出,腰府酸楚,夜间尿频。总之,虚象较重而显著。病在肺者,即使为宿疾,也多见于发作之际,不若肾喘病程之久,此其一;其二,肺主皮毛,易于感受外邪,且肺为娇脏,不耐邪侵,侵则必咳,并常有表证或肺热象征及胸胀气粗见症。

当定出在肺在肾后,即可确立治法。总的讲,治肺宜降气,治肾宜纳气。在具体运用上治肺宜降而不可纯降,应既降且升,寓升于降,庶几升降之机复常。方用自拟麻黄葶苈汤,麻黄辛散温升而葶苈苦泄寒降,二药同入肺经,以冀寒热互济互制,升降有序,肺气通利而喘得渐平。此方适用于寒热错杂之证。若为寒喘,则麻黄用量须大于葶苈,前者一日量为9~12g,后者为5g;若为热喘,则葶苈量大于麻黄,前者为10~15g,后者为3g。如肺虚之喘,从本论治而喘难平者,于补肺方中加一味麻黄作定喘治标之计,常可获近期疗效。治肾不仅应纳肾气,还要降肺气。否则,单纳肾而不及肺,往往劳而少功,因为喘证中肺病而肾不病者有之,肾病而肺不病者实属罕见。昔贤谓“发时治肺,平时治肾”,这“发时治肺”之论,值得回味与效法。

【例】 经某,女,62岁。1987年12月28日初诊。咳喘起自3载前,每发于寒冬,肺有夙根矣。旬前冒风感寒,当夜寒热头疼,继之咳喘不已,两日后身热虽退而咳喘反增,胸痞气塞,欲得呼出为快,痰渐转黄而粘稠,口干不多饮。脉滑,舌正红、苔薄黄。手太阴之邪有化热之势，法当泄降、宣肺、定喘、宁嗽、祛痰，仿麻黄葶苈汤合定喘汤增损。炙麻黄、粉甘草各3g，法半夏9g，甜葶苈、桑白皮、苏子泥、光杏仁（打）、枇杷叶（布包）各10g，淡黄芩6g。上药服3剂即喘平咳减，复诊时原方去黄芩，加空沙参10g，续进3剂而愈。

## 二、要辨清虚证与实证

“在肺为实，在肾为虚”，此说是就肺与肾发病的临床表现相对而言，其实无论病在肺或在肾，它们均有虚实之分或虚中夹实之证，而且喘病属肺虚而又见他脏同虚者更属屡见不鲜。如宜用生脉散之肺脾两虚而喘，宜用参蛤散之肺肾双亏而喘皆是。至于病位在肾之喘，虽云肾主封藏而不泻，有肾无实证之说，但肾病者固多虚喘，而虚中夹实之证亦非罕见，《景岳全书·喘促》有“虚中夹实，则或有之耳”之论。关于虚实的辨证，可从一否定四肯定着手。一否定：喘无论虚实，均有“呼出为快”之症状，不应以此定为实证所独有而酿成误诊。四肯定：①实喘者为有余之象，其喘声高而气长息涌，故有称之为“真喘”；虚喘者有不足之征，其喘声低而气短息微，故亦称之为“似喘”。②实喘者多见亢奋状，因而常多怒急躁而语言不休；虚喘者多见抑制状，辄见表情淡漠貌。③脉实有力者属实，脉虚无力者属虚。④实证形盛，虚证形衰。

治法上补虚泻实。需要注意的是补肾不忘温，泻肺不远凉。这是主要治则。此外，在肾阳衰时固宜温补，而肾阴损时，亦当参用温阳药，此“阳生阴长”之意、所谓“善补阴者，必于阳中求阴，则阴得阳助而泉源不竭”之意。在肺中有积热时固宜凉泻，而肺有沉寒，在久用温散的同时，也要伍以寒凉，以防燥伤肺体。例如用小青龙汤、三拗汤温肺时，参入一味北沙参或麦冬；而予七味都气丸滋肾阴之际，用少量鹿角胶或蛤蚧。如此配伍用药，确能平衡阴阳，免失偏颇。此外，根据“精不足者，补之以味”的指示，用紫河车粉治肾喘，日三次，每次1.5～3g，这对固元扶正，改善症状方面，是有一定裨益的。肾虚咳喘，如女子年逾“七七”，男子年逾“八八”者，其肾气非衰即竭，因而又需要治脾，益后天以扶先天，相机选用四君、六君或苓桂术甘汤等。

【例】 陶某，男，34岁。1986年9月16日初诊：20岁患痨瘵，不特咳嗽潮热经年，且梦遗滑泄数载。经治后稍安。然自30岁以来，咳嗽喘甚，动则尤剧，自觉少腹有气上冲，少痰，口干不多饮，掌心灼热，烦躁，形瘦，腰酸，夜寐欠安，子夜后盗汗淋漓，梦遗月必十数次，小溲黄，大便干。脉象虚数，舌边尖红，少苔。证历四载，作止无常。病在足少阴，日久子盗母气，以致殃及于肺。法当滋肾纳气，兼以降火、润肺，仿七味都气丸合生脉散复方为治，参入三才封髓丹意。处方：生地、熟地、怀山药各15g，山萸肉、粉丹皮、炒黄柏各9g，朱茯苓、朱茯神、天冬、麦冬、北沙参各12g，五味子（杵）3g，胡桃肉1枚。5剂。另蛤蚧1对，焙干研末，分为4包，早晚各服1包。复诊时喘势已减什七，5日来梦遗未作，盗汗渐敛。参贞元饮法，前方去朱茯苓神、蛤蚧，加当归身9g，粉甘草3g。5剂。三诊时喘已停，他恙亦日渐减轻，于二诊方中去胡桃肉，加白石英9g。5剂后症情稳定，遂停药。

## 三、要区别属寒与属热

对明显的寒热见症，如痰色的清稀与黄稠，面白怯寒喜温与面赤恶热喜凉，舌淡与红，口和与渴，脉迟与数等，其辨证固不难。但有部分病例无明显寒热见证，这对治疗的用温用凉，将无所适从。我们发现，痼疾新发者常因于外感，宜从寒考虑；缠绵病久者又易于化燥，可从热着手。此其一。其二，脾病纳少脘胀者多寒，反之多热。其三，尿频，大便不实者多寒，尿少，大便干结者多热。

在“寒者热之，热者寒之”的常法指导下，可随脏腑特性而注意用药的配伍。如肺为娇脏，喜润恶燥，因而用药宜凉而忌温燥；对于肺有寒饮，需要温肺时，老人辄仿三拗汤、小青龙汤、华盖散，乃至肺热用清肺的麻杏石甘汤等组方用意，选麻黄与小量甘草配伍，以甘草和缓之性，使麻黄虽温而不燥。肾乃水火之脏，立方遣药时，常遵“于阴中求阳”、“于阳中求阴”之旨以两调阴阳。其中更考虑到肾主藏精，乃人生立命之本，应时刻注意顾护肾阴。在肾阳不足，用附子、肉桂时，地黄为必备之品；用鹿角胶时，又常以龟甲为伍，藉以益阴和阳。

【例】 王某，男，44岁。1981年6月29日初诊：咳喘6载，作止无常，2月前因感而发，喘甚于咳，欲得呼出为快，痰白而粘，口渴不多饮。此寒已化热，宜从肺热论治。盖病发后大便干结，必历时五六日始一行，此肺移热于大肠之明征。诊得脉滑有力，舌正红，苔白而近根部黄厚。姑为宣肺泄热以定喘，仿麻杏石甘汤立方，参入大黄、瓜蒌，使成宣白承气。扬汤止沸在斯，釜底抽薪亦在斯。炙麻黄、光杏仁（打）、甜葶苈各9g，生石膏、全瓜蒌各20g，粉甘草3g，白前、前胡、生大黄（后下）各6g，桔梗、炙地龙各10g。3剂。药后喘势大减，大便先硬后软，日一行。原方去大黄，加北沙参12g，麻黄减为5g，石膏减为12g，续服3剂而瘥。

## 四、要分清标本与缓急

标本，是中医学理论体系的组成部分，所指很广，本文所指的是表证为标，里证为本；在肺为标，在肾为本。治法原则上以表急救表，里急救里为准。由于患者多在发病急骤时就医，此刻多[illegible]喘促或兼寒热为主要见证，因而宜“发时治标”。“急则治其标”或标本同治，即多从外证、从肺入手，或肺肾同治，可用麻黄宣肺定喘以先制标。其中肺实证与葶苈子为伍；肺虚证则用麻黄参入补肺药中，可收平喘之效。这些已在“二要”中谈及。在肺肾同病，需作标本兼顾时，又常重以治肾，辅以治肺，并根据肾中阴阳的偏颇，以麻黄配贞元饮、金匮肾气丸或七味都气丸同服，这较单纯治肾的疗效为佳。对于汗出多，甚至脉促的患者，可用小量麻黄 3～5g，并配以五味子。在喘息平定，寒热消退，病情稳定后，以及少数咳喘症状轻微或在休止期间，则采用“缓则治其本”，包括益肾、健脾、调肺气、养肺阴等，用汤剂或膏剂缓缓图治，作正本清源之计。

【例】 葛某，女，29 岁。1981 年4 月22 日初诊：幼年咳喘，治不及时，从此每感寒或入冬辄作。刻处春三月发陈之际，适值产后半月，进餐时汗出当风，于是旧恙复起。审得寒热虽罢而咳喘有增无已，喉中哮吼有声，渐至夜难着枕，痰白，口中和，不欲饮，微汗。标证已显，解外散邪，治咳定喘，自不待言，然猝病虽仅七日，而痼疾已经廿载，介宾氏有“五脏之伤，穷必及肾”之训，况新产尚未满月，阴血耗而未复，是以面色㿠白，眩晕，耳鸣，心悸，少寐，腰酸诸症丛生。脉浮而少力，舌淡紫，苔白。此肾精虚损，本元已亏之象毕露。论治宜温肺散邪，填肾固本，兼而用之，三拗汤合贞元饮主之。炙麻黄、光杏仁（打）、法半夏、紫菀、全当归各9g，粉甘草、北五味子、沉香片各 3g，熟地黄 15g，鹿角霜6g，胡桃肉 1 枚。2 剂。复诊时咳喘已平什六，夜能平卧，且思纳食。前方去紫菀，加南北沙参各 12g。3 剂。三诊时喘已定，能行走，仍以上方续进 3 剂，后续服紫河车粉，恢复较快。

《景岳全书·喘促》篇指出：“气喘之病，最为危候，治失其要，鲜不误人。”基此，掌握治喘四要，于喘证之辨证与治疗均有所裨益。我们体会，本病寒热虚实因素常同时存在；而在一定的条件下，还相互转化，因而理应温凉并进，补泻兼施。如邪在肺而寒热错杂者，以麻黄与葶苈配合，既散寒清热，又寓麻黄升肺气，葶苈降肺气之意，使肺气升降有序而喘自渐平。若肾虚肺实并见者，可用贞元饮配三拗汤，前者益肾治本，后者温肺理标。且贞元得三拗，则补不敛邪；三拗得贞元，则散不耗气，终收相反相成之效。

我们也觉得，实喘易治，虚喘难疗。通过多年实践，发现虚喘证在辨证论治的前提下，参入一味蜜炙麻黄，确有较好的近期平喘疗效。至于剂量应低于治实喘者，一日量可掌握在3～6g的中、小量为宜。临床验证无不良反应。

由于“血随气行”，当肺气膹郁之际，随之出现血瘀病机的情况也是常见的。为此，活血药应予考虑。古方苏子降气汤、贞元饮之用当归，不能说与此无关。举凡临床上见唇舌紫绀者，我们多参入当归或丹参，藉以逆转病机，增强疗效。

喘势虽重，但身有热而多烦好动者，说明病尚在阳，未至极险期，其预后较好；反之，喘而肤冷，多汗恶动者，乃虚脱之兆，预后差，须加倍留意救治。

## 第十三节 遗精

历来认为，梦遗为火旺，属实，其治在心；滑精为水亏，属虚，其治在肾。其实此说并不能作为依据，总以辨证为准。因为梦遗也有治肾，乃至治肝治脾的。

### 一、滋肾

肾藏精，精属阴，阴虚则火旺，迫精外泄而梦遗作。此证如久延失治，每因火灼金伤而咳嗽、咯血、骨蒸潮热诸症丛生，终成虚劳。对此类火旺为标，阴虚为本之证，徒恃寒降无益，宜主以滋阴，予大补阴丸。

【例1】 林某，男，22岁，未婚，1975年2月7日初诊。

主诉：遗精三载，每隔1～3日一次，甚则一夜两次。俯卧、仰卧多遗，侧卧、踡卧稍好。近两月来咳呛时作，痰中夹血，日晡潮热，面赤颧红，寤不安寐，且多盗汗。脉来虚数，舌红苔净。

辨证论治：肾主藏精，为水火之脏，青年相火亢盛，遗泄三载，真水安得不亏，水亏则不能制火，火性炎上，熏灼肺金。论治则不滋其阴，无以潜其阳；不降其火，无以护其水。惟胃呆少纳，谷食不馨，中气渐馁，难以忽视。姑重予壮水制火之剂，轻投苦寒清泄之品，以留余地。处方：熟地黄（砂仁拌蒸）12g，炙龟甲30g，大天冬9g，黑玄参9g，淮山药9g，左牡蛎21g，肥知母6g，炒黄柏6g，炙甘草2.1g，白茅根15g。5剂。嘱侧卧或踡卧，勿以手护胸。

2月12日二诊：前以大补阴丸合封髓丹出入立方，药后痰红已止，潮热盗汗均减其半，遗精五日始一作，惟咳逆未减，咯痰无多，前人有“咳而有声无痰兮，肺由火灼”之说，可见其咳为标，其火为本。进言之，则火盛为标，水亏为本。前投壮水制火之剂，已见功效，仍守前意，缓图为是。前方去白茅根，加麦冬9g，地骨皮9g，知母、黄柏用量均改为9g。5剂。

2月18日三诊：遗泄间期又远，此次越八日始见，盗汗已敛，咳嗽转轻，知饥思食，夜寐渐安，潮热约退十之六七，药既应手，未便更张。处方：熟地黄（砂仁拌蒸）12g，炙龟甲30g，天麦冬各9g，甘枸杞9g，淮山药9g，炙甘草2.1g，大芡实9g，肥知母9g，炒黄柏9g，地骨皮9g。5剂，隔日服1剂。

2月28日四诊：遗精已止，潮热未作，咳嗽亦减大半，他无所苦。舌转淡红，略有薄苔。症情大有转机，效方再进。

前方中知母、黄柏改为各6g，5剂，隔日服1剂。

3月10日五诊：自三诊后遗精迄今未作，自觉渐若常人，谷食迭增，精神大振。拟以丸易汤，以冀根治。处方：知柏地黄丸240g，每早晚各服6g，淡盐汤过口。

## 二、泻　肝

肝脉络阴器，一旦湿火下注阴部，致使疏泄失常，引发相火妄动，袭扰精室，导致遗精。此证常见于青少年。病初本属实，由于患者难于启齿，讳疾忌医，迁延时日，迨至热扰膀胱，小溲不畅，或淋浊，茎中灼痛，脉弦数，舌红苔黄腻时，不仅湿火内炽，肝肾之阴亦伤，已成实中兼虚之象，治宜补泻兼施，与龙胆泻肝汤合三才封髓丹。

【例2】　张某，男，19岁，未婚，1975年3月25日初诊。

主诉：1974年6月开始阴囊瘙痒并伴阳事易举，一度茎中溺痛。未及一月经常遗精，遗泄次数之多寡，似与阴囊瘙痒之轻重有关。初为数日一泄，迩来增剧，一月内遗精达20余次之多。

辨证论治：阴囊奇痒，搔流黄色腥水，阳事易举，一度溺孔中痛。肝脉络阴器，此处痛痒之疾，当责之肝经湿火下注。且厥阴内寄相火，又司疏泄之职，今湿热逗留，引动相火，复加疏泄太过，遂令遗精频来，初由数日一泄，今则几至每日发作。诊得脉象弦数，舌质红，苔黄腻，纳食未减，溲赤便秘，证仍属实，治宜苦降。处方：龙胆草9g，生山栀9g，炒黄柏9g，生地黄12g，当归身9g，制大黄6g，细木通9g，建泽泻9g，西砂仁2.1g（后入），生甘草3g，薏苡仁15g。3剂。另：苦参、蛇床子各15g，每晚煎沸后注木盆中，再投白矾6g，俟药液稍凉即坐浴。

3月28二诊：前议肝经湿火下注，用龙胆泻肝汤合封髓丹二方出入，药后果合病机，遗精已止，阴囊瘙痒亦减十之六七。除恶务尽，前方应予继进。原方去制大黄、木通，加土茯苓18g。3剂。另用龙胆泻肝丸120g，嘱汤药服完后继进此丸，每早晚各服6g，米汤过口。后即愈。

## 三、补益心脾

思虑太过之人，每伤心脾。心主生血，脾主统血；心脾两伤，一则生血不足，一则统血无能，可见失血之证。心病累肾，心肾不交，肾精外泄而梦遗。此其一。其二，脾虚枢机失职，升降无能，心火肾水难以既济，肾精不克密藏，梦遗不能自止。此类患者，常见寐少梦多，心悸，健忘，肢体困倦诸症，宜用归脾汤以两益心脾，从本施治。

【例3】 卞某，男，28岁，已婚，1974年11月8日初诊。

主诉：四月前初病吐血，血量不多，未予介意；继之纳食不馨，心悸少寐，寐则多梦；终至遗精频频，入眠时仰卧或以手护胸必遗，一月20余次，遗后头晕难支，今日又吐血数口。

辨证论治：思虑太过，致伤心脾，统摄无权，血从外溢，失血时虽为数无多，而心中慌乱异常，血后心中反觉似辣似痛，逾半日方罢，此属虚象。血虚无以养心，于是心悸不宁，寤难安寐。且中气虚馁，故纳减便溏。心病及肾，于是遗泄频来。加之头目眩晕，面色萎黄，神疲乏力，脉象濡细，舌淡无华，一派气血不足之象。夫脾为后天之本，气血由此而生，故治法当重以理脾，兼及心肾。处方：潞党参9g，炙绵芪9g，淮山药9g，炙甘草2.1g，当归身9g，生枣仁9g，远志肉9g，朱茯神9g，煅龙骨9g，西砂仁2.1g（后入），龙眼肉10枚。5剂。嘱侧卧或踡卧，勿以手护胸。

11月14日二诊：前以归脾汤增损立方，药后吐血即止，越三日始遗精一次，心悸转轻，夜寐渐安，他恙如前，拟于治本药中，参入固涩之品。原方去甘草，加左牡蛎 21g，莲须 3g。5 剂。

11 月 20 日三诊：遗精已止，心悸大减，夜寐颇安，未始不为佳兆；然胃纳欠馨，谷食不思，大便依然不实。还宜健脾和胃，一俟胃气来复，方为稳当，以土为万物之母，诸脏赖以庇荫故也。处方：潞党参 9g，炙绵芪 9g，于白术 4.5g，淮山药 9g，白扁豆 12g，新会皮 9g，云茯苓 12g，生枣仁 9g，左牡蛎 21g，煅龙骨 9g，粳米 1 撮。5 剂。

此后遗精始终未见，其他症状亦均消失，知饥思纳。仍以前方稍事增损，后即痊愈。

遗精一证，前人常以有梦与否作为辨证论治的依据。认为“有梦曰遗，无梦曰滑”；“有梦为实，无梦为虚”；“有梦治心，无梦治肾”等等。本文患者之遗精，均有多梦见证，符合于遗精之诊断。但“有梦为实”，“有梦治心”之说，并不尽然，以例 1 与例 3 而言，均不得称之为实，而例 1 与例 2 又均未从心治。基此，我们认为：“有梦为实”、“有梦治心”之论，虽有一定的参考价值，但此说并非定论，还应结合四诊，做到细致分析病情，作出较为正确的结论，然后立方遣药。只有这样，才能收到预期的疗效。

例 1 由遗精而至咳呛咯血，潮热盗汗，是损怯之象已现。其上损之因，实来自下虚，若不治下而治上，乃扬汤止沸，舍本求末。今从下论治，堵其漏卮，补其不足，略参理上，病情逐日趋向坦途，于此益信“治病必求于本”的正确性和必要性。

例 1 与例 2 虽同用封髓丹以清泄相火而告愈，但例 1 为阴虚火旺，其病在肾；例 2 为湿火下注，其病在肝。前者主虚，故又重用大补阴丸；后者属实，故配以龙胆泻肝汤。两者症情有虚实之不同，因而用药也有补泻的区别。

例 3 思虑太过，发病时先以吐血、心悸、少寐、纳减、便溏诸症开始而后遗精，与《灵枢·本神》“是故怵惕思虑者则伤神，神伤则恐惧流淫而不止”的论点相似，辨证为心脾两伤无疑。此例初用补益心脾之剂而获小效，二诊时参入涩精之品以标本兼顾，遗精遂止。可见治本重要，治标亦不容忽视。惟涩精药只适用于如本例之纯虚者，至于虚多实少之患者亦可酌用，若实证或实多虚少者则不宜使用，以免招致留邪之弊。

## 第十四节 淋证

淋证的特点为小溲频数不畅，溺痛，小腹胀急。《丹溪心法·淋》门云:“淋虽有五，皆属乎热”。此说有失偏颇。《诸病源候论》云:“诸淋者，由肾虚而膀胱热也”。此论较切合实际。辨证方面，大抵初病多实，久病属虚，或由实转虚，虚实夹杂。

### 一、膏淋

淋之为病，《金匮要略》责之“热在下焦”，《金匮翼·诸淋门》更进一步地指出:“初则热淋、血淋，久则煎熬水液，稠浊如膏如沙如石也”。所以世俗治诸淋，每从湿热着手，投以清利淡渗之剂。实践中的膏淋，除湿热为患外，尚有因脾气亏损，不能摄纳精微而成膏淋，即《内经》所谓“中气不足，溲便为之变”之例。

【例】 王某，男，61岁，1981年7月6日初诊。小溲溷浊如脂如膏，甚则溺窍为之阻塞，手拽之有长达寸许而出者。询得茎中不痛，但觉胃纳欠馨，强食之则脘次作胀。口中和，不欲饮。大便溏薄，日一二行。面色萎黄，神情倦怠。脉缓，舌正红，苔薄。证经三载，频频发作。此乃中气不足，与湿热蕴蓄下焦者有间。拟益气升清，务使能司摄精温养之职。仿东垣补中益气汤出入。处方：炙绵芪 15g，潞党参 20g，野白术 9g，淮山药 15g，大芡实 12g，当归身 9g，炙升麻 6g，炒柴胡 3g，赤茯苓 12g，上广皮 9g。5 剂。另用向日葵穰、刨花（原植物为梧桐）各 30g 为 1 日量，煎汤代茶。

11 日复诊：小便尚溷，但脂膏状物已减，脘胀亦消其半，渐思纳食。前方加炮姜 5g，5 剂。

16 日三诊：小溲略溷，如脂如膏之物已减过半，胃纳迭增，脘胀已消，大便先硬后溏，日一行。症情既有起色，未便更章。仍用 11 日处方，5 剂。

21 日四诊：脂膏状物已消失两日，小溲转清，大便转干，日一行，自觉无不适。处方：11 日方去柴胡，加金樱子 12g，5 剂。以后又复诊一次，自述一切已若常人，仍用 21 日方，先后共服药 25 剂而愈。

**按：**本例年逾耳顺，病经三载，观其脉证，似无湿热之象，却有脾虚之征。诚如张景岳所言，“又有淋久不止及痛涩皆去，而膏液不已，淋如白浊者，此中气下陷及命门不固之证也”。为此，投以补中益气，意在升摄精微，药证相对，其效殊捷。本例除用升补剂外，同时还运用了验方——向日葵与刨花，查《本草纲目》载葵苗性味甘寒。“煮汁服，利小肠，治时行黄病。”在梧桐木白皮条下有“治肠痔”的记载，并指出其叶治“发背”，其子“治小儿口疮”。上述二药，虽未言及作用，但可以理解为有清湿热功能。此验方与补中益气汤并进，有寓消于补之义，现作膏淋后期清扫余氛之用，是有其实用价值的。

## 二、血　淋

血淋属虚者，多因脾不摄血或肾阴亏虚，虚火伤络而成。其属实者，每由曲运心机，伤及君主，心火亢盛；或如《景岳全书·淋浊》门所言“服食燥热”，如嗜酒、过食辛辣，扰动心火，下移小肠，蓄积膀胱，迫血妄行所致。此证有口舌糜碎或舌尖红赤见症，治宜清心凉血，方选导赤散或小蓟饮子。

【例】 苏某，女，27岁，1981年11月10日初诊。大产十九朝，恶露已净旬日，据云临盆后遵母嘱，每日早晚各饮川椒、生姜汤1小碗，直至半月时因舌碎痛方停服，今夜突然溲血，且有小块，溺孔灼热涩痛难忍（尿常规报告：蛋白微量，红细胞满视野，白细胞++）。胸闷烦躁，口渴喜冷饮，不发热，脉滑大，舌赤，边破碎，尖生疮，苔薄黄。辛热之品灼伤心主，君火下移也。法当清心凉营，化瘀渗利，导赤散主之，泻心汤亦主之。处方：鲜生地15g，细木通9g，川雅连3g，淡黄芩6g，锦纹大黄6g（酒炒），六一散20g（包），瞿蓄（各）6g，西毛珀2g（研细，分两次吞服），竹叶30片。2剂。

12日复诊：溲色转淡，血块亦无，溺痛已减什八，大便一行，心烦渐安。惟舌尚痛，口仍渴，喜凉饮。炉烟渐熄，灰火未泯也。前方去黄芩、瞿蓄、加连心麦冬12g、小蓟15g。2剂。

14日三诊：溲血已止，溺痛若失（尿常规报告：蛋白-，红细胞2~3，白细胞2~3）。舌疮有收敛之势。处方：大生地15g，大麦冬12g，细木通9g，川雅连3g，带心连翘9g，金银花12g，甘草梢3g，竹叶30片。服2剂后痊愈。

**按**：患者年青血气方刚，身体壮健，此次顺产，原无疾病可言。乃产后日饮椒姜汤（查知日进川椒约3g、生姜约15g）达半月之久。此类辛热之品，同气相求，灼伤君主，以致心烦、舌碎生疮。心与小肠相为表里，火脏下移热于火腑，迫血妄行，于是溲血而溺痛难忍。根据“治病必求于本”的指示，治法以清心泻火为主，凉营利水为辅，首选药证相对之导赤散。查《医宗金鉴》论本方云：“此则乃虚火不实者宜之，以利水而不伤阴，泻火而不伐胃也。若心经实热，须加黄连，甚者更加大黄，亦釜底抽薪法也。”考血尿一证，历来以溺痛与否作为辨证关键之一，如溺时微痛或不痛，虽病起仓促，亦应从本虚标实或虚证论治。苏姓病员素体康泰，发病时溺孔灼热涩痛至剧，当属实火范畴，若单用导赤，势必病重药轻，近期内难奏全功，故参入泻心以苦寒直折火威。至于用泻心汤原方中之黄芩而不代之以黄柏，以及大黄用酒炒之原因，其目的仍为清上，意在正本清源。

## 三、劳　淋

《丹溪心法·淋》证门治法指出:“最不可用补气之药，气得补而愈胀，血得补而愈涩，热得补而愈盛”。此论适用于淋之属实者，虚证不在此例。《景岳全书·淋浊》门云:“凡热者宜清，涩者宜利，下陷者宜升提，虚者宜补，阳气不固者宜温补命门”。此说甚是。劳淋无膏淋、热淋溺孔涩痛灼痛见症，其辨证眼目，在于有淋病史，遇劳即发，淋沥不已。其因于脾者，多有神疲乏力，纳少便溏见症，治宜健脾益气，予补中益气汤；其因于肾者，阴虚用知柏地黄丸，阳衰予金匮肾气丸、右归丸等。

【例】 智某，女，44岁，1970年4月25日初诊。产育者七，肾气久伤。询知未及不惑之年，竟尔齿堕其六。迨至“六七”，天癸先竭，地道早闭，是以前年仲春经潮后，迄今未再至。刻下两鬓斑白，俨然老妇状态。自病淋五载，年必三四发，发必经月方罢。目前因家务劳碌过度，以致痼疾复作，小溲淋漓不净，尿虽频而不痛。腰府酸楚，面色萎黄，神情疲惫。迩来序届“立夏”，尚呼膝以下不温。脉细，舌淡，苔薄。尿常规无异常发现。肾阳不足之象已显，无怪其失“司二便”之职也。证属“劳淋”，经云：劳者温之”，八味肾气丸主之。处方：淡附片9g，上油桂3g，菟丝子12g，川断肉12g，熟地黄12g，山萸肉9g，淮山药12g，大有芪9g，建泽泻9g，云茯苓12g，益智仁9g。5剂。

30日复诊：近日来阴雨连绵，气温转低，“至而不至”，反觉足膝渐温，溲频亦减其半，且溺出较畅，惟腰痛依旧，是肾阳虽有来复之兆，而精气耗伤之罊已深，非旦夕之功所能填实也，再参血肉有情之品，以观其后。前方去泽泻、茯苓，加鹿角胶9g（烊化冲），川杜仲12g。5剂。

三诊时小溲已若常人，劳淋较往昔提前半月余痊可。膝以下凉意已消，腰酸亦有起色，先后共四诊，加用过巴戟肉、金毛脊，共服药20剂。四诊时并另立一丸方为：补中益气丸120g，每晨服6g；八味肾气丸120g，每晚服6g。嘱于汤药服完后接服丸药。

**按**：从患者的多育、腰疼、齿早堕、经早闭等一系列情况分析，可以认为肾气久伤，开合失司，下元不固，以致一方面尿意频数，欲解而不得；一方面尿有余沥，虽解不畅，于是形成淋漓不已，遇劳即发的“劳淋”。再结合“立夏”季节，尚呼膝下寒冷的见证看来，病情已发展至肾阳虚衰阶段，因而初诊即用肾气丸“益火之源，以消阴翳。”药后尚合病机，淋病好转。为了更进一筹，考虑到《素问·阴阳应象大论》“气归精”，“精化为气”的精神，二诊时改用右归丸，取血肉有情之品以填补肾精，填肾精即所以益肾气，所谓“生气于精”之意，果然取效迅速。又昔贤刘河间认为妇女老年肾气衰而难复，补肾无益，应重在治脾，以后天益先天。本例虽未届“七七”之龄，然究其实际，形质已入艾年，故从始至终均参用黄芪，末诊并加用补中益气丸，其含意即在此。

上述三例中，血淋属实，予清化泻火之剂而痊可。膏淋与劳淋皆属于虚，但有属脾属肾之分，王姓膏淋患者病在脾，予升补中气而瘥；智姓劳淋患者病在肾，予温补肾阳而愈。

根据临床观察，凡属热淋及部分血淋、石淋疾患，其见证有溺痛属实之患者，尿常规均有白细胞出现；而膏淋、劳淋等无溺痛见证之属虚患者，其尿常规则未发现或仅见极少量白细胞。这一点似乎可供中西医结合研究之参考。

## 第十五节 癃闭

癃闭以排尿不畅，甚至尿闭为特点。此病多见于老人、病后、术后，而妇女则往往在胎前产后较多。癃闭属水液病变，水液的吸收、运行和排泄，有赖于肺、脾、肾脏的通调，转输和蒸化生理功能的发挥。因此治疗癃闭，应从肺、脾、肾三脏着手。

### 一、理肺以浚上源

肺为水之上源，肺气和利，则能“通调水道，下输膀胱。”肺气壅阻，不能“通调水道”，是形成癃闭的因素之一。对于这样的病例，除运用“提壶揭盖”法外，还要除去产生肺气壅滞的病因。理肺的治法，包括温肺、清肺、升降肺气等以浚上源，俾水道通利。

【例1】 卢某，男，45岁，1979年11月9日初诊。咳喘宿疾五载，旬前秋行冬令，气候骤寒，以致旧恙又起，咳嗽痰白而稀，喉中哮吼有声，张口抬肩，入夜端坐倚息。身无热而形寒，腹虽饥而厌食。自前夜起，突然小便不通，少腹膨胀，呻吟不已。脉浮滑，舌淡红、苔白。证属肺有伏寒，因感而发，清肃失职，不克通调水道，此癃闭之所由作也。此证咳喘在先，癃闭在后，肺气不利，气化不及州都，是癃之因。当为温肺寒，宣肺气，方用三拗汤加味。处方：炙麻黄9g，光杏仁9g（打碎），粉甘草3g，黑苏子9g（杵），玉桔梗9g，法半夏9g，紫菀茸9g，信前胡6g，薄橘红3g，香橼皮9g。1剂。

**按**：本例原病咳喘，继发癃闭，已有两夜一日。其闭来自肺气不利。根据寒邪袭肺，肺气升降失司的病机，投三拗汤以温肺，桔梗、紫菀以升肺，且寓“提壶揭盖”之意；苏子、前胡以降肺。意在复其“通调水道”之职。翌日复诊时病员欣然云，服药后2小时小便得通。

【例2】 杨某，女，47岁。1977年1月27日初诊。旬前冬温犯肺，刻下热已退，咳亦停。惟温邪未得尽透，以致肺津亏耗，肺气不利，肃降无权，气不化水，遂令水道不通。近三日来，小便初则滴沥而下，继则点滴俱无，少腹膨胀，呼吸短促，咽干口渴，但饮水量少。脉浮数，舌边尖红，苔薄。此溲闭为标，肺热为本，虽急则宜治标，然源堵流方塞，欲流之长，必清其源。仿李东垣清肺饮意立方。处方：淡黄芩6g，桑白皮9g，大麦冬9g，生山栀9g，赤茯苓15g，玉桔梗9g，白前6g，地骨皮9g，淡竹叶30片。1剂。

次日复诊，小溲已得畅行，腹胀全消，他恙亦大有转机。原方去山栀，加北沙参9g。续服2剂而瘥。

**按**：清肺法适用于热盛肺燥的癃闭，此证除小便不通的主症外，尚有口燥咽干、烦渴欲饮，呼吸气促，脉数，舌偏红、苔薄黄等症可辨。方用东垣清肺饮出入，目的在于清泄肺热，滋养化源，辅以通利。

## 二、扶脾以启枢机

癃闭起因于脾者，多偏于虚证。由于高年气弱，或饮食失节，寒温不调等因素损伤脾胃，以致脾气失上升之职，清气不升，浊气不降，即《内经》所谓“中气不足，溲便为之变”的由来。基此，扶脾之气，升脾之阳，以复其枢机升降之职，使清升浊降，水湿健运，则溲闭自通。

【例3】 文某，女，25岁，1978年11月11日初诊。产后癃闭，迄今四朝点滴俱无。查得少腹虽膨隆而无大胀痛，但觉自汗盗汗，纳少神倦。脉弦数，舌正红少苔。此中气不足，气血两伤之象也。法当升补，予自拟方加味补中益气汤。处方：潞党参 12g，炙黄芪 12g，冬白术 10g，炙升麻 3g，炒柴胡 5g，当归身 10g，新会皮 9g，粉甘草 3g，上官桂 2g，玉桔梗 9g，大红枣 5 枚。1 剂。

次日复诊，药后小溲五行，行而不畅。前方改党参为 18g，黄芪为 15g。一剂后小溲即如常人，痊愈出院。

**按：**治疗产后癃闭多例，投上方每常一剂即效，可见新产后多中虚病机。其机理有三：①临产努挣伤气；②产程中出血较多，气丽于血，血去则气无所附；③滞产患者，由于产程长，多数昼夜不进食。《灵枢·五味》云："故谷不入，半日则气衰，一日则气少矣。"人身后天之气来自脾与肺，脾气不升，肺气不降，升降失其常度，水道无以通调，癃闭乃成。治法宗升补中气，开泼肺气，兼化膀胱之气。

加味补中益气汤的适应证为：新产后癃闭，症见小溲不爽或尿闭，虽有少腹坠胀或胀痛，但溺孔中无灼痛。此外，面色㿠白，四肢乏力，少气懒言，胃纳呆钝，脉虚细，舌淡，苔薄白等症，也可作为辨证依据。有些产妇在癃闭前有腹痛下恶露紫瘀，瘀下痛减等夹瘀现象时，应不为所惑，仍以升补为主。对于新产夹瘀的癃闭患者，可采取重补轻泻、寓消于补的方法治疗，收效尚较满意。

【例 4】 金某，女，29 岁，1979 年 6 月 3 日初诊。怀孕八月余，连日来妄以作劳，初觉四肢倦怠无力，胃纳骤减，继之小溲不畅，终至点滴俱无者已一昼夜。少腹坠胀，牵及腰府。脉细而数，舌正红，苔薄白。证属转胞，由中虚气弱，升举无力而起。法当升补，方从东垣。处方：潞党参 15g，炙黄芪 9g，野于术 9g，当归身 9g，炙升麻 3g，陈皮 9g，粉甘草 3g，玉桔梗 9g，川断肉 15g，大红枣 5 枚。服 1 剂后小便即畅通。

**按**：自《金匮要略》指出："转胞，不得溺"后，各家治法迥异。仲景原主虚寒，用肾气丸；龚子才主实热，用冬葵子、山栀、木通、滑石之属；朱丹溪又主气血不足，用参术饮。程钟龄认为尚有孕妇因胞胎下坠压胞，以致胞系了戾而成，推崇朱丹溪法，选用茯苓升麻汤。本例诊断为中虚气弱的依据是：①胎气系于脾，妊娠期间易耗脾气；②发病前连日妄劳，劳则气耗；③发病后四肢疲惫，饮食俱废。乃采用升补中气法，以补中益气汤为基础，复加桔梗以取"提壶揭盖"之意，加续断兼顾腰部酸胀。

## 三、治肾以疏下源

肾为水脏，与膀胱相表里。膀胱溺出，有赖肾中真阳蒸化。在病理情况下，肾阳式微无以化气，气化不及州都，开合失其常度，于是小便不利或闭。治法当责其肾，温阳化气，气化则能出焉。此外，湿热羁于少阴，由脏及腑，热与水结，亦可导致癃闭。此时又应清泄下焦，坚肾阴以利水。

【例5】 范某，男，60岁，1978年3月12日初诊。往昔腰府酸痛，大便溏薄，寅卯之分必肠鸣便泻二行，白昼即安。去冬两投四神加味，肾泄已瘥。近半月来突然小便不畅，腹胀，腰部酸疼，膝以下欠温，形寒怯冷，大便反干结，五、七日始一行。脉象沉细，舌淡，苔白而干。口微渴，不欲饮。证属肾阳式微，气化无权，法当温阳化气，以冀水道通利。仿仲师意立方。处方：淡附片4.5g，苍白术各9g，杭白芍9g，赤茯苓12g，官桂3g，熟地黄12g，建泽泻9g，淮山药12g，淡苁蓉9g，生姜3片。1剂。

13日复诊：小溲略畅，惟大便七日未通，前方去白芍，加瓜蒌仁30g。1剂，三诊时，小便日渐畅行，再去苍白术，加鹿角霜9g。前后共服药6剂而愈。

**按**：本例有大便秘结、苔白而干等症，肾阳不足之诊断是否恰切？我认为：①大便干结乃年高阳弱，无以温煦肠道。此属虚秘，与阳明腑实之实秘大相径庭，所以大便虽五、七日不行，但仍无欲临圊之象，更无腹硬痛之症。②苔白而干，乃气不化津，津不上承之故，所以口虽干而却不欲饮。前人有“证有真假凭诸脉，脉有真假凭诸舌”之论，若果真热伤津液，则舌当红绛而不应淡红。在疑点排除后，按肾阳亏虚论治，予真武汤合肾气丸出入而瘥。

例6：顾某，女，23岁，1980年6月13日初诊。平昔小便时或不爽。四日前行阑尾切除术后，当夜小便不利，坐卧不宁。初则溲时溺孔中作痛，旋即点滴难下，邀中医会诊。询得少腹胀痛拒按，不思谷食。舌尖红，苔白腻兼黄。证属湿热内蕴足少阴，肾移热于膀胱，气化之令不行。法当清泄湿热，脏腑并调，仿滋肾通关意出入。处方：生地黄12g，炒黄柏9g，官桂3g，赤茯苓20g，建泽泻9g，细木通9g，车前子9g（布包），台乌药9g，甘草梢6g，玉桔梗9g。1剂。复诊时小溲畅通，前方去木通，加肥知母9g，全当归9g。续服1剂后，即瘥。

**按**：肾司二便，平素小便欠爽，湿热内伏。术后血瘀气滞，肾经益伤，脏病及腑，肾移热于膀胱，膀胱不利为癃。考虑到病因为湿热，病位在水脏水腑，故选滋肾通关丸出入为基本方以坚阴化气，复加车前、木通苦寒以泄下，赤苓、泽泻淡渗以利水，参入一味桔梗开肺以启上闸。复诊时除增入知母以坚肾阴外，因术后又加当归以活血收功。

《内经》有“膀胱不利为癃”之说，但癃闭的发生，与肺、脾、肾三脏关系甚大。肺为水之上源，肾为水之下源，脾为水湿转运之枢机，因而水液的吸收、运行和排泄，有赖于肺的通调水道、脾的运化水湿和肾的蒸化水气。如肺脾肾气化失常，则升降紊乱，转输无权，水道不得通利，于是癃闭作矣。

可见治疗癃闭，应根据不同的证候，分别运用理肺、扶脾、治肾等法。这三种治法的运用，既要求泾渭分明，也要求根据错综复杂的证情而肺脾、肺肾、脾肾两法，甚至三法合用。

通癃闭除用上述法则外，尚有疏肝理气法，因手头缺此实例，姑录《清代名医医话精华·余听鸿医话》一则："常熟大河镇李姓妇，孀居有年。年四十余，素体丰肥，前为争产事，以致成讼，郁怒伤肝，后即少腹膨胀，左侧更甚，小便三日不通。某医进以五苓、导赤等法，俱无效，就余寓诊。余日：此乃肝气郁结，气滞不化，厥阴之脉，绕于阴器，系于廷孔。专于利水无益，疏肝理气，自然可通，立方用川楝子 9g，青皮 6g，广木香 1.5g，香附 6g，郁金 6g，橘皮 4.5g，官桂 1.5g，葱管 3 尺，浓汁送下通关丸 9g，一剂即通。明日来寓，更方而去。"

## 第十六节 闭经

闭经有虚实两端。血虚闭经者，先是不足于血，无血而下成闭经；继之血不足则气亦不足，气虚无力推动血行则血瘀，形成虚中夹实。血实闭经者，通常因病程较长，导致久病后实中夹虚。对于这类虚实夹杂证候，消之则伤正，补之又碍邪，惟有消补兼施，或寓消于补，或寓补于消，才能恰到好处。

寓消于补方之一：十全大补汤。此方除八珍汤以气血双补外，还包含"治精气大亏……耗损真阴"的两仪膏，及养血补气的当归补血汤二方在内。用此方治少女"二八"后乃至"二九"后月水始初潮，尔后汛期错后，量少渐至闭经，以及产时、产后大失血而闭经者。初诊用本方时，川芎可去可留，留则用 3～5g 小量，取其走窜之性，防止填补腻滞之意。半月后，川芎可用 10g 中等剂量，芍药改用赤芍，以成寓消于补，消补兼施之势。鉴于“精血同源”，在病情好转后，可参入菟丝子、紫河车等，待神疲、心悸诸症迭减，面色转润，气血来复时，可适当参入桃仁、红花之属活血化瘀，以作水到渠成，“因势利导”之图。

寓消于补方之二：加减右归汤（自拟方）。即右归丸去附子，加黄芪、紫河车，并取全当归以活血，又改丸为汤剂，以之治“药流”、“人流”后闭经、产时大失血后闭经，及先天不足，禀赋素弱，年届“二八”、“二九”而月水迟迟不潮者。待病情有转机，如腰酸膝软、耳鸣、溲频诸症日有起色，亦即肾气渐充，冲任渐满，气血来复之际，可加怀牛膝、红花、制香附等理气活血之品，使成七补三消、寓消于补之势。若阴血亏虚明显者，则改鹿角胶为龟鹿二仙胶，再加制首乌、鸡血藤以滋生阴血。偏阳虚者，加巴戟肉、红参以温补阳气。

寓补于消方：自拟温经逐瘀汤。由温经汤与血府逐瘀汤增损而成。药用当归尾、京赤芍、川芎、红花、䗪虫活血祛瘀，怀牛膝活血，引血下行；醋炒柴胡、制香附疏肝理气；淡吴萸、桂枝木或肉桂心温经，使血得热则行；党参或红参益气，熟地补血，以免攻伐药伤正。用此方治经期入水劳作，或经期淋雨感寒，寒凝胞宫，或少妇情志抑郁，气机阻滞，无以行血，实多虚少，闭经在半年以内者。如为时较久，舌边有紫斑瘀点，甚至少腹胀痛者，还应参用大黄䗪虫丸以破血通经。经观察，该丸虽集虫蚁之大成，又以破血攻下之大黄为君，但服此丸者，除部分有轻泻反应外，余无不适，可以作实证闭经者之常规用药。在应用此丸时，通常以米汤过口，藉以维护中气，免伤正气。

【例1】 李某，31岁。1999年1月19日初诊。幼患青春期功血，及长，又罹不寐怔忡之疾。三载前，产程中暨产后两度大失血，经治后血虽止而乳水几近于无，毛发凋零。西医妇科诊断为席汉氏综合征。治疗4个月罔效。刻下闭经，面黄无华，形瘦乏力，神情疲惫，但欲寐，畏寒怯冷，皮肤干燥，头晕，目涩畏光，心悸怔忡，胃呆少纳，稍步行辄汗出而气短，腰府酸楚，大便少，偶一交合，辄阴痛难忍。舌淡边有齿痕、苔白，脉沉细无力。证属气血双亏，脾肾互病，治先养其血，益其气，再观动静。处方：老山参（另煎冲）6g，黄芪、朱茯苓、熟地黄、杭白芍各15g，肉桂心3g，当归身、清阿胶、鸡血藤各10g，龙眼肉5枚。10剂。二诊：服后尚合病机，心悸渐定，目涩亦减，阴血渐生之象；胃纳渐增，神情日振，中气来复之征。惟纳食后脘有胀时，脾运不健也，当顾及之，并益先天。前方去白芍，加焦山楂、神曲各15g，巴戟肉12g。10剂。三诊：心悸怔忡已止，夜寐亦安，体力渐复，胃纳迭增。惟怯冷、腰酸依旧，肾阳亏损未复也。再重治足少阴，仿张介宾氏方：熟地黄（砂仁3g拌）20g，山萸肉、甘枸杞、当归身、菟丝子各10g，龟鹿二仙胶（炖化冲）12g，川杜仲、黄芪各15g，肉桂心3g，淡附片5g，老山参（另煎冲入）6g，龙眼肉5枚。10剂。此后除一度外感咳嗽，停药3天外，余无不良反应。先后用过紫河车、仙灵脾、仙茅、淡苁蓉、制首乌、白术、赤芍、川芎、红花等，症情日有起色。至八诊：经来潮，量尚少，色淡，翌日渐红，3日而净，毛发亦渐生。九诊：面色渐转红润，自觉无所苦。询知于月前已能过性生活，且无不适，基本治愈。再兼顾先后二天，以冀除恶务尽。方用举元煎合二仙汤增损：老山参（另煎冲入）6g，黄芪20g，白术、仙灵脾、仙茅、鹿角霜、甘枸杞各10g，怀山药12g，熟地黄15g，肉桂心、炙甘草、红花各3g。10剂。并嘱每月来诊1次，改用十全大补丸、人参养荣丸、六味地黄丸等内服，后正常。

**按：**本例一失血于青春期，再失血于产褥时，三失血于临盆后，血海几涸，冲任匮乏，是以不旋踵而乳汁缺如。虽经医治，鲜见效果，日积月累，症情每况愈下，于是血耗、气弱、心损、脾虚、肾亏诸症丛生。一、二诊重在养血，辅以益气，方用十全大补汤出入，参入阿胶血肉有情之品。见效后，三诊转入益肾，务希肾气充，肾精足，使先天生后天，用右归丸以温肾填精；方中改鹿角胶为龟鹿二仙胶，意在“于阴中求阳”。再加参芪益气，是又取“形不足者温之以气”及气生血长之意。四诊时从“以形补形”学说着手，参入有形精血之属的紫河车，以接补人之精血。六、七诊参桃红四物汤意，先后增入赤芍、红花、川芎之品，作“因势利导”之图。八诊时水到渠成，果然月经来潮。此后月经四旬左右一潮，量渐增若常人。

【例2】 邹某，37岁。2001年1月8日初诊。“药流”后，恶露淋漓经月不净，经治未效。因琐事口角，急躁气滞于先，又加旅途奔波、淋雨感寒于后，寒凝气滞，胞宫受阻，冲任不通，血无以下，以致未治疗而恶露反止，止后脐腹下气海、关元穴四周胀痛渐起，痛甚于胀，且硬，旁及少腹两侧，不欲按，喜温恶清。脘胁痞满，太息，胃纳欠馨，二便自调。询知汛水迄未来潮。舌淡，左畔有瘀斑、苔前半部薄白后半部白腻，脉沉弦。证历七月余，已成闭经候。刻下证仍实而体渐虚，论治之计，则不祛其瘀，月水必不行而腹胀痛亦将不止，如此则癥瘕之候将现矣。拟温经疏气活血，复以丸药缓下，务使邪去而不伤正。处方：淡吴萸、肉桂、红花各3g，当归尾、京赤芍、川芎、桃仁泥、怀牛膝、制香附各10g，潞党参、熟地黄各15g，醋柴胡5g。5剂。大黄䗪虫丸120g，每日3次，每次5g，米汤过口。二诊：腹胀痛已减什八，胃纳亦增，大便转软，日一二行。药既应手，原方续服5剂，大黄䗪虫丸60g，日用量及服法同前。三诊时自述无不适，遂停汤剂，仍嘱服大黄䗪虫丸，服至480g时汛水来潮，闭经遂瘥。

**按：**本例一派寒凝、气滞、血瘀之象，方用大黄䗪虫丸以及《医林改错》血府逐瘀汤增损，固不难领会，但又参入

《金匮》补虚泻实的温经汤，尤其对用党参补虚之举依据是：①《金匮》原文中指出温经汤的病因病机为“曾经半产，瘀血在少腹不去”。本例病起“药流”，当属“半产”范畴；何况患者在闭经的前提下，又见脐腹下胀痛且硬的症状及舌畔瘀斑的体征，这些与“瘀血在少腹不去”无异。“异病同治”，自古有之。②闭经已7月有余，为时非暂，久病者多虚。从上述两方面着想，故以温经汤为基本方。迨至三诊时，病员主诉除闭经外，余无所苦，当时考虑，患者眠食如常，正气已复，于是摒却汤剂，专用丸药，历时月余而经通。

## 第十七节 崩漏

### 一、从火热论治

血崩一疾，由于各人所见病例不同，以及认识上的差异，以致分型或简或繁，多不一致，但总不外乎热、虚、郁、瘀，其中尤以血热为多见，因此治疗亦多从火热着手。在一般情况下，血崩的辨证，虽有虚、实及虚实夹杂之分，实质上既称崩证，其暴下之血量甚多，已构成血虚乃至气弱局面，因而个人认为崩证无实，只有贯穿虚实夹杂的意念，才能辨证无误，论治中肯。崩有新久，新崩为实中夹虚，若无脱证先兆，不宜或不宜单一塞流，在初起即应先予澄源；久崩为虚中夹实，可以采用塞流手法，但亦应寓消于补，寓通于塞。

在血崩过程中，其离经之血，已成瘀血。有瘀必祛，此乃常法，瘀血去则血得归经，如此虽不止崩而崩将自止，此其一。其二，本文讨论的病机为火热内燔，治疗上以凉营为主要手段。由于血得寒则凝，凝血以止血是凉营法之长，凝血而留瘀是凉营法之短。为了扬长避短，我在用凉营方药的同时，往往参用有祛瘀功效的丹皮、当归、茜草、牛膝、大黄等，以收相反相成、止血而不留瘀之功。

根据临床所见及手头资料，血热崩漏可分4个证型。

**（一）湿热证**

骤然血崩，量较多，血色暗红或紫黯，质稠粘，有少量瘀块，气腥臭。少腹不痛或稍胀痛，胸闷，口干不多饮，腰府酸痹，四肢懈堕，小溲短赤，大便干或溏。平昔带下黄白、质稠、气腥臭，甚则外阴瘙痒。脉滑数或弦数，舌正红或偏红，或边尖红绛，苔黄腻或白腻、舌根部浊厚。此型辨证关键：①询问带下病史；②了解血的腥臭气味。治宜清下焦湿热，凉血化瘀，方用知柏四物汤或解毒四物汤增损。药用生地黄、当归、白芍、黄柏、黄连、黑山栀、粉丹皮、地榆、茜草、制香附等。

**（二）肝郁化火证**

突然血崩，量多如涌，色鲜红或深红，质稠，夹有紫瘀血块，少腹胀痛，血下后则胀减痛定。头目眩晕，口干而苦，胸、乳、脘、胁胀满或攻冲作痛，嗳嗳，心悸怔忡，烦热，易怒。脉弦数，舌红有紫气或瘀斑、瘀点，苔黄。火盛伤阴者，可见手足心热，大便干结。血止后还可出现面红、目赤而干等肝火上炎之象。此型辨证关键：①有气恼史；②有易怒、胁胀痛等既往史或现在症。考虑到本证崩由火灼，火从气化，故疏气开郁，实为治本之道，拟主以凉肝泻火，加以疏气化瘀，方选丹栀逍遥散合生地大黄汤。药用黑山栀、粉丹皮、当归、白芍、柴胡、薄荷、生地黄、大黄、青黛等。虚阳上亢明显者，加杞菊地黄丸。少腹胀甚，下血量时增时减，血块较多者，在无脱证先兆时，可参用少量震灵丹活血祛瘀而使血得归经。

【例】 邵某，36岁，1985年4月22日初诊。流产后早犯房事，先是小溲淋痛不爽，继之带下连绵不断，色黄、质稠、气腥臭，历时6年而未瘳。平昔汛水尚如期，惟近两月来，经前5~7天，两乳胀硬且痛。日前急躁后面赤烘热，胸闷，胁肋胀痛，昨暮月经骤然先期12天来潮，量多如涌，色鲜红，夹有小瘀块，气臭，少腹胀坠，自觉有气攻冲，上及脘胁，下达阴内。头目眩晕，心悸，烦热不安，腰酸乏力，小溲黄赤，大便干结。脉弦滑，舌红、左畔有紫点，苔薄、舌根部黄腻。一派湿热久蕴，肝气化火之象。法当清化湿热与凉肝疏气并进，参以祛瘀生新，方选知柏四物汤合丹栀逍遥散出入。药用：知母10g，炒黄柏10g，生地黄15g，当归身6g，赤白芍各10g，醋炒柴胡3g。黑山栀10g，粉丹皮10g，桑叶10g，青黛3g，土茯苓30g。3剂。上药服2剂，血崩即止。复诊用丹栀逍遥散合吴鞠通断下渗湿汤增损，调治两旬余，带下基本痊愈，月经期量色质均正常。

**（三）心火亢盛证**

猝然暴崩，血下如注、色鲜或殷红，腹不痛，头目眩晕，平昔时而面赤，暴崩时则面色萎黄。口干，或口舌生疮，鼻衄，烦热不安，少寐，心悸，小溲黄赤，大便干结。脉数，舌红边尖绛，甚则舌上起芒刺，苔薄黄或薄白而干。此型辨证关键：①舌为心之苗，舌糜碎，舌尖红绛为主要体征；②心烦，少寐为主症。法当泻心凉营，方用芩连四物汤、犀角地黄汤或解毒四物汤。药用生地黄、当归、白芍、黄连、黄芩、黑山栀、水牛角、丹皮、生甘草等，参入一味牛膝，既有引火下行之意，亦作化瘀之用。此外，生地大黄汤亦可选用。

【例】 李某，25岁，1987年8月5日初诊。近月来思虑过度，入夜寐少寤多者有之，通宵不寐者亦有之，心烦，口干而苦。昨暮月经突然超前9天来潮，量多若崩，色鲜，少腹无所苦，但觉眩晕，心悸，大便干结。脉数而少力，舌偏红，苔薄白而干。君火甚炽，相火亦应之内燔，血海沸溢而崩，法当泻心凉营，仿芩连四物汤合生地大黄汤出入。药用：川连5g，淡黄芩10g，酒炒大黄5g，生地黄20g，当归身10g，杭白芍15g，地榆炭15g，茜草根10g，粉丹皮10g，怀牛膝10g，3剂。上方服1剂，量减4/5，3剂服完后经水已净，下月经行已若常人。

**（四）肝肾阴虚火旺证**

骤然血崩，量多，反复发作。色鲜红或紫黯，夹有小瘀块。平素形体偏瘦，头晕，目眩干涩，耳鸣。口干不多饮，五心烦热，心悸怔忡，夜寐欠安，腰膝酸软，易汗出，盗汗。脉象弦细而数，舌红或正红，苔薄或花剥。本型辨证关键：①崩漏常反复发作；②有耳鸣，腰酸，盗汗等见症。法当滋填肝肾，凉血固冲，方剂选用二至丸、知柏地黄汤、乌贼骨丸。药用女贞子、墨旱莲、肥知母、炒黄柏、生地黄、山萸肉、淮山药、粉丹皮、地榆炭、乌贼骨、茜草根、阿胶、牡蛎、陈棕炭等。若见面部烘热，眩晕难以抬头，羞明畏光者，加龟甲、鳖甲等介类滋阴潜阳及桑叶、菊花、黑山栀等苦降熄风之品。

【例】 蒋某，16岁，1988年10月11日初诊。先天不足，今岁癸水方潮，乃半载来辄先期10~15天非时而下，3~4天后量虽减而淋漓近旬始净，越数天再崩。已经妇产科按青春期功能性子宫出血治疗多次，效果不显。上月血崩4天，经漏11天，漏甫停1天，于今晨又超前14天来潮，量多不能站立，立则血注及足，色鲜红，夹有小瘀块，腹不痛，但觉腰府酸坠，面色萎黄，睑浮若卧蚕，头晕目眩，不时暗黑，难以自持，耳鸣，心悸，动则汗出，神情疲惫，四肢懈堕。脉象细数无力，舌红而紫，苔薄白中剥。证属肝肾阴亏，虚火灼伤阴络，血海沸腾而外溢，阴血大伤，气无所附。若不塞其流，危期在迩；不壮其水，将无以制其亢阳而敛其火势。拟填补肝肾之阴，复参血肉有情之品，再佐以益气，予二至丸、知柏地黄汤、乌贼骨丸复方。药用：女贞子10g，墨旱莲10g，生熟地黄各15g，山萸肉10g，粉丹皮10g 肥知母10g，炒黄柏10g，生龙牡各30g，乌贼骨20g，炒茜草10g，黄芪15g，清阿胶10g（炖化冲入）。3剂。上药服至第2剂时，血量即减过半；3剂服完后，下血即止，且眩晕亦减，神情渐振。遂于初诊方中去知母、黄柏、阿胶，加龟鹿二仙胶12g（炖化冲入），白薇10g，川断肉15g。5剂。后即以此方为基础，加用过大黄炭、炮姜、红参、制香附、当归身、鸡冠花等，制成丸剂作长期服，共调治近3个月而月经正常，诸恙若失。

## 二、按不同年龄阶段论治

不同的年龄阶段，其生理病理有着各自不同的特点。按照这一特点进行包括崩漏在内的治疗，可以更加切合病情而取得更好疗效。自从刘完素《保命集》中“妇人童幼，天癸未行之间，皆属少阴；天癸既行，皆从厥阴论之；天癸既绝，乃属太阴经也”的论点问世后，操女科的同道常以此指导临床。多年来，我治疗崩漏常据其说推演引申，大抵为：少年主在治肾，兼以理脾；中年主在治肝；兼以理肾；老年主在治脾，兼以理肾。运用这一治则指导临床，获益匪浅。

### （一）少年治肾兼理脾

肾为先天之本，水火之宅，元气之根，奇经之源，主藏先后二天之精，职司摄纳。肾与肝关系密切，肾藏精而肝藏血，“精血同源”，“乙癸同源”，两者均有主宰经血的功能，所谓“经本于肾”，“经水出诸肾”。如肾气有亏而不摄，冲任失司，则经血失其常道而成崩。此其一。其二，若肾不藏精，则肾阴不足而相火有余，火灼阴络致伤，络损血溢，崩漏遂成。以上病机，符合于月经初潮不久的少女，以及刚成年的某些青年妇女。因为她们有着肾精未实，肾气未充，发育不完备，封藏不固密，冲任难内守的特点。

肾气不摄者，以血色淡而质清稀，面色㿠白虚浮，腰背酸冷，四末不温，尿频，脉沉细，舌淡胖，苔薄白为主症，法当温阳益肾以止崩，方选右归丸出入。如属肾阴亏虚火旺者，以血色鲜红质薄，手足心热，盗汗，腰酸，足跟疼痛，脉细数，舌偏红或有裂纹，苔薄为主症，治宜滋阴降火以止崩，方用左归丸、二至丸等增损。考虑到青少年精气未充，“精不足者，补之以味”，因而左、右归丸中之龟甲、鹿角之属不应摒弃，当列入首选之列。少年治肾而外，也应兼益脾气。补后天以资先天，并藉以化生新血，也是治青少年崩漏不可缺少的一环。根据上述二型，前者可选用举元煎，后者宜参入固气汤。

【例1】 肾气不摄。倪某，18岁。往昔汛期辄错后旬日来潮，昨暮竟逾期23日始至，量多若崩，色淡红，质清稀，少腹但坠而不痛，腰膝酸软，面色苍白，眩晕，耳鸣，形寒怯冷，四肢不温，神情疲惫，大便尚调，小溲清长。脉象细弱，舌淡苔白。证属先天不足，肾气亏虚而不固，收摄无权而致崩。法当温肾摄纳以治本，益气止血以治标。处方：熟地黄、怀山药、川杜仲、大有芪各15g，山萸肉、鹿角胶（炖冲）、炒茜草、陈棕炭各10g，菟丝子12g，淡附片5g，乌贼骨20g。2剂。药后血量已减什八，腹坠腰酸均有起色，惟仍怯冷耳鸣，于前方中去茜草、棕炭，加巴戟肉15g，煅磁石30g（打碎，先煎半小时）。5剂后痊愈。

**按：**本例呈现一派肾虚气弱，冲脉失约之证。方选景岳右归丸温补肾阳，佐以《素问·腹中论》的四乌贼骨一藘茹丸以固摄奇经。藘茹即茜草。茜草配乌贼，治崩漏有相反相成之功。复参黄芪益气，棕炭止血，药证相对，收效较捷。

【例2】 肾阴亏虚火旺。周某，17岁。“二七”癸水初潮，量偏少，色尚鲜，尔后经行如期。半年后汛期辄遄前1周至半月，量多，色鲜红，历时旬日方净。迄今已2载又1月。本次依然先期14日来潮，量甚多，已经6日，色鲜夹紫，有小块，腹稍胀痛，腰酸膝软，面色㿠白，眩晕，耳鸣，咽干口燥欲饮水，五心烦热，纳少，泛哕，心悸怔忡，寐少梦多，大便不实。脉象沉细少力，舌红苔薄白。证属阴虚火旺，先后二天俱病，法当益肾阴，健脾气，降虚火。处方：生熟地黄各15g（砂仁3g拌），山萸肉、甘枸杞、女贞子、墨旱莲、粉丹皮各10g，龟鹿二仙胶（炖化，冲）、怀山药各12g，锦纹大黄3g。3剂。另归脾丸120g，每6小时服10g。上药服2剂后，下血即止。复诊时暂停汤药，用知柏地黄丸500g，早晚各服10g，淡盐汤送下。下月经行，仍服首诊方汤药，平时服知柏地黄丸。如此调理服药3个月，月经趋向正常，恢复健康。

**按**：本例经水一月两行，非时而下，量颇多，属崩漏范畴，现代医学称之为青春期功能性子宫出血，是少女常见的一种疗效还不理想的疾病。患者不仅呈现肾阴亏虚火旺的病机，同时还兼有心脾两伤，气血双亏的见证。针对这一较为复杂的情况，处理时采取3点措施：①用景岳左归丸合二至丸以滋阴凉营；②以归脾丸两益心脾，兼顾气血；③参入丹皮、大黄以泻火化瘀。大黄与方中生地黄配伍后名生地大黄方，我常用以治疗火热血证，包括崩漏在内，均有良好疗效。方中地黄甘寒毓阴，凭凉营以止血；大黄苦寒直折，藉涤荡以祛瘀。两者配用，则动静结合，开阖相济。不仅由于瘀血去则血得归经而崩漏易止，更因为内无留瘀而崩止后不致发生由崩而漏、由漏而崩的恶性循环病变。

### （二）中年治肝兼理肾

肝为刚脏，号称“将军之官”，以血为体，以气为用，古称为“体阴而用阳”。其主要作用，一为藏血，一为疏泄；藏血以养其体，疏泄以畅其用。由此可见，肝集调节气血作用于一身，而气血方面的病变，当责之于肝。女子一生的行经、怀胎、产育等过程耗血甚多，有赖于肝的藏血及调节。“女子以肝为先天”的论点，是有其特定意义的。就妇科崩证而言，肝为藏血之乡，冲为血海，冲任又隶属于肝肾，因而肝血之盈亏，关系着血海之盛衰，经血之多少。一旦肝血不足，则肝气有余，“气有余，便是火”，志火内燔，血海沸腾，于是经血不以时下，血热妄行而成崩漏。由于妇人善怀而多郁，往往肝郁气滞于先，气滞则血瘀于后，瘀阻脉道，血难循经而行，溢于脉外，积于血室，同样能导致崩漏。临床以血虚之体为病原，郁怒之由为诱因而发病者居多。此点可作诊断时的参考。

本型常表现为虚实夹杂，其特点是：下血量多，色淡或鲜，夹紫块，胸闷胁痛，乳房胀痛。脉弦，舌淡或正红，可见瘀点紫斑，苔白或薄黄。若兼肝火者，又可见目赤、口苦、咽干、头晕胀痛、烦躁易怒等症状。治宜养肝疏气，方选《傅青主女科》开郁止血汤或逍遥散增损。肾为五脏之根，五脏之气非此不能发，五脏之液非此不能滋。且肾为肝母，肝木有赖于肾水的涵养，肾阴旺则肝血充，因而在治肝的同时，也常兼以治肾，可选加二至丸、左归饮之属。

【例】 肝虚气滞血瘀。宋某，31 岁。三载中两经产育，阴血由此暗耗。平昔面色萎黄少华，头晕，目涩而眩。旬前急躁戕肝，木失条达，以致胸胁阻痛，嗳嗳频作，胃呆少纳。5 日前骤然经水趱前 11 日来潮，量甚多，色紫有块，脐腹下胀痛，不拒按，腰府酸楚，小溲黄赤，大便干，两日一行。脉沉弦，舌正红而干，边尖有紫点，苔薄黄。证属崩中，由肝血不足，肝气郁结而起，法当养肝、疏气、化瘀。处方：大生地、杭白芍各 15g，当归身、粉丹皮、制香附、冬白术各 10g，参三七（研吞）6g，醋炒柴胡 5g，锦纹大黄，荆芥炭各 3g。3 剂。复诊时知服药 2 剂崩中即止，腹胀痛已瘥，胸胁阻痛亦定，惟头晕、目涩、腰酸未已。前方去三七、大黄、荆芥炭，加女贞子、墨旱莲各 10g，川断肉 15g。续服 5 剂，诸恙悉除。

**按：**本例既伤于血，又郁于气，其临床所见，属虚中夹实之证，根据“虚则补之”，“结者散之”的治则，予开郁止血汤以养肝体、疏肝用，复入号称“气病之总司，女科之主帅”的香附行气开郁，大黄逐瘀，寓消于补，服药两日，崩中即止。复诊时因肝肾亏虚见症未解，于是加二至丸合续断以填补肝肾，滋水涵木而获康复。

**（三）老年治脾兼理肾**

女子“七七”之年，一则肾气早衰，肾精亏损，需要脾胃源源不断地散精，藉后天以资先天，二则“冲脉隶于阳明”，半百之龄，“太冲脉衰少”，尤须仰仗于脾气的固摄。一旦脾气有亏，则肾气势必不固，冲脉更加失约，终致血失所系而导致崩中。脾司统血之职，人体周身血之所以能上下内外运行，全赖脾为之统摄；一旦脾气亏虚，统摄无权，血行不循常道，溢出脉外则为崩漏。

除注意到突发性非时行经，量多，血色淡红，质清稀外，本型还有带下连绵，面色晄白虚浮，肢肿困重，行动迟缓，气短懒言，心悸，纳少，小腹空坠不适，大便不实等症状。脉象沉缓或虚大无力，舌胖色淡、边有齿痕，苔白滑。治宜补脾养心，益气摄血，方选归脾汤。如见脾阳不足肢冷者，用固本止崩汤。在老年治脾的同时，也要兼以治肾，尤其在出现腰酸、尿频症状时，温肾更不可少。这是因为脾本身在肾中真阳的温煦下，脾气才能健旺而如环无端，周而复始地发挥其职司统血的功能，可参用人参鹿茸丸或真武汤。

【例】 脾不统血。王某，52 岁。绝经 4 载余，旬前因长子婚娶，操劳太过，以致骤然崩中，6 日来下血有增无已，色淡，腹不痛，但坠，面黄且浮，肢体困重，四末不温，神情疲惫，心悸，汗出，眠食俱废。脉沉细无力，舌淡有齿痕、苔白滑润。证属脾虚无以统血，慎防厥脱之变。处方：红参（另煎）、野于术、鹿角胶（炖冲）、陈棕炭各 10g，大有芪、熟地黄各 20g，当归身 6g，炮姜、升麻各 3g。2 剂。另配归脾丸 60g，每日 3 次，每次 10g。上药服后血崩即止。复诊时嘱续服归脾丸120g，用法同上，遂瘥。

**按**：本例年逾半百，此际阴阳气血俱不足，复加昼夜操劳，“劳则气耗”，气虚不摄，以致经绝四载之后，突然崩中，诊为气虚不摄证。由于有四末不温，脉沉细无力见证，是不仅心脾两伤，且已至气虚及阳阶段，因此以固本止崩汤健脾气，温脾阳，以复其统摄之职，参入升麻以提下陷之气，棕炭止血，鹿角胶助肾阳。复加归脾丸以心脾两补，气血兼顾。药证合拍，自然如鼓应桴。

少年治肾，中年治肝，老年治脾这一治疗原则，虽然不能作为固定的公式，但在病机多变，证情复杂的情况下，按照上述原则处理，确有积极意义。

## 三、对药治崩漏

我家以对药形式运用于临床，萌芽于先祖润身公，明朗于先父华国公。我继承祖业六十二载，对于对药的运用，有方便实用之感，在不少场合，用对药较之用方剂更为切合病情。

### （一）知母与黄柏

知母质润滋肾，泻肾经气分之火；黄柏苦燥坚肾，泻肾经血分之火。两者一润一燥，一气一血，合用后既滋肾经阴液之不足，又燥少阴湿热之有余。且知母得黄柏，则虽润而少腻滞之弊；黄柏得知母，则虽燥而无伤阴之变。两者相辅相成。此两药以往多用于阴虚火旺的骨蒸潮热、痿躄、男子梦遗、强中、女子性欲亢进，如知柏地黄丸、大补阴丸、虎潜丸是。又如湿热阻于下焦，以致小溲淋沥或癃闭者，则用滋肾通关丸等。根据异病同治的论点，我治肾阴不足，阴虚火旺，虚中夹实的崩漏患者，伴见腰酸膝软，足跟疼痛，耳鸣，眩晕，午后潮热颧赤，心烦少寐，大便干结，脉细数或虚数，舌偏红，苔薄或苔净，或花剥者，常用知柏地黄丸，取六味地黄以滋肾阴，知柏以降肾火，一旦水升火降，则不止崩而崩当自止，不塞漏而漏常自停。

**（二）乌贼骨与茜草**

乌贼骨入肝肾二经，乃肝经血分药，为收涩之品，有止血之功，李时珍谓本品可治“血枯、血瘕、经闭、崩带”等“厥阴本病”。茜草即古之藘茹，入心肝血分，味辛能散，有行血活血之能，善去瘀，故一名血见愁。此二味以对药形式同用，则其性一涩一散，其用一止一行。乌贼配茜草，则止血而不留瘀；茜草得乌贼，则活血而不耗血。两者互制互济，相反相成。查此两药远在二千年前时，已在临床应用，它首见于《素问·腹中论》，原文云：“病名血枯，此得之年少时有所大脱血……以四乌贼骨一藘茹二物并合之”。后世多用之治崩漏。我们体会，本方尤适用于由崩而漏，由漏而崩的循环往复的崩漏患者，因为这类病例迁延日久，冲任脉已伤，血海有瘀，瘀不去则血不归经而崩漏不止。用乌贼骨固涩止血以塞流而调摄奇经，茜草活血化瘀以疏浚，从活血开始，以止血告终。

**（三）熟地黄与当归**

《景岳全书》论地黄云：“阴血虚者，非熟地不可……阴虚而神散者，非熟地之守，不足以聚之；阴虚而火升者，非熟地之重，不足以降之；阴虚而躁动者，非熟地之静，不足以镇之；阴虚而刚急者，非熟地之甘，不足以缓之”。历代医家均认为熟地黄有滋肾水，补真阴，填骨髓，生精血之功，常用以治疗崩漏。当归功兼养血行血，入心、肝、脾三经血分，使血流行，引诸血各归其经，故名当归。由于本品味辛而动，部分医家嫌其动血，不作治崩漏用。我认为，当归味兼甘辛，辛散甘缓，黄宫绣有“既不虑其过散，复不虑其过缓”之誉，治崩漏正可发挥其“补中有动，行中有补”的特性。熟地黄与当归配伍后，则一动一静，一散一补，可收补血而不滞血，行血而不耗血之功。我用以治崩中量渐衰减时及漏下不止者，有较好的疗效。

### （四）生地黄与炮姜

生地黄即干地黄，一名大生地，味甘微苦性寒，为滋阴凉血之品，常用于吐、衄、便、溺诸血。其寒性逊于鲜生地，因而其损胃气的副作用较小，尤适用于妇女血崩、经漏、产后血晕等体虚证实患者。炮姜辛少苦多，燥散之性已减，温守之力独优，临床对血寒证固应首选以温阳摄血，即或热扰之血证，用1g小量，还可起摄阳附阴，以免阴阳离决之变。生地黄与炮姜配对药使用，一寒一温，一凉血，一摄血，如此则寒热相济，阴阳互调。临床应用方面，就崩漏而言，适用于崩漏日久不止，有血热见证，治以凉营而鲜效者。亦用于血下如注，几无止时，目眩昏暗，甚至微汗出，脉细弱，有血晕先兆者。此外，宿有脾胃病史的血热崩漏患者，用之可防伤中之变。实践还验证，生地黄与炮姜合用，迄未发现有下血量增多者，故无须考虑“血得热则行”而裹足不前。

### （五）生地黄与大黄

如前条所述，生地黄适用于妇女崩漏、产后血晕等虚实夹杂证。大黄苦寒，其性沉降悍利，功善推陈致新，破血逐瘀，瘀血祛则血得归经而自止。对于崩漏疾患，大黄用量宜小，我控制在3～6g之间；其中崩初如潮涌者，用大黄炭3g；崩量渐减及经漏者，用生大黄3～6g，每收化瘀磨积之效，而无攻伐伤正之虞。大黄与生地黄相配，取大黄苦寒直折，藉涤荡以祛瘀；生地甘寒育阴，凭凉营以止血。两者配伍，则动静结合，开阖相济，且补且泻，亦填亦削。互制意在互济，相反而实相成，乃两者合用之特色。对于热扰胞宫，血海沸腾夹瘀的崩漏，用此屡建奇功。

治崩漏的常用对药还有：①地榆炭配艾叶：两者一寒一温，一止一散，适用于血热夹瘀，及用凉血药已久者。②香附配丹参：两者一气一血，功在行气活血，适用于气滞血瘀，少腹胀痛，及兜涩太过而经漏不止者。③龟甲配丹皮：两者一本一标，一滋一清，适用于崩漏症见阴虚火旺烦热者。④龟甲配牡蛎：两者一本一标，一滋一敛，适用于“阴虚阳搏”血量多而面赤、汗出者。⑤人参配熟地：两者一阳一阴，一气一形，一补气以固脱，一补血以养形，适用于气虚不摄，血量多而自汗出者。

如上所述，对药中有相互为用，相辅相成者；有相互制约，互制互济者。可见对药的最终效应是相同的——增强疗效，因而值得研究和推广应用。

## 四、治崩漏絮语

### （一）入手须明色质

崩漏证了解经色的淡、鲜、紫黯及经质的稠稀，对于辨证论治有着很大的指导意义。例如血色黯红或紫黯、质稠粘、气腥臭者，湿热内扰血海，知柏四物汤证。色深红或紫红、质稠者，肝肾阴虚火旺，傅青主清经散证。色鲜红、质稠者，肾阴亏虚，为左归饮证。血色淡红、质稀者有脾肾二因：如见少腹坠楚，胃呆少纳，见于“五七”之年者，脾气不足，补中益气汤证；若见形寒怯冷，腰府酸痛，见于“二七”之年者，右归饮证。血色紫黯，有瘀块者，瘀阻胞宫，《圣惠方》备金散（香附、当归、五灵脂）证。

### （二）治血莫忘理气

崩漏虽属血证，然而气为血之帅，气之与血，本相互依存、相互制约。气不摄血而崩漏者有之，气滞血瘀而崩漏者有之。前者属虚，治宜补气以摄血，如归脾汤、圣愈汤之用参、芪是；后者属实，法当行气活血，如平肝开郁止血汤之用柴胡，开郁四物汤之用香附、柴胡、郁金等是。

### （三）滋阴毋废助阳

血证因于血热妄行者恒多，崩漏亦不例外。其中虚火直逼冲任，灼伤阴络以致血内溢而成者，每因于肝肾之阴虚，因而用滋肝肾之阴而降火之治法者，屡见不鲜。但“阴平阳秘，精神乃治”，故张介宾氏指出：“善补阴者，必于阳中求阴，则阴得阳升而泉源不竭”，因而在用二至丸、知柏地黄汤、大补阴丸之同时，还宜酌情参入鹿角胶、仙灵脾之属，如左归丸用鹿角胶助阳以配阴。此其一。其二，滋阴之品，填补先天之阴是其长，抑遏后天之阳是其短。为此，在需要连续运用此类方药时，还宜少佐干姜或炮姜，寓温于清，以防伤阳。一旦中阳旺盛，则升降斡旋之职得司，输布阴血之功乃成。可见采用阳中求阴法，既可于中阳无损，且又于滋阴有利。若用炮姜时，也还有摄血之用。

**（四）复旧尤须补中**

《济阴纲目》指出：“末用补血以复其旧”。如何补血？我的做法有二：一是在出血量迭减，主用“澄源”法的同时，一则考虑“血为气之母”，前此失血太过，气无所附而成气虚，二则离经之血已成瘀血，留瘀一日不去，则血一日不得归经，为此采用益气、养血、祛瘀的手法，用圣愈汤全方，并根据气虚、血弱、血瘀三者之间的孰轻孰重而调整此方的药量；二是血止后先用药性中和的四君子汤平补，《灵枢·决气》云：“中焦受气取汁，变化而赤，是谓血”。不难领会，崩漏期间因失血量多，气血已乱，阴阳两伤，先后二天俱不足，后天不足则健运无权，若大剂填补，每有泥膈之变，因而血止之后，宜遵李东垣“下血证须用四君子补气药收功”之说。个人习惯用异功散合当归补血汤复方为治；3～5 日后改用十全大补汤，此方妙在于补气养血药中参入一味辛热之肉桂，藉以鼓舞气血之生长。补中益气汤亦可据证选用。

**（五）补气还需养血**

当血崩如涌，面色苍白，汗大出，语声低微，目暗心悸，脉微细等脱证已现时，由于“有形之血不能速生”，而“无形

**之气所当亟固”，此刻宜用独参汤或参附汤，取其药专力宏，藉以益气固脱。若未至大汗出，语声低，脉微阶段，则一方面要考虑“阳虚阴必走”，另一方面也要顾及“气附于血”。须知崩漏患者血虚已成定局，宜用归脾汤或圣愈汤以气血双补，既可止崩，又能防脱。**

## 第十八节 胎漏

从月经的来潮，直至发育成熟后的“有子”，包括老年“有子”，以及“七七，任脉虚，太冲脉衰少，天癸竭，地道不通，故形坏而无子也”的生长衰老过程来看，莫不与肾气的盛衰有关。毫无疑问，一旦肾精不足，肾气有亏，理所当然地对怀妊以后的生理状态与病理变化等，起着决定性的作用。例如“冲为血海，任主胞胎”，受孕后母体之所以能聚血养胎，实依赖于冲任二脉气血源源不断地供给，以温煦濡养，使之能正常生长。但“八脉皆属于肾”，肾之精气充旺，则任通冲盛，而胎有所养，亦有所系。因此，临床上按照填肾精、益肾气的治法选方用药，就成为止胎漏、安胎气的重要手段之一。决不能等闲视之！

关于引起胎漏的因素，就与肾有关之例而言，除外伤外，有来自先天不足的，也有因他脏先病，然后或最终影响到肾的，这就是《景岳全书》中所称的“五脏之伤，穷必及肾”的结论；当然也还有肾本脏病变而造成的，如肾病水肿，及房闱斫丧的肾病虚劳等。《难经》三十六难、三十九难直接指出肾的功能为“男子以藏精，女子以系胞”。加之八脉隶属于肾，一旦肾中精气有亏，无以统摄奇经，则冲脉之血不盈而无以养胎，任脉之气失固而不主胞胎，于是胎失所系，血失所统，终致形成胎漏，引起胎动不安，进而酿成堕胎或半产。临床大抵可分二证：

## 一、肾阴亏虚

此证每见于阴虚火旺之际，火灼阴络受戕而出血，属血热妄行范畴，故胎漏血量较多，且淋漓不断，色鲜或夹紫，质较稠，初起可见腰府酸楚，若病情不能及时控制，则将出现少腹胀痛坠楚。这一类型常见于脑力劳动者。由于“阴虚生内热”，平时有五心烦热，耐冬不耐夏，急躁易怒，夜寐多梦，口干咽燥而饮水无多，纳谷一般，大便干燥。脉象虚数，舌偏红，少苔，或苔薄，或近根部薄黄。治宜滋阴降火、凉血安胎；《金匮要略》胶艾汤、《妇人良方》四生丸、《景岳全书》保阴煎等，皆可随证选用。其血量甚多者，尚应采用“塞流”治崩的手段，加入红参益气固胎，炭类药以止血等。

【例】 张某，28岁。1982年1月30日初诊。结婚甫一载，据述每逢妊娠两月余，辄下血不止而堕胎者再矣。刻下停经两月，已经检验为早孕，昨暮又复见红，色鲜夹紫，今晨起始，量渐增多，腰骶酸痛，少腹胀痛而坠。询知平昔五心烦热，甚则颧赤，头目眩晕，口干不多饮，夜寐不实，小便短赤，大便干结，三四日始一临圊。脉象细数，舌边尖红，苔前半光、中剥，近根部黄微腻。当系肝肾阴虚火旺，血海受煎，迫血妄行所致。若再累伤任脉，则肾阴既亏虚不能养胎于前，任脉又损伤无以主胎于后，毓麟之望将成泡影，奈何！拟益肝肾，降虚火，泻南补北，标本兼顾，仿景岳保阴煎合二至丸出入。处方：生地、熟地、山药、川断各15g，杭白芍12g，女贞子、墨旱莲各10g，清阿胶（炖化冲服）、粉丹皮、炒黄柏各9g，苎麻根30g。2剂。每6小时服1次，一昼夜内服完。翌日复诊，血量已减什三，腰酸腹坠转轻，症情已有起色，前方再服2剂，每日1剂。

2月2日三诊：昨日亲友探视者众，自觉经漏有欲净之意，诸恙均见轻减，精神颇佳，因而坐谈较久，且迎送之际，行走劳频，经谓“劳则气耗”，气伤则无以摄血，难以载胎，以致今夜子时后下血量多若崩，腰酸腹胀坠痛益甚，连及外阴，阴虚火旺之象稍平，气虚下陷之兆又现，一波未平，一波又起，良堪虑也；姑于效方中参入益气之剂。尤须节劳卧床静养，免致噬脐莫及。前方去黄柏、丹皮，加红参10g（另煎冲入），大有芪20g，炙升麻5g。2剂，每6小时服1次。

3日四诊：昨昼下血量颇多，暮夜量即大减，今晨起下血甚少，或有或无，腰骶酸痛转轻，少腹胀坠亦觉减轻，惟头目眩晕尚在，神情疲惫。气血大伤矣，非旦夕之功所可奏效也。初诊方去山药、白芍、阿胶、丹皮，加制首乌、潞党参、川杜仲各15g，龟鹿二仙胶（炖化冲服）、大有芪各12g。每日1剂，共服2日。五诊时胎漏已止，诸恙悉减，以丸代煎巩固：知柏地黄丸240g，早晚各服10g；归脾丸120g，每午后服10g。

## 二、肾气耗损

此种证型，一方面由于肾气弱而不能摄血，一方面因冲任失却温养而难固胎元，因而胎漏初起血量较少，时有时无，色淡红，质较稀，若久延不愈，则有可能突然出血，量多若崩，同时腰府酸痛，少腹胀痛而坠诸症丛生。此刻既要考虑到流产即将发生，更要注意到母体因大失血而有厥脱之变。肾气耗损证常见于先天不足，发育欠佳，及体弱多病的患者。平素还可见眩晕耳鸣，足膝痿软无力，小溲频数。脉象细弱或滑而无力。若见肾阳不足，则可兼见洒淅形寒，四末欠温，大便溏薄或肾泄、性欲淡漠等。治宜补肾安胎、益气固元，《医学衷中参西录》寿胎丸，《景岳全书》举元煎均可选用，或两方同时并用。

【例】 单某，31岁。1981年11月6日初诊。稚年多病，元气之伤已久；及长，发育亦迟，迨至双十年华，天癸方至，地道始通，先天不足之象也。询得平昔汛水辄错后经月而潮，量少色淡，两日即净。结婚后五载未孕，医治年余，幸得“两精相搏，合而成形”。孰意怀妊七旬，恶阻近月，食饮俱废，中州大伤，气血化源告竭，先天失后天供养，于是肾气不摄，冲脉失固，以致见红四日，量较少，色淡，昨日又觉腰膂酸坠，脐腹下胀痛。视其面色㿠白，肌肤无华，动则眩晕心悸，神疲乏力，纳少。脉来沉细无力，舌淡，苔白。患者素体孱弱，虽云“虚则补之”，古有定法，然虚损之证，非朝夕填补所可奏功，而堕胎病情，急在燃眉，诚恐杯水车薪，一木难支将倾之厦耳！仿张锡纯氏寿胎丸合张景岳氏举元煎出入。处方：熟地黄20g，龟鹿二仙胶（炖化冲服）、山萸肉各12g，大有芪、川断肉、桑寄生各15g，红参（另煎冲服）、菟丝子、墨旱莲各10g，陈皮9g，绿升麻3g。1剂。另：紫河车粉18g，日3次，每次6g。

7日复诊：下红未止，腰酸似有起色，神情亦较前稍振，是肾气虽有来复之兆，而胎元尚无安实之宅也，必得胎漏净，腹坠止，方为稳当也。前方去山萸肉，加地榆炭15g。1剂。三诊时胎漏已减什四，他恙亦有好转。四诊时胎漏已止，腰酸腹坠等象日见轻减。先后加用过乌贼骨、仙灵脾。四诊后未再见红，遂停药。

**按：**胎漏从肾论治，益其先天，培其本元，使冲任二脉气血充盈，则血有所摄，胎有所养，亦有所系，从而达到止漏安胎的目的。这一“胎气系于肾”的论点，通过临床验证，是有其实践意义的。妊娠期间，由于血聚养胎，于是相对地阴血偏虚，阴血不足者辄火旺，这是常见的，因而有“胎前宜清”之说。若胎漏因肾阴亏损，阴虚火旺而起者，初起仅予滋阴降火即可，不必参入阳药，以免助火伤血。一旦火退血止后，仍可寓温阳于养阴之中，于

"阳中求阴，则阴得阳助而泉源不竭。"如张姓患者之四诊用龟鹿二仙胶是。查此胶与紫河车，均为血肉有情之品，其填肾精、助肾气之力，超越草木金石药物，肾病者宜首选之。若肾气、肾阳不足而无以固胎者，开手即可参用毓阴养血之品，以调和气血，燮理阴阳，须知于"阴中求阳，则阳得阴助而生化无穷"。否则，有阳无阴，则阳无以为宅而归；有气无血，则气无以依体而附。且单用阳药，诚恐动火伤阴耗血，以致胎动不安。

因肾虚而致胎漏者，除直接补肾外，并须同时扶脾，使气血生化之源不竭，则诸脏均皆得益，包括肾脏在内。如单姓病员全部治疗过程中，均贯串这一法则。由于"脾为气之源，肾为气之根"，当腰府酸坠、少腹胀坠而痛等见症日益增剧时，即意味着先后二天之气下陷，更应两补脾肾，以冀顺转。

胎漏因肾阴亏虚或肾气耗损而致者，临床较为多见。其中阴虚证亦可导致气虚，甚则阴阳两虚，气虚证也能引起阴虚。此外，气虚证还能进一步发展成阳虚证。在实际工作中，应及时注意其变化而修订治疗方案。

肾虚患者因跌仆外伤而致胎漏者，不必受虚证及妊娠的束缚，须知"有故无殒"，祛邪即所以安正，因而可在方中参入活血化瘀之品，当然以选力薄者，如川芎、赤芍之辈为佳。这是缪仲醇治血三诀中"宜行血不宜止血"的作法，"行血则血循经络，不止自止"，否则瘀阻络中，血不止而胎难保。

## 第十九节 产后腹痛

产后腹痛是女科常见病之一，这里是指新产后所引起的短期内不能自愈的小腹疼痛，它不仅是古代所指的儿枕痛一类疾患，还包括一些外科范畴的诸如肠梗阻、手术后腹痛等。

## 一、病因病机

《金匮要略·妇人产后病》篇中指出："新产妇人有三病，一者病痉，二者病郁冒，三者大便难。"三者虽病证各别，但"亡血"、"亡津液"的情况则是相同的。此外，出血阶段所产生的败血或恶露不行而形成的瘀阻，加之女子原本不足于血而有余于气，新产后尤其如此。因此，血虚、伤津、血瘀、气滞四者，是产后腹痛证常见的病因病机的特点。这一点与《金匮要略·妇人杂病》篇关于"妇人之病，因虚积冷结气"的记载并不尽同。因为新产后气血大伤，各种致病因子每易乘虚而入，即所谓"邪之所凑，其气必虚"，所以产后病多表现为正虚邪实，不能与平昔等同视之。

### （一）因于寒

《素问·举痛论》云："寒气入经而稽迟，泣而不行，客于脉外则血少，客于脉中则气不通，故卒然而痛。"这是一般寒痛的病因病机。就产后腹痛而言，新产胞脉空虚，冲任不足，在夏季常因气候炎热，不慎袒胸露腹，图快于一时；或寒冬产程中露腹感寒，寒邪内袭胞宫、冲任诸脉，一则"寒主收引"，一则"血得寒则凝"而不通，不通则痛。

### （二）因于气

肝为藏血之脏，体阴而用阳，其经脉"循少腹，络阴器"。"女子以肝为先天"，新产亡血则先天有亏，肝失所藏，体不柔则用独亢，血不足则气有余，肝气郁勃，循经为患，于是少腹作痛，甚至连及阴内。

### （三）因于瘀

多数由于临产后恶露不能畅行，瘀阻胞宫，愈积愈多，渐呈轻重不等的阻塞状态。或因手术后络脉痹阻，瘀血内停等。

当然，因寒、因热、因气乃至因虚等因素，又是致瘀的起因。

**（四）因于虚**

气为血之帅，血为气之母；气附于血，血随气行；气主煦之，血主濡之。产时失血较多，血少气亦随之而弱，于是胞宫无以濡养，失于温煦而痛。且血弱气虚，则气血运行不利而渐滞，这也是致痛的机制之一。

## 二、分证论治

**（一）寒凝证**

骤然起病，少腹疼痛，痛势较重。且阴寒之邪，最易伤阳，而呈一派寒象。所以《医宗金鉴·妇科心法》云：“若因风寒乘虚入于胞中作痛者，必见冷痛形状。”腹痛处觉冷，得热稍减的见症，是寒凝证辨证的关键。由于“寒主收引”，故每呈拘急吊痛。再者“血得寒则凝”，所以本证每多见夹瘀特点，其瘀积重者，痛处常坚硬有形，拒按。痛证而外，尚有畏寒怯冷，四末欠温，胃呆少纳，甚或肠鸣辘辘，大便溏薄，以及新产亡血应有的苍白无华的面色。脉象沉紧或迟缓，舌淡，苔白滑。治宜温下焦、散阴寒，参以养血、活血、理气，可选暖肝煎(《景岳全书》）或香桂丸(《医略六书》）之类。

【例】 周某，25 岁。1981 年 7 月 26 日初诊：大产十七朝，恶露未净，量已无多。前夜因酷暑炎热，不慎露宿感寒，寒邪乘新产胞宫之虚而内袭，血得寒则凝，以致恶露全无，少腹阵痛且硬，拒按，痛甚则额上汗出，形寒。脉象沉细而迟，舌淡晦不鲜，苔白滑。证虽一日，其势匪浅，慎防痛厥之变。拟温经逐寒，活血化瘀，务使瘀积得去，庶几通则不痛。处方：当归尾、川芎、桃仁（捣碎）、赤芍、白芍各 10g，小茴香、肉桂心各 3g，广木香、红花、枳实各 6g，炮姜 5g。2 剂后恶露增多，色紫黯有小块，腹痛已减什九，按之渐软。前方归尾易归身，去桃仁、红花，加熟地 15g，鸡血藤 10g。续服 3

剂告瘥。

**（二）气滞证**

本证起于肝经失于疏泄，气郁本经，以致少腹疼痛且胀，拒按，时轻时重，时作时止，亦有呈走窜痛，甚则连及阴内者。其痛得矢气则减，遇恼怒则剧。并伴有胸闷，太息，嗳嗳，胁肋胀痛等症。产后因气滞而腹痛者，常因肝经阴血不足，厥阳独亢，而兼见头晕痛、目干涩等症状。脉象弦细，舌正红，苔薄白。若肝郁日久，气化为火，则又可见烦热，易怒，口干苦，脉弦数，舌偏红而苔薄黄等证。若肝木乘脾，肝实脾虚，则胃呆少纳，肠鸣便泻，泻后而腹痛不减，脉象弦而缓，舌正红而苔白。治宜疏肝、理气、养血，可选柴胡疏肝散（《景岳全书》）、化肝煎（《景岳全书》）、痛泻要方（《医方集解》）之类。

【例】 徐某，31岁。1982年4月2日初诊：室女时罹经前乳胀、腹痛之疾达一载余，结婚后经治已愈。两月前大产，恶露量多，幸旬日即净。产后尚未弥月，因急躁太过，一度似晕厥状。尔后少腹之分不时窜痛且胀，或攻冲至胸胁部，得嗳与矢气则减。其痛之发也或昼或夜，几无宁日者四旬于兹矣。询得头目眩晕，喜清恶温，剧则两侧额角作痛，咽喉状若炙脔，烦热易怒，口干不多饮，夜寐欠安，大便干结，五七日始一临圊。脉象弦劲，舌边尖红，苔薄白。证属产后腹痛，由肝血不足，肝气有余，疏泄不及使然。若欲肝气条达，惟有毓阴养血，从本论治；参以辛香理气，以顾其标。处方：生地黄15g，杭白芍20g，甘枸杞、延胡索各12g，醋炒柴胡3g，青陈皮各6g，川楝子、制香附、生山栀、当归身、川芎各10g。3剂后诸恙减退过半，惟仍夜寐多梦。前方去柴胡、延胡索、青陈皮，加生枣仁、朱茯苓各15g，粉甘草3g。3剂后去归身、香附，加桑叶、菊花各10g，石决明15g。药后诸恙若失。予丹栀逍遥丸晨服、杞菊地黄丸晚服以善后。

**（三）血瘀证**

小腹胀痛，痛甚于胀，剧则如锥如刺，拒按，其部位常固定不移。此证在产后腹痛病例中较多见；甚则小腹坚硬有形，状若手拳或覆碗者，古代医家称之为“儿枕痛”。《张氏医通》云：“小腹痛满有三，皆为内有留着”。此说也适用于本病。昔贤所谓产后腹痛，一般多指“儿枕痛”。对此证的病因病机，《景岳全书》云：“凡新产之后，多有儿枕腹痛者，摸之亦有块，按之亦微拒手，故古法谓之儿枕，皆指为胞中之宿血，此大不然。夫胎胞俱去，血亦岂能独留？盖子宫蓄子既久，忽尔相离，血海陡虚，所以作痛；胞门受伤，必致壅肿，所以亦若有块而实非真块，肿既未消，所以亦颇拒按”。张氏关于“子宫蓄子既久，忽尔相离，血海陡虚，所以作痛”的看法，与现代医学认为产后子宫收缩而致痛的意见颇为相似。当然，儿枕痛也应该包括血瘀的机制在内。尽管张氏否认痛起于“胞中之宿血”，但从他发明的由芎、归等活血药组成的治儿枕痛的殿胞煎一事看来，也能说明是有瘀血存在的。属血瘀证之腹痛，其脉常细涩，舌有紫气或紫斑瘀点。又此证多呈寒象。如痛久者，亦可酿成热证而出现火灼样刺痛。瘀热证腹痛常发生于大产手术后粘连的患者。治宜活血化瘀，选用殿胞煎（《景岳全书》）、生化汤（《傅青主女科》）、少腹逐瘀汤（《医林改错》）、下瘀血汤等（《金匮要略》）。

【例】 李某，26岁。1982年6月24日初诊：患者于11个月前行阑尾切除术，以后常呼切口处疼痛。本月10日足月分娩，产程顺利。今晨出现粘连性肠梗阻。诊见少腹胀痛阵作，痛甚于胀，其势如绞如刺，拒按，不转矢气，大便秘结，病初小便不畅，量极少，今已半日余未得小便，全不思食，口渴欲饮，身无热，痛时额上汗出，脉象弦数，舌偏红而有紫气、苔黄腻近根部浊厚。询知大产甫五朝，恶露甚少，色紫成块，自昨暮起始，恶露点滴全无。显系气滞血瘀下焦，大肠传导失职所致。证属关格险候，急拟活血化瘀，清热化湿。处方：桃仁泥、当归尾、制香附各12g，官桂3g，瞿麦、萹蓄、锦纹大黄（后下）各9g，太子参、六一散（包）、莱菔子各20g，䗪虫5g，元明粉6g（冲）。服药后未几即肠鸣辘辘，一度腹痛反剧，额汗尤多，旋得矢气，继之临圊得大便少许，约一小时又大便一次，量较多，色黑，小便亦通，腹胀痛随之锐减。翌晨复诊，于原方中去元明粉，续服1剂，腹胀痛即瘥，恶露渐多，继与生化汤加味调治而愈。

**（四）血虚证**

本证每起于产后失血过多，或平素气血亏虚患者。症见腹痛悠悠，以痛势轻微，作多止少，按之濡，喜热熨为特点。且常见面色苍白无华，神情疲惫，四肢乏力，头目眩晕，大便干结。脉虚细，舌淡红，少苔或薄白苔。若恶露量仍较多，又见耳鸣、心悸怔忡，甚则四肢麻木，腰骶酸坠者，宜绝对安静休息，严禁交谈。治疗方案可按血崩处理，先塞其流，以防厥脱之变。此外，《景岳全书》在用药方面，考究“补必兼温”，因此，血虚型患者如无热象，宜用温补方药，以收阳生阴长之效。治宜养血益气，选用肠宁汤(《傅青主女科》)、当归建中汤(《千金方》)。

【例】 余某，28岁。1982年4月24日初诊。脘痛已近三载，作止无常，每逢劳倦或感寒必发。其痛也，辄起于巳未空腹之际，得食则安，喜热喜按，中州虚寒可知。昨午顺利大产后约一时许即小腹疞痛，悠悠然喜按，恶露量较少。待至申时又增恶寒发热（体温39.2℃），有汗不解，不咳，头晕，肢体酸痹，不饥不纳，口不渴。脉浮微数，舌淡红，边有齿痕，苔薄白。素有脘疾，脾胃由此亏虚，中焦不能取汁变化为血，血气不足已久，又值新产亡血，冲、任、胞宫失养，下焦虚寒，无怪其腹痛绵绵不休也。夫营卫同出中焦，中虚脘痛三载，此次临产一日，食饮俱废，中州益伤，营卫因以失和，此寒热交作之所由来也。法当养血，调和营卫。处方：熟地黄 15g，全当归、制香附各 10g，赤白芍各 12g，川芎、川桂枝各 6g，粉甘草、小茴香各 3g，生姜 3 片，大红枣 5 枚。1 剂。翌日复诊，腹痛已止，形寒亦罢，体温降至 37.6℃，开始进食，原方续进 1 剂，诸恙若失，予十全大补丸善后。

产后多虚。女子不足于血，产后亡血尤其多虚。血为气母，气附于血。血亏则气无所附而随之亦虚。所以《丹溪心法·产后》篇中指出："产后无得令虚，当大补气血为先，虽有杂证，以末治之。"因为扶正即所以祛邪，正盛则邪自却。即或邪盛证实，如因寒凝、风冷、气滞、血瘀所致之产后腹痛，需要急则治其标时，于邪去痛定后，仍应养血以扶正。如周案于祛寒逐瘀，腹痛大定后，即参入熟地黄、鸡血藤之属。

产后多瘀。大产多亡血，此际常因血虚气弱，气血运行不利，易于出现部分血流停滞的病机而呈瘀血状态。再者，产程中离经之血均为败血，属瘀血范畴。若不及时排出体外，易成产后疾患，如腹痛、痛经，甚则干血痨等，因而又应消补兼施，寓消于补，如余案方中用赤芍、川芎，即体现了这一意图。产后多虚与多瘀，交织成产后特定的正虚邪实、虚实夹杂的局面，治疗时须根据标本缓急的具体情况，或先补后泻，或先泻后补，或补泻兼施，当通盘计划，不可有所偏废。

产后宜温。此说的意义有二：由于血得寒则凝，得热则行，"产后宜温"有祛除恶露，防止留瘀之意，此其一；产后气血不足，"宜温"有寓温于补，且温不伤中，借以资其生化之源。于此可见，"产后宜温"的治法，是考虑到妇女产后的生理特点、病理变化等因素而提出来的。更何况产后百脉空虚，寒邪易于入侵。因而"产后宜温"的治法，也是临床经验总结，有其理论基础和实践指导意义。

结合辨证。如上所述，产后多虚、多瘀的病机，以及"宜温"的治法，都有其客观依据，只有掌握这些特点，才能发挥中医固有的特色。在另一方面，也要结合具体病情，灵活地进行辨证论治。如徐案与李案，其腹痛并不属“宜温”的范畴。不过尽管此类病例宜清而不宜温，但同样要领会“产后宜温”的生理、病理特点，掌握好清法用药的尺度，不能过剂或过量，以免戕贼胞宫生发之气，导致寒性腹痛或其他疾患。

## 第二十节 药流后恶露不止

药物流产以其无创伤，无手术心理负担而广泛为育龄妇女所接受。近年来，许多医院采用米非司酮作为终止早期妊娠的首选药，其效果确实令人满意。但在取得显效的同时，又有流产后恶露成月不止的弊端。本病与《金匮要略·妇人妊娠病脉证并治》所述“有半产后因续下血都不绝者”之论相似，仲圣用养血、活血、止血的胶艾汤主治，这对治疗药流后恶露不止疾患，颇有启迪意义。

接诊的患者，正值25~38岁的年龄段，这正处于《素问·上古天真论》篇关于“三七肾气平均……四七筋骨坚，发长极，身体盛壮；五七阳明脉衰”的极盛及始衰之间，此其一。其二，就诊前为健康者，其出血量较少，而淋漓不断的恶露，已成离经之血，《血证论》瘀血条云:“既是离经之血，虽清血鲜血，亦是瘀血。”因而应从实证方面考虑。其三，前贤从妇女一生中的经、孕、产、乳等生理因素而得出“不足于血”的结论，例如《玉机微义》就曾指出:“诸经有云，阳道实，阴道虚，阳道常饶，阴道常乏，阳常有余，阴常不足。以人之生也，年至十四经行，至四十九而经断，可见阴血之难成易亏如此!”由此可见，妇女平昔阴血即相对不足，更何况处于临产失血状态。尤其值得注意的是，大产为瓜熟蒂落，小产包括药流属强制剥离，此刻患妇生理必然发生突变而出现紊乱，古代医家的认识“小产重于大产”是有其见地的。从以上有虚有实的年龄结构、属实的症情、小产本身亦属虚等三方面，说明产后病机为亦虚亦实，虚实并见。张介宾对此有精辟的论述，他在《景岳全书·妇人规》中指出：“产后气血俱去，诚多虚证。然有虚者，有不虚者，有全实者。凡此三者，但当随证随人，辨其虚实，以常法治疗。”常法当指“虚则补之，实而泻之”，虚实夹杂者，消补兼施之。药流后恶露不止患者，无一不有瘀，也无一不夹虚。我们这一认识，与前贤关于产后“多虚多瘀”之论不谋而合。虚中有瘀，瘀中有虚的机制，既是为药流后恶露不止患者的写照，又为制订治疗方案提供线索。对此体虚证实的病员，消之则伤正，补之又碍邪，只有边补边泻，方称药证相对。

从虚实兼顾的治法着手，经过半个多世纪治产后“恶露不尽”的实践——筛选——实践过程，取得了一定的经验，而药流后恶露不止，虽属新出现的病种，但“多虚多瘀”的病机未变，遂自拟一方，称之为加味胶艾汤。药用：大黄芪、生地、熟地各10～20g，全当归、京赤芍、川芎、清阿胶（烊化冲入）、大艾叶各10g，锦纹大黄3～6g，甘草3g。本方即《金匮要略》胶艾汤加黄芪、大黄而成。宋代《和剂局方》的四物汤，即从胶艾汤中抽取地、芍、归、芎组成，为历代医家常用作补血和血的调经方。胶艾汤中的君药阿胶，乃血肉有情之品，其补血之力胜于归、地。加艾叶的意图有二，一为“产后宜温”，一为暖宫，使血行流畅，不致寒凝为瘀。复入“为补气诸药之冠，功能生血生肌”（黄宫绣）的黄芪以补气。黄芪与原方中当归为伍，则成当归补血汤，两者一阴一阳，一气一血，相辅相成，以达气盛血生，阳生阴长的境地。此属扶正理虚的一面。至于祛邪消实的另一面是，原胶艾汤中的当归（用全当归）、赤芍、川芎等活血之力显然不足，于是又参入一味大黄，此药与方中的地黄配合后，又成为《千金翼方》中的生地大黄方。原文卷十八吐血第四云：“吐血百治不差，疗十十差，神验不传方。”先祖润身公，先父华国公，每用此方治疗内科吐衄诸症，我本着“异病同治”的医训，又试用于妇科，开始以之止经漏，包括近30多年来因上环、人流等引起的经水淋漓不止，尔后又逐步应用于崩中、功血、产后血晕、闭经等虚实夹杂证。近10余年，又以之治药流后恶露不止，均取得较为理想的疗效。方中大黄苦寒，功善推陈出新，破血逐瘀，瘀血去则血得归经而自止。关于大黄的用量，我家也有一定的法度，如治崩漏疾患，用小量，控制在3～6g之间；其中崩初如涌，有厥脱之兆者，用大黄炭3g，崩量渐减；经漏、人流、药流引起的经水淋漓不断者，用生大黄3～6g，每收化瘀磨积之效，无攻伐伤正之虞。大黄与生地黄相配，取大黄泻其实，地黄补其虚；两者配伍，则动静结合，开阖相济，且补且泻，亦填亦削。相反而实相成，乃两者合用之特色，适用于热扰胞宫、血海沸腾夹瘀的崩漏、恶露不净、痛经等症。从上述方义中可以看出，加味胶艾汤具有补气养血，活血化瘀的功能，对于药物流产后体虚证实的恶露不止患者，用之有标本兼顾的功效。

加味胶艾汤的加减应用：①素体亏虚或出血量较多，迁延2～3月不止，面色㿠白，动则汗出，神情疲惫，语声低，脉濡者，去川芎加红参5～10g（另煎冲入），左牡蛎30g，黄芪加至30g，大黄用炭；②面色萎黄少华，心悸怔忡，寐少梦多，舌淡，脉细弱，加归脾丸，并加倍常用量；③眩晕、头痛、目涩，耳鸣，甚至午后两颧红赤，易怒，舌红少津，黄芪减为5g，艾叶减为3g，加枸杞、菊花、生山栀各10g或黛蛤散、玳瑁各10g，或石决明15g；④面色㿠白、耳鸣、腰脊酸痹，小溲数欠，舌淡苔白，去生地黄，加红参5g（另煎冲入），山茱萸10g，川杜仲15g；⑤少腹胀痛，加醋炒柴胡5g，制香附10g，延胡索15g；⑥恶露色紫黯有块，少腹阵痛，痛则下瘀块，下则痛缓，加失笑散12g（布包），生卷柏10g或怀牛膝10g；痛甚者加乳香、没药各6g，延胡索15g；⑦血热，艾叶减为3g，加粉丹皮、黑山栀各10g；血寒，去生地黄，加肉桂心3～5g。

【例1】 寓消于补案。金某，37岁。1998年1月6日初诊。胃疾两载，不饥少纳，生化之源亏于内，年逾“五七”，阳明脉衰，面色萎黄显诸外。气血不足，自不待言。四月前，药流后，恶露淋漓无虚日，心悸怔忡难安寐，少腹坠痛及阴门，脊骨酸痹连腰府。询得经量或多或少，审知经色亦淡亦紫。舌淡苔薄，脉濡细。产后“多虚多瘀”，前贤早有定论。法当寓消于补，方选加味胶艾汤。处方：大黄芪20g，生地、熟地各15g（砂仁3g拌），山茱萸10g，川杜仲15g，清阿胶（烊化冲入）、全当归、赤芍、白芍、大艾叶各10g，锦纹大黄、粉甘草各3g。5剂。

1月13日复诊：恶露已净3日，且渐知饥思纳。刻下除腰府稍酸痹，夜寐欠安外，他无不适。处方：前方去生地、赤芍、甘草，加续断肉、金毛狗脊各15g，生枣仁30g，全当归改用当归身，艾叶减为3g。5剂。

1月20日三诊：诸症悉除，眠食如常人，已上班。再以归脾丸、六味地黄丸各1瓶，每日3次，每次各12粒；全鹿丸1瓶，每日3次，每次6g；玫瑰花14g，陈皮35g，分7日沸水冲过口。

**按：**按证而论，本案脾胃病于前，肾气弱于后，诚如张介宾所言：“五脏之伤，穷必及肾”，值此先后二天同病，既虚且瘀，虚重于实之际，惟有消补兼施，寓消于补，方选加味胶艾汤去川芎之辛散，参入山茱萸、杜仲，以益肾强骨。奏效后，复诊仍着眼于调补气血，重治先天。考虑到填补之品，用于产后病后之体，常有虚不受补，壅气胀闷之弊，仍留一味大黄，且小量大黄，与大队补药同用，不仅“同补药则补”，且取其静中有动，虽补而无“腻膈”之虑。三诊以丸药两益先后二天以竟全功。

【例2】 寓补于消案。王某，29岁。1997年8月26日初诊。药流后恶露始则量多若崩，继则淋漓七旬不净。刻下量虽少而色紫黯成块，脐腹下连少腹两侧胀痛，不喜按。近一周来自汗盗汗，询得眠食俱佳，五七日始一更衣，舌红苔白。证属流产后恶露不止，正渐虚，邪犹恋。法当益气养阴，活血化瘀。方选加味胶艾汤出入。处方：生黄芪15g，生龙骨、生牡蛎各30g，熟地黄15g，清阿胶（烊化冲）、当归尾、京赤芍、川芎、桃仁泥各10g，锦纹大黄6g（后下），大艾叶5g，制香附10g，红花3g。5剂。复诊时主诉，服药3日，恶露即净，腹胀痛亦止。刻下虚汗渐敛，大便转软，日或间日一行。处方：玉屏风口服液20支，每日3次，每次1支。归脾丸、麻子仁丸各1瓶，常规服。

**按**：就本案恶露量少，色黯有瘀块，脐腹下胀痛而不喜按，以及“四七……身体盛壮”等方面来看，其证当属实。但药流时正值婴儿出生甫四月，系哺乳期，此期因大产耗损之气血尚未完全恢复，竟尔再孕，本次药流之初失血颇多，近一周又见自汗盗汗，其虚处已若隐若现。为此，认定其病机为实中夹虚，法当寓补于消，方选加味胶艾汤。方中当归用尾破血，加入桃仁、红花，又成桃红四物汤，以增强活血化瘀之力，药后恶露未见增多而反渐止，是瘀血默化，血得归经，不止血而血自止。

已婚未产的药流患者，经治后2～3天内即可收止血之效。且病情稳定。而已产的药流患者，多数人需要4～5天乃至旬余才能达到止血的目的，且有再次淋漓不净倾向。西医认为与经产者生殖器官多炎症有关。

虚中夹实的药流患者，无论从止血时间及远期疗效各方面来看，均不如实中夹虚患者的疗效理想。这一点也证明前贤关于“实证好治，虚证难疗”的宝贵经验，是有其普遍意义的。

治药流后恶露不止的关键在一“瘀”字，瘀不祛，血必不止。祛瘀药物中，首选生大黄，包括虚中夹实者，如无脱象，则大黄为必用之品。我们观察，二黄胶艾汤的治疗效果，胜于西药抗生素加止血剂，值得进一步探讨。

## 附一、慢性肝炎

### （一）利湿法的运用

急性肝炎，凡出现黄疸者，治法重在利湿，这是尽人皆知的。对于慢性肝炎的湿象还不显著时，医生常忽视采用利湿法，以致湿邪留连不去，影响慢性肝炎的恢复。反之，及时采用利湿治法，可以扫除病因，扭转病机，从而使病情稳定，并趋向痊愈。因而利湿法运用于慢性肝炎，有着积极的治疗意义。

1. 湿和慢性肝炎的关系

肝炎患者，在后期因残湿未净或再度感湿，影响肝的升发、疏泄功能，于是肝气郁于本经，使气机处于阻滞状态；气为血之帅，气滞者血亦瘀，瘀结不散，阻于肝络，以致不能恢复而形成慢性肝炎。

在患肝炎期间，囿于过分增加食糖，不适当地倾向油腻滋补，或因长期使用苦寒，以及盲目柔润填塞等误治因素，使湿邪迅速滋生，影响了脾燥湿的功能。在脾不化湿的同时，由于湿困脾阳，往往还出现脾不磨谷的局面，于是中焦无以取汁变化而赤以为血，最终使肝欲藏血而不得。肝以血为体，以气为用，血属阴，气属阳，故肝有“体阴而用阳”之称。肝血不足，则肝气有余；肝阴有亏，则肝阳独亢；在这气有余，阳独亢的前提下，肝炎患者不但难以好转，相反地由迁延而成慢性。

2. 利湿法在慢性肝炎中的运用

（1）常法：根据“治湿不利小便，非其治也”的指示，利湿法多采用由淡味渗利水湿之品组成的方剂。本法适用于慢性肝炎患者出现肢体困重，胸痞，口甜而粘，不渴，小便短少，苔腻、白滑或厚滑，脉濡或缓等常见症状者。在具体运用上，重则用茵陈四苓，轻则用防己茯苓汤去桂枝。至于湿邪不甚，欲清化则选白花蛇舌草，欲温化则取晚蚕砂。此外，六一散、薏苡仁等，均可相机使用。

（2）变法：这里是指用其他治法以达到利湿目的的治法。

①理气法：为了强化利湿的手段，在渗利水湿的同时，应该加以理气。既然“气行则血行”，“气行则痰消”的论点久已公认为无比正确，那么从这一概念推演引申，我们提出“气行则湿化”的说法，看来也是切实可行的。行气是增加利湿作用的有力保证，这里拟分三点讨论：第一、宣通脾气法：注意到叶天士曾用杏蔻橘桔等治湿温，称之为“开泄，宣通”。我们借用其法，仍取蔻仁、橘皮及藿香等“轻苦微辛”之品，虽然这里并不要求“达归于肺，”但轻苦能化湿，微辛可透达，借此流动之性，以祛粘滞之湿。伏思湿虽由脾生，然亦由脾化。诚如吴鞠通说：“湿为阴邪故也，当于中焦求治。”上述药物，均可入脾以宣通脾气而助脾化湿。实践也支持我们这一设想不失为利湿的较好变法之一。此法尤适用于慢性肝炎活动期黄疸指数反复增高者，以之与淡渗药配伍应用，并重用赤芍30～50g，每有建树。第二、开通肺气法：我们从实践中体会到“湿为水之渐，水为湿之甚”，因而必要时还可以采用开通肺气的治法，仿提壶揭盖选用桔梗或紫菀以“启上闸”，从而促进肺的“通调水道”的职能。对于用淡渗利湿法后而仍然达不到利湿的目的时，用开通肺气法往往能取得理想的疗效。第三、疏利肝气法：基于一方面木郁必克土，土病则湿胜。一方面“土得木而达”，疏肝寓实脾之义，因而疏肝亦寓

利湿之意。前人有“肝为刚脏，非柔不克”的教导。养肝体固宜柔润，疏肝用，利肝气药物，同样也不宜温燥。可以首选性偏于凉的郁金、川楝子等，柴胡也在可取之列。

②实脾法：在黄疸指数降至正常数值后，则常参以实脾法。由于脾属中土，土必有湿，湿附于土。“诸湿肿满，皆属于脾”，湿困脾阳”，“脾虚受湿”，“脾阳不足，湿浊有余”，这些词句在古今各家医案中俯拾皆是。湿不离乎脾土，犹之“疟不离乎少阳”一样。可见湿之与脾，有着特殊的亲合性，这是一方面。另一方面，脾与肝在生理上相互支持，《素问·宝命全形论》说:“土得木而达，”即所谓土需木疏；当然，木也赖土荣。在病理上，肝病每多及脾。木郁则克土，而土病木必乘，所以常表现为肝脾同病而要“当先实脾”，以俾脾能化湿。须知“脾主湿”，脾的特性是喜燥而恶湿，有旋运水湿的功能。利湿固可以健脾，而健脾正所以利湿。脾健湿方化，正复邪自除。药物首选白术、山药之属，俟脾气健旺，方能鼓湿下行。慢性肝炎经常利湿，虽然有利也有弊，但利多而弊少，且其弊可以用配伍的方法加以克服。在有利的方面，感觉到采用分利手段后，水湿既能下行外出，也能使湿不与热搏，以分化瓦解为目的而孤其势，此其一。其二，慢性肝炎之所以反复发作，迁延不愈，其因素无非出自两个方面，一为正不复，一为邪未去，二者必居其一，且常兼而有之。其中邪不去包括湿邪留连或再度感湿。由于湿为氤氲之邪，易着难行，即便临床上已察觉不到有湿邪表现，仍然要吸取炉烟虽熄，灰中未尝无火的教训，因而在患者自觉无所苦，无证可辨，特别是那些慢性肝炎活动期患者，黄疸与皮肤瘙痒虽然全部消失，我们还是要考虑到利湿，以防死灰复燃，邪湿再生，从而减少其发作和发展。当然，对于无证可辨的患者，只需使用小剂量的利湿药，以示照顾到利湿。其三，慢性肝炎气虚阴伤的症状是常见的，而党参、山药、枸杞、石斛之属也是常用药物。须知益气

之品多甘温，育阴之品多甘寒；甘能助湿，此时配以渗利之品，则补不碍湿，利不伤正，终于相反相成。号称有三补三泻制方之妙的六味地黄丸之用茯苓、泽泻，也未尝没有这个含意在内。其四，湿邪有从阳化则热而成湿热，与从阴化则寒而成寒湿。急性肝炎多属湿从阳化，无论其有无黄疸，均以湿热为先。慢性肝炎绝大部分也是湿热，但就湿热两者的比重来说，慢性肝炎以湿重热轻居多；之所以湿重于热，看来与我江苏地区偏处东南沿海，地势低下卑湿有关。叶天士云；“且吾吴湿邪害人最广”，此论诚属阅历之言。这些病例，治疗时虽然可以辅以清降，但这类患者每有脾胃不健的临床表现，特别是纳少、厌食的病员，不适宜使用尤其不能大剂量使用苦寒药物，以防重伤其中，还应以利为主。

③纠偏法：在长期使用利湿方药时，不能无视利湿伤阴的问题，需要作好纠偏的打算。其方法有三：第一，效春泽汤用党参或茵陈玉露饮用沙参意，于利湿方药中参入一味党参或北沙参以滋气阴，使邪去而不伤正，做到既发挥淡渗利湿的功能，又弥补利水伤阴的弊病。第二，小其制。根据仲师治表湿“但微欲出汗者”的意见，启发我们对于特性重浊粘滞，来也渐，去也迟，难以骤化的湿邪，戒除急于求成的心理，采取小剂量长期服用的蚕食手段，可以减少和避免伤阴。第三，间歇使用包括每旬日交替使用，以及两日只服 1 剂的间日服药法两方面。

采用利湿法注意点：一是大便秘结者慎用。根据叶天士治湿温“以粪燥为无湿矣”的经验，凡大便秘结者，不应列入本法的适应范围。二是阴伤舌红，或有裂纹，或起芒刺，少苔者禁用，以防重伤其阴。

【例】 许某，男，38 岁。1977 年 5 月 5 日初诊。肝功能检查：黄疸指数 20 单位，凡登白试验直接间接均为强阳性，麝浊 10 单位，锌浊 11 单位，谷丙转氨酶 256U。肝脾不肿大。

有目黄染，发热，厌食，胁痛，腹胀，四肢无力等症状，诊断为急性黄疸型肝炎。经西医保肝治疗，症状好转，但饮食和精神状态欠佳，肝功能从未阴转。至 1978 年 12 月 24 日病情反复。肝功能检查：黄疸指数 7 单位，麝浊 14 单位，锌浊 20 单位，谷丙转氨酶 340 单位。超声波检查；肝脾大小正常，较密微波，显示为慢性肝炎活动期，转中医治疗。初诊服四逆散加味，复诊服柴胡疏肝散加味各 5 剂（病史略）。

1979 年 1 月 6 日三诊。初投四逆散加味以疏理肝脾，胁痛即瘥。二诊时增川芎、香附之属，使成柴胡疏肝散之意。服后胸痞一证，初小效而终不效。胃纳欠馨，面色萎黄，肢困乏力者一载于兹矣。若责之肝脾亏虚，原无不合。无如丁巳夏初罹斯疾之际，目黄肤黄俱见，虽曾进茵陈四苓，但因黄疸甫退后过早停药，以致湿邪未净。微不防，渐未杜，又复嗜甘忌医，甘能助湿满中，湿邪从此留连，久羁太阴，脾运不及。夫脾主四肢，“湿伤于下”，“湿流关节”，此四末困重，下肢尤甚之所由来也。湿为粘滞之邪，胸痞乃湿阻气机之象。观乎其脉象濡缓，舌苔白腻可知矣。不尔，何以既无肝郁病史，又连进疏肝理气之剂，胁痛能愈而胸痞不应耶？经谓“必伏其所主，而先其所因”，故欲开其胸，必予芳化；欲健其肢，当投渗利。伏思病久体虚，姑仿春泽汤意，扶正祛邪兼施。处方：潞党参、赤猪苓各 12g，桂枝 1.5g，白术、泽泻、木瓜、藿梗、佩兰叶、广皮各 9g，薏苡仁 30g。5 剂。1 月 11 日四诊。芳化以宣湿，淡渗以利湿，肢困虽未见减轻而胸次痞塞渐开，是为佳兆。据述今晨口中甜腻不清，此属脾瘅，想系遏伏之湿渐化，湿气上蒸所致，非邪气增进，乃脾气来复耳。原方中藿梗、佩兰各加 6g 量，余如前，续服 5 剂。16 日五诊时，症情日有起色，处方不变。藿梗、佩兰用量仍减为各 9g。以后继续复诊 3 次，症状相继消失。处方中先后除去桂枝、藿梗，加晚蚕砂 9g、玫瑰花 1.5g 外，余未更改。九诊时作肝功能检查：黄疸指数 5 单位，麝浊 3 单位，锌浊 12U，谷丙转氨酶 24U。无自觉症状，饮食已恢复正常。

**（二）有关治疗的几点措施**

慢性肝炎具有症状时起时伏，体征或隐或现，肝功亦泰亦否，缠绵反复的特点。除饮食、劳倦、情志、外感多种因素外，由于治疗用药不当，致邪气久留，正气难复，不无影响。现就慢性肝炎的治疗谈几点做法。

1. 关于柔肝疏肝

肝有“刚脏”之称，体阴而用阳。“阴平阳秘，精神乃治”。由于阳常有余，阴常不足，而肝脏尤其如此。“治肝须用补，补肝须柔润”，因而肝体宜柔，肝用宜疏，自毋庸置疑。但“柔”和“疏”的治法如何运用？值得具体研究。

柔肝，叶天士指出：“肝为刚脏，非柔润不能调和”。魏玉璜也主张：“大剂滋润，则津液充而木自柔”，用地黄、枸杞、沙参、麦冬之类。王旭高《西溪书屋夜话录》用当归、杞子、柏子仁、牛膝。这些都很有指导意义。根据“夫肝之病，补用酸，助用焦苦，益用甘味之药以调之”的原则，柔肝我喜用仲师芍药甘草汤为主，取白芍、甘草酸甘化阴，直入肝经，补其虚而制其火。为了增加协同作用，还常加木瓜以助白芍之敛，加枸杞以助甘草之缓，且枸杞本身亦有柔肝之功。

疏肝，主要是因辛温香燥疏肝理气药有灼津劫液，不利肝体之弊。治肝能手魏玉璜氏于此深有体会，他认为：“香燥成胀，辛热成痈”。此说确有见地。为此，疏肝应选择偏凉或微温的药物。王旭高多主香附、郁金，苏梗、青皮，橘叶之属。个人除赞同应用郁金、川楝子、橘叶为主外，柴胡亦可斟酌。

肝郁用疏法，本无可非议。但在具体运用中，也要防止疏泄太过倾向，以免有损肝体。比较理想的是：①在一张处方中不宜用多味疏肝药；②久服方药量宜小其制，柴胡升散，更须注意；③与柔肝药并用。如与枸杞、白芍配伍后，既协同增强疗效，又有拮抗作用以制约散性。至于引用成方，则四逆散、柴胡疏肝散等可供选择。此两方均以白芍、柴胡相配，一散一收，不仅无碍于疏肝，并符合“以酸补之”的原则，而收养血柔肝之效。

2. 关于和胃

慢性肝炎患者，普遍有胃呆纳少现象，而气滞及胃阴不足者尤较明显。“人以胃气为本”，故“得谷者昌”。食欲不振，元气难复。其迁延不愈的因素，看来与胃不和有关。

对于气滞型患者的胃不和，有人认为是木强侮土的结果，因而有重在疏肝，不需和胃的见解。肝获条达，则不治胃而治在其中。通过多年来的临床摸索，初步统计食欲不振的病例，有三分之一属于不治胃而胃自调的；三分之二须通过和胃才获好转。这就令人信服前贤“疏肝不忘和胃”认识的正确性。据观察所得，胸痞而又易怒，舌苔白腻者，多不需治胃，以疏肝药加丹、栀凉肝即可；胸痞，舌苔腻而无易怒见症者，则宜参以和胃，如玫瑰花、淮山药、焦白术、砂仁壳、橘白等均可选用。

又如脾主运化，胃主纳谷，故肝病及胃，胃阴不足者，每见不饥不纳。诊断依据为舌偏红而干，少苔，脉细数等。药用麦冬、石斛、白扁豆等甘凉濡润以养胃阴，复佐白术、砂仁壳以通补脾气，如此则气阴两调，寓消于补，寓通于填，庶儿中州健运，谷食日增。

3. 关于胁痛

胁为肝野，肝病则胁部不适。《灵枢·五邪》指出：“邪在肝，则两胁中痛”。临床所见，慢性肝炎胁痛的部位多在右胁肋下及心下，或两胁肋下，偶见于胸膺部。胁痛是慢性肝炎反复发作的一个主症，胁痛与否，是衡量病情进退的依据。

胁痛可分胀痛、刺痛、窜痛、着痛、新痛、久痛、隐痛、剧痛、时作时止、痛无定时、喜按、拒按等不同情况，可据以判明其邪在气分血分，在经在络，属虚属实而随证施治。还因为慢性肝炎的胁痛，常表现为气血同病，虚实互见。有气滞偏重，或血瘀较显，也有虚中夹实及实中夹虚之别。基于上述情况，治疗时应采取疏气活血，消补兼施的针对措施。

胁痛反复发作，长期不愈，久痛入络、入血，患者自觉痛处灼热。此为络阻血瘀火郁的辨证关键。因慢性肝炎多气滞血瘀，久则化火生热，所谓“气有余，便是火”，这是属实的一面。属虚者则多为阴虚阳亢之内热。此类胁痛，非苦寒直折所能解决，应予疏气活血或养阴，另加一味丹皮以化瘀凉营。同时，还观察到胁部灼热痛患者，往往因热迫血上行而鼻衄、齿衄，用凉降药后，不止其血而血自止。

用养血柔肝、疏气活血、通络诸法而胁痛仍不解者，此时又须作全面分析，分清其矛盾的主次。如有用鸡胆汁清泄，或姜、附温运，或大黄通导等为主，而胁痛即随之缓解或消失，足证从整体出发，抓住主要矛盾的重要。

4. 关于泄泻

如患者兼见泄泻，但无肝经见症，则宜从健脾利湿着手，用参苓白术散酌加羌、防之属，取风能胜湿之功而收效。肝强脾弱者，宜痛泻要方。其中白术与白芍的用量大小，视肝脾病孰轻孰重而定。如以肝为主，重用白芍，以脾为主，则重用白术。

脾气不足，大便不实，如中阳不振者，可用振奋脾阳的附子理中。曾见一例罹肝胆疾患多年，因长期泄泻，服参苓白术散、香砂六君子汤、四神丸等无效。当时囿于肝胆炎症。不敢着手温阳，致迁延数载不愈。后服附子理中汤 6 剂，不但便泻痊愈，肝胆病也一度消失。这一土旺木荣的范例，值得重视。

肝炎泄泻一证，系“湿胜则濡泄”所致，常有腹胀、少纳、胸痞等湿阻气机的症状，故可用姜、附扶阳温中以消阴翳，但只能暂用，以免过剂助热。一般用量宜小，附子以用 3g，干姜以用 1.5 ~2g 为宜。服姜、附前后，应认真观察舌苔变化。倘服后舌质虽未转红，但苔已不若往昔滑润，为湿邪渐化之征，此时姜、附可择一或减量使用；如苔略干及有口干欲饮者，则宜停服。总之，宜切实掌握毒药治病，“衰其大半而止”的原则，“毋使过之，伤其正也”。

5. 关于逐水药的运用

肝硬化的康复，多视腹水能否消失而定。凡腹水能消失者，预后较佳；持续不消，常致死亡。因而用逐水药有其积极意义。但必须以尚能少量进食的患者为用药对象，否则将难免失败。逐水药的具体用法是：以煨甘遂及炒二丑研末吞服，从小剂量开始，逐渐增加；每次常用量，甘遂为0.6～1.5g，黑白丑各1.5～3g，日1～2次。根据患者体质的强弱，以3～7天为一疗程。如腹水未全部消失，停5～7天后再服一疗程。须要注意的是，甘遂应用面粉调和包裹后煨透，以避免呕吐反应。使用逐水药，总的原则是，与其先攻后补，不若攻补兼施。在服法上，每天黎明空腹时服甘遂、二丑药末，至上午8～9时泻水基本停止。午、晚餐前后各服以党参扶正，桂枝、茯苓温阳利水为主的汤药一次；既不牵制泻水的作用，更由于扶正而鼓荡水湿及时排出。

对肝硬化患者的治疗，应从全局观念出发，不能见病治病，未有全身症状不好转而腹水能消失的，此点尤耐人寻味。

对于食管静脉曲张的肝硬化患者，用甘遂一类逐水药，如未煨透，往往引起呕吐而导致吐血。我地有专用自制十枣丸治单腹胀而经常出血者，并非绝无仅有。

6. 关于活血祛瘀药的运用

肝病多有瘀血症状。本着“留者行之，结者散之”的经旨，以活血化瘀方用于肝炎，自不乏先例。至于治疗肝硬化患者，此类药尤不可缺。常用药有归尾、桃仁、赤芍、丹皮、丹参、琥珀、卷柏、参三七等。这里还有必要对丝瓜络和䗪虫进行推荐。因慢性肝炎常有络阻瘀热现象，用丝瓜络入肝通络，又可凉血；䗪虫功能走窜经络，破血逐瘀，搜剔癖积，治血之功虽同虻、蛭，而性较缓，用于正虚邪实之肝硬化阶段，具有收效大，副作用小的优点。在活血化瘀的同时加用补血药，则较之先消后补者更易于康复。

7. 注意事项

肝炎患者的情绪多不正常，往往表现为急躁易怒。所谓“肝主怒”，“怒伤肝”，形成了恶性循环而长期胸痞、胁痛。亦有内心焦虑，情志抑郁，而致胃纳不振。对于这些患者，不能徒恃药石，须注意精神治疗。《内经》早就指出：“恬澹虚无，真气从之。精神内守，病安从来？”因此要求做到安定情绪，性情舒畅，以提高治疗效果。

“饮食自倍，肠胃乃伤”。肝脾不和的患者，应做到“食饮有节”，决不能恣纵口腹，尤其不能过食糖类、油腻，否则必致湿热愈恋。更不宜进辛辣食物，以免劫损肝阴胃液。

## 附二、慢性肾炎

### （一）慢性肾炎水肿病机及附子组方治疗效用

慢性肾炎水肿病机及附子组方法治疗效用示意简图

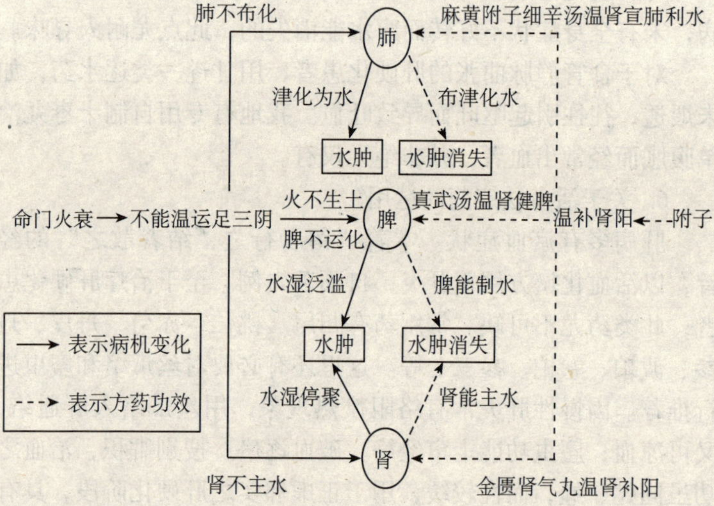

如示意简图所示，肾炎水肿的病机，关键在命门火衰，肾阳不足。附子壮命火，温肾阳，使肺能布津化水，脾能制水，肾能主水，从而水得归经，循常道运行而肿消，再加扶正调理，则慢性肾炎能日臻坦途而痊愈。

**（二）附子组方在实践中的运用**

慢性肾炎与水肿病虽不能等同，但基本近似。远在汉代，张仲景氏治水气病即用麻黄附子汤以发汗散水，温阳消肿。可见温阳是治水肿病的治本法则。按此思路，我们以附子组方治疗肾炎，并取得了一定的疗效。

1. 麻黄附子细辛汤

慢性肾炎由于病久体虚气弱而致卫外无权，藩篱不密，风寒乘虚外束，肺气壅实，气不布津而为水，水道被阻，外泛为肿。临床习见此类水肿多突然而来，肿势较猛，呈周身性，并常有恶寒发热，无汗，身痛、咳喘，胸胁痞满，舌正红，苔白滑等见症。有扁桃体炎宿疾者，发病时可见咽喉疼痛。尿检蛋白亦常由微量或＋～2＋骤增至3＋～4＋，并出现颗粒管型。此刻予麻黄附子细辛汤加浮萍、羌活、杏仁、陈皮等宣肺散邪，温肾助阳，2～3天内可恢复到外感前不肿或轻度水肿状态，寒热亦可消退而咳喘渐平，尿蛋白亦随之减少。慢性肾炎表现为肾阳不足，寒湿为患，水气在表，水肿渐及头面，形寒怯冷，气喘，小便不利，脉沉细，无表症或表症轻者，前方去细辛，加甘草为《金匮》麻黄附子汤，一以温经助阳，一以发汗消肿。

2. 麻附五皮饮

方出《通俗伤寒论》，由麻黄附子细辛汤合《中藏经》五皮散（饮）组成。《素问·至真要大论》云：“诸湿肿满，皆属于脾”，而五皮散功在渗利水湿，健脾调气，适用于脾不化湿，气滞水停，水溢高源而致面目四肢悉肿，气喘者。对于慢性肾炎，平昔因脾不制水，水失常道，上逆为喘，外泛为肿，内停作胀，小便不利，复外感而见寒热身痛者；或五皮散证又有寒盛伤阳，形寒怯冷，舌淡，苔白滑，脉紧或沉迟者，辄用麻附五皮饮上以宣肺，中以健脾，下以温肾，三阴同治，以复其布津、制水、主水之能。运用此方的辨证关键在于：①邪水弥漫，周身悉肿，多日不消；②上见气喘，中见腹胀，下见尿少；③水肿处皮色光亮；④有寒盛阳弱见证或兼外感者。

3. 实脾散（饮）

顾名思义，本方原为实脾而设。由于脾为阴土，喜燥恶湿，脾气充则能运化水湿，脾气弱则反被湿困。所以《医学入门·水肿》篇云："脾病水流为湿"。慢性肾炎水肿多缠绵日久，寒湿困中，脾阳受戕。《济生方·水肿论治》篇云："水肿之病，皆由真阳怯少，劳伤脾胃，脾胃既寒，积寒化水"。济生方之论，堪为实脾饮证而言。此证病机为：脾肾虚寒，水停气滞，尤以脾阳受戕为主，因而用实脾饮以充实脾阳。方中草果，昔贤称其能"治太阴独胜之寒"，再伍以干姜，足可温脾祛寒，扶阳抑阴。今又入温补肾阳之附子益火生土，以先天资后天，实画龙点睛之举。正因本方多辛热之品，使用时应以慢性肾炎寒盛气滞水停者为宜。实践中可掌握：①腰以下肿甚，可能有少量腹水；②形寒怯冷，四末不温；③脘腹胀满；④胃呆少纳，大便溏薄；⑤舌淡，苔白腻而滑，脉沉细或沉迟。实脾饮组方，重于温而轻于补，如气虚之象显著者，可遵照《医宗金鉴》意见，参附子理中汤意。

4. 真武汤

方出《伤寒论》，仲圣原用以治脾肾阳虚无以制水，水气内停而致"腹痛，小便不利，四肢沉重疼痛，自下利"的少阴病。由于真武汤组方药简意深，如生姜开肺散寒以启上闸；白术、茯苓健脾渗湿，益中州而开支河；附子温肾阳，司开阖，促气化而疏下源，芍药配附子敛阴和阳。全方用药虽仅五味，而上中下三焦兼顾，于是肾能开阖，肺能通调，脾能转输而水循常道，水肿自消。可见真武汤具温阳、化气、利水之能，乃制水之良方，其功效在肾而亦兼实脾。临床每用之治慢性肾炎四肢浮肿，胃呆少纳，小便不利，大便溏薄，四末不温，甚至水气上凌，咳喘，痰色白而清稀，舌胖嫩，边有齿痕，苔白滑，脉沉迟等脾肾阳虚，寒水内停者。下肢浮肿显著，按之没指，小便甚少者，可酌加少量官桂，化膀胱之气以利水。此《内经》所谓“膀胱者，州都之官，气化则能出焉”。此外，从气行则水行之意考虑，还可参入调气的陈皮或木香。

5. 金匮肾气丸

肾气丸乃仲圣所创，在《金匮》中名八味肾气丸，后世亦称金匮肾气丸、桂附八味丸。肾气丸者，补纳肾中真阳之气也。此丸制方之妙，在于一则用桂附以补命火，温肾阳；一则用地黄滋肾水，山萸添肾精以养肾阴。此燮理阴阳手法。附子与地黄，乃《景岳全书》中所称四维药中之两维，地黄为相以扶正安内，附子为将以袪邪攘外。王太仆“益火之源，以消阴翳”之论，肾气丸当之无愧。正由于桂附能助阳抑阴，阴霾散则气化能复，水道畅通而肿自消。金匮肾气丸中之桂原为桂枝，后世迄今，改用辛甘大热，补命门火，助阳消阴的肉桂，则更符合本方用桂附之原意。肾气丸一般均称之为补阳剂，但从全方组成看来，实为阴阳两补剂。全方补泻兼用，虽补却不留邪，虽泻却不伤正，重在温补袪寒，以复肾主水之职；健脾利湿，重申脾制水之能。前贤赵养葵称之为“诚治肿之成方”。甚是。本方适用于慢性肾炎脾肾阳弱，水肿以下肢为主，虽肿势较轻，但反复发作，缠绵不已，且形寒怯冷，腰膝酸软，小便不利，脉沉弱，舌淡苔白者。用肾气丸治慢性肾炎，须守方作较长时期服用。由于桂附具辛甘火热性味，常服有伤阴之嫌。为扬长避短，既能发挥疗效，又不发生副作用，可采取以下措施：①调整剂量：开始附子用6～10g，肉桂用3g；继则附子用3～4g，肉桂用1～2g；②药物替代：奏效后停用桂附，以仙灵脾、补骨脂、巴戟天等代之。又，实践启示，慢性肾炎除治肾外，治脾亦为关键之一，黄芪、党参之属，均可酌情选用，此益后天以资先天之意。肾气丸加车前子、牛膝，名济生肾气丸。车前子甘寒滑利，性专降泄，有通利小便之功；牛膝能引诸药下行。济生肾气丸中牛膝可生用，取其活血行瘀。仲圣谓“血不利则为水”，慢性肾炎多具血瘀病机，用牛膝活血，亦寓有行水之意。若再参入20～30g益母草，其行瘀消水之功尤著。济生肾气丸既能温补肾阳以治本，又能利水消肿以治标，适用于慢性肾炎下肢浮肿明显，或两足浮肿多日不消，小便不利者。

6. 大黄附子汤

方出《金匮要略》，由附子、大黄、细辛3味组成，属祛寒温下剂，仲圣原用之治“胁下偏痛”的寒实证，笔者用以治疗肾阳亏损，气虚不化，脏腑升降功能失常，湿浊内蕴的慢性肾功能衰竭，症见面色晄白，神情疲惫。形寒怯冷，水肿以膝以下为最，泛恶呕吐，脘腹胀满，大便溏薄，小溲短少甚则滴沥而下，舌体胖大，边有齿痕，色淡，脉沉细，血检尿素氮、肌酐均高于正常值者。用本方取附子温肾阳以固本，大黄泄湿浊以理标。其有风寒外感表现者，用辛温之细辛以疏散风寒，并助附子温肾。肾衰病机在脾肾阳弱，清浊二气逆乱阶段，出现关格、癃闭证候时，除用附子、大黄外，对湿浊上逆呕吐者，加半夏、黄连苦降辛开，或参用代赭石镇逆；小溲量极少或不通者，再加官桂佐附子以鼓舞肾气，且化膀胱之气。还可根据症情演变，加蝼蛄达下窍，逐水通小便；桔梗开肺以作提壶揭盖之举；再参入黄芪补中气以复运化，地黄滋肾阴以益水源。实践证明，有不少肾衰病例，用附子、大黄组方，既可消除症状，还能改善肾功能。如：

【例1】 曹某，男，31岁，2002年5月8日初诊。主诉：

患慢性肾炎27个月，1年前在上海华山医院诊断为肾病综合征，住院及门诊治疗3个多月，一度好转，但最终疗效不理想，浮肿始终不消。2日前感冒，浮肿增剧，发烧，来我院就医。刻诊：一身悉肿，甚于腰背下肢，皮肤光亮，按之没指，恶寒发热（体温38.7℃），无汗，稍咳，咽喉疼痛，腹胀，小便不利，周身疼痛，腰府尤甚，舌胖嫩色淡，边有齿痕，苔白滑而腻，脉弱无力。尿检：蛋白3+，红细胞0~3个/HP，蛋白定量2.78g/24h。血检：白蛋白24g/L，胆固醇9.1mmol/L。证属水肿，由肾阳不足，脾气亏虚，卫外无权，风寒外束使然，法当温肾健脾，辛散解外，方选麻附五皮饮合防己黄芪汤加味。药用淡附片6g，生麻黄、北细辛、甘草各3g，大腹皮、五加皮、陈皮、苍术、板蓝根、白术各10g，黄芪、茯苓皮各15g，生姜皮1g。3剂。另蝼蛄12只，焙干研极细末，分为6包，早晚各服1包。药后得汗，寒热旋退，咽喉疼痛亦十减其八，小溲量增，浮肿渐消。尿检：蛋白2+，红细胞0~2个/HP，蛋白定量2.15g/24h。血检：白蛋白28.9g/L，胆固醇7.5mmol/L。前方去细辛、蝼蛄，加桔梗10g以开肺气，通调水道。7剂。三诊：小溲量不多，仍浮肿。尿检、血检同二诊。前方去板蓝根，加官桂3g，熟地黄15g，一化膀胱之气，一于阴中求阳。14剂。四诊：上药未服完，复感风寒，咽喉疼痛，无寒热。尿检：蛋白3+，蛋白定量2.43g/24h。卫外无权也，参入玉屏风散。于初诊方去细辛，加防风5g，黄芪加量至30g。3剂。5诊：外感已瘥，浮肿尚在。此肺脾肾三脏同病，病历两载于兹，非旦夕之功所可奏效。再为消补兼施。前后服药3个多月，浮肿基本消失。尿检：蛋白微量~+，蛋白定量0.52g/24h。血检：白蛋白34.2g/L，胆固醇5.9mmol/L。症情基本缓解。

【例2】 马某，女，53岁，2002年11月18日初诊。主诉：患慢性肾炎已四年多，诊断为慢性肾炎氮质血症。近旬余来因厌食、呕吐、腹胀、少尿而就诊于余。刻诊：面色灰黯无华，睑浮肢肿，神情疲惫，形寒怯冷，头目眩晕，胃呆少纳，脘腹胀满，泛恶呕吐痰水，腰府酸痛，溺少，便溏日一行，偶或神迷，舌色淡，舌边有齿痕，苔白腻，舌根部浊厚，脉沉迟少力。尿检：蛋白2+，红细胞3~5个/HP，白细胞2~5个/HP，颗粒管型少许。血检：血红蛋白65g/L，尿素氮14.4mmol/L，肌酐227μmol/L。证属水肿，由脾肾阳弱，湿浊内蕴而起，淹缠四载余，升降无能，清浊逆乱，关格之属也。法当温补先后二天，兼以苦辛通降，升其清，降其浊，与四维汤合黄连温胆汤出入。药用老山参（另煎冲服）、大黄（后下）、附子、姜竹茹、陈皮、苍术、白术各10g，熟地、茯苓各30g，制半夏12g，肉桂、黄连、白蔻仁（后下）各3g。3剂，2日服完。二诊：呕吐已止，稍泛恶，小溲渐畅，大便溏，日3行，自昨晨起，神识全清。关格之证十去其八，仍宗前法，大黄减为6g。3剂，日1剂。三诊：胃纳渐增，神情日振，未见泛恶，小溲量渐增，大便仍溏，日1行，舌根部浊厚之苔转为白腻，惟肢肿未消，脘腹胀满起伏无常。尿检、血检略有好转。此关格已解，再从本治。考虑到腹满之疾，《金匮》有“腹满时减，复如故，此为寒，当与温药”之训，原方中虽有辛热之桂附，然昔贤有“附无姜不热”之说，于是方取四维汤合济生肾气丸、五苓散，并参入干姜。药用老山参（另煎冲服）6g，熟地黄、茯苓各30g，砂仁（拌）3g，附子、大黄（后下）各6g，肉桂2g，苍术、白术、猪苓、泽泻、车前子（包）、牛膝各10g，山药15g。7剂。药后病情稳定，以自拟四维汤、济生肾气丸加黄芪、苍术、白术、巴戟天、益母草等制成丸剂常服巩固。

麻黄附子细辛汤与麻黄附子汤同用于肺肾同病其本在肾、其末在肺之际，但前者用于肾炎兼有外感风寒表症者，后者用于肾炎邪水外泛，无表症或表症轻者。麻附五皮饮适用于肾炎寒盛伤阳，肺脾肾同病，或兼外感者。对脾肾阳虚型肾炎，实脾饮与真武汤均可选用，但实脾饮重在温脾阳，适用于偏脾阳虚者；真武汤重在温肾阳，肾阳虚为主者宜之。金匮肾气丸既有温阳之功，又有养阴之能，乃阴阳两补剂。全方功擅温养足三阴经，切合肾炎发病机制，因而为治肾炎的常用方。济生肾气丸兼有活血行水之效，肾炎下肢肿甚者可选用。肾炎后期发展到肾衰时，其分清泌浊功能严重失调，导致湿浊邪毒内蕴，用附子大黄汤温阳消阴，泄浊撤毒，屡见功效。

慢性肾炎有下列症象之一者不用附子：①舌红苔净，舌红而干，脉象虚数的阴虚型；②有火热之象，烦躁不安者；③肾阴亏耗，水不涵木，虚风上扰的眩晕、头痛、耳鸣等见症者。

## 附三、慢性肾功能衰竭

慢性肾功能衰竭，是由各种原因引起的肾脏慢性损害，肾实质严重损害，以致肾脏不能维持其基本功能，出现氮质血症，最终发生尿毒症。慢性肾炎发展到肾衰阶段，病情凶险，预后极差，治疗非常棘手。我用自拟方四维汤治疗肾衰，在改善症状，降低血尿素氮、肌酐值高方面，有一定的疗效。

### （一）组成及效用

《景岳全书·本草正·附子》条云："夫人参、熟地、附子、大黄，实乃药中之四维。"我用此四味药组方，故名四维汤。在效用上，人参益气，熟地养血，均属补药范畴，从来"补必兼温"，附子乃温热药，与参、地同用，则补养药可以藉温热药的阳热之气以发挥填补不足之生机；而温热药得补品，又可凭补品的生长资源以合成一点真阳之动力。补品与温药相互依存，从而使邪消正长，生生不息。所以张景岳氏于附子条又云："善助参芪成功，尤赞术地建效"。从用四维汤治肾衰的结果看来，张氏的论述是符合实际的。四维汤具有益气养血，温阳泄浊之功，适用于肾衰因脾肾阳弱，湿浊内蕴，血瘀阻络，升降逆乱，正虚邪实，病程迁延，血检尿素氮、肌酐值高的肾功能衰竭者。本方补泻兼施，寒温并进，尤适用于老年肾衰者。盖老人先后二天俱不足，阴阳气血均亏虚，用人参、熟地，一益后天，一滋先天；前者补气，后者养血，似此脾肾同治，可谓药证相对。四维汤中，附子与地黄配用，一壮肾阳，一滋肾阴，使先天阴阳协调，庶几能司开阖之职，主气化之能，变病理状态为生理机制，人体水液代谢才能正常运行。又，附子与大黄配用，取附子温肾阳，壮命火以主气化；大黄涤荡泄浊，破积行瘀，推陈致新以除实邪，邪去则正安。诚如《儒门事亲·凡在下者皆可下式》篇云："陈莝去而肠胃洁，癥瘕尽而营卫昌，不补之中有真补存焉"。此以通为补之说，堪为大黄写照。由于附子与大黄，均具猛烈强悍之性，而肾衰病例，需要长期服药，考虑到附子与大黄两药，久服均有伤阴之虞；且大黄常用，又有苦寒伤阳之虑。为避免副作用的发生，在用四维汤已取得疗效后，需要继续使用时，我每采用下列防范措施：①熟附片先煎半小时，大黄制用，以缓其悍烈之性；②两味药的日用量均为3~6g，此"毋使过之，伤其正也"之意；③在病情日有好转，肾功能逐渐恢复之际，遵照"衰其大半而止"的原则，附子与大黄，每服用一周，停服一周，进退结合，未见有不良反应发生。

**（二）加减**

四维汤的日常用量为老山参6g（另煎冲入），或党参20g，熟地黄20g，淡附片6g，锦纹黄6g（后下）。若关格形成，泛恶呕吐者，参用苦降辛开法，加制半夏10g，黄连3g（姜汁炒）；或苏叶6g以燥湿解毒，降逆。伴逆气上冲者，加代赭石15~30g（先煎半小时）。小便少加桔梗10g，开肺气以启上闸，官桂3g，化膀胱之气，"气化则能出焉"。尿闭者再加蟋蟀两对，或蝼蛄两对，焙干研末，早晚分服。腹水形成者，加马鞭草15g，陈瓢10g。肾衰患者后期出现尿毒症时，往往已由脾肾阳气式微进而演变为阴阳两伤，此刻我的对策是：地黄加大量为40～60g，首乌、黑大豆各30g。若阴伤重于阳衰者，除加大地黄用量，并参入首乌、黑大豆外，附子减为3g小量，或择菟丝子、巴戟肉、补骨脂1～2味以代附子。在阴伤至虚风上扰，眩晕、面赤时，去附子、红参改为党参，用量为15g，再加甘枸杞10g，杭菊花10g，石决明15g，夏枯草10g，以平肝、熄风、潜阳。

【例1】 张某，女，23岁，2001年9月11日初诊。主诉：六年前患慢性肾炎，治疗一年多，曾痊愈9个月。1997年元旦后，因感冒复发，多方治疗，效果不显。刻诊：面浮，下肢肿甚，按之没指，形寒怯冷，面色黄滞晦暗，神情疲惫，腰府酸痛，恶心呕吐，脘腹胀满，不饥不纳，小溲色黄，量甚少，大便干，已三日未临圊。舌边尖红，苔白腻浊厚，脉沉细。尿检：蛋白3+，红细胞2+，白细胞+，颗粒管型+。血检：尿素氮18.2mmol/L肌酐243μmol/L。证属水肿，渐成关格，刻在阴阳两伤，脾肾同病，湿浊内蕴，升降失常之际，法当扶正与泄浊并进。仿四维汤合半夏泻心汤、滋肾通关丸意立方。药用老山参6g（另煎冲入），淡附片6g，官桂3g，肥知母6g，炒黄柏10g，锦纹黄10g（后下），熟地黄15g，制半夏10g，川雅连3g（姜汁炒），淡干姜3g，六一散30g（布包），姜竹茹10g。3剂。两日内服完。

7月13日复诊：昨暮大便已解，今晨再次临圊，质先硬后溏，询得呕恶已止，小溲增多，肢面浮肿渐消，惟仍不饥少纳，脘腹胀满，关格之证虽解，湿浊邪毒尚在，再斡旋中州，通利二便，庶几邪消正长。前方去肥知母、六一散，加苍白术各10g，广木香6g，大腹皮10g，大黄减为6g。3剂，每日1剂。

7月16日三诊：浮肿十去其三，脘腹胀满亦减其半，渐思纳食，大便已畅，日一行，舌根部浊厚之苔已化。尿检：蛋白2+，红细胞+，白细胞3~5个，未见颗粒管型。血检：尿素氮15.7mmol/L，肌酐204μmol/L，再为扶正泄浊，方取四维汤合济生肾气丸出入。药用老山参6g（另煎冲入），淡附片6g，上油桂2g，熟地黄15g，山萸肉10g，淮山药12g，赤茯苓30g，建泽泻10g，车前子10g（布包），怀牛膝10g，马鞭草15g，锦纹黄6g（后下），大腹皮10g，陈皮10g。7剂。此后曾两次因感冒而致病情反复，经用玉屏风散合浮萍等，好转较快。后即守服三诊方1个多月，再以此方为基础，加大有芪、巴戟肉、制首乌、黑大豆、益母草等制成丸剂，每日3次，每次6g。至2002年3月28日复查：浮肿基本消失，神情日振，胃纳一若常人，二便自调，自觉无不适，并已正常做家务。尿检：蛋白微量，红血球0~3个。血检：尿素氮8.2mmol/L，肌酐105.5μmol/L。检查均接近正常值。临床治愈。

【例2】 陈某，男，13岁，2002年8月9日初诊。乃父代诉：8岁时患急性肾炎，经治月余痊愈。半年后又见浮肿，市人医诊断为慢性肾炎，因治疗不及时，以致反复发作。今年4月，血检肾功能异常，且日趋恶化而往上海长征医院求治，诊断为慢性肾炎氮质血症，治疗四周，病情好转，回家后仍未正规治疗。近三日来又因感冒发热，水肿加重，呕吐，不食而来我院治疗。刻诊：身热已历三日（体温39.1℃）咽喉干痛，口渴欲饮，饮水辄吐，腹胀，夜间小溲三四次，量极少，白昼几乎无尿，大便溏薄，日或间日一行，面色皖白且浮，两下肢高度浮肿，神识欠清，舌畔有齿痕，色淡红，苔淡黄厚腻，脉浮数，重按少力。尿检：蛋白3+，红细胞4~5个，白细胞3~5个，颗粒管型少许。血检：血红蛋白63g/L，尿素氮13.9mmol/L，肌酐273μmol/L。证属水肿，已历四载余，显系肾伤火衰，主水无权，气化不利，水湿内停，日久湿渐化热，中州受戕，清不升，浊不降，关格已成，良可虑也。急则治标，古有明训，先为苦降辛开，务使清升浊降，或可转危为安。又表证未解，当兼以疏风宣肺，以冀托邪外出，且复肺经布津化水之能。方用黄连温胆汤合麻黄连翘赤小豆汤出入，药用川雅连2g，姜汁炒制半夏6g，赤茯苓15g，上广皮6g，锦纹黄3g（后下），官桂1.5g，生麻黄1g，净连翘6g，桑皮5g，光杏仁6g，玉桔梗6g，净蝉衣2g，紫背浮萍6g，姜竹茹6g。3剂，两日内服完。

8月11日复诊：药后得汗，身热悉退（体温36.6℃），神识已清，小溲量增多，面浮肢肿已消什三，呕恶十减其八，且进糜粥一小碗。惟仍形寒怯冷，欲得复盖衣被而后快。关格卒病虽渐缓解，而四载水肿痼疾，肺脾肾同病，三焦气化失司之候，论治颇费周折。查本病病位在肾，肾气亏虚，命火式微是其本，湿浊内阻，血瘀不行是其标，拟温肾泄浊化瘀为法。又水肿之证，其性畏土，其制在脾，再参健脾益气之品，仿四维汤参以济生肾气。药用老山参4g（另煎冲入），熟地黄12g，淡附片3g，锦纹黄3g，官桂1.5g，茅白术各6g，赤苓10g，猪苓5g，建泽泻5g，制半夏6g，车前子6g，（布包），怀牛膝6g，净蝉衣2g，红花2g。7剂。自三诊至七诊，先后加用过生黄芪、怀山药、苡仁、益母草及中成药金水宝等。这一阶段，证情稳定，呕恶未作，下肢浮肿已消其半，神情渐振。尿检血检结果均较前好转。八诊时因感冒，病情有反复，水肿再次加重，经加防风、浮萍、银翘等，三日后症状又趋稳定，继续用四维汤合济生肾气丸、玉屏风散加制首乌、冬虫夏草、益母草、净蝉衣、大腹皮、大芡实、金樱子等制成丸剂，每日三次，每次服6g，连续四个月，至2003年2月12日十诊：往昔辄形寒，今已不怯冷，腹胀久消，胃纳迭增，神情日振，面色转润，大便已成形，小溲量亦增。刻下除日暮时足踝稍肿外，余无所苦。尿检：蛋白微量，红细胞0～2个，白细胞0～2个，上皮细胞+。血检：血红蛋白81g/L，尿素氮8.2mmol/L，肌酐 121μmol/L。续服九诊处方半年，症情稳定，已准备复学。

目前有部分学者认为慢性肾炎用桂附，会耗伤肾阴或引起肝功能异常。我的认识是从方中药物看来，肾气丸中，既有温阳之桂附，又有滋阴之熟地、山茱萸；陈修园氏在《金匮要略浅注》中指出:“济生肾气丸……至今奉为水肿、气肿症之神丹，而不知一派阴药中杂以些少桂附，亦从阴化，久服必致阴霾四布，水势滔天……。”陈氏之言，虽有偏激之处，但温阳药与养阴药并用，焉能伤阴？再者肾气丸治肾阳虚型之肾炎，乃辨证论治之体现。如此型不能用肾气丸，又怎能称肾阳虚型？可见有斯型用斯方，于理论于实践均在合法范围，不能因某些病例用药不当导致的坏病而因噎废食。

## 附四、心律失常

我用自拟桂枝加龙牡汤合郁金琥珀散治心律失常已 30 余载，其间得失互见。心律失常与中医的促、结、代脉相似，均为脉来至数不整，其中既有“时一止”的共性，也有迟数不一，以及止有常数的特性，而止有常数的代脉，临床较少见。之所以脉来失常，其缘由来自心病。《素问·六节藏象论》云:“心者，生之本，神之变也，其华在面，其充在血脉”。一旦心不主血脉，则心律失常而出现脉来至数不整。根据《灵枢·根结》关于“四十动一代者，一脏无气……”的理论，以及心悸怔忡，面色萎黄无华，神疲乏力，胸闷，胸痛，甚至呼吸短促，唇舌俱紫等症状判断，心律失常属虚证或本虚标实证。心律失常之本虚，从临床见症看来，同样有阴阳气血之分，而又以血虚为基础。其实是以血滞为主。唯其血虚无以充血脉，而血滞则脉道血流不畅，于是脉来“时一止”。按照“虚则补之，实则泻之”的治则，本病当以补法为前提。在《难经·十四难》“损其心者，调其营卫”，与《景岳全书·论治篇》“补必兼温”理论的启发下，我们用具有调和营卫，燮理阴阳，补益气血作用的桂枝汤加敛浮越之气、救逆的龙骨、牡蛎为汤剂，另用行气活血的郁金、琥珀二味，研极细末作散剂为基本方药。查桂枝汤全方五药，具辛、甘、酸三味，辛甘化阳，酸甘化阴。《医宗金鉴》有“外证得之解肌和营卫，内证得之化气调阴阳”的评价，可称真知灼见。由于“辛甘发散为阳”，桂枝发散力在其尖部，治心律失常者宜去尖用，此其一；其二，我体会，心律失常者，无论为心动过缓或心动过速，用桂枝可发挥其双相作用。《医学衷中参西录·医方》升陷汤条云:“桂枝加桂汤……既善升陷，又善降逆”，在参赭镇气汤中又指出:“夫以桂枝一物之微，而升陷降逆，两擅其功，以挽回人命于顷刻，诚天之生斯使独也”。尽管张氏指的是气的升降问题，但对桂枝的双向作用已有一定的认识。当然，治心动过缓，常配附子、黄芪，而治心动过速，则多配莲心、麦冬；其三，心阳虚或心气虚，桂枝用量在9~15g左右；心阴、心血虚，其用量可控制在3g以下。同理，心阳、心气虚，姜量要大；心阴、心血虚，白芍量宜重。考虑到心律失常与血流涩滞有关，而血随气行，因此又采用郁金、琥珀，借以行气活血，务使血得畅流，则脉来至数可恢复至常态。基于郁金性凉，琥珀性平，久服无辛香燥烈、耗气伤阴之弊，且药性不猛，无克制伤正之虑，对老年体弱患者，虽较长期地使用，亦无甚顾虑。从用上述方药治疗心律失常的结果看来，以病毒性心肌炎的心律失常的疗效较好，冠心病次之，肺心病、风心病又次之。此外，桂枝加龙牡汤治血虚型的一般用量为桂枝、白芍、甘草各9g，淡干姜6g，大红枣12枚，治阴虚型的一般用量为桂枝、甘草各3g，白芍30g，生姜1.5g，大红枣5枚。我们自拟的桂枝加龙牡汤与《金匮要略》治失精家的桂枝加龙牡汤虽在药物组成上相同而剂量相差悬殊，两者不能等同。

## 附五、慢性萎缩性胃炎

现代医学认为，慢性萎缩性胃炎的病理特点是胃腺体萎缩，胃黏膜变薄，黏膜肌层增厚，伴有肠上皮化生、不典型增生等。同时指出，这一病理特点是不可逆转的。然而，据我多年潜心研究并指导课题组协作研究发现，尽管胃镜和病理切片的报告还不够理想，但消除症状乃至临床治愈，还是可以做到的。这里谈谈对本病病机和治法的认识、4 个主症的治疗和 4 组对药的运用。

### （一）病机和治法

1. 病机

形成本病的病理机制大体有三：①外因于热邪伤津耗液，或过服辛温暖胃行气类药，导致胃阴亏乏，无以濡润胃体而致枯萎。②内伤于情志失调，肝气郁结，“气有余，便是火”，是谓志火内燔，此其一；其二，肝气郁结，进而木来侮土，胃气郁滞，再进而气滞血瘀，郁久化火。此二者均可因火灼而伤阴，而胃体枯萎。③饮食失节。这里又有三种情况：一是“饮食自倍，肠胃乃伤”，酿成食积、痰浊，郁久化火伤阴，使胃体枯萎；二是过食辛辣，湿热积结胃腑，耗伤胃阴，不能濡润胃体而致枯萎；三是过食生冷，寒湿伤中，中阳不振，胃体失于温养而致萎。还有部分常服寒凉清胃药，损伤中阳而导致胃体枯萎的（参见下面示意图）。

2. 治法

慢性萎缩性胃炎是现代医学中的难证，中医的治法，既要掌握它的病因病机，还要结合胃喜降恶升、喜通恶滞、喜凉润恶温燥的生理特性，以及阴阳互根、气血相随、脏腑相互影响等基本理论进行。临床上采用三种基本治法：

（1）温润并进：胃阴亏乏，无以濡润者，用甘寒养阴或酸甘化阴法，方选一贯煎、沙参麦冬汤、芍药甘草汤等；中阳

**慢性萎缩性胃炎病因病机示意图**

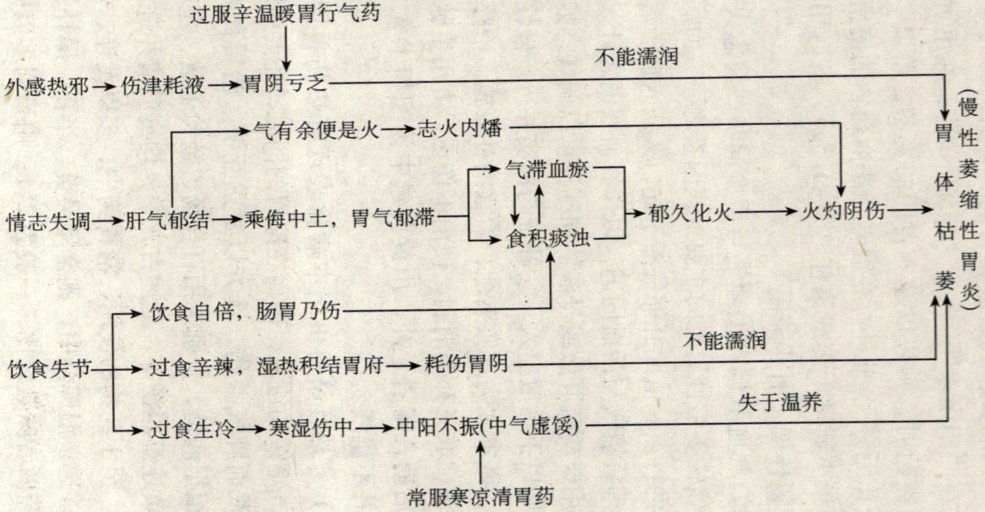

不振，失于温养者，用甘温养阳法，方用补中益气汤、黄芪建中汤、当归补血汤、生脉散等。根据阴阳互根的原理，在用沙参、麦冬、地黄、石斛滋养胃阴类药时，参入益气温阳的黄芪，意在“阳中求阴”，使“泉源不竭”；在用黄芪、人参补中温阳类药时，则佐以滋养胃阴的麦冬，藉以“阴中求阳”而“生化无穷”。此外，在温养、濡润药物的使用过程中，还常加一味小剂量干姜或肉桂（1～1.5g），有时用桂枝或附片（3g），以体现“补必兼温”之意。

（2）气血双调：①理气与活血同步。情志失调，肝气郁结，是慢性萎缩性胃炎的主要致病因素之一，而病程过久，又是本病的特点。值此肝郁气滞于先，久病入血于后，气血同病之际，理宜疏气与活血同进，以作气血双调之计。对以胀为主症者，用柴胡疏肝散或丹参饮加苏梗重以调气；如以久病为主症者，则以手拈散出入。②补虚与消实并行。慢性萎缩性胃炎的病机，基本上为虚实夹杂，治宜消补兼施。治疗初期，宜乎寓补于消，取三补七消制，使消不伤正，方用生脉散配四逆散加味。后期宜寓消于补，用黄芪建中汤配枳术丸、丹参饮增损，使补不壅气。

（3）寒热互济：由于本病除表现有热伤胃阴的病机外，尚有脾气虚馁的迹象，因而在凉胃的同时，还要兼顾温脾，以免胃火泯而脾气益伤，选方以寒热互济、治胃而不碍脾为原则。可根据病情，分别选用百合汤、金铃子散、左金丸、小陷胸汤、黄连温胆汤等。上述古方中，均寓温清并进、寒热互济的方义。至于药物的使用，清胃药中，多以黄连、黄芩、蒲公英等为首选；温脾药中，则常用吴萸、半夏、厚朴辈。寒性药与温性药两者味数之比，一般为2∶1；用量则多以中、小量为主；如用黄连，开始一日量3～4g，黄芩6～10g，蒲公英10g，每剂酌选1～3味不等；吴萸1～3g，半夏6～10g，厚朴3～4g。奏效后减为2/3～1/2量。对于部分中虚的患者，需要续用黄芪建中汤以巩固疗效时，可参入1~2g黄连，或3~5g蒲公英，以作寒热互制互济之用。

（二）四个主症的治疗

1. 消胀

脘胀几乎为慢性萎缩性胃炎必见的症状，90%的患者主诉为脘、脘胁、脘腹胀满，且有连及后背者。它既难以消失，又易于复发。为此，消除胀满，是患者的第一要求。“胀本乎气”、“脏寒生满病”等胀满证的病机，都有其临床实践基础。慢性萎缩性胃炎的胀满，与脾虚运化无权有关，包括无以消谷及不能化湿。患者一方面脘胀少纳，纳后益胀，一方面面黄色萎，神疲乏力，宜用补不壅滞的党参以补益中气，并根据虚实轻重等情况，以决定用寓补于消或寓消于补法。

（1）一曰通：“六腑以通为用”。《丁甘仁医案》更具体地说：“胃为阳土，非清通不和。”“通”不仅可以去痛，同时也能消胀、定喘。通剂中首选大黄。《本草用法研究》指出大黄“专攻心腹胀满”，并进一步说明大黄之所以能消胀，原理就在于“苦寒能沉，带辛散结”。我们体会，大黄消胀的效用，重点出自它的通腑功能，诚如清·徐灵胎所说的那样：“大黄色正黄而气香，得土之正气正色，故专主脾胃之疾。凡香者无不燥而上升，大黄极滋润达下，故能入肠胃之中，攻涤其凝结之邪，而使之下降，乃驱逐停滞之良药也。”这里所说的“停滞”，应该包括气、血、食、痰诸滞。通过涤荡，使停阻脾、胃、大肠中的诸滞下行而不再上逆，于是中州得和而胀满不再出现。关于大黄消胀的用量，宜均取小量，并常因虚实之轻重，以及大便溏薄与否而异。如虚重于实或便溏者，其日用量为3g；如实重于虚或大便正常乃至偏干者，则一日量初诊用5~6g，逐步减为3g，并可连续使用半月至1月，直至胀满消失旬日后再停服。同时可配枳术丸，一则枳实可助大黄导滞，起相须互济功效，如大、小承气汤是；一则白术伍大黄，寓补于消，虽用于面色萎黄、大便不实、舌苔白腻的患者，也能消不伤正，较长时间地服用而不忌。对于“腹满时减，复如故”的“脏寒生满病”类型的胀满，可取《金匮》大黄附子汤意，配附子同用，大黄用量大于附子（3∶2）或等量。

（2）二曰降：沉香消胀，也卓有成效。由于“浊气不降，则生䐜胀”，所以有“胀本乎气”之论。擅治脾胃疾患的叶天士大师，曾在《临证指南医案》中谈到“脾胃之病，虚实寒热，宜燥宜润，固宜详辨，其于升降二字，尤为紧要。”而沉香芳香，入脾胃经，能降气纳气，“胃宜降则和”，而胀自消。清·张石顽云：“沉香性温，秉南方纯阳之性，专于化气，诸气郁结不伸者宜之。”所以沉香化气丸、沉香降气散等方均以沉香为君药。伏思气机之所以升降自如，不仅胃气要常降，同时也要求脾气应常升，如此亦升亦降，中州枢机才能启动，因而用沉香降胃气时，宜配合柴胡同用，其意图是用柴胡以疏肝气开始，以升脾气告终，一举两得。沉香用于气滞证患者的指征是胀连胁肋，食后其胀益甚。

（3）三曰燥：对于慢性萎缩性胃炎的顽固脘胀，我们还常求助于厚朴。考厚朴苦辛而温，性燥善散，入脾胃气分，燥湿宣中，散脘腹滞气。所以金·张元素云：厚朴之用有三，平胃一也，去腹胀二也……。”朱丹溪更具体地说，厚朴“其气温，能泻胃之实也，平胃散用之，佐苍术，正为泻胃中之湿，平胃土之太过，以致于中和而已”。根据先贤用药经验及个人体会，用厚朴取其燥湿消胀，治疗中州湿浊不化、阻滞气机而胀者。其用药指征为胸痞，脘胀连腹，肢体困重，舌苔白腻，中心及近根处厚腻。其或脘胀而又因湿胜濡泄者，在用厚朴燥湿畅中的同时，再配四苓散以淡渗利湿，使湿浊从下而出，此即“利小便即所以实大便”之意。厚朴日用量以2～3g之小量为宜，以免辛温耗气伤阴。

2. 止痛

胃脘痛无分虚实，其“不通则痛”的病机则一。这是因为属实者因寒凝、热瘀、气滞、血阻而致痛；属虚者由气虚血亏，先是“不荣则痛”，继之气血运行迟缓，于是又出现“不通则痛”的机制。慢性萎缩性胃炎基本上属虚实夹杂，常“不通”与“不荣”并见，这些就是制订治疗方案的理论基础。

根据通补兼施和“通则不痛”的经旨，于养阴、益气、扶阳方中，参入苏梗5～10g、丹参5～10g、桂枝1～2g。用意在于：①苏梗入肺顺气，肺主一身之大气，肺气顺则一身通泰。②有“功同四物”之称的丹参，专擅活血化瘀，虽少补血之能，却有生新之用。苏梗与丹参，一调气，一理血，使阻滞欠通的气血得以正常运行，从而达到止痛的目的。③“辛甘发散为阳”的桂枝，既能入血和营，又可辛散温经，进一步发挥苏梗、丹参的调和气血作用，三者是相辅相成的。上述3味药物的剂量宜小不宜大，此轻以去实、四两拨千斤之意。此举尤其适用于虚实夹杂、以虚为主，有当脘悠悠然作痛，劳则剧，静则安，得按则舒，得嗳则减的慢性萎缩性胃炎患者。

胃为多气多血之乡，初病者在气，久病者入血，慢性萎缩性胃炎患者均有较长的病程，病久势必入血入络，因而延胡索、乳香、没药之属，皆在选用之列。延胡索止痛，前贤早有认识，李时珍说它“能行血中气滞，气中血滞，故专治一身上下诸痛……凡胃脘当心痛……服之皆奇效”。至于治血瘀诸痛，乳香、没药均在首选之列。黄宫绣云：“乳香活血调气，有推陈致新之妙……心腹诸痛之要药。”李时珍又云：“乳香活血，没药散血，皆能止痛，故二药每每相兼而用。”自古迄今的临床医生，多遵此执行。查延胡索、乳香没药之属的止痛作用较为理想。《中药大辞典》廷胡索药理研究条载：“有明显的止痛作用……以吗啡的镇痛效力为100，则延胡索总碱为40……它的镇痛作用与吗啡有相似之处。”因而本品也可作镇痛治标之用。我习惯日用量为15g，乳香、没药各6～10g。

3. 开胃

食少纳呆，是慢性萎缩性胃炎患者的另一常见症状。叶天士谓“运化在脾，纳谷在胃”。脾病不能运化水谷与水湿，则易脘腹胀满与便溏濡泄；胃病则不知饥饱，或纳谷量少，或不思进食。这类患者常见舌质嫩，边尖红，苔薄或少苔，甚至苔净，舌面少津而干，脉细数等胃阴虚体征，同时还有因胃阴亏乏，累及肠燥而便秘，历时三五日乃至旬日始一临圊者。此刻又常因进食量少，以致脾少散精之源而有四肢懈堕、神疲乏力的见证。治疗时轻则用麦冬、石斛，重则参以酸甘化阴、甲己化土法，取芍药甘草汤，或以乌梅配太子参，以作脾胃兼顾之计。需要注意的是，养阴生津类药有生湿恋湿之嫌，因而用药在1周以上者，可以木瓜取代乌梅，因木瓜体质干实而不濡润，昔方书有“醒筋骨之湿莫如木瓜”之说。黄宫绣云：“木瓜性味酸涩，既于湿热可疏，复于耗损可敛。”疏敛结合，相兼而用，藉以防湿于未然。用酸甘化阴、甲己化土法后，如由原来苔净而渐生白腻苔或淡黄腻苔时，可配伍佩兰，一则用其辛香之气味以除浊腻之邪，一则取其平性而少耗气伤阴之虑。

4. 除嘈

嘈杂是慢性萎缩性胃炎的又一常见症状。需要分清的是，此属虚性嘈杂，与属实的嘈杂证治有异。其辨证要点在于虚者病程长而反复发作，实者病程短，经治后少见在短期内复发；虚者不思进食，或虽知饥而少纳，纳后脘胀，实者饮食如常人，或消谷善饥；虚者神疲乏力，少苔或薄苔；实者烦躁易怒，苔黄少津。清·林珮琴认为嘈杂一证，其病位在胃，他在《类证治裁》嘈门中指出：“若胃过燥，则嘈杂似饥，得食暂止，治当以凉润养胃阴，或稍佐微酸；若热病后胃津未复，亦易虚嘈，治当以甘凉生胃液，或但调其饮食；若胃有痰火，或恶心吞酸，微烦少寐，似饥非饥，治宜清火，稍佐降痰。”林氏之论，大多符合慢性萎缩性胃炎病情，颇有指导作用。治本病嘈杂，可用黄芪健脾气、麦冬养胃阴以固本，复参少量黄连清胃火、半夏祛痰浊以治标。

### （三）4组对药的运用

1. 黄芪—麦冬

芪，一作耆，耆老之义，意为补药之长，尤善于补气。徐灵胎云："黄芪甘淡而温，得土之正位正性，故其功专补脾胃……为外科生肌长肉之圣药也。"黄宫绣也指出，黄芪"为补气诸药之冠，功能生血生肌"。我用本品治慢性萎缩性胃炎，取其补中气以生血而温养胃体。日用量为10～30g。麦冬味甘微苦而性寒，人心、肺、胃诸经，质柔滑，多液汁，为清润之品，阳明正药；养胃阴，濡胃枯，乃本品之特长，明·张景岳称它有"益精、滋阴、泽肌、润结"之功，此说颇是。麦冬的日用量为10～20g。由于麦冬甘寒养阴，黄芪甘温益气，且均入胃经，配对药后则一补胃气，一养胃阴，一寒一温，一阴一阳，"阴中求阳"，"阳中求阴"，阴阳相合，可以相互转化，相互促进，共作温养和濡润胃体之用，从而使已枯萎的胃体渐趋康复。这一对药可作为治疗慢性萎缩性胃炎初、中、后各期的基本方。如见有明显湿象，使用时可减轻剂量或暂停数日，以防泥膈滞邪。

2. 柴胡—白芍

柴胡性味苦平，主入肝、胆经，性轻清，主升散，功能升举清气，转旋枢机，疏肝达郁，调气散结。徐灵胎云："柴胡，肠胃之药也，其气味轻清，能于顽土中疏理滞气，天下惟木能疏土。"徐氏之言，为临床医生作传统使用柴胡治胃疾留下理论依据。因为胃虽为病邪之薮，而肝实为致病之原，治肝即是治胃。因肝气郁滞而引起的脘胁痛，包括慢性萎缩性胃炎在内，均为其适应范围。白芍味苦酸，性微寒，主入肝经。由于苦能坚阴，酸主收敛，且酸味走肝，肝为刚脏，宜柔宜和，白芍酸味入肝补益肝体，与《金匮》所云“夫肝之病，补用酸”之义吻合。肝性散恶敛，白芍素有“敛肝之液”之称，以此古代医家认为白芍能补复能泻。它具有养血敛阴、柔肝止痛的功效，我常用之治慢性萎缩性胃炎初中后各期疼痛。柴胡与白芍配伍后，可起相辅相成、互制互济的效能。例如柴胡条达木郁以助肝用，白芍酸收敛阴以补肝体。此其一。其二，柴胡散而白芍收，柴胡疏肝之用，白芍柔肝之体。疏中有柔，则疏不耗气；柔中有疏，则柔不敛邪。从而体现出一散一收，一补一泻，体用兼顾，刚柔相济，既相互促进，又相互制约，长短互补，曲尽妙用。《伤寒论》四逆散，以柴胡、白芍同用开其源，《局方》逍遥散、《景岳全书》柴胡疏肝散步其后，历代沿用而不废，其功自不待言。由于有“柴胡劫肝阴”的经验谈，因此以柴胡作疏肝用时，每日量应为3~5g，并取醋炒法，一取其制散性之偏，一取其开胃。用白芍作柔肝体时，每日量为15~30g，取生用；中州虚寒者，以酒炒用。

3. 白芍—甘草

白芍善走阴分，功擅敛阴和营，有柔肝体、养胃阴之长。甘草味极甘，能补诸虚，为脾胃之正药，尤擅补中益气，缓急止痛。根据《素问·脏气法时论》“肝苦急，急食甘以缓之”以及《难经》“损其肝者缓其中”的治法，甘草不仅能缓胃急，同时也作缓肝急之用，尤其是肝木侮土的疾患，实践中，用甘草配白芍，极尽缓以收之、甘以缓之之能事，具有酸甘化阴、甲己化土、养肝胃之阴、缓肝胃之急的功效。我用这一对药治慢性萎缩性胃炎，常掌握下列证型：①脘痛且胀、连及胁肋、噫嗳太息的肝胃气滞证，用之柔肝缓急；②脘痛隐隐、得食稍安的中虚证，用以补虚缓急；③脘痛悠悠似灼、口燥咽干、舌红少苔的胃阴虚证，用之柔肝养胃。炮制方面，有寒象者，白芍酒炒或煨，甘草蜜炙；气滞者白芍醋炒，甘草生用；阴伤者，二者均生用。

4. 黄连—厚朴

黄连味极苦，性极寒，质极燥，入心、肝、胆、脾、胃、大肠经，功能泻火燥湿，去中焦湿热，是其专长之一。对于因贪食肥甘，喜进辛辣，酿湿生热，积结胃腑的慢性萎缩性胃炎，本品当居首选之列。常用的古方如左金丸、黄连温胆汤、半夏泻心汤之用黄连即其明证。厚朴味苦辛而温，性燥善散，入脾、胃经，功擅燥湿除满，善治阴凝湿聚之湿满。黄连性寒守，厚朴性温走，两者相伍，则一守一走，一寒一热，寒因热用，热因寒用。黄连味苦，能泄能降，厚朴味辛，能开能通，合用则寄开于泄，寓通于降，温脾清胃，互制互济，功能开结降逆，散邪泄热。用之治非辛不开，非苦不降的中焦湿热郁结，升降失职，以致当脘胀满、呕恶、口干不多饮，或便泻、舌苔黄腻甚至厚腻的慢性萎缩性胃炎患者，可收祛除湿热、通畅气道、清能升、浊能降的功效。考虑到黄连与厚朴配伍后，尽管有黄连得厚朴，虽寒而不伤脾阳；厚朴得黄连，虽温而不耗胃阴的互制互济的效用，但毕竟连属苦燥，朴属辛燥之品，常服不利于喜凉喜润的胃体，因而用量宜小。通常日用黄连2~4g，厚朴1~3g。

慢性萎缩性胃炎属于本虚标实的疾患，治法上应采用“补不足，泻有余”的标本兼顾手法。在确定这一消补并进原则的前提下，还应考虑到胃为多气多血之乡，喜通恶滞，以通为补，因而可将通多于补作为治疗本病的常法。在各种症状消失以后，仍应按此法运用，改汤剂为丸剂，较长时期地服用，以冀病变改善在病理切片上有所体现。此外，忌口也是本病治疗中不可缺少的一环，如酒、辣椒等刺激性食品、高脂肪食品以及蛳螺、蚌类等不易消化物，均应忌食或少食。

# 第贰章 方药运用

## 第一节 附子

### 一、概况

“附子最有用，亦最难用”。这是近代医学大师恽铁樵老夫子的一生用药心得，也是众多临床医生的切身体会。历代本草记载，附子味大辛，性大热，气雄壮，性悍烈，刚猛而有毒，善走而不守，流通十二经，表里上下，无处不到。具有回阳救逆，温肾暖脾，逐寒止痛，驱除风湿之功，善治沉寒痼冷之疾，多用于寒、里、虚证。关于虚证用附子，并不局限于阳虚一隅，如昔贤虞抟指出，附子能“引补血药入血分，以培养不足之真阴”。当然，与补血药同时用，附子宜用小量，取

"补必兼温"之意。

《景岳全书·本草正·毒草部》在附子条的制法中云："夫人参、熟地、附子、大黄，实乃药中之四维……人参、熟地者，治世之良相也；附子、大黄者，乱世之良将也"。诚然，中风、伤寒、霍乱等证衍变至亡阳险候时，非附子不能回其阳；四肢厥逆的真心痛、寒厥，亦舍附子无以通其脉、救其厥。乱世良将之称，附子当之无愧。

附子的配伍应用甚广，仅以二相二将之四维而言：①附子配熟地，一将一相，一刚一柔，一走一守，两者既互制互济，又相辅相成。用之治久痹，则一温经以散邪而攘外，一养血以濡脉而安内，如此散补兼施，可望邪去正复。治慢性肾小球肾炎，则一温命火以助阳，一滋肾水以养阴，庶几阴平阳秘。治久泻伤阴之慢性肠炎，则一温脾肾之阳，一养脾肾之阴。药用燮理阴阳，证趋阳长阴复。治慢性肺源性心脏病，针对气短见证，两者一温心阳以呼气，一滋肾阴以吸气，务使呼吸复常而气短能平；对于肺心病的浮肿少尿见症，两者一温心肾之阳以利气化，一滋脾肾之阴以充水源，促成少阴水脏主水而水利肿消。②附子配人参，亦属将相和合，刚柔互济，走守相辅。附子与人参配伍，仲圣实开先河。《伤寒论》中参附同用者，有四逆加人参汤、茯苓四逆汤、附子汤及乌梅丸四方，这四首方剂均为急、重证而设。其中四逆加人参汤，张景岳氏称之为四味回阳饮，用之"治元阳虚脱，危在顷刻者"(《景岳全书·新方八阵·热阵》中之首方)。此说甚是。虞抟关于附子能"引补气药行十二经，以追复散失之元阳"的论述，看来是读《伤寒论》后的心得及个人临床体会而得出的结论。③附子配大黄，药性尤为刚猛强悍，虽一热一寒，却同走不守，两者一祛寒温阳，一急下存阴。《伤寒论》中对于内热外寒，表虚里实的附子泻心汤证，以附子与大黄配伍，是乃寒热并用，攻补兼施的用药法。对于寒实性的疝痛，《金匮要略》用大黄附子主治，其中附子取其温经祛寒，大黄泻下通便。与此类似，因脾阳不振，阳气不行，导致冷积阻滞胃肠之分而腹痛便秘者，《千金方》中处以温脾汤，以附子与大黄同用，藉以温脾阳，逐冷积。

此外，附子还常配干姜，《伤寒论》中附姜并用者，有干姜附子汤、四逆汤、通脉四逆汤、通脉四逆加猪胆汁汤、四逆加人参汤、白通汤、白通加猪胆汁汤、乌梅丸等方，说明远在汉代已充分体现出附姜联用后可以产生高效并加以推广应用，以示救死扶伤的威力并持续到现在。又《景岳全书·新方八阵·补略》中指出："阳虚者，宜补而兼暖，桂、附、干姜之属是也"。《证治要诀》云："附子无干姜不热"。于此可见，姜附并用，则因两者同具辛热性味，能起协同作用而相得益彰，所谓相辅相成。还有，附子也常配黄连，一热一寒，相反相成。《伤寒论》中附子泻心汤用附子温表阳，黄连泻热痞，且温且清，各得其所。《医学正传》中连附六一汤，治肝火内郁，胃脘剧痛，呕吐酸水，舌苔黄而有形寒、肢冷者，用附子、黄连寒热并进，意在温中清肝，两得其宜。

## 二、应　用

1. 应用指征

四肢清冷，自汗出，心悸，胸闷剧则胸痛，唇绀；脉结或代而无力，或沉迟，或微细，甚则脉微欲绝；舌胖色淡，或淡紫，或青紫，苔白、薄白，或白滑、白腻之心阳不振者。如心阳不振之病毒性心肌炎，心肾阳虚之冠心病、风心病，以及肺心病、心肌病有阳气欲脱之象者。总之，疾病恶变至心衰特别是在心阳虚脱阶段，本品决不可少。

四肢清冷，畏寒，面白，乏力，小便短少或不利，舌质淡，舌体胖大，脉沉细、沉紧之水肿证属肾阳不振者，如脾肾阳虚之慢性肾小球肾炎、肾病综合征乃至肾功能衰竭者，用附子以冀挽狂澜于既倒之初。

腹中冷痛，大便秘结，手足厥逆，脉沉紧弦，舌淡，苔白粘腻之脾阳虚衰，冷积阻于胃肠之寒湿盘肠便秘者。如不完全性肠梗阻及克罗恩病，我用大辛大热之附子以祛寒温脾，同时配以泻下药以下其积结。

四肢不温，腹中冷痛，喜热按，大便溏薄，甚则濡泄夹有未消化之菜类，茹荤或感寒则便次迭增，或餐后泻，或五更泄，舌淡，苔白，脉沉弱或沉细之久泻者。如寒湿内蕴，中阳不振及脾肾两伤之慢性腹泻、溃疡性结肠炎等。若湿热未净者，可配苦寒药以寒热并进。

2. 用量

脱证用10～15g，水肿及寒湿性便秘、久泻用6～10g，湿热性久泻用3～6g。我均用熟附片，不先煎。

3. 禁忌

阴虚舌干红有裂纹者禁用，热证慎用。

## 三、病例印证

【例1】 杨某，男，65岁。1981年11月1日初诊。咳喘八载，往昔起病于冬至，客岁立冬即发，今则霜降未尽，不慎冒风，以致旧恙复作，始则恶寒发热，有汗不解，经治后身热虽退而咳喘不已，喘甚于咳，暮夜端坐倚息，呼吸气若不相续，额上有汗，面黄且浮，肢肿按之没指，四末欠温，唇绀，心悸，不饥不纳，口渴不多饮，小溲量少，大便4日未解。脉结而无力，舌边尖青紫且绛，苔薄白少津。证经11日，心肺脾肾同病，阴阳两伤，邪气未净，正气大虚，势有厥脱之险，拟主以扶正固本，辅以祛邪理标。生脉散主之，参附汤、苓桂术甘汤亦主之。处方：老山人参（另煎冲入）、淡附片、白术、丹参、桑白皮各10g，北沙参、云茯苓、大麦冬各15g，桂枝木6g，鱼腥草20g，北五味子（杵）、粉甘草各3g。3剂，两日内服完。11 月 3 日复诊：前议手足少阴、手足太阴同病，予温阳益气，清金润肺，活血之剂，药证相对，因得咳喘十去其六，昨夜已能着枕，稍思纳食，惟肢肿未消，再参燥湿利水之品。前方去甘草、丹参，加赤茯苓、益母草各 30g。3 剂，每日服 1 剂。3 诊时咳喘又减，肢肿亦消什三，复诊方中去桑白皮，加汉防已 15g，续服 3 剂后，病情稳定而出院。

**按**：患者入院诊断为：①慢性支气管炎，②肺气肿，③肺心病，④肺部感染。经采用抗感染、吸氧、对症疗法等措施，第 3 天发热即退，但咳喘症状改善不明显，遂邀我会诊。我提出三点意见：①咳喘 8 年，每值严冬辄起病于外感，近两年按惯常发作日期不断提前，这意味着正气日渐不支，所谓"邪之所凑，其气必虚"，咳喘 8 年，肺气之伤由来已久，肺卫不固，邪从皮毛而入，手太阴肺经首当其冲，于是出现寒热咳喘见症。②经治后寒热已退，是表证已解，但口渴，舌边尖紫绛，苔薄白少津。《外感温热篇》云："若虽薄而干者，邪虽去而津受伤也"。本病例苔薄白少津，说明病初发热，太阴受灼，肺津耗伤，方选生脉散合鱼腥草、桑白皮，以清金润肺。③主症为喘，其病位在肺、心、脾、肾。心肺同居上焦，肺主气而心主血，肺气受阻于前，心血滞行于后，此乃常理。今咳喘与心悸、唇绀、舌紫、脉结并见，是为心肺同病。此其一。其二，肺之母为脾，肺虚子盗母气，致使脾失健运，一则水气不化，上凌于心，则心悸且喘；再则聚湿成痰，上渍于肺则咳喘转增。其三，《难经·四难》云："呼出心与肺，吸入肾与肝"，且"五脏之伤，穷必及肾"，心肺病久及肾，肾虚则不能纳气，吸入已艰难；心肺同病，呼出又不能，于是呼吸气若不相续，此属虚喘。本例此次发病虽仅 11 日，但八载夙根，其伏也深，且喘甚于咳，四末欠温，肢面悉肿，脉结无力，其病机当责之心脾肾三脏阳气俱虚，水停肌皮之分，血瘀脉络之中，方选参附汤、苓桂术甘汤加丹参，以温阳益气，化水活血。上方3剂于两日内服完，喘减过半，稍能进食，说明阳气来复，而心肺主呼出，肾气主吸入之功能亦渐正常。惟浮肿未消，张景岳氏认为："凡水肿等证，乃脾肺肾三脏相干之病，盖水为至阴，故其本在肾；水化于气，故其标在肺；水惟畏土，故其制在脾"。初诊方中已治及心肺脾肾四脏，考虑到《金匮要略》有"血不利则为水"之说，故复诊时加入益母草并大其制，再参入赤茯苓以通利水道，肢肿即逐步消失，症情稳定而出院。

【例2】 顾某，男，45岁。1988年9月2日初诊。便泻2年7个月，日约2至7、8次不等，或溏薄，或濡泄，或完谷不化，临圊前肠鸣辘辘，偶见腹痛，不饥少纳，口中和，不欲饮，面色无华，神疲乏力。脉象濡细，舌正红，苔白，中心厚腻。证属太阴虚寒，论治法当温补。然节在处暑而暑热未已；夫暑为阳邪，况暑必夹湿，似宜参以苦寒清泄、甘淡渗利之品为是。处方：淡附片、淡干姜各6g，太子参20g，苍术、白术各10g，煨木香5g，六一散（布包）30g，赤茯苓15g，西砂仁（后入）、川雅连各3g，炙荷蒂3枚。上药服3剂后，大便由每日5、6次减为1、2次，质变濡泄为先较干后溏薄，肠鸣亦有好转。2诊时去赤茯苓，加煨葛根；3诊时去六一散，加怀山药；4诊时胃纳日馨，谷食迭增，大便日一行，质渐干，自觉无不适感。处方用香砂六君子丸120g，每日3次，每次6g。愈后迄未发作。

**按**：本例便泻2年7个月，属久泻。"久泻无火"，以虚寒证居多。患者面色无华，神疲乏力等表现，均为虚寒证象，因而采用温补法，方用附子理中。另一方面，本例苔白而中心厚腻，显系湿浊深重。就诊时虽届处暑节令，但我市地处东南沿海，暑热之气尚盛未衰，因而佐以有

"厚肠"功效的黄连，使成寒热互济，阴阳相随之势，以收相反相成之功。复入六一散、赤茯苓等甘淡渗利之品，务使虚得补而寒得温，暑能清而湿能渗，果然各得其所而免顾此失彼之虑。由于泄泻一证，其病位在肠腑。大肠为"传导之官"，司"变化"之职；小肠为"受盛之官"，具"化物"之能。一旦饮冷伤中，寒湿内蕴，于是曲肠之分形成积滞。久之中州渐亏，难以运化，积滞愈甚，或陈积甫去，新积又生，积滞与肠胃不健两者之间相互影响，循环往复，互为因果，并由此而脾虚及肾，肠滑不禁。不难看出，寒湿、积滞是起病之因，临证时须遵循"必伏其所主，而先其所因"的治则才能使病向愈。为此，我治久泻，初诊时常用附子温化寒湿，振奋脾阳，使升降有序，运化复常；配用大黄通腑去积，使大肠复司"变化"，小肠再操"化物"之权。当然，久泻虽有积滞，但毕竟是虚实夹杂的病机，因而大黄宜小其剂，日用量在3~6g之间。

久泻患者之病机，以脾肾虚寒居多。李中梓治泻九法中的燥脾、温肾两法，即为此等证而设。温运脾肾，乃治疗久泻之常法，而附子理中、四神丸等为常用方，附子为举足轻重的常用药。由于泻久伤阴，或分利太过，终至阳损及阴者，临床亦非仅有；但囿于世俗偏见，治久泻提及护阴，则医患双方往往难以接受。事实是阴已伤而不予顾及，依然一味扶阳，其阴焉能再复，病何时转机。惟有寓养阴于扶阳法中，才能药证相符而竟全功。经观察，久泻重在脾阴不足，其次为肾阴亏损。性别方面，女子阴伤者多于男人。阴伤的辨证关键在于有无虚热之象，如见口干，虚烦，夜寐欠安，大便下迫较急，甚则舌偏红而苔净等，治宜扶阳与养阴并进，可以附子与熟地并用之《景岳全书》九炁丹为代表方。

【例3】 余某，男，23岁。2000年2月18日初诊。浮肿近一年半，经南京军区总院诊断为慢性肾小球肾炎，西药治疗效果不明显。现就诊于余。尿常规检查：蛋白3+，红细胞3+，白细胞3~5个，颗粒管型2~4个，上皮细胞2+；24h尿蛋白定量为2.8g。化验检查：血尿素氮7.88mmol/L，血肌酐122μmol/L。诊见面色萎黄，头目眩晕，睑浮，四肢悉肿，足踝处按之没指，神情疲惫，周身无力，形寒怯冷，腰府酸楚，胃纳欠馨，腹胀，大便溏薄，日一、二行，小溲量少色黄。舌淡紫而体胖，边有齿痕，苔白舌根部白腻，脉濡细。论其病机，当责之脾肾两伤，阳气式微，湿浊瘀血内阻，本虚标实。法当温运脾肾，利湿化瘀，仿济生肾气丸合防己黄芪汤出入。处方：上油桂3g，怀山药、生熟地黄（砂仁3g拌）各15g，淡附片、山萸肉、建泽泻、粉丹皮、怀牛膝、野于术各10g，汉防己、生黄芪各20g，益母草、赤茯苓各30g。10剂。嘱除强的松外，停服其他西药。2月28日复诊：小溲量倍增，周身水肿十去其三，腹胀渐消，胃纳亦馨，肾阳有来复之兆，脾气有再生之象。尿常规检查：蛋白+，红细胞2+，白细胞2~3个，上皮细胞2+。处方：前方去泽泻、赤苓，加制大黄3g，六月雪15g。10剂。3诊时因外感而致水肿复发，并见咽喉痛，咳嗽，尿常规检查：尿蛋白4+，红细胞3+，白细胞+，上皮细胞2+，颗粒管型3~4。初诊方去肉桂、生地黄、山萸肉，加生麻黄3g，净蝉衣5g，射干6g。5剂。4诊时外症已罢，水肿亦消什四，腹胀未起，神情渐振。处方：淡附片、冬白术、山萸肉、大芡实、金樱子、粉丹皮、巴戟肉各10g，生黄芪、益母草各30g，制大黄4g，熟地黄（砂仁3g拌），六月雪、汉防己各15g。10剂。5诊时肿消过半，尿常规检查：蛋白2+，红细胞2+，白细胞1~3个；24h尿蛋白定量为1.9g。以后加用过菟丝子、仙灵脾、三七粉、瞿麦、五倍子、薏苡仁等。先后9诊，服药85剂。至5月19日，症状已全部消失，自觉无不适。尿常规检查：蛋白痕迹，红细胞0~1个；24h尿蛋白定量为0.84g。化验检查：血尿素氮7.67mmol/L，血肌酐103μmol/L。遂停服汤药，仍宗温肾、健脾、活血化瘀、利湿法选药，制为丸剂内服，以巩固疗效。愈后未复发。

**按**：慢性肾小球肾炎患者，病程多在1年以上，因而均为虚实夹杂的证候，这为确立消补兼施的治法提供了依据。慢性肾炎类似于中医的水肿。《诸病源候论·水肿病诸候》云："水病者，由肾脾俱虚故也。肾虚不能宣通水气，脾虚又不能制水，故水气盈溢，渗入皮肤，流遍四肢，所以通身肿也"。就本例见证分析，乃一派肾阳不足，脾气亏虚，湿滞瘀阻的现象。根据张景岳氏"水为至阴，故其本在肾"，"水惟畏土，故其制在脾"的意见，采用济生肾气丸以脾肾同治，此益火消阴之法。复入防己黄芪汤健脾气，消水肿。《金匮》有"血不利则为水"之论，《血证论》更进一步地指出："瘀血化水，亦发水肿"。本例舌质淡紫，乃水肿病已有血瘀的象征。这一点与现代医学认为慢性肾炎是全身微循环障碍性疾病的意见有相似之处。基此，方中除用丹皮、牛膝活血散血外，又重用益母草活血化瘀，以清除微循环之障碍，瘀血去则水道通利。"邪之所凑，其气必虚"，患者脾肾两伤，先天后天俱不足，外邪乘机袭人，所以水肿患者常见外感，由卒病而引发痼疾，水肿复发。张景岳氏云："水化于气，故其标在肺"。此刻我多以生麻黄与净蝉衣配用，既"开鬼门"以发越水气，又能宣肺，使肺再司主气之职而水道通调。

我用附子治水肿，常与熟地配伍，取附子补命火，熟地滋肾水，两者相辅相成，形成水火既济，生化无穷的局面，从而达到水脏主水的目的。

无论肾阳不足或肾阴亏损，附子均可应用。其肾阳虚者，用附子益火之源，以消阴翳；其肾阴亏者，用附子一则取“补必兼温”之意，再则肾阴亏者，多用甘寒、咸寒之品，寒性药久服伤阳，用附子可免冰伏之患。关于附子的用量，脾肾阳虚者，日用量为10～15g；肾阴伤者，日用量为1～2g。

从上述案例可以看出：附子之功重在温阳，如上温心阳，可挽厥脱于危亡之际；中温脾阳，能制便泻于经年不止；下温肾阳，善消水肿于沉疴不起。以上举例，仅是部分常见病，而临床对附子的运用，决不仅此，例如“腹满时减，复如故，此为寒，当予温药”的脘腹胀满；腹中剧痛，大便秘结，手足厥逆的寒湿盘肠；周身肤色黯黄，怯冷，神疲，便溏的阴黄；胸痛彻背，背痛彻胸，其势如绞，四末不温的真心痛等，均非用附子不克。其他如喉痹用之作引火归元，滑精取其作北门锁钥等，不胜枚举，这里仅作概况述及而已。

## 第二节 大黄

这里仅谈用大黄治血证概况。《血证论》瘀血条云：“既是离经之血，虽清血鲜血，亦是瘀血”。又云：“故凡血证，总以祛瘀为要”。瘀血去则血得归经，如此虽不止血而血将自止。祛瘀药中，首选大黄。由于大黄性专沉降，对于齿鼻耳目诸衄等表现于上部的疾患，须以酒炒后用，借酒性之上升，驱瘀热而下。治面部诸衄，还可配升麻上行，与大黄共成高屋建瓴之势，且可发挥升麻的散火毒、解火郁之功，从而起协同作用。治大量吐血、崩漏诸症，可以炒用甚至炒炭后用，以减少其快利之性，而发挥其止血之功。用量方面，治火热内灼，阳络受损而血外溢的吐衄疾患，病初时患者证实体实，大黄用量宜大，自10～15g不等。若妇人经漏既久，崩中，或吐衄反复发作，证虽实而体已虚者，大黄用量宜小，一般为3～6g，借以缓图奏功。又，大黄固属苦寒攻逐之品，但通过适当配伍，则温清消补之间，无不咸宜。

## 一、温　用

大黄与温热药为伍，可作温法用而治寒证。如大黄与肉桂配用，首见于《医学衷中参西录》，原名秘红丹，由川大黄末3g，油肉桂末3g，生赭石末18g组成。张锡纯氏释为："恍悟平肝之药，以桂为最要……而单用之则失于热。降胃止血之药，以大黄为最要……而单用之又失于寒。若二药并用，则寒热相济，性归和平，降胃平肝，兼顾无遗"。此外，肉桂辛甘大热，气味俱厚，下行温肾。不难看出，血证用桂，一为平肝，如能以肉桂水炒白芍用，则平肝之功更著，一为引火归原，使火能下行，血得归经。大黄与肉桂，两者配对，则可清可温，可补可泻，相互制约，对偏寒偏热之性，起到中和作用，冲淡了大黄、肉桂双方峻烈之性，转变成化刚为柔，最后收和驯之效，相反相成之功。正如张锡纯氏所言，二者等量运用，则可"降胃平肝"，"治肝郁多怒，胃郁气逆，致吐血、衄血及吐衄之证，屡服它药不效者，无论因凉因热，服之皆有捷效"。我们常用此二药治寒热错杂之血证，并根据证情，重点掌握两者的用量比例，例如寒重热轻，虚甚于实，或虚寒真而实热假之证，大黄用量应大大小于肉桂，使药性偏温，重在温补命火，引火归原。当肉桂用量大于大黄时，则辛甘大热，能入血分之肉桂，还将起温经作用，届时"血得热则行"，复加大黄破血逐瘀，以之用于女科癥瘕，有消癥之功。反之，对热重寒轻，实甚于虚，或实热真而虚寒假，有格拒之证者，则大黄用量应大于肉桂，如此则药性平而偏凉，其功重在泻胃火，化瘀血。

大黄与炮姜也可配合应用。二者一寒一温，一走一守，一逐一收，互制互济。《金匮要略》治"吐血不止者"之柏叶汤，治“先便后血”之黄土汤，尽管前方用干姜，后方用附子而均未涉及炮姜，但遣药的温摄意图并无二致。我治远血有形寒，面色䀹白，脘腹悠悠然作痛或痛甚，喜温熨，血色紫黑而暗，后重不爽，脉细，舌淡之虚寒证，每以黄土汤加炮姜3~6g，借以温阳摄血化瘀。至于属实热性血证的年迈患者，或罹胃疾日久因溃疡而致吐血、便血者，可用泻心汤作主方，其中大黄用10~15g以泻火化瘀，再加炮姜1g。用小量炮姜的含义，一则引药入血作向导用，一则作苦寒药之反佐以防伤中。

## 二、清　用

大黄本为大苦大寒之品，若与寒凉药为伍，可收“相须”、“相使”之效，以之治血热妄行之血证，功可立竿见影。例如大黄与生地为伍后，在药理上前者破血而后者止血，合用则相互为用，发挥各自的特长，弥补各自的不足。大黄与生地的合用实例，首见于《千金翼方》卷十八吐血第四中，其记载为“吐血百治不瘥。疗十十瘥，神验不传方。”药仅地黄汁、大黄末二味，但寓意良深、耐人寻味。大黄苦寒沉降，主动而泻其实；地黄甘寒育阴，主静而补其虚。两者配伍后，有动静结合，补泻兼施之效，无伤阴耗血，腻滞留瘀之弊，互制而实互济，相反而实相成。此方功能养阴凉血，逐瘀泻热，适用于热扰营血夹瘀诸血证。

《金匮要略》用大黄配黄连、黄芩名泻心汤，治吐血、衄血。查三黄均属大苦大寒之品，今溶此三药于一炉，其泻火泄热之力必相得益彰。张景岳云:“失血之由，唯火与气”。火动则血沸，火静则血宁，此乃必然之势，用泻心汤治火热内炽，迫血妄行之吐衄。临床验证，昔贤所谓“泻心即是泻火，泻火即是止血”的论点是符合实践的。我用泻心汤治吐、衄、便血等，从症状上重视火热表现，如血色鲜红或紫黑，口干苦，喜冷饮，烦躁，大便不爽或干结，小溲黄赤，脉数实，舌红，苔黄或黄腻者。属消化道溃疡失血者，尤多脘痛见症。在配伍上多注意引经药，如治吐血、衄血常配升麻，治咯血常配桔梗，治便血常配地榆等。

## 三、消　　用

大黄原为消瘀之品，如以大黄与具有同类作用的药物配伍，能加强消瘀去邪之力。例如大黄配丹参时，大黄破瘀消积，丹参活血化瘀，两者一破一化，破血化瘀之功益著。且两者均为苦寒性味，临床每用于血热有瘀之血证。昔贤有“一味丹参，功同四物”之说，诸如因热瘀交阻而致月经不调、痛经等，用大黄配丹参，其清瘀热之力非浅。

对于血滞瘀结已深，形成癥瘕或闭经者，则大黄可配䗪虫同用，如《金匮要略》中治“干血”的大黄䗪虫丸是。方取䗪虫通经络，入血分，消瘀血，破癥瘕，复仗大黄攻逐之力，使血积得以顺利排出。治癥瘕时，除以大黄䗪虫丸内服外，还以一味阿魏末，加膏药外贴。治闭经属实者，每以晚蚕砂浸酒，送服大黄䗪虫丸，每日 3 次，每次 6 ~ 10g，属虚者则以补益脾肾，调摄冲任，养血益气之剂为主，每晚另服大黄䗪虫丸 1 ~ 2g。

## 四、补　　用

《本草用法研究》论大黄云:“虚人夹积，有补泻并行之法，故温药补药，皆可相辅而行，相机而用”。以大黄与人参而言，大黄味苦，主泄，功在泻实；人参味甘，主补，功在补虚。大黄性寒，人参性温，正合“补必兼温，泻必兼凉”之意。两者相合，一补一泻。且大黄与人参，气味俱厚，配伍后仍补力雄而泻力猛。《景岳全书·本草正上·毒草部》论大黄云:“其性推陈致新，直走不定”，“破积聚坚癥”、“导瘀血”。

论人参则云:“气虚血虚俱能补。阳气虚竭者，此能回之于无何有之乡；阴血崩溃者，此能障之于已决裂之后”。《儒门事亲·三法六门》篇中列古今方剂171首，其中用大黄47次，占1/4强；用人参18次，占1/10强；两者同用者计3次。可见金元四大家之一的攻下派张子和氏，虽频频运用攻下之大黄，但亦不废大补气血的人参。尤其难能可贵者，张氏亦以两者合用，以作攻补兼施之计。诚如张景岳氏所言，大黄为将，人参为相，似此一将一相，亦剿亦抚，一动一静，亦攻亦补，攻补结合，则攻不伤正，补不恋邪。在血证范围内，我们治肌衄，每以此二味配二至丸或归脾汤奏功。若治体虚证实之经漏，亦常以此二味配入四物汤中，可收事半功倍之效。治空洞型肺结核咯血，支气管扩张咯血等症，由于血多喉小，离经之血，一时猝不得出，以致瘀滞肺络，血不得止者，一方面我们遵守缪仲醇氏“行血则血循经络，不止自止”的主张而采用大黄；另方面防失血过程中暴涌厥脱，又以红参浓煎，对小量失血者，用红参汤代茶徐徐饮服；对出血量多者，则取顿服法，此“有形之血不能速生，无形之气所当亟固”之意。

大黄与龙眼配合，是补用的又一方面。其中用大黄意在破陈瘀，龙眼取其生新血。大黄得龙眼，则陈瘀去而新血生；龙眼得大黄，则心血长而气不壅，共收推陈出新，相反相成之功。我们常以此二味作血崩后期“末用补血以复其旧”之用，意在陈瘀去而癥疾不生，新血长而虚证得复。一般日用量为大黄1.5～3g，龙眼肉10～15g。

## 五、升　用

大黄气味俱厚，重浊沉降下行；升麻气味俱薄，轻清升阳上行。两者配合，一升一降，相制相济，亦升亦降，相辅相成。用以治面部七窍之衄，凭升麻上行之功，借大黄下降之力，既去上部火炎之势，又驱上部瘀血而下。用量为：大黄

6～10g，升麻1.5～3g。若病在下部，如经漏、便血等，其用量为：大黄或大黄炭1.5～3g，升麻6g，藉以达到升清为主而降浊为辅的目的。

### 六、降　用

大黄下瘀血，赭石镇逆气，两者一气一血，同为沉降之品，其下行之力尤著。《景岳全书》指出："失血之由，唯火与气"，气行则血行，逆气上冲，血亦随之，于是出现吐血、咯血之疾。基此，缪仲醇治血三诀中主张"宜降气不宜降火"。今以质重之赭石镇逆气，使气不逆上，血亦不再逆行，如此则不止血而血必自止。另一方面，离经之瘀血，经此沉降下镇之气血二药涤荡余气，也必然起到推陈致新的作用。考虑到"六腑以通为用"，故胃溃疡之吐血，胃及十二指肠球部溃疡之便血，用之均有显效。

## 第三节　蝉衣

蝉衣味咸甘性寒，入肺肝二经。吴鞠通氏"治上焦如羽，非轻不举"的名言，久已被临床医生们所接受并广泛应用。本品以蜕入药，气禀清虚，其性轻扬，升多于降，因而外走皮肌，上行头面，祛风宣肺，是其所长。而散肺经之郁气，以祛痰制咳，乃至利水消肿诸作用，皆系祛风宣肺之结果。这里谈谈临床运用蝉衣治疗肾炎的概况。

急性肾炎，通常以外风为致病因子。由于风自外来，首犯皮毛，肺从内应；或风邪直袭于肺，肺气郁滞，无以宣发，水道不能通调，水湿泛滥于肌肤，于是出现以周身浮肿为特征的主症。同时还可见恶风、发热、鼻塞、咽痛、咳嗽等肺卫见证。根据张仲景"腰以上肿，当发汗乃愈"之旨，在温肾气、化浊水外，对于宣肺之邪风，发肺之滞气，又当作常法使用。药物以蝉衣为首选，同时再助以前胡，一则于祛邪风方面可起协同作用，再则用大剂量之蝉衣，更觉升多降少，参入前胡后，可望升降基本平衡，而手太阴肺经郁滞之气能消，宣发之气得长，而达恢复“通调水道”之目的。蝉衣与前胡的用量为10:3。若有水溢高源，胸满喘息者，用蝉衣配甜葶苈，取其泻肺水有高屋建瓴之势，下肺气有除满止喘之功。水肿治脾，也是常法之一；其中脾气亏虚者，蝉衣配防已黄芪汤；脾阳不健者，配实脾饮；湿象较盛，胸脘痞满，舌苔白腻，且见下肢浮肿者，又当与春泽汤为伍，俾利水湿而不伤气阴。“五脏之伤，穷必及肾”，更何况“水为至阴，故其本在肾”，因此我常用蝉衣配济生肾气丸。夹湿热者，可参入茵陈四苓散芳化淡渗，并宗“其在皮者，汗而发之”的经旨，我每用蝉衣配羌活、防风、连翘、牛蒡、浮萍之属；其热盛或喘者，以蝉衣配麻杏石甘汤；有瘀及大便干者，用《伤寒温疫条辨》升降散，其中蝉衣用量在5~10g之间。服上述汤药后，均可得汗而解，1~3日内消肿，1周左右尿蛋白可阴转，或仅见微量至+，颗粒管型大多消失。

慢性肾炎，一般多有急性期为前驱，尔后迁延失治，或治不如法，或因素体亏虚，一时病邪难却，缠绵日久，往往形成慢性肾炎。此时除因外感急性发作外，大多浮肿已退，或仅下肢微肿，但尿蛋白始终居高不下，常年存在。查水肿一证，历来从肺脾肾论治。《景岳全书·水肿论治》篇云:“故凡治肿者必先治水，治水者必先治气，若气不能化，则水必不化”。我考虑，水肿治气，除用金匮肾气或二妙丸外，若下肢凹陷性水肿长期不退，蛋白不减者，用升降散加益母草40g，白商陆12g，煎汤内服；另紫河车粉每日3次，每次5g，苡仁汤送下。双管齐下，每获良效。

急性肾炎水肿消退虽常与尿蛋白消失相关联，而慢性肾炎则否，患者不肿而蛋白依然不减者比比皆是。我试用蝉衣后也常奏效，如我市东郊永丰乡翟付村张某，患慢性肾炎1年，经省、市医院住院治疗未效。接诊时患者面呈满月貌，左侧腰府酸疼，胃呆少纳。舌紫苔白。尿蛋白量测定报告为6.8g/24h。当从温养肾气、宣肺化瘀着手，方用济生肾气去附子、车前子，加净蝉衣、当归尾、皂角刺。每日1剂，并停服激素。半月后复查，腰痛已减，胃纳日增，尿蛋白量为1.9g/24h。以后继续服药，2月后告愈。

## 第四节 苍术和白术

远在汉代的《神农本草经》、《伤寒杂病论》等经典著作，已有术的记载和运用，但那时是苍白不分。这一模糊认识，相沿达千数百年之久。查苍白二术，在功能上虽有其相似之处，但也有其不同之点。例如苍术有燥湿健脾，消水，发汗，解郁的功用，临床应用为：①用于风寒湿痹。与黄柏为伍，治痿躄有良效；②因湿阻而泄泻，中满少食，水肿等证，用之有燥湿消水之效；③配猪胆、石决明治夜盲证。白术有健脾益气，燥湿利水，化痰，安胎之功，临床应用为：①脾虚胀满、泄泻、消化不良者，用白术有补益脾气的作用；②用于痰饮、水肿等证；③胎气不安，属虚者配人参，属热者配黄芩，属寒者配艾叶，以达到安胎的目的。

苍白二术功能上的不同处固毋庸分析，其共同点——健脾燥湿，仍有分清的必要。可以认为，白术燥湿，以里湿为主；苍术燥湿，则里外兼之。至于苍术的健脾，全赖其燥湿消水，因脾喜燥而恶湿，苍术苦烈之性强，最能燥湿消水，水湿去而不留，则脾得健运；白术的健脾，除燥湿以外，更重要的是藉甘味以补脾气，使脾功能振奋而健旺。于此可见，苍术药性苦烈雄厚，白术甘润冲和；苍术功擅燥湿，白术长于补脾；苍术治脾实，白术治脾虚。敦阜有余之土，湿胜证实者宜用苍术；卑监不及之土，脾弱证虚者宜用白术。这里从几首常用方剂的组合原理，观察二术的各自特性。

适合于用苍术的方剂：①平胃散，乃祛湿浊积滞之剂，方中以苍术为君，取其苦烈燥湿以运脾。张景岳云："平胃散，欲治其不平也。本为胃强邪实者设，故性从辛燥从苦而能消散……"；②二妙丸，为祛除湿热剂，治湿热盛于下焦，因而形成筋脉弛张，足不任地的痿证，在正未虚而邪方盛的情况下，用之有良效。此证虽云湿热之邪盛于下，但治病贵乎求本，清流必须洁源，故以辛苦而温，芳香而燥，直达中州的苍术以燥脾湿，再用苦寒的黄柏直清下焦湿热，标本兼治，中下两宜；③苍术白虎汤，为清热燥湿剂，适用于太阴之湿与阳明之热相合，湿热并重的湿温证。此方以白虎汤清热，加辛燥的苍术燥湿，使湿热并除。近年来，我用苍术白虎汤治风湿热，有较好的退热功效。

适合于用白术的方剂：①实脾饮为健脾回阳，化湿利水剂，治中阳不振，运化无权，水湿内泛而为肿胀的证候。这一水肿的根源在于脾虚，一切汗、下、攻逐之法，均非所宜，正确的治法，应该是实脾以化湿，通阳以利水；本方以白术为君，意即因其有培土燥湿之能，借以补不足，实中州；②四君子汤，为平补脾胃之剂，脾胃虚弱者，此方实不可少。且由四君子汤加减而成为另一方者，更不胜枚举，这正说明了四君子汤补中的可靠性，也证明了白术补中的可靠性。

通过上述几首常用方剂的探讨，可以了解，平胃散、二妙丸、苍术白虎汤等方，均用苍术而不用白术，揆度用苍术之意，无非取其燥湿之故。至于实脾饮、四君子汤诸方，又均用白术而不用苍术，很显然说明白术具有补脾作用。

以上分析了苍白二术的运用概况，目的在于使苍白二术能更好地服务于临床。但相对而言的同中有异处，应灵活地而不是机械地看待，因为临床上也常根据病情的需要而苍、白术合用，以收相得益彰之效。因此，如果认为苍术只能燥湿，白术仅可补脾，那是不对的。但是一长于燥湿，一长予补脾，也是不容否认的。

## 第五节 白芍

白芍，远在汉代的时候，就被医学家所重视，尽管那时与赤芍的区分还不太明确而统称之为芍药，但已广泛应用于临床，并收载于文献。唐宋以来，对白芍的认识日益明朗，代有发明。通过诸家阐述，其用途已不断为人们掌握。但系统性的资料，目前尚不多见。这里就我们对白芍的运用体会，结合前贤的临床心得，作一综合性的探讨。

### 一、应用范围

白芍为足厥阴、足太阴经药，其性味苦酸微寒，苦能坚阴，酸则敛阴，因而现代各中药学讲义均将本品列入养阴或补血药中，这是有其一定意义的。不过，白芍的应用，并不局限于此。我们认为，如能掌握药物的协同、拮抗和化合作用，了解脏腑克制机理，执行“治病必求于本”的法则，则汗、下、和、温、清、补诸法中，均可使用白芍。例如：

**（一）用于汗法**

凡客邪袭人，症见恶风、身热、头痛、自汗出而表仍不解者，此为风伤太阳，营阴弱于内，卫阳盛于外之故，当以白芍配合桂枝治之。用桂枝发汗，散太阳之风，白芍和营，兼以敛汗，使不致发散太过。如此则一阴一阳，刚柔互济，相须为用，结果达到缓汗透邪、营和卫偕的目的。

（二）用于下法

脾约证胃强脾弱，阳盛阴伤。脾弱则不能为胃行其津液以四布，但输膀胱，于是肠液干枯而输送维艰，结果小便频数而大便秘结。仲景以麻子仁丸立方，方中行氏释为："麻子、杏仁，能润干燥之坚……芍药敛液以辅润……"可谓深发奥义。脾约用芍药，即寓增水行舟之意，后世朱丹溪制活血润燥生津汤及吴又可创养营承气汤之所以使用白芍，当亦从此悟出。

（三）用于和法

抑郁寡欢之人，其病多在于肝，因肝为藏血之乡，性主疏泄，郁则逆其疏泄之性，于是气血不调，而有寒热往来，头痛颊赤，口苦烦渴，乳胀胁痛等症。调和之法，当以白芍与柴胡、薄荷等为伍，因柴胡有泄肝气、解肝郁之用，白芍柔肝养阴，所谓肝为刚脏，宜柔宜和，且白芍味酸，能入肝补益肝体，与《金匮》所云"夫肝之病，补用酸……"之义吻合；加辛散的薄荷解郁结之气以助肝用，则病自愈。目前临床对肝炎的处理，常借力于白芍，亦取柔肝养阴之意。

（四）用于温法

太阳伤寒，发汗后表邪虽解，但恶寒现象反较前增剧，此乃发汗太过，或素体阳虚，因发汗而腠理不密，表阳外泄之故。吴鞠通云："汗者，以阴津为材料，以阳气为运用"，因而这时的病理机制是：汗后伤正，阴亏阳弱，形成贼去城空的局面。治宜阴阳兼顾，药用白芍、甘草、附子。由于白芍味酸而甘草味甘，酸甘化阴，有养阴敛阴之功；附子辛温大热，有回阳效能。三者合用，自能使阳生阴长。又少阴病从寒化，由于寒盛伤阳，阳气周流不利，营阴滞涩，而致肢体骨节疼痛，手足寒，脉沉者，应以白芍与附子、党参、白术等合用。因附子能回阳散寒，党参、白术能扶助正气。又因病在阴经，故用白芍以和阴气，且可引附子入阴散寒。一若"引经报使"之意。

（五）用于清法

伤寒少阴病，邪从热化，心阳亢盛，阴血亏耗，以致心神不宁，烦躁不寐者，应以白芍配合甘平的阿胶与苦寒的黄连等同用。其机理有二：一则藉苦寒之性以制心经之亢阳而除烦热；一则以血肉有情之品以养血，兼含酸甘化阴之意。此法对杂病中因心肾不交而长期失眠的患者，经过实践验证，亦颇有效。

**（六）用于补法**

白芍本有滋养阴血作用，常与地黄、当归之属配伍以治血虚疾患。若再加党参、白术之类，则兼治气血双亏之证，这是众所周知的。此外，腹部挛急而痛，得按则减，心悸而烦的中虚患者，实因营阴亏损，阳气不足而形成，可重用白芍，并与饴糖、桂枝、甘草等为伍，取白芍、饴糖建中焦营阴之气为主，桂枝扶阳佐之。尤在泾云："甘与辛合而生阳，酸得甘助而生阴"。若此阴阳相生，则中气自可建立。况白芍、甘草合用，尚有甲己化土之义，是乃调中之又一妙法。

**（七）其他**

妇人月经不调，无论属寒属热，白芍均有一定的使用价值。例如月事愆期，血色淡红，腹痛喜按，或因子宫虚寒而不受孕者，可用白芍补血虚，艾叶、吴茱萸、官桂之类暖子宫，祛血寒，务使阴血充盈，并处于温润和煦状态：倘阴火内盛，血为热逼而妄行，以致经行不止，及崩中漏下，紫黑成块，烦热溺赤，舌绛，脉弦数者，用白芍配龟甲滋阴壮水，以制亢阳，再加黄柏、黄芩以清邪火，如此阴气生，火邪退，血得宁静，崩漏即止。

肝木克土，脾失运化之权，以致肠鸣腹痛，大便泄泻，泻后而痛仍不减，服健脾和胃之剂而泻不止者，须加白芍、防风以泻木安土，方克有济。此即《内经》所云"损其肝者缓其中"之意。他如水不涵木，肝阳升腾而头痛眩晕，以及温病热在下焦，灼伤真阴而筋脉拘急，手足瘛疭者，用白芍治疗，分别有柔肝熄风，养阴止痉之效。

此外，白芍与白术配合能治脾虚，用白芍在于益脾阴，用白术在于补脾气。与黄连、黄芩为伍能治热痢，其中以白芍和太阴营气而安脾，黄芩、黄连清阳明湿热以厚肠。如与罂粟壳、诃子等配用则止久痢，取白芍酸以收敛，罂粟壳、诃子"涩可固脱"之意。与丹皮同用则平肝火，且丹皮味辛主散，白芍味酸主敛，一散一敛，则散不伤血，敛不留邪，有相反相成之妙用。与甘草配合可治阳伤阴耗的两足挛痛，取白芍濡养阴气，甘草温润阳气，使筋脉得以柔养而收缓急止痛之效。

## 二、炮制运用

养阴宜生用，补脾宜土炒。入妇科血药或作疏肝用时则宜醋炒。至若腹痛、下利、产后等疾患，用白芍应加酒炒，制其寒性，以免戕伐生发之气。

## 三、禁忌

1. 麻疹将透未透之际，治宜外托，最忌内收，白芍具收敛性能，理当禁用。

2. 胸阳不振，外邪入里而致胸满者不宜使用，以防留邪之弊。

3. 中寒腹痛，腹冷便泻者忌用，免致伤中之变。

4. 与藜芦"相反"，处方时应予注意。

# 第六节 乌药

乌药味辛兼苦，性温，气微香，入胃、肾二经，兼入肺经。辛香走窜，顺气止痛，乃乌药之长。《内经》有"百病皆生于气也"的概论，事实是气为诸病之首，气滞则血瘀、痰凝、湿阻、水停、食滞，而致喘证、痛证、郁证、小溲频数诸疾丛生。乌药功擅走气顺气，气行则瘀行、痰去、湿化、水行、食消而诸疾向愈。这里仅谈用乌药治痛证。

## 一、胸闷痛

在排除心血管疾患引起的胸痛后，对于因肺气膹郁，在咳喘的同时，出现胸闷痛而反复发作不愈者，在“通则不痛”的治则指导下，以乌药配合纳气归元的沉香同用后，虽不能立时平喘，但却能迅速定痛。闷痛止后，呼吸随之渐畅，于是咳嗽也能暂时缓解。

## 二、胃脘痛

无论寒凝、气滞、血瘀诸痛，乃至胃热气滞的百合汤证，均为乌药的适应证。此外，对于中州虚寒型的胃脘痛，我辄以乌药配黄芪建中汤寓消于补，寄走于守，如此用方，既可增强缓急止痛之效，又可不致因黄芪、甘草、饴糖、大枣等甘味药引起泥膈滞气的胀满。另外，由于目前煎、炒、爆、烹的饮食增多，脾胃阴虚型的胃脘痛已屡见不鲜，益胃汤治此类证候，固属药证相对；然而“六腑以通为用”，一味滋腻，既能碍脾生湿，又将壅胃滞气，以致服益胃汤者始效而终不效。我治阴虚脘痛，每以乌药与益胃汤为伍，使滋不生湿，腻不滞气，塞中有通，脘痛能定而无痞满纳呆之变证。

## 三、痛经

四乌汤出自《张氏医通》，由乌药、香附、甘草配四物汤组成。张氏原用以治血中气滞，小腹急痛者。我用以治气滞血瘀之痛经甚效。其辨证关键为：①痛与胀并见，胀痛之势均等或胀甚于痛，剧则攻冲至胸脘胁肋，拒按；②胀痛起于经前或经潮时，经血有瘀块，瘀下则胀痛减。如属气滞为主之痛经，则除上述见证外，尚可见抑郁寡欢，噫嗳泛恶等症，可用《济阴纲目》加味乌药散。痛经夹寒而腹中冷、形寒者，加吴萸、肉桂；胀痛日久，郁而化热，痛处似灼如刺者，加醋炒柴胡以作“火郁发之”之计，复加丹皮、红藤之属以凉营化瘀。

## 四、术后腹痛

手术时由于脏器组织受机械损伤，以致气血流行不畅，渐致气滞血瘀；或术后感染、湿热邪毒与败血结聚，终成气血阻滞局面而导致腹痛。其中因肠梗阻或阑尾炎术后，多呈间歇痛，表现为一月数作或数月一作，其痛也急，患者常难以忍受；如因输卵管结扎、剖腹产术后而腹痛，常痛无虚日，其势也缓。对于此类疾患，当以调气活血为大法，我每以乌药配手拈散，常收“通则不痛”之效。

## 五、儿枕痛

本病见于新产后。产后患者有多瘀多虚的特点，因而血虚与气血瘀阻常同时存在，而形成虚实夹杂的局面。“不通则痛”是本病的一个侧面，而“不荣则痛”，又是本病的另一个侧面，因而治疗时宜采用补虚泻实的法则，我以乌药配《傅青主女科》生化汤，同时服归脾丸，有一剂知，二剂已之效。

## 六、疝痛

“七般疝气，不离乎肝”，一旦肝气郁于本经，复加寒邪内乘，以致阴囊肿硬冰冷，睾丸掣痛难忍，上连少腹之寒凝气滞疝痛及气疝，用《医学发明》天台乌药散有疏肝理气、温下散寒止痛之功。狐疝以乌药配柴胡疏肝散、金铃子散；湿热癞疝，以乌药配当归拈痛汤均效。

# 第七节 桂枝汤

## 一、方剂来源及效用

桂枝汤乃《伤寒论》中第一大方，方中取桂枝辛温，发散风寒，温通卫阳，为君；芍药酸寒，和营敛阴，为臣；生姜味辛，佐桂枝解表；大枣甘缓，佐芍药和营；甘草甘平为使，安内攘外，调和诸药。《医宗金鉴》论桂枝汤时指出:“桂枝君芍药，是于发汗中寓敛汗之意；芍药臣桂枝，是于和营中有调卫之功”。两者配合，则收散相得，开合相济。这也是桂枝汤汗少可发，汗多可止论点的理论依据。综观全方5药，具辛、甘、酸三味，辛甘化阳，酸甘化阴。于此可见，桂枝汤滋阴和阳，解外和内，散不伤阴，敛不留邪，既具协同作用，又有拮抗功能，组织严谨，含义深远，因而为临床医生所习用。全方具有调和营卫，解肌退热的功效。它不仅用于外感证，对于一些内伤杂病，用之亦颇应验。昔贤早有“外证得之解肌和营卫，内证得之化气调阴阳”的评论。可称真知灼见。现将桂枝汤应用于杂病方面举例如下。

## 二、病例印证

【例1】 胸痹。孙某，男，48岁。1年前曾患胸痹，历时5日而罢。日前突然左侧胸膺连膻中之分作痛，其痛如电击之状，瞬时即止；昨日发作4次，今方半日已3发矣。痛连后背，背有寒意，每痛则胸闷而呼吸迫促，甚或心悸。脉细紧，无促结象，舌淡有紫气，苔白滑。证属寒凝痹阻，胸阳受遏，法当温通。方用桂枝汤加鲜薤白、郁金、茯苓、全当归、石菖蒲。另以赤芍易白芍，服后胸痛即止。

**按**：此证胸痛彻背，当属胸痹无疑。在治疗上有三处需要讨论：①用桂枝汤为主方的理由：《伤寒论》第 21 条指出："太阳病，下之后，脉促，胸满者，桂枝去芍药汤主之"。本例虽非下后，亦无脉促，但阴邪内踞，胸阳受遏的病机是一致的。此其一。其二，白芍阴柔收敛，不适用于阳受寒遏之证，故仲景用桂枝去芍药汤。我们也考虑到这一因素。根据成无己对芍药"白补而赤泻，白收而赤散"的认识，改用赤芍，取其行散活血；②寒凝血瘀者，于活血行瘀的同时，必与温药，庶几阴寒之气得阳热而消。且"血得热则行"，可见此证必须温经通阳，用桂枝的目的也在于此；③患者症状、体征均为寒瘀交阻之象，而瓜蒌性寒质润，故始终未用仲景治胸痹全方，而仅取薤白以通胸阳。

【例 2】 盗汗。毛某，男，45 岁。平昔形寒怯冷，掌心觉热。近月余来夜难入寐，寐后盗汗，湿衣沾衾。心悸，头晕，面色无华，纳少，神疲乏力，口略渴，不多饮。脉细有数意，舌正红，苔薄白。证属气阴两伤，心脾双亏。予桂枝汤合当归补血汤以燮理阴阳，调补气血，参入柏子仁、酸枣仁、朱茯神宁心，陈皮行气。一诊而汗止，再诊而心悸定，夜寐安全，三诊即诸恙消失。

**按**：盗汗一证，自古责之阴虚。我们认为，阴血固不足，阳气亦未尝不虚。否则，卫阳固于外，腠理致密，则汗何由出？本例面不红而无华，舌不赤而淡红，诊为气阴两伤，仿《临证指南医案》治张姓汗出案用桂枝汤合当归补血汤为基本方，再从心之液为汗，汗多必伤心而心悸少寐方面着想，在叶氏方中参入柏子仁、酸枣仁以养心，终于获效。

【例 3】 热痹。吉某，女，30 岁。两下肢酸疼困重，继之波及上肢，膝、踝、趾、肘骨骱之处痛不可近，且肿，步履蹒跚，历时7月而痛势不减，抚之觉热，得冷稍舒。近2个月来，寒热交作无宁日（体温40.3℃），有汗不解，口渴不多饮，脘痞，胃纳欠馨，溲赤。舌苔淡黄而腻，脉数，浮沉皆得。证属湿热阻滞经隧，气血不行，营卫失和。细审证情，则湿热阻滞为本，营卫不和为标。急则治其标，拟先调营卫，兼以化湿和血。方用桂枝汤加赤芍、秦艽、薏苡仁、牛膝、全当归、络石藤。服2剂后体温降至37.7℃，惟肢节酸疼不减，是营卫渐和，湿热未攘之象，于前方中去秦艽，加苍术、黄柏，遂成桂枝汤合四妙丸复方加味。3剂。三诊时寒热悉除，四肢骨节酸疼亦减，抚之膝、踝之热渐退，肿势亦消其半。于复诊方中去络石藤，加炙地龙，桂枝用量由6g减为3g。此后续诊4次，桂枝汤及四妙丸方药不变，先后加减过萆薢、制乳没、姜黄、黄芪等，共服药30剂而愈。

**按**：本例痹痛七月，寒热两月，此际若再责之外感，似乎于理不合。我们在初诊时认为，证属湿伤于下，化以为热，湿热不得外达，经隧受阻，血行受遏，营卫不和而寒热交作，投桂枝汤后效如桴鼓。假令因壮热不解，畏辛温而专施苦寒，则寒热恐难得解。本例从三诊起，虽桂枝用量减半，但自始至终运用了桂枝汤，不过前后用方的含义不同，前者意在调和营卫，后者意在和阳滋阴。另一方面，患者上下肢俱病，方中既用牛膝下降，复以桂枝上升，庶乎面面顾到。

【例4】 血痹。张某，女，44岁。年前崩漏，一月后经行涉水，寒邪乘血脉空虚之际袭入，尔后自觉下肢麻木，继之波及后背上肢，迄已一载于兹，几无宁时。外观肌肤如常。四肢欠温。客冬以还，每逢冒寒风则面手发出疹块，大若拇指，累累高起，少见痒痛，避风得暖后则止，脉缓有涩意，舌淡，左畔有紫斑，苔白。证属血痹，法当和阴温阳，且通经脉。方用桂枝汤合当归四逆汤去通草，加生黄芪、制香附。本例以上方为基础，二诊加鸡血藤，三诊去细辛，加丹参。每诊服5剂，共服15剂，肢体麻木逐渐消退。客冬因冒寒风而一度于面部及手部发出瘆块，仍用桂枝汤加蝉衣、防风、黄芪等。服3剂，后未再复发。

**按**：患者先罹崩漏，营血已伤。越月经行，值此血室空虚之际，不慎涉水，以致寒邪乘虚内凑，客于血脉。这既符合于《内经》“寒气客于脉中，则血泣脉急”的论点，也类似于《金匮》“重因疲劳汗出，卧不时动摇，加被微风”遂得血痹的发病机制。至于周身麻木的主症，与血痹“外证身体不仁”如出一辙。由于寒客血脉之中，已成阴寒邪盛，营血渐伤的局面；于是以和营阴，温卫阳的桂枝汤加黄芪，使成黄芪桂枝五物汤。再者，患者四末欠温，类似“手足厥寒”的当归四逆汤证，因而复加当归、细辛，一则以补血，一则以温通经脉。另加一味香附行气，以冀气行则血行。如此配方，果然收到和营、助卫、温阳、通脉之效，使一载余之痼疾，消失于半月之间。

【例5】 胃痛发热。周某，男，52岁。脘痛多年，作止无常（西医检查为胃、肝、肾内脏下垂），胃呆少纳，腰酸，登高辄心悸气促。迩来寒热不清（体温38.6℃），起于午后未分，入寐方安，有汗不解者一月有半。脉缓，舌正红，苔白。证属营卫不和，遂予桂枝汤合异功散复方为治。2剂后寒热即退净，脘痛亦减。后因工作繁忙，未再服药，寒热亦未作。

**按**：该患者为我市人民医院干部，自发寒热后，曾用西药治疗无效，待至一个半月后始至我院就诊。当时我们设想，患者罹胃痛多年，经常纳谷不馨，食量减少，中州亏虚已不待言。营卫同出中焦，中虚营卫失和而寒热作，此本意料中事，于是用桂枝汤合异功散组成复方，藉以温补中州，调和营卫。果然药证相符，疗效迅速。

# 第八节 宣白承气汤

## 一、方剂来源及效用

宣白承气汤乃清代吴鞠通氏所创，见于《温病条辨·中焦篇》，由生石膏、生大黄、杏仁、瓜蒌皮四味药组成。其中石膏入肺胃气分，清热于上中，透邪出肌表；杏仁宣肺痹，下肺气；瓜蒌润肺化痰。对于温邪郁肺，咳喘不宁者，此三味有宣、清、润肺之功。大黄大苦大寒，沉降下行，泻蓄热，通腑滞，治阳明实热，有釜底抽薪之效。可见宣白承气汤的功用，在于清宣太阴，通泄阳明，故可广泛应用于肺胃热结之证。

## 二、病例印证

【例1】 暑温。王某，男，6岁。1981年7月30日初诊。哮喘三载，每发于小暑大伏之间，今则宿疾甫作四日，昨午骤然发热，无汗，头痛，入暮即嗜睡，今日依然身热不退，入院后西医诊断为：乙脑、支气管哮喘，作对症治疗。刻诊：壮热（体温39.5℃），项强，面赤，神昏不识人，烦躁不安，惊搐哮喘气促仍盛，腹微满，起病后未大便，小溲深黄。脉象滑疾，一息七、八至，舌红，苔底白中心黄厚腻。证属暑温，邪在太阴阳明之分，肺气闭于先，胃家实于后也。宣白承气汤主之，新加香薷饮亦主之。处方：陈香薷、光杏仁（打碎）、川贝、锦纹大黄（后下）各6g，粉葛根、银花、连翘、瓜蒌皮、钩藤各10g，生石膏60g，竹叶30片。2剂，水煎，分四次服，每6小时鼻饲1次。

31日复诊：药后大便二行，身热稍退（体温39℃），腹满亦消，哮喘之势渐衰，惟仍神昏惊搐、项强，是肺胃之闭已开而手足厥阴经之邪未克外达。前方去香薷、葛根、瓜蒌皮，加川雅连3g，陈胆星3g，黛蛤散10g（布包），炙地龙10g，大黄减为3g。2剂，服法同前。

8月1日三诊：今日未大便，身热又退其半（体温37.9℃），目已张，能饮水，哮喘迭减，惊搐停止。上方续服1剂。四诊时体温已降至37.5℃，哮喘亦减什八，能进食，舌偏红，苔白罩黄，用竹叶石膏汤合清络饮出入调治而愈，无后遗症。

**按**：《温病条辨·中焦篇》："阳明温病，下之不通，其证有五……喘促不宁，痰涎壅滞，右寸实大，肺气不降者，宣白承气汤主之。"吴氏所谓"阳明温病"，与我们所治的暑温，不一定完全相同，但两者肺气不降，阳明腑实的病机，基本上是一致的，因而也主以宣白承气汤，合新加香薷饮，以透暑托肺邪外达，胃热下泄。

【例2】 鼻衄。王某，男，25岁。1988年4月2日初诊。初罹风温，经治后热已退而咳未除。两日前突然鼻衄量多，两服犀角地黄汤合四生丸加味，量稍减而衄未已，色鲜红有块，且胸痞，眩晕，神疲，口臭，口渴频饮，纳少，小溲赤，大便三日未下。脉弦有力，舌红，苔黄而厚。此乃肺火内蕴，阳明热盛，灼伤脉络而血热妄行。用凉血止血功效欠佳，须去其肺胃火热，主以宣白承气汤方加味。处方：生石膏30g，淡黄芩、川贝母各6g，瓜蒌皮、瓜蒌霜、马兜铃、光杏仁、锦纹黄（后下）、黄郁金、白茅根各10g，粉甘草3g。2剂。

4月4日复诊：服1剂而血减什八，2剂即止，咳嗽大减，胸闷已开，渐思纳谷。惟仍神疲乏力，眩晕，此病后气血两伤使然，予归脾汤合泻白散加蒌贝增损调治而愈。

**按**：本例始病风温，热退后突然鼻衄，已服凉营止血之剂而不应。此乃风温犯肺，迫血妄行，循肺窍上溢而出，于是衄血。肺热于先，脏病及腑，胃肠亦随之热闭，而致口臭，口渴频饮，大便秘，苔黄厚等。单纯泻肺，而肠胃之热不得下泄，势难收全功。《医学入门》云："衄血热溢肺与胃。"基于此，清太阴，泻阳明，实为两全之策。今方选宣白承气汤为主是为合拍，结果不用止血而血自止。

【例3】 实喘。张某，女，42岁。1988年11月26日初诊。咳喘起自客冬，历时旬余而罢。一周前因感寒而发，病初恶寒发热，两日后热退，但咳喘未平，喘甚咳微，痰黄白相兼而粘稠，咯吐不爽，口干欲饮，胸痞，胃呆少纳，小溲黄，五日未更衣。脉象沉滑有力，舌红，苔黄而干且中心厚。痰热壅阻于肺，移热于腑。不清其上，无以除肺热，不泻其下，何以通腑气？用宣白承气汤加味。处方：生石膏30g，淡黄芩6g，桑白皮、光杏仁（杵碎）、瓜蒌皮、黄郁金、南北沙参、锦纹大黄（后下）、玉桔梗、炙地龙各10g。2剂。另：10ml竹沥水4支，早晚各服1支。复诊时咳喘十去其六，痰色转白，两日来大便三行、质溏，知饥思纳，自觉舒适。原方石膏减为15g，大黄减为5g，余未变动，续服2剂而瘥。

**按：**本例寒束肌表，痰火壅阻肺窍，尔后表虽解而肺热未除，遂致阳明热结，腑气不通，升降之气不利，咳喘不已。法当以宣白承气汤清肺为主，又兼泄腑热，以作釜底抽薪之计，参以桔梗之升，与杏仁之降；俾升降协调，肺气和利而喘定。

【例4】 癃闭。徐某，女，48岁。1982年3月17日初诊。先是风温犯肺，发热咳嗽五日，刻下热渐退（体温38.2℃）而咳不减，日前又增小溲不畅，昨暮点滴而下，色赤，小腹膨隆胀痛，大便干，一日或间日一行。询知痰黄而稠，咯吐不爽，晨起之痰成块，胸痞，呼吸欠利，口干不多饮。脉滑数，舌红，苔薄黄。发热咳嗽于先，癃闭于后者，当责之肺气不利，无以通调水道。拟重以清上，辅以利下，宣白承气汤主之，清肺饮亦主之。处方：生石膏30g，桑白皮、生山栀、光杏仁（杵碎）、瓜蒌皮、玉桔梗、车前子（布包）、鲜枇杷叶各10g，淡黄芩、制军各6g，大麦冬15g。2剂，分四次服，6小时服一次。翌日复诊，小溲已通而不畅，少腹胀痛大减，体温降至37.7℃，前方续服1剂。三诊时小溲畅行，体温降至37.3℃，咳嗽亦减，改用桑杏汤合桑菊饮出入调治而愈。

**按：**风温犯肺，则发热咳嗽；肺热津伤，清肃无权，金令不及州都，以致癃闭。用宣白承气汤合《证治汇补》治上通淋的清肺饮以两清肺胃，滋养化源，辅以通利下焦之品，药证相对，奏效较捷。

宣白承气汤以清肺热、宣肺痹、润肺燥，通腑气见长。正因其有泄肠腑之能，使肺脏热邪痰浊有下泄之机，因而临床常用以治热郁上焦气分或太阴、阳明气分俱热之证，并每能取效。我们用治暑温、鼻衄、实喘与癃闭，其效果令人满意。可见，本方不仅能治温病，同时也治杂病，既可用于肺系证候，还能治理肾系病变及五官科疾患。所谓谨守病机，异病可以同治，实信而可征也。

## 第九节 白虎汤类方

白虎汤类方，传统多用治时病，如白虎加苍术汤疗湿温，白虎加桂枝汤治温疟，以及伤寒表证已解，热甚于里，津气两伤及中暑用白虎加人参汤；温病胃火炽盛，液涸肠燥，具“四大”见证而又神昏谵语用白虎承气汤是。自20世纪60年代以来，在异病同治、辨证论治的前提下，我以该类方治风湿热，其退热镇痛之功，实不可没。

【例1】 冯某，女，25岁。1999年2月13日初诊。1年前罹风湿热，经住院治疗月余始愈。此次新产旬余，百脉空虚之体，客邪外凑，宿疾举发，身热无宁时，昼轻暮重，体温38.4～39.6℃，汗出甚多而热不为汗衰，烦躁不宁，胸痞太息，口渴欲饮水，四肢骨节疼痛，肘膝红肿灼热，难以步履，小溲黄赤，大便干结，三、四日始一临圊。脉滑数，三五不调，舌红，苔黄中心灰腻。证经半月，热痹之疾也，法当清热，化湿，祛风，通络，仿白虎加苍术汤合四妙丸增损之。处方：生石膏50g，肥知母、苍术、炒黄柏各10g，汉防己15g，赤芍10g，白芍20g，粉丹皮6g，粉甘草3g，怀牛膝、羌活、独活各10g，薏苡仁30g。3剂。二诊：身热稍退，体温38.1～39.1℃，肘膝红肿之势顿挫，周身疼痛十去其三，黄腻之苔渐化，症情已有转机，前方去甘草，加六一散（布包）30g，石膏加至60g。3剂。三诊时，体温降至36.6～38.2℃，肢体疼痛已减过半，原方略事出入，续服6剂而愈。

【例2】 余某，男，22岁。1978年12月23日初诊。因持续发热3天，咽喉肿痛，关节游走性疼痛，心律失常而住院，诊断为风湿热，治疗经旬，效果不显，应家属要求请中医会诊。刻诊：不恶寒，但发热，体温37.9℃～38.9℃，有汗不解，日晡烦躁懊侬，有难以明言之状，肩、肘、腕、髋、膝、踝、趾灼痛，上下无定处，肘膝且红肿，口渴频饮，舌红，苔黄中心厚腻，脉促。证属热痹，治宜清化湿热，除烦，祛风，方用苍术白虎汤合栀子豉汤出入。处方：生石膏30g，肥知母、苍术、羌活、独活各10g，汉防己15g，川雅连3g，炒黄柏、生山栀、香豆豉、怀牛膝各10g，薏苡仁30g。3剂。二诊：身热已退其半。体温37.4℃～38.1℃，烦躁已定，饮水不多，肢节疼痛迭减，惟肘膝尚红肿，小溲涩痛，症情尚未稳定。伏思湿热之邪，非辛不开，非苦不降，遵此意立方。前方去山栀、豆豉，加龙胆草10g，赤猪苓各15g，广藿梗10g。3剂。三诊，日前不慎感寒，以致身热复起，体温37.8～38.7℃，且恶寒，咽喉肿痛，肘膝肿虽消而痛未已，幸小溲已不涩痛，厚腻之苔渐化，色仍黄，有津。前方去黄连、龙胆草，加荆芥、防风各3g，板蓝根12g。3剂。另六神丸3瓶，每日3次，每次10粒。四诊：形寒已罢，身热亦减，体温36.8℃～37.5℃，四肢骨节之痛日有起色，再以退为进：生石膏30g，肥知母、苍术、羌活、独活各10g，汉防己15g，炒黄柏、怀牛膝各10g，赤猪苓各15g，左秦艽10g，薏苡仁30g。3剂。服后1天即热退痛定，诸恙日趋消失而康复。

【例3】 徐某，男，21岁。1966年1月19日初诊，因发热身痛住院，诊断为风湿热，治疗9天，病情无进展，要求中医治疗。刻诊：寒热不清，寒少热多，体温38.6～39.5℃，有汗不解，头胀如蒙，周身骨节疼痛，游移无定，两肘为甚，有如白虎历节之势，口渴欲饮，舌畔红，苔前半白微腻、后半黄微腻，脉浮数。证经11日，里热虽炽而外犹未解，此风寒束表未克尽达，湿热内蕴阳明、骨节之分，法当两顾，白虎加桂枝汤主之，处方：生石膏50g，肥知母10g，川桂枝3g，羌活、独活各10g，防风5g，防己15g，左秦艽、片姜黄、怀牛膝、徐长卿各10g，红花3g。3剂。二诊：恶寒已罢，身热十去其六，体温37.7～38.3℃，身痛亦减过半。前方去防风，石膏减为40g，桂枝减为2g，加薏苡仁30g。3剂。以后证情日有起色，原方出入，续服6剂而愈。

【例4】 王某，女，17岁。1969年1月28日初诊。3年前，罹风湿热病，迄已四发，发必住院月余始得缓解。今又入院13日，身热甚炽，无分昼夜，体温38.6～39.6℃，汗出湿衣沾衾而热仍不减，恶风，肩膝灼痛，下肢发出小圆形红斑10余处，神情疲惫，口渴甚，饮水不已，谷不沾唇，心悸，小溲短赤，大便干，已2日未临圊，舌边红，苔薄白，近舌根部苔淡黄而腻。脉促。气阴两伤，湿热阻络，治颇棘手。拟扶正祛邪兼顾，仿人参白虎汤加味，处方：老山人参（另煎冲）6g，生石膏30g，肥知母10g，粉甘草5g，生地黄15g，大麦冬12g，生龙骨、牡蛎、汉防己各15g，左秦艽、宣木瓜、炒黄柏各10g。薏苡仁、粳米各30g。2剂。二诊：身热渐退，体温38～38.9℃，汗减过半，今晨已进糜粥一小碗，惟仍口渴欲饮，肩膝而外，又增肘踝灼痛。是正渐复而邪未去也。前方去甘草、粳米，加徐长卿12g，片姜黄、怀牛膝各10g。3剂。三诊：身热几净。体温37.1～37.6℃，汗已少见，胃纳日增，口渴又减，肢节疼痛亦去什六，下肢红斑消失。30日方续进3剂，后逐步调理而愈。

【例5】 施某，男，27岁。1986年3月2日初诊。患风湿热病出院未及匝月，体力未复，竟尔劳作汗出感寒，以致发热汗出而热不退，体温38.8～39.5℃，不恶寒，头晕，周身骨节疼痛，如灼如掣，口渴频欲冷饮，饮不解渴，烦躁不宁，口秽喷人，腹膨胀，大便六日未下，昨暮突然神昏，谵语，舌红而干，苔黄腻，中心浊厚，脉滑数。证方八日，邪热内踞阳明经腑，外窜筋骨经络，法当清热燥湿，通腑夺下，仿白虎承气汤出入，处方：生石膏50g，肥知母10g，黄连3g，黄柏、锦纹大黄（后入）各10g，粉甘草5g，汉防己15g，左秦艽、怀牛膝各10g，玄明粉（冲入）5g，竹叶10g。2剂。二诊：服药后未及半日而肠鸣辘辘，大便两行，先硬后溏，翌晨神清，热势已缓，体温38～38.7℃，烦渴亦减，浊厚腻苔已化大半。惟肢节疼痛不止，前方去大黄、玄明粉，加羌活、独活、片姜黄各10g，徐长卿12g。3剂。三诊：身热渐退，体温37.3～37.8℃，肢痛亦减。4日方续服3剂而日渐向愈。

现代医学将风湿热列入循环系统疾病、心脏疾患范畴。认为它是一种常见的反复发作的急性或慢性全身性结缔组织炎症，是风湿性心脏病的急性期或慢性期活动阶段。它的一系列临床表现，与中医学中的热痹相类似。自1962年以来，我们以白虎汤类方治之，疗效满意。这一结果，是在“异病同治”和“辨证论治”法则的指导下获得的。这是中医学治疗学中的一大特点。

关于白虎汤类方的应用，对于风湿热病湿热并重型属实者，予白虎加苍术汤；表证未罢，里热又炽，属实者，用白虎加桂枝汤；气阴两伤，体虚证实者，用白虎加人参汤；阳明经腑证并见者，用白虎承气汤。需要指出的是，无论何种证型，祛风化湿之剂不能少，否则，热将难退而痛亦必不止。

气阴两伤患者汗出甚多，对这一类型的少年病员，更须密切注意症情变化。一方面辛散性药如羌活之流应慎用，一方面宜参入龙牡之属，以防汗脱，如本文案例4。又此例下肢发出红斑10余处，虽不能说邪热已入血分，但入营血之渐已难摒除，故参入生地凉血，此防微杜渐之举，与热病神清时，因过早使用入心开窍类药引邪入心，反致神昏者，不可同日而语。

## 第十节 生地大黄汤

### 一、方剂来源及效用

本方首见于《千金翼方》卷十八吐血第四中，载为“吐血百治不差，疗十十差，神验不传方”。药仅地黄汁、生大黄末2味。但药简意深，配伍精当。地黄甘寒育阴，凭凉营以止血；大黄苦寒直折，藉涤荡以祛瘀。地黄补其虚，大黄泻其实。地黄守而不走，大黄走而不守。两者配用，则动静结合，开合相济；且补且泻，亦填亦削。地黄得大黄，则养阴而不腻滞，止血而无留瘀之弊；大黄得地黄，则清泄而不伤阴，逐瘀而少耗血之虑。相反而实相成，乃本方之特色。有养阴凉血，逐瘀泻热的功效，适用于热扰营血夹瘀诸血证。凡具有出血色紫或鲜红，烦热或潮热，大便干或秘等见症及脉数、舌边尖偏红或绛，有紫气、紫斑、紫点之体征者皆可投之。在实践运用时，通过配伍手段，可以扩大本方的适应范围。例如夹表者，风暑加藿香、佩兰、香薷之属；风燥增桑叶、菊花、玉竹之类；风热配薄荷、豆豉之辈；风寒伍荆芥、防风之流；热在气分者参入黄芩、黄连、石膏；热在血分者合以水牛角、芍药、郁金；脾虚者增党参、黄芪；血弱者加归身、阿胶。总之，随证变化，相机取舍。

## 二、病例印证

【例1】咳血。余某，男，27岁。宿有咳血之证，今晨痼疾复作，血出盈碗，其势之涌，为4载来所罕见。色多鲜而稠。患者一贯形瘦，已属阴虚火旺之体，是以平昔日晡潮热骨蒸，甚至两颧红赤。此次脉来虚数，舌边红，苔白。脉证合参，乃阴虚火炎，火灼络伤，血从外溢。火载血上者，本可滋阴降火，以冀血得寒而凝。无如胸次痞塞，清旷之区，温温然似热汤存贮。显系失血之际，一则血多喉小，猝不得出；再则络损之处，血流络外，瘀积内停，愈积愈多，虑有再次大失血之变。且瘀滞肺络，清肃之令难申，血后咳嗽势将增剧而致咯血难已。故瘀积不去，血将不止；瘀积不去，咳将不停。当先祛除瘀血，则不止血而血或能止。此缪仲醇氏所谓“行血则血循经络，不止自止”之意。所虑者病久正虚，几经吐血周折，慎防暴涌厥脱。姑拟攻补兼施，攻其有余，补其不足。方用生地大黄汤加代赭石、花蕊石、北沙参、大麦冬、藕节。另红参9g，嘱浓煎，小量失血时，可徐徐饮服；若血出量多则顿服，取益气以防血脱之意。药后咳血即止。

**按**：本例西医诊断为：①空洞型肺结核；②支气管扩张。患者每次发作，必及时住院抢救，且多历时3~5日始得血止。本次服中药治疗，药后失血明显减少，翌日即全止，疗效卓著。患者病名肺痨，隶于虚证范畴，今用生地大黄汤加味治疗，治在常法之外。但此法仅能作权宜之计，故二诊血止胸次渐宽之际，大黄即减为3g小量；三诊时胸闷若失，呼吸已畅，即撤去大黄。此说明虚证在必要时，并不回避暂时选用攻伐药。

【例2】 目衄。张某，男，39岁。素体健壮，5日前突然目衄，初以目为肝窍，肝热内炽，循经而上，灼伤血络，遂作目衄立论。然投龙胆泻肝汤2剂不应。复诊时审得口虽干而不欲饮，舌边尖绛，苔薄，脉数而弦，诊为热在营血，法宗凉营泻热。方用大生地45g，酒炒大黄15g，1剂即衄止，续服1剂，遂瘥。

**按：** 初诊投龙胆泻肝汤而鲜效者，关键在于此汤虽有小量归地养血凉营，但从全方组成看来，其功用重在清肝经气分之热，而该患者之邪热，恰恰在营而不在气。若为气分之热，理宜口渴欲饮，甚则大渴引饮，彼则口虽干而不欲饮，可知邪在营血，火热鼓舞营血蒸腾而上，故虽渴而不欲饮。叶天士氏《温热论》指出："再论其热传营，舌色必绛"，今患者舌边尖俱绛，是又热入营血之又一明征。故于复诊时改用生地大黄汤，重其制，且不参入其他清热凉血止血之品而竟收全功。

【例3】 齿衄。吴某，男，44岁。9月前齿衄，作止无常，鲜有经月不发者。近半月来下肢发出紫斑七八处，其形不整，亦无甚痛楚。头有晕时，胃纳不减，大便干结，二、三日一行。脉数实有力，舌边尖绛，舌上有紫瘀，舌中罩黄苔。询得平昔口有臭秽之气，此素有胃热之兆。拟夺其阳明之实，凉其营血之热。方用生地大黄汤合泻心汤加生石膏、生甘草、白茅根。服2剂后齿衄止，大便日一行，质转软。舌边尖尚绛，中心苔已化，惟下肢紫斑未消，前方去黄芩，加二至丸，服3剂后，紫斑渐隐，再加怀牛膝，续服6剂，诸恙悉退而愈。

**按：** 本例投以生地大黄汤合金匮泻心汤加味，重以清气，苦泄通腑，且作釜底抽薪之计，服后效如桴鼓，仅2剂即衄止，可知本例邪热的重心在气在胃。胃为多血多气之乡，腑气不得下行则胃热沸腾，邪火载血循阳明经络而上，于是齿衄量多。服上方2剂衄止后，邪火得撤。考虑到失血必伤阴，而“齿为骨之余”，“肾主骨”，齿病治肾，亦在意中。因而在复诊时参入二至丸以滋水益肾、凉血。三诊益以牛膝引火下行，共奏壮水制火之效而收全功。

【例4】 血淋。刘某，女，34岁。始则五心烦热，舌上糜碎疼痛，口渴频喜冷饮，大便4日未通。昨夜又增淋痛，溺孔似灼如刺，溲血而尿意频数。脉象滑数有力。舌边尖红，苔中心黄而干。证属心移热于小肠，胃火炽盛，热伤血络，血从下溢而成血淋。淋虽发于下，而病位实在心、小肠与胃，法宗清心泻胃，方取生地大黄汤合导赤散加琥珀、瞿麦、萹蓄、川雅连、小蓟。服3剂后大便每日畅行，溺痛已减什九，尿色转清，舌下糜碎已渐愈合，原方续服2剂而愈。

**按**：本例从心烦热，舌碎痛，溲涩痛等见症看来，当属导赤散证。但在辨证上尚有三点可资质疑：①口干喜冷饮，饮不解渴；②大便已4日未下；③虽无腹胀痛之症，却有中心苔干黄之征。此皆非导赤散证所应有，故还须考虑到阳明热盛。如单纯运用导赤散，一则病重药轻；二则药证亦不尽相合。于是用生地大黄汤合导赤散立方，参入清心之黄连，凉营通淋之瞿麦、萹蓄、小蓟、琥珀等，以成清心凉营，泄胃通腑、利水通淋之方，果然奏效。

【例5】 崩漏。顾某，女，48岁，两月前月经先期旬日来潮，量多若崩，历时半月，尔后量渐减而未净，淋漓不断已两月，色赤夹紫，有瘀块，脐腹下稍胀痛。胃纳已减其半，神情倦怠，腰部酸痛，大便干结，5日始一临圊。脉数，舌偏红，边尖有紫点，苔白。证属虚实夹杂，治宜消补兼施。方用生地大黄汤合四物汤加党参、黄芪、龟甲、香附、红花。服2剂后血量十减其八，色尚紫，无瘀块，腹痛亦止，精神尚佳，前方去川芎，加鸡血藤，续服3剂而愈。

**按**：《素问·上古天真论》谓“七七任脉虚，太冲脉衰少，天癸竭，地道不通”。患者年近知命，在此经绝之年，不特地道尚通，且非其时而先期来潮，量颇多，形成暴崩之势，及至就诊之日，已缠绵两月有半。本例由崩而漏，脉证合参，当为热迫血行，瘀阻胞宫，属证实体虚之例。昔贤谓新崩宜补，久漏宜通，盖瘀祛则血得归经而漏自止，是通即补也。证实固宜泻，但年齿渐高，体虚亦当补，寓补于消，庶几祛邪而不伤正，且已伴腰府酸疼的肾虚见症，扶肾一项亦不容忽视，然患者近“七七”之年，肾气已衰，天癸将竭，诚如金·刘完素《保命集》所谓“天癸既绝，乃属太阴经也”。故补益脾气，扶后天以资先天，亦应为当务之急。方用生地大黄汤合四物汤以凉营祛瘀和血，加党参、黄芪以补脾气，龟甲滋肾阴。药证相对，取得2剂知，5剂已的效果。

上述5例血证包括咳血、目衄、齿衄、血淋、崩漏等不同病种，在病位上有肺、肝、胃、心、小肠和肾等的差异，但在病机上均为热扰营血兼夹瘀血内停，因而通过适当配伍，异病可以同治，除上述5个病种外，用本方伍生石膏、郁金之属治乳衄；配乌及散治胃痛吐血，也均取得较为满意的疗效。至于用本方治鼻衄，则更是司空见惯而卓有成效。

明·缪仲醇氏有治血三诀，其中一诀即为“宜行血不宜止血”，乃行血即所以止血，行血即所以生新之意。生地大黄汤中用大黄目的也在于此。行血一法，当用于血瘀型诸血证。此类证仍有寒热之偏颇，偏热者单用行血一法，尚不足以平其燎原之势，故当配合清营凉血之品，则血得宁静而止。这类较为理想的方剂，则舍凉血行瘀功能之生地大黄汤莫属。

例2一反清气治法而重在凉血，例3则一反凉营法而重在清气通腑。前者单用生地大黄汤凉营以止血，兼逐在上之瘀热；后者伍以石膏、黄芩、黄连，其意重在清气泻胃。这就不难看出，例2与例3用生地大黄汤的意图恰恰相反，但都取得理想的疗效。这既说明了辨证的重要，也显示了用方的技巧。

关于大黄的后入问题。凡病在五脏，如例1、例2、例5等，用大黄的目的在于泻热驱瘀，因而宜取其味，以不后入为是。若病在胃，如例3、例4等，需要通腑以作釜底抽薪之计者，则用大黄宜取其悍利之性，因而应保其气，以后入为宜。

## 第十一节 建瓴汤

### 一、方剂来源和效用

建瓴汤为张锡纯氏所组创，见于《医学衷中参西录》“论脑充血可预防及其证误名中风之由”一文中。方名建瓴，意在使脑中逆乱之血气，有如“高屋建瓴”，倾泻而下之意。张氏在十余年中，用此方治疗脑充血病，活人甚众。方中以生怀山药、生杭芍、柏子仁、生牡蛎为一组，其药理作用为入肝肾，养肝血，填肾阴，滋水涵木，重在由下及上，以怀牛膝、生赭石、铁锈浓水坠热气，牛膝下血气，本组药物重在由上及下，以成高屋建瓴之势。再加生地凉血清热，龙骨救逆固脱，而龙骨、牡蛎又属介类潜阳之品，对于危重疾病如脑充血之属，有扭转逆势，挽狂澜于既倒之功。对于一般头面部疾患，有填下治本，制上治标，熔常法、变法于一炉，张氏组方之用心，可谓良苦。

建瓴汤有滋肾养肝，固脱镇逆，凉血化瘀，引气血下行的功效。它不仅适用于张氏所称的“脑充血”病，并可施用于下虚上实的一些头面部疾患，如头晕、头痛、目眩、耳鸣、齿衄等病证。

## 二、病例印证

【例1】 头晕。倪某，女，43岁。产育5胎，阴血久耗，肝阳独亢，以致头目眩晕，羞明畏光，目张之时则四周景物晃动，天旋地转。脐腹部有逆气上冲而泛恶频频，腰府酸楚，偶见形寒。脉象虚数无力，两尺尤甚，舌偏红，苔净，口虽干而不欲饮。平昔时有心悸怔忡，夜难入寐，交睫则乱梦纷纭，甚至有登高、腾起之象，此《内经》所谓“上盛则梦飞”是也。证属下虚上实，心肾不交。法当填下益肾，从本论治。仿张锡纯氏建瓴汤去牡蛎、牛膝、龙骨、铁锈水，加交泰丸、山茱萸、朱茯苓神。服3剂后自述眩晕，心悸悉减，目已能张，逆气已平，泛恶亦止，未再形寒。惟仍寤多寐少，梦魇频频，是下虚得填，上盛得平，而坎离犹未达既济境地。再壮水之主，以制阳光，且汲心火。前方去白芍，加天麦冬、龟鹿二仙胶。此后症情日渐向愈，先后用过首乌、酸枣仁、陈皮之属，共服药14剂而瘥。

**按**：患者病经9载余，西医诊断为内耳眩晕症，屡治不效，年必三数发。本例可资讨论处有二：

辨证方面：①眩晕与呕吐并见者，以往我们每责之痰浊内阻，肝风扰胃，选方多以半夏白术天麻汤或温胆汤加味有效。本例却不然，其病理机制为：肝肾阴亏于下，厥阳独亢于上。这和上述痰浊夹风扰胃者在辨证上的区别是：后者为虚热证，其脉象虚数无力，舌偏红而少苔。目羞明畏光，又是阴虚阳亢之证。若痰浊者则反斯而多痰湿见症；②偶见形寒的机制，乃病久阴伤及阳，实非阳弱之候；③痰浊患者，每见呕吐痰沫，偶见脘部有气上逆。本例但干呕而不吐，脐腹部有逆气上攻，病在冲脉。

论治方面：①本例以上部眩晕为主症，但病位实在下焦肝肾。上为标而下为本。属“气反”范畴，因而用

“病在上，取之下”的治则，建瓴汤为首选方；②肝藏血，肾藏精，精血皆为有形之物，精血不足，单靠草木之功似嫌力薄，宜用血肉有情之品，所以复诊时选用龟鹿二仙胶填充肾精；③呕吐属胃气不降者，治宜半夏、黄连、生姜之属，本例由冲气上逆而起，故选赭石以镇冲气。

【例2】 头痛。戚某，男，32岁。头痛4载余，甚于前额额角之分，偏左尤著，喜清恶温，每值仲春即发，炎夏痛增，深秋后即安。审知痛发于巳前，剧于午刻前后，且有烦躁之象，缓于未下酉初之分。平昔时觉眩晕，口干不多饮，目干涩，春夏月羞明，耳若蝉鸣，交睫辄乱梦。脉象细数，舌红边尖赤，少苔，近根薄黄。询得5载前罹春温后即感头晕，翌年又增头痛，迄今发作不已。仿“壮水之主，以制阳光”意，予滋阴潜阳，略参清降熄风之品，方用建瓴汤去白芍、赭石、铁锈水，加枸杞、首乌、磁石、桑菊、黄芩、钩藤。3剂。复诊时头痛、眩晕悉减，惟因家庭琐事操心，以致夜寐欠安已3日，不饥不纳。前方加柏子仁，续服3剂。三诊时头痛已止什八，仅巳下至午刻小发，他恙亦日渐减轻。本例先后就诊7次，还用过珍珠母、潼沙苑、杭白芍、川芎、黑山栀等，共服汤药21剂，按照往年发病规律，提前两个月停止了头痛。翌年春节后，预先用建瓴汤为基础方制成丸药，于2月下旬开始，每日早晚服，直至深秋止。在此期间，仅偶见眩晕，从未发生头痛。

**按**：阴虚阳亢头痛，除具有一定的见症外，根据临床观察，还有四剧四瘥的特点（见头痛节）。这些特点，有助于本病的诊断。阴虚阳亢头痛的病理机制为下虚上实，遵照“病在上，取之下”的原则，以滋阴潜阳为主要治法。又因患者还有火象出现，而痛又以胆经循行径路左侧额角为著，意味着甲木不驯，所以又略参苦降之品，以直折甲木上逆之威。头痛既由阴虚阳亢而起，则发作时必须摒除烦劳，安心静养。查本病的病变，首当责之于肝，肝为刚脏，其体阴而用阳，须得肾水源源濡养，方能柔和。医者应嘱咐其在病中须严禁房事，以养真水而涵肝木。至于辛辣食物，易于化燥伤阴，也应使患者注意及之！

【例3】 目眩。唐某，女，44岁。恙起13载前新产后，初由头晕胀起始，继之视物欠清，越4载第二次产后，复加谋虑不遂，急躁易怒，视力更加减退，自觉外界环境如灰雾迷蒙。目前仍服杞菊地黄丸、石斛夜光丸及鱼肝油丸等，均始效而终不效。刻下头晕不甚，惟咫尺之间，视物亦不清。左侧上、下眼睑不时牵掣，午后颧红，或有心悸，少寐，善忘，易惊，口略渴，不多饮，腰府酸楚。大便干，五七日一行。脉虚微数，舌正红，欠润，边有裂纹，少苔。一派肾精不足，肝血亏虚，目睛失养，心窍失濡之象。拟滋益肝肾，填下制上，方用建瓴汤去牛膝、赭石、铁锈水，加阿胶、龟甲、紫河车、桑叶、菊花、甘草等血肉有情及熄风之品。上药服5剂后，目眩虽未好转，然神情较振，夜寐稍安。仍服原方5剂。三诊时视人已能辨面目，惊悸现象已少见，颧红渐隐，食增，神振。原方加一味陈皮，以防填补泥膈。此方服至第8剂时，视力已恢复近半。惟渐增脊背怯寒，考虑到"五脏之伤，穷必及肾"，在未伤阳之前，滋阴尚应顾阳，所谓"善补阴者，必于阳中求阴，则阴得阳助而泉源不竭"。今屡经大剂填补精血，一盛则一衰，以致阳受损而脊背阳位怯寒。于是五诊时于原方中去龟甲，加龟鹿二仙胶。此后病情日入坦途，并曾用过首乌、八楞麻、白僵蚕、肉苁蓉、地龙等，共服汤药65剂，目眩消失，除左侧眼睑尚牵掣外，他无不适。以后改汤药为膏剂长期服，经多次随访，目眩未发。

**按**：本例发生目眩之因有二：①目眩首见于初产，增剧于再育。女子胎产，必然耗损肾精。《灵枢·大惑论》云："五脏六腑之精气，皆上注于目而为之精"。肾精不足，目失所养，故眩；②《素问·灵兰秘典论》指出："肝者，将军之官，谋虑出焉"；平昔多谋善虑，且急躁易怒。怒则伤肝，由此肝血亏虚，肝阴暗耗，肝阳上亢，肝风鸱张，于是目不得血而不能视，以致目眩、眼睑牵掣诸症丛生。本例目眩与左侧上、下眼睑牵掣及头晕并见，且一无六经形证，又迁延十数载之久，久病者多虚，此虚风之候，由肾精亏虚，不克上注于目，与夫肝血耗损，无以濡润外窍及其窍旁肌皮筋脉所致。论治之计，重在填补肝肾阴血，参以介类潜阳，以建瓴汤为基本方。考虑到恙起两次产后，精血大伤，"精不足者，补之以味"，病情发展到将盲之际，当非草木之力所可挽回；所以又参入龟甲、阿胶、紫河车等血肉有情之品，治愈了十数年的沉疴。

【例4】 耳鸣。赵某，男，41岁。幼年多病，刻下龄甫"五八"，竟尔两鬓颁白，齿缺什三。据述近11个月来，耳鸣不已，左耳鸣响最为困顿。询得右耳失聪，咽干口燥，腰膝酸软，午后颧红，夜寐欠安，多梦，盗汗，脉象沉细少力，舌正红，苔薄白。少阴伤矣。填肾精，益肾阴，补其不足，潜其浮阳。方用建瓴汤合左归饮加减。服5剂后症情平平。伏思"肾生骨髓"，益髓即所以滋肾，再重投血肉之品。前方加猪脊髓1条，煎浓汤代水。5剂。三诊时耳中依然蝉鸣，右耳仍失聪。幸午后颧红渐淡，盗汗亦减过半，夜寐稍安。再加一味制首乌。10剂。患者经治月余，服药至30剂后，左耳鸣开始见效，直至痊愈。除右耳失聪无进展外，他恙亦相继消失。药物先后使用过紫河车、杜仲、胡桃肉、黄芪、蝉衣、升麻等，共服汤药55剂，后用上方配丸药作善后之计，病情稳定无变化。

**按**：患者耳若蝉鸣，骨小，齿早堕，发早白，腰膝酸软等，无一不属肾弱所致，而填肾精、益肾阴的治法，也正是不可偏废的求本治法。本例耳鸣得以治愈，既仰赖于建瓴汤与左归饮之补益肝肾，也倚仗于猪脊髓、紫河车、蝉衣等脏器疗法。本例左耳鸣响虽愈，但右耳失聪并无起色。联系其他病例，耳聋除属实者外，虚性耳聋，确实难以扭转逆势。此事尚待研讨。

【例5】　齿衄。张某，男，39岁。齿浮而衄，量少，龈不肿不痛。偶见耳鸣、头晕，两颧红赤，烦热，口渴欲饮，饮水不多。脉细而虚数，舌正红，少苔。证属肝肾阴亏，虚火上炎。前投泻心汤、四生丸、景岳玉女煎等重以治标之剂鲜效，拟从本论治，重填肝肾之阴，滋阴即所以降火也。仿建瓴汤合二至丸加减。上药服3剂齿衄即止，后又用过枸杞、桑叶、菊花、钩藤、潼沙苑之属，连续服药至21剂，症状全部消失，随访一年半，始终未发作。

**按：**本证开始沿于胃火习俗，用泻心汤、四生丸等泻胃火，凉血热之剂，虽然初服时因“血得寒则凝”而齿衄暂停，但血止6日又发；复诊时因治胃不效而肾阴不足见症又屡见不鲜，不能不考虑治肾，于是改用清阳明有余之火，滋少阴不足之阴的玉女煎进行加减，以作兼顾之计。此方服后，虽见效缓慢，但维持有效时间较长，血止一月有半后始再发。三诊时从前两次治疗结果分析，证明阳明少阴并治较单治阳明疗效为高。在这一基础上，又忆及张景岳氏关于辨虚实真假的名言：“实常假而虚常真”，既然“实有假实，虚无假虚”，则患者的烦热，口渴欲饮的胃火实证是假，而耳鸣，脉细虚数的肾亏虚证是真。果真胃有实火，何以口不臭，龈不肿，齿不痛，血量不多，舌不红，脉不洪大呢？由于肾主骨，“齿乃骨之余”，肾病及齿，故齿病治肾。至其病理机制，当为肝肾阴亏，阴不敛阳，虚阳上亢，虚火妄动，阴血受煎沸腾而上所致。于是毅然改用滋补肝肾之阴为主的方药，取滋阴即所以降火之意。建瓴汤具填补下焦，滋水涵木，固脱镇逆，凉血化瘀，引气血下行的功效，适用于脑充血病及下虚上实的某些头面部疾患。如用本方治疗病深证重的阴血亏虚疾患，还应参入血肉有情之品，以提高疗效。

上述五则实例，尽管病位不同，病名各异，但下虚上实、阴虚阳亢的病理机制；虚数或细数的脉象，苔净或少苔的体征；口略干，不多饮或不欲饮，头晕，耳鸣，午后颧红等症状，基本上是有其共性的，因而使用建瓴汤就有了共同的基础。这里又体现出中医学异病同治的优越性。

## 第十二节 秘红丹

### 一、方剂来源及效用

本方乃晚清张锡纯氏所创，见于《医学衷中参西录》。由大黄末 3g，肉桂末 3g，生赭石末 18g 组成。“治肝郁多怒，胃郁气逆，致吐血、衄血，及吐衄之证屡服它药不效者，无论因凉因热，服之皆有捷效”。查方中大黄，有化瘀作用。《金匮要略》用以配黄芩、黄连治“心气不足，吐血衄血”；《千金翼方》用以配生地治吐血，均取其泻火化瘀。至于用赭石凉血以止吐衄，镇逆以使血随气下，则无须诠释。惟肉桂用意似属费解，故张氏自为之释曰：“平肝之药，以桂为最要……而单用之则失于热。降胃止血之药，以大黄为最要……而单用之又失于寒。若两药并用，则寒热相济，性归和平；降胃平肝，兼顾无遗”。此外，肉桂甘辛大热，气味俱厚，下行温肾，伍益肾药可补命门元阳，又能引火归原。对于上焦血热妄行，同时又有下焦虚寒之复杂证候，用以配伍清热凉血之剂，可收温下清上并行不悖之功。本方功用，有如张锡纯氏所言，如用大黄 6g，肉桂 3g，以此二比一之用量，认为寒热配平，作散剂用，可降胃平肝。若大黄用量大于上述比例，则药性偏凉，其功重在泻胃火、化瘀血，适用于寒热错杂，热重寒轻，实甚于虚，或实热真而虚寒假，有格拒之证者，若肉桂用量大于上述比例，则药性偏温，重在温补命火，引火归原，同样适用于寒热错杂，但寒重热轻，虚甚于实，或虚寒真而实热假之证。如肾水亏损，肾火上浮而失血时，则肉桂与大黄应用小剂量（或去大黄），以作引火归原之计，并须配合滋水之剂，如六味地黄丸、二至丸等，务使火归水中。

## 二、治咯血

【例1】 沈某，女，52岁。患者青年时期多次咯血，曾诊断为支气管扩张。近7年又患慢性支气管炎，入冬或感寒辄发。刻下仲春，气候渐暖，不慎小劳汗出当风，旧恙复起，始则恶寒发热，继而但热不寒，有汗。经治后身热已退两日，惟咳嗽未平，痰黄而稠，两侧胸膺牵痛，口干欲饮，日前咯血七八口，昨今两日，依然痰中见红，色鲜或紫。舌正红，右畔有淡紫斑一块，似黄豆瓣大小，苔罩黄。脉沉不滑不弦。证属风温犯肺，热灼络损，治法理当泻肺之火，然步入半百绝经后，胃呆少纳，纳则中脘时胀，腹痛，肠鸣辘辘，五更便泻，甚则日三数行，腰府酸楚，四末欠温，入冬后膝以下清冷如立水中。脾肾二脏阳弱已显而易见。前此纯用苦寒，上热之象虽见小效，而中下之寒象益著，姑为温清并进，补泻兼施。方拟秘红丹合泻心汤、泻白散去黄连、甘草、粳米，加炮姜、升麻、大贝母、白茅根。2剂后咯血即止，仍重用清上、辅以温运中下。6日后肺热证消除，旋以健脾温肾等调治，终于恢复健康。

**按：** 患者上中下三焦俱病，上焦肺病属热，中下脾肾之病属寒。急则治其标，治上为主，兼护中下，用秘红丹合泻白散加减，一则清肺热而不伤脾肾之阳，再则凉营止血之品与祛瘀之大黄配用，则血止而不留瘀，其中升麻合大黄，先升后降，驱瘀而下。赭石降气，使血随气下而不上溢。血止热除，再用温运补涩而竟全功。

【例2】 孙某，男，61岁。咳喘16载，近年来遇寒必发。今岁入冬经月，咳喘日增，喘甚于咳，动则尤剧，4日前突然咯血，色鲜紫不一，有块，胸次窒闷，自述如石压抑，血出后胸闷稍宽，腰膝酸冷，四末不温，面色㿠白，睑浮，纳谷减半，小溲清。舌淡，边有齿痕，苔白滑，脉沉滑。是证咯血实由咳喘而来，咳喘为本，咯血为标。治病必求于本，先予局方苏子降气汤合景岳贞元饮出入。服后咳喘始效而终不效，日必咯血三五口，或带血丝，偶或间断一日，未几又作。反复已经6次，改用归脾丸以统血，不效；再用八味肾气丸以引火归原，又不效；参入生地、丹皮、赤芍、白及等凉营止血、活血化瘀之品，仍不效。八诊时细询，得知五诊后咳嗽加重，痰多，且黄而厚，口干不思饮。舌苔白而干。本证上有痰热，下有宿寒。姑拟秘红丹治之：肉桂3g，大黄、代赭石各6g，3味研极细末，分为6包，每日3次，每次1包。另用黄芩4.5g，桔梗9g煎汤，兑入竹沥1匙送服。服2天，血仍未止。当系证重药轻之故，遂倍用秘红丹，服后血即止，咳亦缓解。

**按**：本例咳久，痰浊化热，且经用温药，故痰色由白转为黄稠，舌苔白而干，乃肺热之证。以后虽用凉营之品，但非肺经专药，故效亦不显。改用秘红丹加黄芩，方切合病情。采用散剂，药力专精，复加桔梗，引大黄药力上行，又清肺火，还除血瘀；入竹沥使痰去火清而络宁，血得归经，自然痊愈。

【例3】 方某，男，51岁。患虚劳32载，终年咳嗽，失血达二十余次，近8年来证情较稳定。今岁春初操劳，加之急躁戕肝，肝火下汲肾阴，以致咳呛益甚，咯痰不爽，病情日增，继之突然咯血，量少，日约二、三口或五、七口不等。半月来迭进清金润肺、凉血止血之剂而血不止。午后颧红，掌心灼热，口不渴，腰酸楚，齿堕发落。舌正红，少苔，脉象细数。一派少阴见症，失血之由，当系肾火上灼肺络所致。拟滋肾凉肝、引火归原。又昨夜骤然小溲滴沥而下，少腹胀满拒按，治宜兼顾之。仿秘红丹合二至丸、滋肾通关丸去赭石，加生熟地黄、丹皮、升麻、白茅根。服2剂后小便畅通，腹胀全消，他恙未减。前方去黄柏，加赭石。2剂后咯血止、颧赤内热亦渐缓解，仅咳嗽未曾根治，遂停药。

**按：**本例虚劳咯血系肾阴本亏，再加操劳，又逢春气升发，其病势猛进已不言而喻。龙雷之火升腾，灼伤肺络，遂至咯血。龙雷之火为虚火，其势较实火力弱，故伤络后血量不多，用二至丸、地黄之类滋水，丹皮凉肝为主，肉桂引火归原为辅。至于大黄，伍入大队滋阴药中，有增强清虚热作用。小便癃闭用通关丸有效，亦可证其为肾火内燔，而非肺热不能通调水道所致。

张锡纯创制秘红丹，旨在降胃平肝，治肝郁多怒、胃郁气逆之吐衄，而我们则用以清泻火热，温阳祛寒，治寒热夹杂之血证。张氏所举治例乃一青壮年妇女。我们则多用于半百以上的老人。本文病例的年龄，分别为61岁、55岁、51岁。不难想象，人过半百后，阴阳俱衰，急需燮理；水火两亏，有待调节。此时此刻，用秘红丹似更合适。又从3则病例可以看出，秘红丹的适应证，其病因不分内外，但病机有两方面：一为上热下寒，二为上热而下阴虚，肾火上炎。病位以肺肾为主，病变发生后涉及面较广，三例中即有消化、呼吸、泌尿等系统，以及内伤、外感方面的风温、脾肾泄泻等病种。使用秘红丹主要应掌握病机，然后根据各病种的寒热偏颇，确定大黄、肉桂二者之用量，并伍用其他相应药物。又，此二药均具峻烈之性，使用时应掌握《素问·五常政大论》："无毒治病，十去其九"的训诫。使用于虚劳证时，更应谨慎。此类疾患虽非实火，但毕竟是“火”，多用、久用肉桂，仿佛火上加油，后果严重。大黄有“将军”之称，长期使用易生“虚虚”之虞。因此，获效后即应撤去为是。

## 三、治杂病

用秘红丹治咯血取得初步经验的同时，在掌握病机的基础上从“异病同治”的意向出发，又进一步用之治吐血、血淋、肺痈、呕吐、泄泻等疾患，均取得良好的效果，这就充分体现出中医治病用方的优越性和灵活性。

【例1】 肺痈。杨某，男，55岁。水肿两载，作止无常。8日前因气候炎热，汗出纳凉，风暑之气外袭，肺从内应，以致发热（体温38.5～39.6℃），有汗不解，不恶寒，咳嗽频作，痰稠，色黄多白少，右侧胸膺作痛，日前起痛势增剧，痰中带红，渐至咯血盈口而来。刻下痰吐花红，或脓多血少，或脓血参半，气味腥臭，呼吸不利，口渴，饮水不多。脉沉数，舌边尖偏红，苔白腻，中心黄。证属风暑犯肺，风伤皮毛，暑热灼伤血脉而成肺痈之疾。虽曾三投千金苇茎汤而不效，究其故乃治其常而未及其变。其变在于此次病发两日余，面浮肢肿即起，五更泄泻又作。并见少腹胀满，小溲短，量少，色微黄而不赤。此乃上焦新热，触发中下焦沉寒积冷，于是太少二阴虚寒再现，气化不及州都故耳！若再专事清上，纵使有利于肺，难免有损于肾。拟清上温下，务使肺热得清，肾阳得温，膀胱得司气化而各得其所。方用秘红丹合金匮肾气丸去代赭石、山茱萸，加金银花、金荞麦、桔梗。服2剂后，身热渐减（体温37.9℃～38.5℃），惟口反渴而欲饮，咳嗽未已，依然吐出花红，气臭。浮肿已消过半，大便仅一行，质尚溏。少腹胀满几消，小溲量增多，颇觉舒适。前方去淡附片，加生薏苡仁。2剂。三诊时体温降至37.2℃～37.8℃，咳嗽吐脓血已减，浮肿全消，少腹无不适。四诊身热悉退，咳吐脓血已减什八，胸痛亦瘥。五诊脓血全止，胃纳日增。方中还用过粉甘草、净连翘、南北沙参、白前、大麦冬、太子参、白及等。本例共接诊9次，服药22剂，肺痈痊愈，水肿病亦趋稳定。

**按**：本例同时患水肿、肺痈二疾，前者为脾肾虚寒，后者为肺脏实热，因而用秘红丹中之大黄以清在上之热，肉桂以温在下之寒。本例始见吐纯血，是热与血郁结，血热妄行所致，故予千金苇茎汤治疗时，终因病重药轻而罔效。我们以大黄、金银花、金荞麦、丹皮、桔梗五味药组成方剂，定名为大黄银荞汤，治肺痈吐脓血，投千金苇茎汤不效者，每能奏功。本例素有水肿宿疾，罹肺痈前自觉一切尚稳定，患肺痈两日即触发旧恙。往昔肿作，均以金匮肾气奏功，从药测证，亦可知为阴寒之气作祟，于是又采用肾气丸加减，借以温阳化气而获效。临证凡寒热错杂，虚实互见的证候，与以温凉补泻综合作用之方剂，方称合拍。此外，通过本案的处理，又说明对于沉寒积冷的疾患，虽酷热炎暑之夏季，桂附亦在所不忌。

【例2】 吐血。许某，男，49岁。恙起于初秋寒暑交替之季及饮食生冷后，上、中脘部胀痛，胀甚于痛，尔后无分季节，遇寒即作。近年来又增肾泄，西医诊断为过敏性结肠炎。曾就医达11载之久而罔效。6日前负重远行，翌日感上脘嘈杂闷痛，未及一时突然吐血盈碗。经用犀角地黄汤合四生丸加味，血止两日，然而，不仅脘次闷痛未除，相反脘腹胀满又见，日必数起，泛恶呕吐。前晚再次吐血十数口，今日依然吐血五、六口，色紫瘀。鸡鸣时必入厕，便溏两次。舌红，苔白，脉缓。斯证之病机，显系脾肾虚寒于前，气滞血瘀于后，予秘红丹合理中汤加减。3剂。上药服完2剂后吐血即止，脘腹胀满亦消其半。复诊时加补骨脂，大黄用量由4.5g减为3g。3剂。三诊时知吐血止后未发，胀满全消，大便日一行，先硬后软，改用香砂六君合四神丸加减而痊可。

**按**：本例患者宿有脘胀病史，每逢春秋交替，寒暑气温不稳定季节及进寒凉饮食之后而发。此次因负重劳伤而致吐血，服凉营止血之剂后，血虽止两日，但又触发脘腹胀满宿疾，继之两次吐血。兼见胀满日必数作。据此，可以认为瘀不去则血不得归经，当以祛瘀为先，宜首选有峻猛之性而无腻滞之弊的大黄以破瘀。其次，血随气行，气升则血升，气降则血降，降气实为止血之关键处，药物则以代赭石较为理想。张锡纯论赭石云："治吐衄之证，当以降胃为主；而降胃之药，实以赭石为最效"。另外，脘腹之虚寒胀满，涉及足太少二阴经，实为火不生土之象，取肉桂益火消阴，如此则秘红丹中之三药悉俱。另参入理中汤温中健脾，三七、藕节化瘀，郁金、陈皮行气，标本兼顾，从而达到不止血而血自止的目的。

【例3】 血淋。朱某，男，48岁。平素嗜酒，但无不适。7月前突然小溲频数而溺血，色暗，见小块，淋痛不爽，剧则溺孔似灼如刺，经治近月始瘥。尔后虽进清下调营之剂而每月仍发，依然溲血，询得近两月来溺痛已减，惟仍尿意频数，短涩不爽，且五心烦热，腰府酸楚，胃纳如常，口干不多饮，大便自调。舌边尖红，苔薄黄，脉象细数。拟从湿热扰血，阴虚火旺论治。仿秘红丹合猪苓汤去代赭石，加生地黄、小蓟、白茅根。3剂。复诊时溺血已止一日，小溲爽利，大便日一、二行，质溏，神情渐振，惟仍腰酸，五心烦热。于原方中去赤猪苓、泽泻，加玄武板、川断、地骨皮。3剂。以后又续诊两次，先后加用过胡黄连、知母、炒黄柏、川杜仲、桑寄生、菟丝子等，共服汤药12剂，并配制丸药调治而愈。

**按**：本例血淋病史半载，四诊所见，其人素喜饮酒，湿热内蕴膀胱，热灼络伤。又加用寒凉清下之品而致瘀阻，州都之气不化，阴血亏虚。治疗当针对热、瘀、虚三者制订方案。于是用秘红丹中之大黄为主药，意在入小肠、膀胱以破瘀，且又清泄湿热以治溲血。官桂化膀胱之气，使小水畅行，且防苦寒之品酿成凉遏冰伏之患。此二药一寒一温，互制而实互济。复入一味生地黄，与制军配合而成《千金翼方》中之生地大黄方，以之治本例血虚且滞，虚中夹实之证甚为合拍。再参以猪苓汤养阴血，利水气，使邪气有外出之路。见效后自二诊起，即撤去淡渗类药，改为以清滋为主而竟全功。

【例4】 呕吐。葛某，男，41岁。素体清瘦，喜进膏粱厚味。9日来脘腹痞胀，噫而后安，胃纳欠馨，食后呕吐，小溲黄赤，大便干结，两三日一行。脉沉滑而有力，舌畔有紫点，苔中心黄腻。此属火热犯胃。先投旋覆代赭汤始效而终不效，再仿仲师大黄甘草汤合张锡纯秘红丹加黄连、半夏、砂仁、姜竹茹。2剂。复诊时知服药后呕吐即止，大便日一行，脘腹胀满亦消。前方中大黄用量由10g减为6g，加焦白术，续服2剂而愈。

**按：** 患者清癯之体，为瘦人多火之质，加之醇酒厚味，湿热内蕴阳明，胃失和降，以致进食后即呕吐。正如王太仆所云："食入即出，是有火也"。用大黄甘草汤的目的在于泻胃火，通腑气，使浊气得以下行，虽不止吐而呕吐必将自止。至于配合用代赭石、肉桂，使成秘红丹之用意是以质重之代赭石镇逆气，辛甘热之肉桂以防格拒。复入黄连、半夏苦降辛开，砂仁和胃，竹茹清胃，疗效尚称满意。

【例5】 泄泻。张某，女，42岁。便泻起自四年半前，入水劳作而发，初则腹痛阵作，大便不实，甚则濡泄，虽经医治而痛泻依然起伏无常。自入夏始，便溏无宁日，日夜三、四行，询知每于餐后则入厕，且多完谷不化，便前肠鸣辘辘，先腹痛或胀痛而后更衣，便后即安。刻下食难用饱，时转矢气。舌正红，苔白中厚，脉沉细而有力。辨证求因，当责之寒湿困顿中州，运化失司，食滞内停。证属虚实夹杂，首在温通，最忌补涩。仿秘红丹合曲麦枳术丸去代赭石，加干姜、山楂、小茴香、煨木香、苍术、谷芽，服1剂时大便一日仍4次，服2剂后大便日仅一行，腹胀痛已减其半，原方续进2剂。三诊时大便日1~2次，腹痛甚微，谷食渐增，神情日振，中心厚苔亦化，脾运渐复之兆也。改用秘红丹，曲麦枳术丸合四君子汤加减，续服15剂而告愈。

**按**：本例罹便泄四载有半，先贤早有“久泻无火”之说，且起病于水中劳作，为寒湿伤中。前医曾数投理中丸、升阳益胃汤、真人养脏汤终不见效。我们接诊时认为，便泻辄作于食后，且又完谷不化，日三、四行。入厕前腹部胀痛，肠鸣，矢气，临圊后则安。显系寒湿内蕴，脾阳受戕，食滞不化，阻于肠间，已成宿积。刻下塞流无益，法当开源，以温通消导为治疗大法。温通用秘红丹，取肉桂温下，益火以生土，复入茴香以助肉桂之力；大黄通腑，以去肠间宿积。《景岳全书》指出：“泄泻之本，无不由于脾胃”。查脾胃为仓廪之官，同属中土，职司纳谷与运化，纳运不及，遂成食积不化之宿疾，法当消导，因而辅以曲麦枳术丸，再入干姜温运脾阳。方宗“通因通用”之意，药证相对，奏效较速。

## 第十三节 芍药甘草汤

### 一、方剂来源及效用

芍药甘草汤出自《伤寒论》，由白芍及炙甘草2味组成。方中取白芍之酸寒，和营敛阴，柔肝缓痛；甘草甘平，甘缓补中，性善缓急，有协和诸药之功，热药得之缓其热，寒药得之缓其寒，寒热相杂者，用之得其平。白芍与甘草组合后则起

"酸甘化阴"，"甲己化土"的化合作用，仲景原用以治疗因服桂枝汤误表夺汗，"夺汗者无血"，筋脉失于濡养而致脚挛急者。后者亦常用本方柔肝和脾，多以之治疗脘痛、胁痛、腹痛等，卓有成效。我对此方的缓急止痛作用久有认识，在临床运用于痛证方面，又有新的发现。这里举头痛、目痛、痛经、痹痛等四则实例如下：

## 二、病例印证

【例1】 头痛。葛某，女，28岁。证起5载前，恙自新产后，据云未弥月即头晕痛，痛位在前额发际至巅顶之分，痛势隐隐然若空，欲得布带裹束之而后稍安。此后每逢入春辄痛增，炎夏尤甚，秋冬痛势稍缓。刻下面色萎黄，爪甲口唇色淡，目眩，视物模糊，心悸怔忡，善忘，暮夜寤多寐少，神情疲惫，胃呆少纳。询得月汛愆期，辄4旬余始一潮，量多若崩，腹中无所苦，惟经期前后头痛几无宁时，得毋为经前血聚于下，经期、经后失血过多，以致虚风益发鸱张耶？诊得脉象濡细，舌淡，苔薄白，阴血亏虚之象显矣。《素问·至真要大论》指出："急者缓之……衰者补之"，经有明训，当遵之！若专事平肝熄风，是为扬汤止沸，无怪其徒劳无益耳！方用杭白芍、炙甘草、熟地黄（砂仁拌）、当归身、甘枸杞、生枣仁、桑叶、菊花、珍珠母、潞党参、陈皮。3剂。复诊：前投芍药甘草汤入肝缓急，小营煎养血滋水以涵木，药后症情平平，非药石欠灵，实病根已深，稍安毋躁，再为守方。袁诗有云："莫嫌海角天涯远，但肯摇鞭有到时"。与原方5剂。另归脾丸120g，每日午后服9g。三诊时头痛眩晕已减其半，他恙亦日有好转，原方去珍珠母，加石决明。续服5剂，头痛遂止。

**按：**《医宗必读·头痛》门指出："头痛自有多因，而古方每用风药者何也？高巅之上，惟风可到"。《素问·至真要大论》云："诸风掉眩，皆属于肝"。因而头痛、眩晕之证，世俗每习用平肝熄风之剂，然而正如李中梓所云："头痛自有多因"，若以不变之一法以应多种病因及多变之病机，自必捉襟见肘。以本例而言，罹病5载，迭进天麻钩藤饮、菊花散等，均鲜效。说明药不对证。我们接诊时，在辨证方面，考虑葛姓患者有以下两个特点：①头痛部位在前额发际至巅顶之分，此与肝脉"上出额，与督脉会于巅"之经文记载吻合；②头痛每逢春夏二季增剧，春三月为风木当令之际，而炎夏褥暑，腠理开而多汗出，"汗血同源"，多汗亦伤血，血虚则肝无所藏，体不足则用亢，风扰本位，以致额巅作痛。且其他面黄、心悸、及脉、舌等血虚见症纷至沓来，似此阴血亏虚而致头痛之诊断可以成立。至于之所以久久不愈，当与谷食少纳，精微缺如，中焦无以取汁变化为血，以及每月经行量多，长期失血有关。治疗方面，采用含芍药甘草汤之张景岳小营煎，一以养肝之阴，缓肝之急；一以补血固本。服药后虽未见效，但亦无不适，因而二诊守方不变。当时汛期将届，于是参用归脾丸助脾统血，以制经量过多。由于药证相对，所以收效较快。

【例2】 目痛。刘某，女，30岁，月前罹风温证，延误失治，竟至邪窜下焦，一度风动瘛疭。迭经抢治，幸免于难。惟阴液由此耗伤，以致壮热虽退而虚热缠绵（体温37.3～37.9℃），尤所苦者，两目疼痛已12日，昼重夜轻，自觉干涩难张，外观并无异常。头晕，口干欲饮，饮水不多，纳少，心悸，神疲，大便干。舌光红如柿，中有裂纹，苔净，脉象虚数。刻下外无实邪之虑，内有阴竭之虞。不予填下滋润，必不能除内耗之热；不投酸甘化阴，将何以缓目系之急？姑与酸甘缓急，咸寒救阴之剂。方用杭白芍、生甘草、生地黄、山茱萸、大麦冬、清阿胶、青蒿梗、生鳖甲、肥知母、嫩钩藤。3剂。复诊时目痛已减什七，身热亦退过半（体温37.1～

37.4℃)，眩晕，心悸诸恙日有好转。药既应手，效方再进。前方去知母，加粉丹皮。3剂。三诊时目痛已止，身热悉减。舌绛转红，渐生薄白苔，他恙亦均轻减，再以退为进。处方：杭白芍、生甘草、生地黄、山茱萸、生鳖甲、杭菊花、鸡子黄(冲入)。3剂。遂瘥。

**按：**女子原本不足于血，复加风温内传；风为阳热之邪，温乃阳热之气，所以温病大师叶天士有"两阳相劫"之说，此刻最易化燥伤阴。其所见各症，已知热入下焦肝肾。"肝开窍于目"，肝经脉络上入颃颡，连目系，今肝阴不足，目睛之络失养，"不荣则痛"，于是目痛而干涩。且"阴虚生内热"，迄已经月不解，因而以缓急滋阴为法，以赅芍药甘草汤在内的加减复脉汤，目络得养而痛止，阴液得补而热除。

【例3】 痛经：高某，女，35岁。往昔经潮以恒，半载前，汛期劳作太过而致经量增多，有若崩势，历时两日而净。此后汛期虽准，惟量偏少，色淡，经行一日后，少腹必痛，初则隐隐然，尔后每月痛势迭增，且渐呈挛急之痛，近两月来，已由左侧少腹牵及阴内吊痛，得热熨稍适。面黄少华，四末欠温，形寒怯冷，头目眩晕，心悸，少寐，胃呆少纳。脉象沉细无力，舌淡苔白。证属厥阴虚寒，心脾两亏，法当温肝缓急，兼顾心脾。方用芍药甘草汤合当归芍药散去泽泻，加小茴香、肉桂心、鸡血藤、红花，5剂，经行前3日煎服。另归脾丸120g，于经前10日服，每日3次，每次6g。下月复诊时，知月初经潮时仅少腹隐痛半日，未连及阴内，眩晕、心悸诸恙悉减，于原方中去川芎，加清阿胶（墩化冲），仍服5剂。三诊时主诉：上月经行未见腹痛，刻下序届寒冬，但并不怯冷，四末已转温，胃纳亦若常人，除面黄，偶见眩晕外，他无所苦。为根治计，再投以丸方：潞党参、大有黄芪、当归身、朱茯苓神、生枣仁、清阿胶各40g，杭白芍60g，冬白术、远志肉、龙眼肉各30g，小茴香20g，炙甘草、肉桂心各10g。上药研极细末，加白蜜300ml为丸，如梧桐子大，每日3次，每次6g。

**按**：本例起病于经期劳作过度，“劳则气耗”，气不摄血而经行若崩，由此气血不足，《难经》谓“气主煦之，血主濡之”。今气虚无以温煦而畏寒怯冷，四末欠温，血虚无以濡润而脉络拘急，隐然作痛。由于肝经“入阴中，环阴器，抵小腹”，今小腹痛连阴内，其为肝经藏血不足，濡润失职，及寒伏厥阴，“寒主收引”而致本经脉络拘急作痛可知。论治之计，一则从《金匮》“夫肝之病，补用酸”之说结合《内经》“肝苦急，急食甘以缓之”的意见，选用芍药甘草汤合《金匮》治“妇人腹中诸疾痛”的当归芍药散意立方，藉以养血、柔肝、缓急、健脾；复入茴香、肉桂暖肝，再入归脾丸健运中气，以复其生化之源；复诊时又遵照“精血同源”，“精不足者，补之以味”的经旨，增入血肉有情之品的阿胶。前后三诊，药证相对，奏效较速。

【例4】 热痹。魏某，女，26岁。产后四旬，始则寒热如疟而身痛，继则四肢项背疼痛日益增剧，渐至痛处似灼，脚腓拘急掣痛，两膝微红而肿，不恶寒但发热（体温38.4℃），有汗不解，口渴喜饮，烦躁不安，小溲深黄，大便干。脉数实，舌边尖俱红，苔白而干，舌根部黄腻。证经两月有奇，热痹之属也。法当养阴清热，活血通络，方用芍药甘草汤合桂枝白虎汤去粳米，加京赤芍、金银花、左秦艽、宣木瓜、怀牛膝、炙地龙。3剂。复诊知身热未已（体温38.3℃），再大其制，以觇其后，前方中白芍、石膏各加至30g，桂枝加至6g。3剂。三诊时肢痛明显减轻，体温亦降至37.7℃，以后加用当归、熟地黄、炒黄柏、羌独活、桑寄生等。先后六诊，服汤药18剂而诸恙消失。

**按**：本例起病之因有二：一值长夏天暑地湿之际；二为新产

后百脉空虚之体，湿热之邪乘虚内凑而致形成热痹。此刻体虚而证实，且在肢痛的同时伴脚腓挛痛。此为阴血亏虚，络脉失养，于是初用芍药甘草汤合桂枝白虎汤以养阴缓急止痛，清热透邪，参入活血祛湿通络之品。二诊得效后又逐步参入当归、熟地之属以养血。治法井然有序，疗效较为满意。

## 第十四节 连理汤

### 一、方剂来源与效用

本方出自《张氏医通》，由理中汤加黄连、茯苓组成。此方妙在参入苦寒泄降的黄连与辛温开通的干姜配用，寓开于泄，亦通亦降，且温且清，使非辛不开，非苦不降的中州湿热之邪得以潜化，脾升胃降之机能得以斡旋。本方苦辛合参，寒温兼蓄，具有温中健脾、清化湿热的功效，适用于脾胃虚寒，湿热内蕴的证候。

### 二、病例印证

【例1】 脘腹疼痛。陆某，男。54岁，1991年10月22日初诊。罹十二指肠球部溃疡七载，好发于寒冬。今年仲秋脘痛即起，连及腹中，作于未分空腹之际，得热食略安，稍凉则痛剧，历四旬而不衰，喜按。三服黄芪建中汤不应。据云饮酒则痛缓。近月来又见嘈杂吞酸，泛吐痰水，口干不多饮，纳少，面黄神疲，大便溏，日1行。舌淡红，边有齿痕，苔薄白，舌根部黄腻，脉濡。斯证也，中州虚寒为本，湿热为标，法当消补兼施，苦降辛开。仿张氏方。处方：党参、茯苓各15g，白术、丹参各10g，干姜、木香、砂仁（后下）各5g，炙甘草、黄连、檀香各3g。3剂。上药服后痛减什七。复诊时原方续进3剂而痛止。

**按**：脘属胃分，脾主大腹，脘腹悉痛，乃脾胃互病。此证虚寒之象毕露，前此痛发，投黄芪建中汤效如桴鼓，今则三服罔效，且此次尚有嘈杂、泛酸、口干、根苔黄腻等见症。联系饮酒酿湿生热这一辨证眼目，于是用连理汤一则温中补虚，再则清化湿热，标本同治；又加丹参饮合木香以疏导气血，此“胃以通为补”。“通则不痛”之含意，疗效尚可。

【例2】 呕吐。周某，女。53岁，1989年1月14日初诊。饥饱失节，冷食伤中，半载来不饥不纳，入夜辄呕吐痰水，口干苦，饮水不多，胸痞烦闷，面色无华，神疲，肠鸣便溏，日一、二行。舌淡，苔淡黄而腻，脉沉弱。中州虚寒于先，湿火乘之于后也。拟温太阴，清阳明。仿石顽氏方。处方：党参、茯苓各15g，白术、制半夏、煨葛根各10g，干姜、黄连、炙甘草各3g，荜澄茄5g，煨姜3片。3剂。上药服后呕吐即止，口苦消失，胃纳迭增，大便渐干，日1行。于原方中去荜澄茄，加砂仁（后下）3g。3剂。遂瘥。

**按**：本例症状表现出一派中阳不振之象，同时又见“火曰炎上，炎上作苦”之口苦，以及胸痞烦闷等湿火端倪。此证病机为寒在太阴，火在阳明。若论治法，则《圣济总录·呕吐》门一语中的：“虽治法有冷热虚实之别，要当以安其胃气为本，使阴阳升降平均，呕逆之病，顺而愈矣。”连理汤中参、术、草以安胃气，姜振脾阳以升；连祛湿火以降；复参小半夏汤以和胃降逆；荜澄茄温中下气；葛根鼓舞胃气。药证相对，奏效较捷。

【例3】 泄泻。倪某，男，60岁，1992年7月4日初诊。泄泻5月余，其泻多在餐后，日约三、四行，茹荤或感寒则便次增多，且完谷不化。胃纳少，食后脘腹胀满，面黄，神疲。

近旬日呈濡泄，泻而不畅，后重，肛门灼热，溲黄。舌正红，苔白腻而干，脉濡。证既寒热虚实并见，法当温中州，补不足以治本；清湿热，泻有余以制标。仿连理汤合香砂平胃散出入。处方：苍白术各10g，干姜、黄连、砂仁（后下）、厚朴各3g，淡黄芩、煨木香各5g，赤茯苓15g，六一散（布包）20g，炙荷蒂3枚。3剂。服药后大便先干后溏，诸恙悉减，胃纳渐增。前方去黄芩、六一散，加党参15g，炙甘草3g，干姜、雅连减为各2g。3剂。三诊时已无不适，大便如常人。改服香砂六君子丸合附子理中丸，旋愈。

**按**：本例初患虚寒泄泻，历时5月。接诊时适值小暑将临，湿热气重，询知有暴注下迫之象，且肛热溲赤，与《灵枢·师传》所谓“胃中寒，肠中热，则胀而且泄”之论吻合，于是用连理汤合香砂平胃散以补虚泻实，寒热并进，标本兼顾，奏效后复遵循《三因极一病证方论·泄泻》“凡治泻须理中焦，如理中汤丸等是也”的旨意。予附子理中合香砂六君，用丸药缓图以善其后，愈后未复发。

【例4】 休息痢。陆某，女，43岁，1990年8月25日初诊。前年初秋患痢后，感寒或冷食、茹荤辄发。月前赴宴，当晚腹痛滞下黄白冻腻，日必六、七行，里急后重，形瘦，面黄，神疲，纳少，食后或胀，嗳腐，口渴不多饮。舌淡，苔白腻而干。休息痢之疾也。据证而论，中州固属虚寒，而湿热、宿食内踞曲肠之分，亦在意中。仿张氏方。处方：苍白术各10g，干姜、煨木香、砂仁（后下）各5g，黄连，炙甘草各3g，煨白芍、赤茯苓、焦楂曲各15g，白扁豆花2串。3剂。复诊时知大便日仅二、三行，冻腻已减过半，他症亦有起色。前方续进3剂。三诊时冻腻全无，大便渐干，诸恙悉除。原方去白芍，加党参15g。5剂后即瘥。

**按**：方书云：“痢虽有赤白二色，终无寒热之分，通作湿热治”。此说虽嫌过于肯定，但亦有其见地。就本例而言，有两点可从湿热考虑：①本次发自三伏天，由饮酒茹荤而起，②有口干、苔白而干的见症。于是从虚寒休息痢兼夹湿热论治，予连理汤出入。此外，休息痢因饮食而增剧者，更应重视“无积不成痢”之说。本患者初诊之所以即用焦楂、神曲、香砂之属，实寓此意。

【例5】 湿温。周某，女，10岁，1969年8月27日初诊。患儿诊断为伤寒住院治疗，邀余会诊。当时湿温已三候，因恣食甘寒，以致湿热未楚，寒湿又生，昨暮腹胀痛，大便泄泻，一夜5次，身热骤退，体温37.6℃，神识昏蒙，倦睡懒言，额上汗出，四末欠温，口渴欲饮，泛哕，呃逆。舌苔淡黄，舌根部灰黄腻而有津，脉濡。拟扶正祛邪并进，苦降辛开兼施，复参化痰以防歧变；再与淡渗，引湿下泄。处方：干姜2.1g，黄连、橘红、甘草各1.5g，菖蒲、制半夏、白术、姜竹茹各4.5g，赤茯苓、太子参各9g，猪苓6g。2剂。服药后额汗、泛哕、呃逆悉止，腹胀痛亦减什八，大便日仅二行，虽身热反增（体温38.1℃），而神识却多明少昧，是正胜阳回之兆。前方去半夏、猪苓、橘红，加豆卷、青蒿各9g，原方中干姜减为1.5g。2剂。三诊时大便转干，身热亦减（体温37.3℃），仍以此方稍事出入，续诊两次而愈。

**按：**本例因多食西瓜而致遏湿生寒，戕贼中阳，出现一系列“湿胜则阳亦微”，脾气下陷，胃气上冲等逆象，已成坏病。此刻有两方面值得注意：①阳气进一步由衰而竭，呃逆不断，便泻不止，肤汗不收，势成厥脱；②酿痰迷阻清窍，必将神昏痉厥。病情变化至此，惟有以变应变，采用连理汤为主方。一则温脾扶正以制变，再则清胃祛邪以守常，再参温胆汤化痰以安神，四苓散淡渗以利湿。药后脾气得温，中气来复，阴却阳回而渐愈。

运用连理汤治中焦疾患时，宜注意两方面：①辨证时掌握虚寒夹湿热，前者为主症，后者为兼证；②处方时应重用温而轻用清。否则将会本末倒置。

病涉肠腑，如泄泻、痢疾等，常与食滞有关的疾患，初诊时以不用参为宜，以免邪未尽而误补益疾。至于湿温变证，若无厥脱之象，初诊亦以不用参为是，以防留邪而迁延病程。

## 第十五节 血府逐瘀汤

### 一、方剂来源及效用

血府逐瘀汤乃清·王清任所创，载于《医林改错》。由桃红四物汤、四逆散加味组成。其中桃红四物汤活血化瘀，养血，四逆散疏肝理气，气行则血行。再加桔梗载药上行，使药力直达血府；牛膝活血行瘀，导瘀血下行。综观全方，具活血祛瘀，行气之功，适用于"胸中血府血瘀之症"，如头痛、胸痛等。

### 二、病例印证

【例1】 肋骨增生。王某，男，62岁。1990年3月6日初诊：两侧胸膺作痛，偏左益甚。证经半载余，近月来痛无宁日，白昼发作，入睡即安。痛时彻背，得热则减，胃纳如常，二便自调。脉平，舌正红，苔薄白。曾从胸痹论治，服瓜蒌薤白桂枝汤多剂无效。因两次胸透未发现病变，于是进一步作上消化道摄片检查，报告为纵隔肿瘤，随后作CT检查，报告为左侧第九肋骨骨质增生。患者除痛有定处外，余无血瘀征象。考虑到血府逐瘀汤的适应证中有胸痛一项，于是决定用全方，且小其制，作探病之用。孰意服3剂后，胸背之痛全止。此方连续服20剂。为巩固疗效，以及防止久服活血剂而伤血耗气起见，遂用该方加党参、黄芪制成丸剂，续服3月余后始停药。迄未发作。

【例2】 脑震荡。金某，男，30岁。1982年4月24日初诊：5天前，由二楼楼梯口跌倒后，一度不省人事，右额角当即肿胀，大如鸽卵。现肿块虽消而青紫色仍在，右侧额角、前额作痛，眩晕，胸脘痞阻，动则泛哕呕吐，神情疲惫，周身酸痹，胃呆少纳，夜寐欠安。舌正红，苔白。血压118/75mmHg。服西药已4天，未见效果而疲惫益甚。《灵枢·邪气脏腑病形》篇指出："有所堕坠，恶血留内。"加之有眩晕、呕恶等痰象，是为痰瘀互结，上蒙清空之窍，中遏脾胃之乡，法当活血化瘀，祛痰降逆。方选血府逐瘀汤合二陈汤出入。处方：全当归10g，京赤芍10g，川芎20g，桃仁10g，怀牛膝10g，水炒柴胡3g，制半夏10g，上广皮10g，云茯苓15g，红花3g，姜竹茹10g。3剂。复诊时主诉：头痛已减，泛哕呕吐亦止，眩晕日有起色，此血瘀痰浊潜消之兆。前方去半夏、竹茹，加粉甘草3g，续服3剂而愈。愈后一若常人。

【例3】 颧骨瘤。包某，女，52岁。1982年5月13日初诊：1981年10月，左颧骨左上方发现一小瘤，逐渐增大如拇指头，平昔无任何不适。两月前，小瘤奇痒，搔破出血后，瘤体曾缩小过半，现反增长如乒乓球大，推之不移，有酸胀感。且鼻衄时作，口干欲饮。脉弦数，舌紫红，左畔有紫瘀斑点，苔黄。姑从瘀血阻络，渐化为热论治。法宗活血化瘀，凉营软坚。方选血府逐瘀汤合犀角地黄汤出入。处方：生地黄15g，当归尾10g，川芎10g，水牛角30g，粉丹皮10g，桃仁泥10g，水炒柴胡5g，玉桔梗10g，海藻10g，左牡蛎30g。7剂。上药服后，瘤体明显消散达2/3。原方加怀牛膝10g，续服7剂，瘤体已基本消失。旋用上方制成丸剂，连服月余而愈。

【例4】 上肢麻木。刘某，男，40岁。1982年6月28日初诊：恙起客冬，冒雪负重远行，汗出湿衣，腠理开泄，寒邪内凑，以致上肢始则酸痛，继则麻木，未及一月，右手竟至不仁，迄已五月。询得胃纳如常，二便自调，脉沉细而有力，舌淡，紫气隐隐，苔白，舌根部腻。此痰湿死血阻于络隧，营卫不通所致，法当化瘀祛痰，和营通络，辅以温阳益气，气旺阳回，庶几留瘀得行。仿血府逐瘀汤合黄芪桂枝五物汤增损。处方：熟地黄15g，当归尾10g，赤白芍各12g，川芎10g，片姜黄10g，桃仁泥10g，江枳壳10g，川桂枝6g，生黄芪12g，制南星10g，白芥子10g。5剂。7月3日复诊：左上肢重麻感已渐轻减，右上肢依然如故。前方去当归尾，加炙甲片6g，桂枝加至10g，黄芪加至20g，10剂。另䗪虫20g，水蛭20g，炙地龙20g，三味焙干研极细末，分为30包，每日3次，每次1包。三诊时右手已知痛痒，两麻木之上肢日有起色，予二诊方去南星，加茯苓30g，10剂。四诊时两上肢已恢复知觉，虽偶见麻木，但为时短暂。仍守三诊方10剂，嘱注意保温。愈后未发。

## 第十六节 枳实芍药散

### 一、方剂来源及效用

枳实芍药散出自《金匮要略》，由枳实、芍药二味组成，服药时用麦粥送下。枳实乃脾胃二经气分药，性味苦辛微寒，辛能开，苦则降，因而功擅消痞破气，行痰，性善下达，药力峻猛。朱丹溪称其能冲墙倒壁，张仲景治“水饮所作”的“心下坚，大如盘，边如旋盘”者，以枳实、白术二味主治，名之为枳术汤。于此可见枳实消散功力之雄。芍药为肝脾二经血分药，性味微苦、微甘、微酸、微寒。苦者泄，酸善收，甘能补能缓，故芍药之功在于柔肝泻木，补脾，和营，敛阴，缓痛。芍药有赤白之分，两者功效各别。成无已曾概括地指出："白补而赤泻，白收而赤散"。李时珍更具体地说："白芍益脾，能于土中泻木；赤芍散邪，能行血中之滞"。此说颇为中肯。枳实与白芍配用，则一气一血，一散一收，一开一阖，一补一泻，而成动静结合，刚柔相济，互制互济，相反相成的方剂，以之治阴血不足，气机郁滞之证，甚为合拍。枳实与赤芍为伍，则一消气滞，一行血滞，相辅相成，用于气滞血瘀之证颇验。由于血虚气滞患者，亦常有血瘀见证，此刻枳实又当与赤白二芍同用。

## 二、在妇科临床中的应用

《金匮要略·妇人产后病脉证治》篇指出："产后腹痛，烦满不得卧，枳实芍药散主之"。在这一思想指导下，我用枳实白芍药散治血虚气滞之产后腹痛，用枳实赤芍药散治皿瘀气滞之产后腹痛。服药时用有和肝、养心、益脾的麦粥送下，又具有安内与攘外并举之妙用。本方药虽仅两味，但同时作用于气分与血分，这就决定了它的运用广泛，其适应证并不局限于产后腹痛。通过配伍用药，可扩大其适应范围。如病位在上而胸胁痛者，配柴胡、郁金、当归、川芎；病位在中而脘痛者，配木香。砂仁、延胡索、丹参；病位在下而腹痛者，配小茴香、乌药、牛膝、红花。

### （一）经前乳胀

以青年妇女为多见，其次为已经产育的中年及未婚少女，老年女性则偶见，由于乳头属肝，乳房属胃，以及女子有余于气，不足于血等说，医家对病机的认识，除阴虚、阳弱两类机制而分别采用育阴、助阳治法外，一般多倾向于肝胃气滞。然而逍遥散辈对于迁延不愈的经前乳胀，疗效并不理想。疏肝理气和胃法运用欠效，乃治其然而未治其所以然之故。《内经》谓"必伏其所主，而先其所因"。此类患者肝用之所以太过，实由于肝体之不足；前贤有"肝为刚脏，非柔不克"的指导意见，于是用白芍配山萸肉以养肝阴，柔肝体，乙癸并调，用枳实配郁金以疏肝用，消气滞，土木兼治。上述四药，我称之为加味枳实芍药散，其中白芍与枳实的用量为6∶1，即白芍一日量为30～60g，枳实为5～10g。这一手法，旨在重以养体，轻以疏用，养肝体即所以疏肝用。近年来，我用此方治疗肝郁气滞、少苔、薄苔的经前乳胀患者，尽管尚有复发者，但近期疗效已大为改观。

**（二）经后脘痛、胁痛**

脘属胃分，胁为肝野，因而脘胁疼痛，每从厥阴、阳明论治。其中因于血虚者，用枳实白芍药散配归身、熟地以养血，复入甘草又成芍药甘草汤，藉以酸甘化阴，缓急止痛，参以延胡索，助枳实消气滞，寓消于补，以冀通则不痛；若因于气血瘀滞，经后或经行期间脘胁痛者，用枳实赤芍药散配丹参饮、金铃子散以疏泄肝胃。

**（三）少腹疼痛**

这里所说的少腹，包括脐腹下胞宫所居，以及肝经"循少腹"——脐腹下两侧部位。而少腹疼痛，乃指女子胞、胞脉及女子先天的肝经病变后所形成的并排除内科六腑疾患及外科内痈的少腹疼痛。实践证明，这一疾病的多数患者，多因肝气郁滞本经，不通则痛，或湿热久蕴胞宫、胞脉，以致气血阻滞而痛的实证者居多。因此，治疗上我多着重疏导气血，清泄湿热，分别以枳实赤芍药散配合金铃子散、失笑散、小茴香、红花辈，或配合红藤、败酱草、乌药、牛膝、三棱、莪术等。至于虚性疼痛，又当用加味枳实芍药散主治。

**（四）经期神志异常**

神志方面疾患，医者第一印象多为痰迷，其次为郁怒，很少考虑到血瘀。时至晚清，虽有傅青主在其女科一书中谈及"不语"时指出："乃恶血停蓄于心，故心气闭塞，舌强不语"，但仍未引起临床家们的重视。对此，本人亦深有体会。回忆1958年夏，当时我任教于河北中医学院，暑假返里时正值医院诊务繁忙季节，我主动趋家父前襄诊。有一少妇，患经期癫疾，经后即恢复常态。经多方求医，已取二陈、黄连温胆，乃至天王补心丹，礞石滚痰丸等罔效。当即向家父请益，老人指出:“此证着眼处在经期发作；以往诸同道均置此关键处不顾，无怪其不能奏功也。须知女子经期非血虚，即血实，或兼而有之。今患者经初必腹痛且胀硬而拒按，舌下经脉色紫，右畔近舌根处有一瘀斑。此证属血瘀气滞夹痰上犯，君主被蒙而致癫也”。并口头授方：①黄连温胆可以续用；②投枳实赤芍药散以行气血，复加川芎以上窜，牛膝以下达，务使瘀血流通，乘经行之际外出。此方初诊服10剂，复诊时主诉本次经期神识明慧，无任何意识障碍，亦未出现腹痛云。该病例距今已48载，但却历历在目，声声在耳，如若隔宿事。此后数十年的诊疗工作中，亦见过类似疾患，从痰瘀论治颇验，特记此以备一格。

## 三、病例印证

朱某，女，32岁。结婚八载余未孕，经汛或先或后，量偏少，色先淡后鲜，质较稀。经前乳胀已十年余，婚后胀势有增无减。近两年来两乳硬块增大，拒按，乳头又痛。平昔沉默寡言，胸痞太息，时而胸胁胀痛。脉濡细，舌正红有紫气，苔薄白。证属肝血亏虚，气滞夹瘀。至若眩晕目涩，亦肝血有亏，虚风上扰耳。夫肝体宜柔，肝用宜疏，又“虚者补之”，“结者散之”，经有明训，当遵之。仿加味枳实芍药散合养精种玉汤意立方。药用杭白芍60g，山萸肉15g，甘枸杞12g，熟地黄15g，当归身10g，枳实10g，黄郁金10g，桑菊各10g，牡蛎30g，路路通15g。10剂。复诊时汛期将至，乳胀痛应剧而反缓，胸痞胁肋胀痛亦有减势，原方加红花3g，续服5剂。

此方服至第2剂，月水即先期三日而潮，诸恙渐除，以后月经前旬日继续服此方，调理近三个月，共服汤药35剂，十载痼疾遂瘥。

**按**：我临证60载，对于不少经前乳胀患者，采用疏肝开郁，滋水涵木，益肾温阳，清泄，通络，开结，化瘀，祛痰，软坚诸法，奏效者仅十之三四；后来我采用枳实、白芍、山萸、郁金四药，名之曰加味枳实芍药散。其中白芍用30～60g的大剂量，治疗厥阴阴血亏虚，体失柔而用独亢的经前乳胀患者，疗效较为满意。即以本案朱姓患者为例，该病员罹经前乳胀痛十载，多方求治罔效，我以本方合养精种玉汤以养肝经阴血，重柔其体而轻疏其用，药证相对，仅服35剂而愈。

## 第十七节 加味四妙汤

### 一、方剂来源及效用

本方为自拟方，由四妙丸加味而成。四妙丸原为清利下焦湿热之剂，药由苍术、黄柏、牛膝、薏苡仁四味组成，我加土茯苓利湿解毒，蒲公英、红藤清解热毒，柴胡、香附疏肝理气，乳香、没药活血祛瘀，丝瓜络通血络，另加一味辛热的肉桂，为寒热并用，可收互制互济、相反相成之功。适用于慢性盆腔炎。慢性盆腔炎的常见症状是少腹两侧或一侧作痛，多拒按，痛处或有包块，腰骶酸痛，带下黄白甚则夹赤，质稠气臭等。结合病史探索，常因经期、产后胞脉空虚，或素禀不足，湿浊热毒乘虚而入，蕴结下焦，邪与血气相搏，阻滞胞脉，日久瘀化为热，热毒内炽而成。可见本病的病机为：湿浊热毒内蕴胞宫，气滞血瘀，用加味四妙汤有祛湿热，清邪毒，调气机，祛血瘀之效。本方服后，患者腹痛、腰痛症状，常在一周内即逐步缓解，继之带下亦迭减而渐愈。实践中还应注意加减法，如腹痛灼热甚者，加粉丹皮、大黄；少腹胀痛甚者，加郁金、延胡索；按之有包块者，加炙山甲片、三棱、莪术；带下量多、气味腥臭甚者，加蜀羊泉、败酱草；有赤带者，加生地黄、粉丹皮。如本病少腹冷痛、畏寒、带下清稀之属寒湿型者，去蒲公英、红藤，加小茴香、淡吴萸；若病情反复，旷日持久，虚寒见证重者，再加淡附片、炙黄芪。

## 二、病例印证

【例1】 乔某，30岁。1997年7月19日初诊。无论经期与否，常年入水劳作，寒湿内袭胞宫，血得寒则凝，血凝则气滞随之，气血瘀阻，“不通则痛”，是以脐腹下暨少腹左半作痛，“寒主收引”，以致痛势如掣如刺，按之左少腹有硬块如索状，且痛处觉冷。口中和，不欲饮，胃纳欠馨，食难用饱，形寒，四末欠温，腰骶酸痛，带下色白，质稀，量多。近年来汛水三四月始一潮，量少，色黯或淡，脉细而迟，舌正红，舌畔有齿痕紫气，苔白腻。病经两载有余，法当温经散寒，理气化瘀。方用加味四妙汤合失笑散增损。处方：淡吴萸、小茴香各3g，炙山甲片、肉桂心各5g，土茯苓30g，苍术、炒黄柏、制香附、牛膝、丝瓜络各10g，失笑散（布包）12g，制乳香、制没药各6g。7剂。

7月27日复诊：腹痛十去其四，带下三减其一，腰痛渐缓，胃纳迭增，此寒湿默化之兆，气血渐行之象也。前方去丝瓜络，加薏苡仁30g。7剂。三诊时腹痛已减什七，原索状硬块不再扪及，他恙亦日有起色。二诊方中去炙山甲片、土茯苓，加赤芍、白芍各10g，六一散（布包）30g。四诊时腹痛腰酸悉止，带下十减其七，且月水已潮，量中，色鲜夹紫瘀，仍服三诊方7剂。五诊时已无任何不适，仍以上方为基础，加黄芪、左牡蛎、大艾叶、醋炒柴胡等，制为丸剂常服，以巩固疗效。

【例2】 徐某，25岁。1998年9月12日初诊。恙起于产后恶露未净，胞宫空虚之际，未弥月而入房，翌日即腹痛，迭经医治而罔效，迄今2年有余，刻下少腹两侧作痛，左右攻冲，痛处灼热，经期及入房后其痛尤剧，且胀，腰膂酸痛若折，带下黄白，黄多于白，质稠气臭，大便干结，四、五日始一临圊，时而烦热，汛水先期五、七日，量多，脉弦数，舌畔红，苔黄腻。证属湿热阻滞胞脉，气血瘀滞，法当清湿热，调气血。方用加味四妙汤合金铃子散出入。处方：苍术、蒲公英、炒黄柏、制香附、川楝子、延胡索、牛膝各10g，制乳香、制没药各6g，上油桂3g，红藤15g，醋炒柴胡5g，薏苡仁30g。5剂。

9月17日复诊：前议湿热与血气相搏，阻于胞宫，累及冲带二脉，投以加味四妙汤合金铃子散出入，药后如鼓应桴，少腹灼热胀痛之势已减什七，带下亦有起色，惟大便依然干结，再参夺下之品，亦泄邪之一法也。前方去蒲公英，加生大黄6g，(后下)、丝瓜络10g。7剂。三诊时询知历时两载之腹痛初定，腰膂酸痛亦愈过半，大便渐畅，两日一行。前方去金铃子散，加淮山药12g。7剂。四诊时除稍有白带外，他无不适。于三诊方中去大黄，加黄芪15g，续服7剂后痊愈。

少腹痛、腰骶酸痛、带下，乃慢性盆腔炎的三大主症，也是诊断为慢性盆腔炎的重要依据。一般而言，本证以实热型居多，但辨证时仍应分清证候的属虚属实、为寒为热、在气在血，然后据证用方。例如上述两则病例，病名相同，病程也相同，且均为实证，然而前者为寒湿型，后者为湿热型；前者痛势如刺，不走窜，舌畔紫黯，病变重在血瘀，后者胀痛并见，其痛也左右攻冲，病变重在气滞；因而前者用加味四妙汤配失笑散炙山甲片，后者则与金铃子散为伍，其中气血分清，泾渭自明。

腰痛理肾的常法，并不适用于慢性盆腔炎，本证的腰痛，常随腹痛痊可而消失。

慢性盆腔炎无论寒热，肉桂为必用之品，其故有二：①肉桂具辛热之性，与方中黄柏、蒲公英、红藤等苦寒药配合，可防凉药“寒凝”之弊；②“血得热则行”，本证气滞血瘀，用肉桂温开入血之性，使气血运行流畅，病邪有外出之路。

加味四妙汤为自拟方，在未用肉桂之前，疗效并不尽如人意。在加入肉桂后，对腹痛的消失，有画龙点睛之功，因而肉桂在方中起着关键的作用。

慢性盆腔炎属寒湿型者，用药不避黄柏，其故亦有二：①黄柏苦坚，沉降下行，燥下焦湿浊，乃其所长，与吴萸、肉桂、茴香等辛温药配用，既可扬黄柏苦坚燥湿之长，又能弥寒遏伤阳之短；②于上述辛温药中，参入一味苦寒之黄柏，可免温热药伤阴耗血之虑。此亦相互制约，相反相成之意。

方中土茯苓乃治慢性盆腔炎的主药之一，本品味甘淡而性平，利湿分消，解毒趋下，前贤常用之治杨梅恶疮，毒窜筋骨者。我们验证，湿浊下注之慢性盆腔炎，其带下量多者，用土茯苓乃从因论治，有事半功倍之效。

## 第十八节 生化汤

### 一、方剂来源及效用

据《景岳全书·妇人规》记载：“钱氏生化汤，此钱氏世传治妇人者。”其药物组成为：“当归 5 钱，川芎 2 钱，炙甘草 5 分，桃仁 12 枚（去皮尖双仁），熟地 3 钱。”加枣 2 枚煎。后注云：“一方无熟地”，又指出制方者钱氏为“会稽”人。方后附16项加减法。据此，生化汤的创始人为浙江绍兴钱氏。此方民间俗作产后常规用方。至清·傅青主，将另一无熟地的生化汤（去枣，将黄酒、童便各半，煎服）载入他的著作——《傅青主女科·产后编·产后诸症治法》中，发挥了承先启后的作用。

生化汤以当归为首选药，取其养血活血，使离经之血得以归经；川芎辛香走窜，上行头目，下行血海，功能行血理气；桃仁破血祛瘀。3味同用，则成“相须”之势，可增强活血化瘀之功；加炮姜温中摄血，止血而不留瘀；甘草性缓，调和诸药。综观组方用意，意在祛瘀生新，此含义又反映在方名上——生化汤。《世补斋医书》指出：“天曰大生，亦曰大化，生化汤所由名也。”考“生化”一词，最初来自《素问·六微旨大论篇》：“亢则害，承乃制，制则生化。”原文虽就五行学说而言，但其精神实质是说矛盾双方的互制互济，亦生亦化，生生化化，生中有化，化中有生，例如生化汤乃活血化瘀剂，瘀血化则新血生，它适用于寒凝瘀阻兼之血虚证候。

## 二、病例印证

【例1】 术后腹痛。杨某，42岁。1996年3月1日4初诊。患者因肠梗阻于1995年2月手术，4个月后，下腹部出现疼痛，如割如掣，且板滞不适，拒按，起伏无定，始则2月余一作，继则1月两发，刻下5~6日即痛起，痛时胸痞泛恶，呕吐痰水。舌胖有紫点，苔白中心厚腻，脉沉有力。证属寒凝血瘀、湿痰内聚，邪在手足阳明，姑为温消，仿生化汤合当归建中汤意立方。处方：当归尾、川芎、赤白芍、桃仁泥、制香附各10g，制乳没、制半夏各6g，炮姜2g，川桂枝5g，炙甘草3g，大枣5枚。5剂。3月20日复诊，腹痛已止，现无任何不适。上方去桂枝，加肉桂心3g，续服5剂。9月23日三诊：经半月治疗后即康复，此次外出淋雨感寒，两度脘痛连腹，且大便泄泻，已2日，症情显然与前不同，予胃苓汤出入，痛泻即止。

**按**：此证诊断为肠粘连，经数次针药并施，不效。我接诊时，询知患者于冬末手术，术后正伤，其气已虚，冬寒乘机侵袭，寒瘀相搏，由肠及胃，湿痰孳生，遂有腹痛呕吐，方用生化汤合当归建中汤加半夏以温阳明，和中州，化湿痰，祛瘀血，邪去正复，故奏效较捷。

【例2】 附件囊肿。王某，28岁。1997年1月11日初诊。腹痛九月，时作时止，迩来痛势转剧，B超检查：子宫右前方探及2.2cm×7.2cm的大小的液性暗区回声，其内可见细小光点反射，印象为右侧附件囊肿，与抗生素静滴，内服妇乐冲剂，前后治疗近3个月，效果不显。刻诊：右少腹痛无宁日，甚则如锥如刺，拒按，偶有胀时，体虽丰而面黄无华，入暮足跗辄肿，形寒怯冷，经水错后，4旬一潮，量适中，色多紫黯，经期腹痛益甚。胃纳不减，二便自调。舌淡苔白，脉沉缓。询得经期曾入水感寒。证属寒湿内蕴，痰凝血瘀，阻于胞络，癥瘕之疾也。法当温经化湿，祛痰化瘀，方用生化汤加味。处方：全当归、川芎、桃仁、怀牛膝、白芥子、猪苓各10g，赤茯苓15g，小茴香、炙甘草各3g，木香6g，炮姜2g。10剂。1月21日复诊：腹痛已减半，足肿全消，前方去赤苓、猪苓，加炙黄芪12g。10剂。2月4日诊：自觉无所苦，B超复查：两附件区未探及异常回声，遂告愈。

**按**：治妇科囊肿疾患，对于体形丰满者，据肥人多痰多湿的特点，每从瘀、痰着手。本例除体丰外，尚有面色浮黄，足跗浮肿等见症，方用生化汤加牛膝温经化瘀，白芥子以祛皮里膜外之痰，赤苓、猪苓渗利湿邪，药证相符，经治两旬即瘥。

【例3】 放置节育环后经漏。吴某，28岁。1996年2月28日初诊。1995年10月放置节育环后，月经始则提前1周至旬日一潮，量偏多。5旬前经行淋漓，量时多时少，色黯，迄犹未净，少腹胀痛，痛则下小血块。询得发病之初，因急躁而致脘胁痞阻隐痛，是血瘀于先，气滞于后也。舌黯晦，苔白腻，脉弦缓。法当活血化瘀，疏气温经。处方：全当归、川芎、赤白芍、桃仁泥、茜草、制香附各10g，乌贼骨20g，炙甘草、红花各3g，炮姜2g。5剂。3月5日复诊，经净已2日，少腹胀痛亦止，惟脘胁尚觉痞痛，前方去桃仁、红花，加醋炒柴胡5g，延胡索12g，郁金10g。服3剂遂瘥。

**按**：本案初现一派气滞血瘀见症，类似经漏，血色黯晦不鲜，是乃离经之血，况"新崩宜止，久漏宜通"，古有定论，于是采用活血化瘀的生化汤，参入乌贼骨与茜草，乌贼骨为收涩之品，有止血之功，茜草味辛能散，有行血活血之能，此两味配合使用，则其性一涩一散，其用一止一行，则止血而不留瘀，活血而不耗血。药证相对，旋即痛定血止，达到瘀血去而新血生的目的。

【例4】 人流术后头痛。张某 42岁。1995年10月7日初诊。8个月前行人流术后，每于经期少腹胀痛，经行不畅，色紫黯有瘀块，经后即安。近4个月来，又见偏左头痛无宁日，其势如锥如刺，拒按，喜温恶清，舌胖有瘀斑，苔白近舌根腻，脉沉紧。证属瘀血上蒙，法当活血化瘀。处方：川芎30g，当归尾、桃仁泥、五灵脂、怀牛膝、香白芷各10g，甘草、柴胡、红花各3g，炮姜2g。5剂。10月12日复诊：头痛已减过半，日前适值经潮，虽仍色黯有小块，但经行已畅，少腹亦未胀痛，原方续服5剂而愈。

**按**：本案系人流术后出现经期行经不畅，少腹胀痛，经后则痛止，此属瘀血内停胞宫，久之络脉壅阻，清窍闭塞不通，经前瘀阻益甚，于是不通则痛，用生化汤加五灵脂、红花以增强活血化瘀之功。本方用意有四：①川芎上行头目，下行血海，头痛用川芎宜大量，一般在20～30g之间，疗效可靠。②血得热则行，这里用炮姜的目的就在于促进血行。③经络循行路径是少阳行身之侧，因而偏头痛宜治胆，故用柴胡疏胆，又作引经之用。④川芎重在上行，牛膝功在下行，两者合用，可使上下血行流畅，而头痛、腹痛得瘳。

## 第十九节 断下渗湿汤

### 一、方剂来源及效用

本方为清代温病学家吴鞠通所创，原用以治湿热性久痢，他在《温病条辨·下焦篇》中指出："久痢带瘀血，肛中气坠，腹中不痛，断下渗湿汤主之"。考此方由二妙丸、四苓散去泽泻，以苍术易白术，加樗根皮、地榆、楂肉、银花组成。方中以樗根皮为君药，《本草纲目》云：椿樗二根皮"其主治之功虽同"，但"樗皮入气分而性利……气分受病有郁者，宜用樗皮。"断下渗湿汤以樗根皮为君药的用意，显然是取其苦能燥湿，寒能清热，这是从祛除病因着手的治法。复加清热燥湿的常用方二妙丸为臣，以作"相须"之用，目的在于提高疗效。至于四苓散本属健脾利湿之剂，今去泽泻、白术，而用苍术，其意不在补脾而在燥湿祛邪，再用银花以清热解毒；另以地榆、山楂肉凉营化瘀，以祛血分瘀热为佐使药"唐·苏颂论地榆云："古者断下多用之。"唐·肖炳也指出：地榆"同樗根皮治赤白痢。"这些论述，或许是吴鞠通氏断下渗湿汤的命名以及用该方治痢之由来。通过上述分析，已不难理解，本方具有清热、燥湿、渗利、凉营化瘀之功。因而吴氏用以治湿热入血之血痢，务使内蕴血分之湿热，转出气分，进而由后阴或前阴外出。我们在用此方治湿热血痢获效的基础上，又悟出吴氏组方之用心，当曾考虑，妇女带下一证，诚如丁甘仁氏所云：带下成因，其实者以湿盛为多见。王孟英云：“湿热下注者为实”。窃思湿热性赤白带与湿热性血痢，两者尽管病位不同，病名有别；但其病理机制基本一致，均属湿热入血，因而实践试用，竟获良效。以后又有意识地用于黄带、白带，也均取得较好疗效。

我用断下渗湿汤治赤白带下时，每加入牛膝、丹皮、败酱草、赤芍等，夏秋季用鲜马齿苋内服加外用尤效。体实者更加大黄，体弱赤带量多者加生熟地黄；治黄带、白带时，本方去地榆、楂肉，加土茯苓、薏苡仁、六一散，无论赤白带、黄带或白带，凡兼有脾虚见证者，选加党参、黄芪、山药、白术一、二味；兼有阴虚见证者，加六味地黄丸；兼见肝脾不和者，参用四逆散。若带下日久，虽用消补兼进之剂而见效缓慢时，亦可迭入固涩之品，如牡蛎、龙骨、乌贼骨、白果、椿根皮之属。经观察，通涩并投，不失为临床有效的治法之一。

## 二、病例印证

【例1】 张某，女，29岁。1983年7月2日初诊。新产廿八朝，恶露甫净两日，入房犯禁，湿浊之邪内袭，伤害胞宫，累及肝肾，带脉受戕，先是白带连绵，半月后血分亦伤，冲任不固，以致赤带又见，症延经月，带量有增无已，或白多于赤，或赤多于白，质稠粘，甚则成块而下。自脐下至曲骨之分，以及少腹两侧灼痛已四日，阴内亦似火灼，且痒。此湿热入血，蓄结成脓之象。无怪其所下率为气味奇臭，质稠浊似脓之物。询得口干而苦，小溲赤涩不爽，大便干。幸胃纳不减，脉象稍数，舌边尖俱红而黯，苔黄腻而厚，且罩灰。证属赤白带下，由湿郁化火，灼伤奇经使然。姑为清湿热，凉营血，解毒消结。仿吴氏断下渗湿汤合四妙加味。处方：樗根皮20g，地榆炭、丹皮、丹参、怀牛膝各10g，赤猪苓各12g，茅术6g，炒黄柏10g，败酱草12g，金银花15g，薏苡仁、马齿苋各30g（煎汤代水）。3剂。另：苦参、蛇床子各15g，白矾6g（冲入）。5剂，煎汤坐浴。

7月5日复诊：阴痒已止，带下渐减，赤色转淡，臭秽之气已不若前甚，脐腹、阴内灼痛均有减轻。湿火渐敛，血热亦减。前方去丹皮，3剂。另龙胆泻肝丸15g，每午前服5g。

7月8日三诊：赤带全无，白带亦减什八，臭气若失，脐腹、阴内之痛已愈，但觉微热而已。询得他无所苦，再从标本兼顾。处方：太子参15g，茅白术各9g，淮山药、樗根皮各15g，炒黄柏9g，地榆10g，赤猪苓各10g，制香附10g，薏苡仁20g。3剂后痊愈。续予三诊方3剂，以巩固疗效。

**按**：产后血海空虚，未弥月而入房，湿热秽浊之邪因而凑之，冲脉伤于前，任带二脉损于后，以致赤白带纷见。其余诸症，无非湿热内蕴，化火酿毒，蓄结成脓，内伏胞宫使然。急则治其标，予断下渗湿汤为基本方。张石顽云："赤白带下，积久不愈，必有瘀血留着于内"。患者纵非"积久不愈"但病发自新产后，且舌边黯红，因而参入丹皮、牛膝、败酱草等以凉营散瘀。既使"血得寒则凝"以止血，又"行血则血循经络，不止自止"。且行血一则可防止留瘀之弊，再则又能祛除已形成之瘀血。根据《傅青主女科》"带下俱是湿病"的论述，考虑到湿由脾生，亦由脾化，故于三诊时，带下基本控制之际，即转向健脾，此从本论治之计。我们体会，似此治法，每可防止疾病复发。

【例2】 高某，女，30岁。1981年9月12日初诊。清癯之体，多火之质也。火为阳邪，最易伤阴，阴虚生内热，是以时而五心烦热，时而两颧红赤，口干不多饮，带下黄白相兼，黄多于白，量多，质稠如涕，气味臭秽，外阴肿痒，稍溃破。此虚火内燔，湿热下注，致伤任带二脉，累及肝肾，风阳上亢，于是腰膂酸楚、足膝乏力、头目眩晕、耳鸣诸症丛生。询知小溲赤涩而痛，大便干结，三日一行，汛水先期五七日，色鲜或紫，量较少，两日即净，脉象细数，舌红，苔前半花剥，后半黄腻。证经十三月，已成缠绵之势，姑为清化湿热以制标，滋阴降火以治本。断下渗湿汤合知柏地黄丸主之。处方：樗根皮20g，茅术6g，炒黄柏10g，肥知母9g，生鳖甲30g，土赤茯苓各20g，车前子（包）9g，金银花15g，薏苡仁30g。3剂。另六味地黄丸120g，每日3次，每次6g。苦参、蛇床子、野菊花各15g，川椒、白矾（冲入）各6g，5剂，煎汤坐浴。

9月15日复诊：前投断下渗湿汤以清化湿热，知柏地黄丸以滋阴降火。阴痒止，带下减，湿热欲清之兆；烦热轻，颧赤淡，虚火渐敛之征。伏思标证易治，本病难疗，是以腰酸足冷未除，眩晕耳鸣尚在。下已虚，上犹盛，再益肝脾，兼熄风阳。前方去车前子、金银花，加甘枸杞12g，川断肉15g，桑叶、菊花各9g。5剂。坐浴药停用。三诊时带下已基本停止，其他见证亦相继轻减，以后连续治疗两次，用左归饮加生鳖甲、川断肉、狗脊、鹿角胶、磁石、白术，断下渗湿汤中仅取樗根皮、茅术、黄柏三药，另加杞菊地黄丸，一载余之痼疾，前后共服药23剂而愈。

**按：** 本例带下黄白，黄带尤多。《女科证治约旨》云：“脾土不旺，湿热停蓄，郁而化黄，其气臭秽，致成黄带。”结合所下之物臭秽而质稠粘，以及外阴肿痒溃破等症状分析，湿热下注，任带二脉失约而成黄带的诊断是能成立的。此其一。其二，患者为“瘦人多火”体质，火灼伤阴而阳亢，形成肝肾不足，风阳上扰，下虚上盛的局面。处此湿热内燔，阴虚阳亢之际，治疗时要求做到利湿不伤阴，滋阴不助湿。为此，采用断下渗湿汤治湿，知柏地黄丸滋阴，务使各得其所。二诊带下即减，于是参入治肝肾奇经、填下清上之品。三诊带下已止，遂转向治本，重养肝肾之阴，并参考张景岳氏所述“善补阴者，必于阳中求阴，则阴得阳助而泉源不竭”之论，增入鹿角胶以益肾阳、生精血，另用樗根皮、苍术、黄柏以祛湿热余邪。

【例3】 邱某，女，38岁。1981年7月29日初诊。急躁戕肝，肝气郁结，木横土中，以致胸闷脘痞，胁肋撑胀，嗳嗳频作，谷食少纳，纳后不适，口干且苦，少腹时痛，诸症迭见。脾病则水湿不克运行而积聚，日久酿而为热，湿性趋下，湿热下注，伤及任脉。致七月来带下连绵不断，量多，色白，质稠粘，气腥臭，小溲黄赤，大便干结，两日一行，脉来沉弦有力，舌红，苔黄腻。治宜疏肝和脾，清利湿热。予断下渗湿汤合四逆散出入。处方：樗根皮20g，茅白术各9g，炒黄柏10g，土茯苓20g，赤茯苓20g，木猪苓10g，生龙牡各20g，醋炒柴胡6g，赤白芍各12g，枳实片9g，苡仁30g。5剂。

8月3日复诊：药后尚合病机。带下虽仅减什二，而腥臭之气已失，黄腻之苔转淡。惟胸脘胁肋之痞胀未已，嗳嗳频作，少腹尚有痛时，是湿热有默化之兆，而肝郁无潜消之意。原方去猪苓、薏苡仁，加台乌药10g（水磨冲服），上沉香2g（水磨冲服），台参须10g（另煎冲）。5剂。

8月9日三诊：前投四磨饮子以降逆顺气，果然气道渐畅，不特胸脘胁肋痞胀已消什七，腹痛又减过半，且胃纳较增，而带下竟有欲净之意，佳兆也。尤希远烦静养，庶与药饵兼功。处方：醋炒柴胡6g，枳实片9g，杭白芍20g，粉甘草5g，台参须10g（另煎冲），台乌药10g（水磨冲服），上沉香2g（水磨冲服），樗根皮20g，茅白术各6g，炒黄柏10g，左牡蛎30g。5剂。遂瘥。

**按：** 本例肝病在前，脾病于后；肝病在气，脾病于湿。气郁则湿阻，湿停则气滞。反之，气行则湿行，湿不阻则气亦不滞，两者互为影响。有鉴于此，在用断下渗湿汤的同时，初诊加用四逆散，复诊又增四磨饮，以疏理肝脾气滞。

四逆散中芍药、甘草二味，本用作“酸甘化阴”，意在柔肝之体；至于柴胡与枳实，虽能疏肝之用，破气之积，但对气滞之甚，以致胸脘胁肋俱感痞胀，嗳嗳不止之患者用之，终嫌力孤而难负重任。在参入力专主降的沉香及调肝顺气的乌药后，果然上逆之气得降，不仅气滞各证相继消失，而且带下亦随之明显减少。可见气行则湿行的论点是有临床意义的。四磨饮子中原有人参，我们用参须，目的在于一则防辛香之品耗气，再则益气以助气行，终收气行、湿行、带止之效。

我治带下，既用断下渗湿汤中所含之二妙丸，也扩大运用到三妙及四妙。其具体用法是：一般治白带、黄带时仅用二妙；若治赤白带时，则加用怀牛膝，取牛膝行瘀达下，且导诸药下行，起引经作用；若赤白带下质污浊而气味奇腥臭，状如脓者，则加薏苡仁；若白带、黄带具脓状带下者，用二妙亦加薏苡仁。这是因为治肺痈之千金苇茎汤，治肠痈之附子薏苡败酱散中，无不用薏苡仁利湿热、消肿毒。从我们的医疗实践中，也证明了古代医学家的用药经验是能重复印证的。

我们用断下渗湿汤治带下，在加味时常首选土茯苓，该药味甘淡而性平，甘味有解毒之功，淡味有渗利之能，往昔原用以治杨梅恶疮。我们用之治湿热带下，有一定的疗效。用量每日为15～30g，可以连续使用，未发现副作用。如带下气奇臭，状如脓，阴内痒，外阴初见溃疡者，除加苡仁、土茯苓外，另增入生山栀、蒲公英之属以解湿火邪毒。如病情急剧者，早晚服上述汤剂，中午加用龙胆泻肝丸5～10g。辅以外用方：苦参15g，蛇床子15g，白矾6g，外阴溃破者，再加银花藤15g，野菊花15g，煎汤坐浴。

对于婚前、初婚及婚久不孕妇女的带下而又见经前乳胀或胀痛者，以及中年妇女带下病及胁肋、少腹胀痛、易怒诸症并见者，在用断下渗湿汤的同时，宜参疏肝解郁之剂。其用意有二：①对于脾湿不行，湿热蕴结之带下，其中土已病，如肝气横逆不解，则侮其所胜，乙木克戊土，终致湿愈不行而带下淹缠不解，这一点我们是有过教训的；②肝郁不解，则“气有余，便是火”，火灼阴络，其赤带之势必剧。若在肝郁初期，以断下渗湿汤与疏肝、柔肝方药并进时，则对未见火象者，可起预防作用；对已有火象者，亦可达控制目的。

运用断下渗湿汤时，可选入有“气病之总司，女科之主帅”称号的香附，这对赤白带而言，有气行则血行的祛瘀之功；而白、黄带用之，亦可收气行则湿行之效。

上述三例带下，均具湿热下注之病机，正因其有这一共性，所以用同一断下渗湿汤治疗。不同的是：①例 1 为湿热入血，治疗时基本用全方。例 2 与例 3 未涉及血分，因而亦未用血药。②例 1 虽在新产后，惟病仅一月，且饮食如常，其见证又均属实，故处理时专一于祛邪。至三诊时大局已定，方予健脾之品，以复其运化水湿之职。例 2 阴虚火旺，湿热久踞，证经十三月，体已虚，证尚实，于是寓补于消。后期因邪去大半而阴尚未复，乃转为寓消于补而收全功。例 3 带下与肝郁并见，以气行则湿行为立足点，清化湿热与疏肝下气并进，果然事半功倍。整个疗程仅三诊。而历时七月之带下，与夫肝脾失和之宿恙，均得迎刃而解。

# 第三章 变法实践

何谓变法？就字义而言，变，含有变化无穷，变幻莫测，变更不已之意。变法乃指汗、吐、下、和、温、清、消、补等常法以外的多变的治法而言。变法系为应付由简单到复杂、由轻到重的证候而设。举凡脏虚腑实、上热下寒、脾湿胃燥等错综复杂的疾患，均为变法的适应证。此法并非始自后世，追溯至《素问·至真要大论》中的“热因热用，寒因寒用，塞因塞用，通因通用”等“反治”法，即为变法的开端，尔后历代多有发明。为适应疑难杂症治疗的需要，时至明清，变法名目仍有上升趋势，这标志着中医学内容在不断发展完善。而中医治疗学之所以能深入人心，千百年来长盛不衰，在很大程度上有赖于屡起沉疴的变法。现就半个多世纪在临证中的实践体会，谈谈部分变法的运用。

## 第一节 求汗于血

“求汗”一法，在外感病原为表证而设。其所用方药，率为辛温或辛凉之品，借辛散之性开发腠理，使其得汗而邪从外解，此其常法。至于张景岳所说“求汗于血”一法，乃除用辛散药外，还必须配合甘温或甘凉的培补之品以充实精血，起到滋汗源的作用而得汗解，这是汗法中的变法。所谓“但见表证……或温中托里而为不散之散，或补阴助阴而为云蒸雨化之散”，这就是《景岳全书·表证篇》的主张。不如此则汗源无着，汗出无由，邪气不得外达，因而疾病淹缠不解。所以《景岳全书·论汗》中又说：“夫汗本乎血，由乎营也……未有营气虚而汗能达者”。不难看出，“求汗于血”之说，既有其理论基础，又有其临床实用价值。

关于血药的选择，以当归、熟地相配为宜。其缘由除张景岳氏的推崇赏识而学用外，且因其一方面同具养血之功，合用则相得益彰；另方面熟地性静而当归性动，两者动静结合，有补血濡养脏腑之功，无甘温填补腻滞之弊。此其一。其二，阳气不足者，其配伍之间，当首选生黄芪，一则气药有生血之功，再则生用有走表之能；更宜取小量，以作引经之用。黄芪与辛散药为伍，则易于发挥鼓舞表阳以助发汗达邪之力。

“求汗于血”一法，原为体虚质弱而有表邪者设，药取辛散甘补之品，可望正胜邪却。其中的关键问题，一是散药本身的选择，二是安排辛散与甘补药物的比例问题。前者基于阴血不足，不宜强汗，如寒邪不甚，或非寒冬节令，宜尽量避免使用散性峻猛如麻黄、细辛之属，即使必用时亦以小量为宜。临床对散药的选择，我多以柴胡、生姜、豆豉、荆芥、防风为常用药，结果较为理想。后者须视正虚与邪实的病情而决定其比例，或为辛三甘七，或为甘三辛七。总之宜切实掌握用药的火候，毋太过，毋不及，尤其不能过汗。《景岳全书·伤寒上·论汗》条云:“又有邪本不甚，或夹虚年衰感邪等证，医不能察，但知表证宜解而发散太过，或误散无效而屡散不已，因而即被其害者有之。或邪气虽去，遂致胃气大伤，不能饮食而羸败不振者有之，此过汗之戒也”。张氏之言值得重视，更应付诸实施。在“求汗于血”治法指导下所用的方药，服药后宜遵仲景桂枝汤服药法，稍饮热稀粥。其意义远不止在于助药力以达汗散目的，且能调和胃气，免于伤正。凡外感病见脉微、沉细无力，尺中脉迟者，为血弱正虚之体，皆不可用一般汗法，而宜用“求汗于血”的“云蒸雨化”之散。

【例1】 魏某，女，27岁。1999年6月16日初诊。平昔经行若崩，面黄而浮。客岁新正结婚，未及半载而小产者再，其为精血暗耗也明矣。月前大产，因前置胎盘失血过多，虽经医治，然“有形之血不能速生”，是以夜难安寐，多梦、善忘、心悸、眩晕诸症尚未缓解，而又不慎昼寝感寒，邪由外袭，肺从内应，症见形寒怯冷，寒多热少（体温38.7℃），序届仲夏，而仍严覆衣被，无汗，头晕痛，咳嗽频作，痰白，语音低，口略干，不欲饮，不饥不纳。脉浮稍数，舌淡苔白。病经4日，证属虚人外感，法当补散兼施，求汗于血。处方：熟地黄20g，当归身、玉桔梗、香豆豉各10g，潞党参15g，薄橘红3g，水炒柴胡5g，前胡6g，生姜3片，大红枣5枚。2剂。上药服1剂后，额上即微汗出，2剂汗出遍体，寒热悉退，尚咳。复诊时予苏杏二陈汤合熟地、当归身、党参，续服3剂咳止。后用归脾汤增损调治而愈。

**按：**患者乃阴血亏虚之体，风寒乘之而入手太阴肺经，寒热4日不退，无汗。所以然者，“夺血者无汗”也。无汗则邪难外达，譬如源之将竭，流何从出？诚如张景岳云：“虚在阴分而液涸水亏，不能作汗，惟有求汗于血，庶乎云蒸雨化”。治宜寓散于补，仿景岳补阴益气煎出入。张氏自注云：“凡属阴气不足而虚邪外侵者，用此升散，无不神效”。服药后果如其言。世俗有“伤寒无补法”之说，但此仅适用于实证，虚人外感则不然，古方再造散用参、芪，葱白七味饮用麦、地，五柴胡饮用归、地、芍，皆扶正与祛邪并进，均为体虚证实者而设。

【例2】 万某，男，37岁。1981年12月2日初诊。先天不足，后天又损，阴阳气血互病，是以面色皖白，周身疲惫乏力。秋未至而喜重衣，阳衰可知；脉重按而虚且数，血亏明征。脾病矣，于是纳少而胀，肠鸣便溏；肾伤矣，无怪腰酸溲清，膝下欠温。询得头目眩晕，视其舌淡苔白。证经9月有奇，痼疾已成。乃3日前又复外感，以致恶寒发热（体温39.1℃），无汗，头痛，肢节酸疼，食饮俱废，咳嗽痰白，此属卒病。仲圣虽有“夫病痼疾，加以卒病，当先治其卒病，后乃治其痼疾也”之训，然正气久伤，邪气新入，处此正不胜邪之际，殊难汗解。是以两进麻黄汤后，依然无汗，而身热仍炽（体温39.3℃），神疲益甚。拟仿景岳大温中饮意立方，借以助阳之运，滋汗之源，再佐以辛散之品，以期透达。扶正在斯，祛邪亦在斯。处方：潞党参15g，熟地黄18g（砂仁1.5g拌蒸），冬白术、当归身、鹿角霜各9g，生黄芪、川桂枝各4.5g，生麻黄、干姜、炙甘草各3g，大红枣5枚。1剂。上药服后得微汗，身热减（体温37.7℃），形寒罢，表邪外达之象；渐知饥，且欲食，中气来复之兆。效不更张，原方加陈皮6g，翌日寒热退尽。改用右归丸合八珍汤出入，调理4旬而痼疾渐瘥。

**按：** 本例可资讨论处有二：一为患者出现一系列阳气亏虚见证，之所以用大温中饮治疗，在理论上除有“求汗于血”的依据外，实践上尚有与症状不相称的血亏的虚数脉象，这说明患者已经阳伤及阴，气病累血，因而于“阴中求阳”，于血中丽气。二为前2日先标而后本的治法，不仅表邪未解，相反地损伤了正气，以致神情愈加委顿。此时方潜心思考，不益气无以扶正以却邪，不养血无以滋源以作汗，于是采用标本兼顾法，温阳益阴，扶气养血，托散表邪，果然中的。

## 第二节 生气于精

《景岳全书·传忠录·阴阳篇》云:“求汗于血，生气于精。”之所以要“求汗于血”，是因为得汗应有“以阴精为材料，以阳气为运用”，加之腠理开泄等三个条件，缺一不可。可见“求汗于血”，是根据汗的材料——汗源论述的。张氏又指出:“治劳倦伤阴，精不化气；或阴虚内乏，以致外感不解，寒热痎疟，阴虚便结不通等证。凡属阴气不足而虚邪外侵者”，非一般用辛温解表或辛凉表散所能治愈，需要用补阴益气煎“温中托里，而为不散之散；或补阴助阴而为云蒸雨化之散”(《景岳全书·传忠录·表里篇》)。对于“劳倦伤阴，精不化气，或阴虚内乏，以致外感者”，需要用“生气于精”法治疗，方克有济。此其一。其二，“生气于精”法除作汗源外，尚有其他用途。就理论而言，张氏也曾谈及，肾乃阴阳之根，水火之源，精即阴中之水，谓之元精；气即阴中之火，谓之元气。气能生精，精能载气；无气则精无以生，无精则气无所载，此阴阳互根之意。诚如张氏所言:“生气于精，从阳引阴也。”所谓“善补阳者，必于阴中求阳，则阳得阴助而生化无穷”也。毕生善补阳气，有温补派雅称的张介宾氏，他在力倡温阳的同时，并不排斥更未摈弃养阴，这从他频繁运用熟地之举已可证明。至于实例，如益火壮阳的右归饮之用熟地、山萸、枸杞；温阳发散的大温中饮之用熟地、当归；暖肝温肾的暖肝煎之用当归、枸杞；暖脾温肾的九炁丹之用熟地均是。

它若阴阳同病，张氏用姜、附、参配归、地，如治阴阳将脱的六味回阳饮；以桂、附配熟地，如治阴虚于下，格阳于上的镇阴煎等。均含阴中求阳，生气于精，以及养阴涵阳、导阳归宅之意。由于气能生精，精亦能生气，精气二者，本能互生。所以《景岳全书·传忠录·阳不足再辨》论云："善治精者，能使精中生气；善治气者，能使气中生精，此自有可分不可分之妙用。"由此可知，生气于精法，是在运用生气法的同时，为了充分发挥补气作用，更进一步地提高疗效，还要配合使用添精之品。此乃张介宾氏所谓"此即水中取火，火中取水之义"。生气的药物有人参、党参、太子参、黄芪、白术、山药等，益精的药物有熟地黄、枸杞、首乌、山萸肉、菟丝子、猪脊髓、紫河车等。我从临床体会，生气于精法适用于：①肾虚肺弱的虚劳病；②脾肾同病的水肿病；③妇女崩漏及产后大失血后。

【例1】 秦某，女，27岁。2002年11月20日初诊。乃母重身八月时，未足月即产，先天已自不足；产后缺乳，喂养失当，后天又渐亏虚。以致自幼多病，平昔不饥少纳，迭经医治，勉能苟安。客春大产失血过多，一度晕厥，气血两伤，形体尤加瘦削，面黄色痿，近月来又增睑浮，胸闷气短，动则似喘，头目眩晕，但欲寐，却又寤多寐少，交睫则乱梦纷纭，心悸怔忡，全不思食，仅以稀粥度日，大便少，旬日始一临圊，小溲数欠而色清。询得腰脊酸痹坠楚，步履无力，移步则蹒跚而行。舌淡胖，边有齿痕，苔白，脉濡细不鼓指。产后十有九月，汛水犹未潮，带下绵绵，色白质稀。阳气阴精一起耗损。昔贤谓"虚久不复谓之损，损久不复谓之劳。"虚劳之疾，虽有"因其衰而彰之"之经旨，奈何中州气馁，诚恐虚不受补，反致中满为患。姑小其制，探索而行可也。与大补元煎出入。斯病用斯方，谓之气血双补固可，谓之生气于精，亦无不可。又经谓"形不足者，温之以气"，再辅以四君子汤。处方：老山红参（另煎冲入）2g，怀山药、生枣仁、朱茯苓、大熟地（砂仁 2g 拌）各 10g，黄芪、山萸肉、甘枸杞、当归身、上广皮各 6g，炙甘草 3g，胡桃肉 1 枚。7 剂。11 月 27 日复诊：夜寐稍安，心悸渐定，惟他恙依旧未见好转。非药石之欠灵，实本元大伤，积重难返耳！袁诗有云："莫嫌海角天涯远，但肯摇鞭有到时。"再守前意立方，以观动静。前方去怀山药、胡桃肉，加冬白术、菟丝子各 6g，玫瑰花 2g。7 剂。12 月 4 日三诊：日前已知饥，自愿进食，且胸闷渐开，神情日振。药既应手，再大其制。处方：老山红参（另煎冲入）3g，黄芪、甘杞子、菟丝子、生枣仁、朱茯苓各 10g，大熟地（砂仁 2g 拌）12g，山萸肉、冬白术、当归身各 6g，炙甘草 3g，玫瑰花 2g。此后症情日有起色，继续守方。至 2 月 19 日主诉，除偶见腰酸外，它无不适。前后服药 84 剂，已稍能操持家务，基本康复。

**按**：本例在乃母怀妊、产后、襁褓、总角，直至成人及本人产后的漫长过程中，多病多灾。本次发病，从呈现脾肾同病，气精两伤见症看来，虚劳的诊断可以成立。考虚劳病名，首见于《金匮·血痹虚劳病脉症并治》篇。如云："虚劳腰痛，少腹拘急，小便不利者，八味肾气丸主之"。此乃肾阳衰微之虚劳，用"益火之源，以消阴翳"的八味肾气丸，取桂、附温补肾阳，并用地黄、山萸等滋阴填精之品以敛阳生气，补纳肾中元阳之气，亦含生气于精之意。《金匮》又指出："虚劳诸不足，风气百疾，薯蓣丸主之"。这是以健脾气、养胃阴为主的薯蓣丸以治虚劳正气不足，易感外风诸候，取扶正即所以祛邪之意。方中薯蓣、人参、甘草与地黄、当归、芍药并用，仍寓生气于精，于阴中求阳之意。本例治法，根据《医门法律·虚劳论》关于"治法当以脾肾二脏为要，肾乃系元气者也，脾乃养形体者也"的意见，始终掌握气血双补，生气于精之法，方用张介宾氏大补元煎以益气填精，重在补肾；辅以四君子汤，意在健脾。守方调理先后二天，近3月之久，终起沉疴。本人体会，虚劳病多脏受损，虽云“虚则补之”，但补药多有腻中滞中之性，尤其对不饥少纳，中州已伤的患者，施补后往往有胸痞脘胀的不良反应发生，因而在用滋补品时，我掌握如本例用小量渐进法，见效后用中等量，不用大量，以免欲速则不达之变。此其一。其二，参入砂仁、陈皮等辛香流动之品，寓动于静，以防腻滞，实践证明此法可行。

【例2】 李某，男，26岁。2000年9月6日初诊。滑精四载，肾病先露端倪。此次患肾炎十有五月，水肿反复发作，甚于下肢，日暮时按之没指，形寒怯冷，面色㿠白无华，神情疲惫，头目眩晕，耳若蝉鸣，腰府酸痛，月必滑泄十数行，胃呆少纳，腹有胀时，大便溏薄，日二、三行，小溲频数而量多色清。舌体胖大，色淡而滑，边有齿痕，苔白，脉沉迟不鼓指。尿检：蛋白2+，红细胞2~5个/HP，白细胞2~4个/HP。血检：尿素氮9.13mmol/L，肌酐105μmol/L。证属脾肾阳弱，无以制阴寒之气，水湿泛滥，水肿于是乎成。证经一载于兹，正气大伤，元精耗损，治之匪易。姑为补肾温阳，益气添精，健脾利湿，金匮肾气丸主之，参苓白术散亦主之。处方：淡附片6g，上油桂3g，黄芪、熟地黄（砂仁3g拌）各15g，山萸肉10g，薏苡仁、赤茯苓、潞党参各30g，白术、苍术、怀山药、上广皮各10g，粉甘草3g。服药7剂后，症情平平，原方续进7剂。9月20日三诊：浮肿已消其半，怯冷亦减，胃纳渐增，大便虽仍不实，然已日仅一行。坚冰渐融，未始不为起色，无如本元大伤，再予生气于精法，以冀日臻坦道。前方加菟丝子10g。14剂。10月4日四诊：四末转温，腰痛迭减，下肢浮肿十去其八，眩晕停，耳鸣止，肾气来复之兆。腹胀已消，胃纳日增，大便已成形，日或间日一行，运化渐复，脾气亦振矣。但滑泄犹未已，每三、四日辄一发。昔贤谓有梦而遗者，责之心火；无梦而遗者，责之肾虚。当遵之。从金匮肾气丸合水陆二仙丹参《证治准绳》秘精丸增损之。处方：淡附片6g，上油桂3g，龟鹿二仙胶（炖化冲入）、怀山药、黄芪各12g，熟地黄（砂仁3g拌）、煅龙骨、煅牡蛎各15g，赤茯苓30g，巴戟肉、山萸肉、大芡实、金樱子各10g。14剂。10月20日五诊：近1周来，滑精仅1次。询得入暮时足跗稍肿，他无所苦。尿检：蛋白微量，红细胞0～1个/HP，白细胞0～1个/HP。血检：尿素氮8.1mmol/L。肌酐97μmol/L。四诊方加怀牛膝、粉丹皮，制为丸剂，继续调治而愈。

**按**：《素问·水热穴论》云："诸水生于肾乎……本之于肾。"《诸病源候论·水肿病诸候·疸水候》亦云："水病无不由脾肾虚所为"。尔后《医宗必读·水肿胀满论》论述病机时更清楚地指出："命门火衰，既不能自制阴寒，又不能温养脾土，则阴不从阳而精化为水，故水肿之证，多属火衰。"本例肾虚滑精于前，继患脾肾阳虚，精化为水，水湿泛滥而致水肿于后。先后二天同病虚寒，夫虚则当补，寒则宜温。根据《景岳全书·杂证谟·水肿论治》关于"水肿之证，以精血皆化为水，多属虚败，治以温脾补肾，此正法也"的意见，初诊用金匮肾气丸温补肾阳，参苓白术散平补脾气。其中参、芪、术、草与地黄、山萸肉及菟丝子并用，仍寓生气于精之意。凡三诊，治疗经月，症情大有转机。四诊时知诸恙悉减，惟滑精未已。询得滑泄五载余，且多一派阳弱见证。《景岳全书·遗精·论证》："有素禀不足，而精易滑者，此先天元气之单薄也"。又云："有无故滑而不禁者，此下元之虚"。肾元不足之滑精，与阴虚火旺之梦遗大相径庭。于是仍用金匮肾气丸为主方，参入水陆二仙丹、秘精丸收摄涩精。至于以龟鹿二仙胶易斑龙丸中之鹿角胶，乃遵循生气于精，阴中求阳之法，同时也寓有《素问·阴阳应象大论》指出的“精不足者，补之以味”之意。

【例3】 苏某，女，48岁。2004年6月3日初诊。司教廿四载，终年曲运心机，谆谆教诲学子，何惮思虑太过。夫脾主思而统血，思虑过度则伤脾而统摄无权，以致汛水先期旬日即至，至则量多若崩，3日后量虽减而淋漓不已，历时八、九日方净。询得经色淡多鲜少，质稀薄，少腹无所苦。但觉神疲乏力，面黄而浮，眩晕，耳鸣，胃呆少纳，手足欠温，腰脊酸坠，心悸怔忡，夜难入寐，大便不实，日一、二行，小溲数欠而色清，舌淡，苔白滑，脉细弱。一派脾肾亏虚之象也。4日后汛期将届，姑从先后二天论治。病经十有七月，气血大伤，恐非旦夕之功所可奏效也！处方：老山红参（另煎冲入）、于术、归身、菟丝子、鹿角霜各10g，云茯苓20g，炙甘草3g，黄芪、杜仲、熟地黄（砂仁3g拌）各15g，生枣仁30g，炮姜1g，龙眼肉5枚。10剂。并嘱注意保暖，抛却思虑，悉心养病，忌食辛辣厚味，常进糜粥、莲子、山药。6月13日复诊：前投归脾汤以益脾，毓麟珠以补肾，服药后尚合病机，夜渐能寐，心悸亦有起色，神情渐振，眩晕亦减。昨暮汛水仅先期六日而至，量减过半，再为调摄先后二天。又经谓“精不足者，补之以味”。拟再参入紫河车一味，补气养血，固冲在斯，生气于精亦在斯。前方黄芪、熟地各加至20g。10剂。另紫河车粉60g，每日3次，每次2g。本例先后诊治4次，末次月经仅先期一日而至，诸恙悉减，自觉渐若常人。嘱续服归脾丸3个月，每日3次，每次6g。愈后迄今未发。

**按**：本例从辨证着眼，认为久思伤脾而失统血之职，以致地道当闭的“七七”之年，反罹崩中近一载有半。此刻一则脾气先亏，太阴病久，累及少阴，所谓“五脏之伤，穷必及肾”。再则年龄四十有八，肾气早衰，加之崩中伤血耗气，以致肾气益损。《难经·十四难》云：“治损之法奈何……损其脾者，调其饮食，适其寒温……损其肾者，益其精。”本例按辨证论治法规，予归脾汤以补益脾气，养血宁心外，又在生活调摄上，遵照《难经》指示，嘱其慎寒温，远思虑，忌食辛辣厚味，以糜粥、莲子、山药等平补脾土。同时参入补肾益气养血的毓麟珠，且取其中人参、白术与归脾丸中的黄芪等补气药与熟地、当归、菟丝子配伍，仍是脾肾同治，气血双补，并寓“生气于精”，“从阳引阴”，“阴中求阳”之意，也符合“损其肾者，益其精”的经旨。

## 第三节 滋阴以发汗

滋阴，乃常用治法之一，它不仅用于内伤证候，同时也常为外感疾患所采用。明清以来，滋阴法更广泛应用于温病，如滋阴降火、滋阴通便、滋阴解表等。但在临床上通常都是以滋阴药通过配伍方式，来达到降火、通便、滋阴的目的。就滋阴解表而言，《通俗伤寒论》中的加减萎蕤汤以有滋阴作用的玉竹，与有辛散功能的葱、豉同用，从而起到滋阴发汗解表的功效。此外，我还发现在某种情况下，虽单纯使用滋阴剂，不参一味有发散功能的药物，其结果也能得汗而热退。

【例】 杨某，男，29岁。1964年10月31日初诊。温病3候有奇，形寒早罢，身热炽甚（体温39.4℃），无汗，渴喜冷饮，饮水无多。就诊前5日，一度神志不清，暮夜谵语。今则语言清楚，面色略红，耳聋，唇焦齿燥。脉虚数，舌绛干，苔薄黄少津。下焦阴气不足，中焦邪气有余。法当滋下清中，方用玉女煎合增液汤增损。处方：生石膏21g，生地黄、黑元参、大麦冬、肥知母、青蒿梗各9g，生甘草2.1g，金银花12g，粉丹皮4.5g，竹叶30片。1剂。翌日复诊：额上已经得汗，扪之湿手，惟热不为汗衰（体温39.2℃），渴饮如昨。若谓阳明热盛，断无服石膏而不应之理。伏思温邪最易伤阴，证逾3候，阴液必然重受耗损，观其虚数之脉、绛干之舌可知。夫阴之伤也，其阳必亢，此殆热恋不退之由欤？所虑者，肝肾已伤，慎防动风之变。幸舌未卷而囊未缩，神志依然慧爽，陷象未露，或可有救。遵《内经》“诸寒之而热者取之阴”之法立方，拟吴鞠通氏加减复脉汤增损。处方：生熟地黄各18g，黑元参、天冬、麦冬各12g，生鳖甲21g，清阿胶（炖化冲入）、肥知母、杭白芍各9g，生甘草3g，竹叶30片。1剂。次日再诊：昨暮服药，午夜汗出湿衣沾衾，尔后熟寐至晨，脉静身凉（体温36.4℃），略渴，不欲饮，虽神疲懒言，却无所苦。舌仍绛，已有津。拟于前方之中，参入益气之品。处方：台参须（另煎冲入）4.5g，生地黄、熟地黄、天冬、麦冬、鲜石斛、白扁豆、云茯苓、生苡仁各9g，上广皮4.5g，生甘草2.1g，玫瑰花1.5g。2剂。此患者于三诊后即逐步恢复，续用三诊方出入调理2次，越旬日而瘳。

**按**：本例初诊曾使用石膏、青蒿之属，由于石膏功能清热解肌，青蒿有清热透络之功，服后虽稍得汗于额上而身仍灼热；复诊时纯用滋阴之剂，无一透散之品，相反地却汗出遍体，一服病退，其故安在？个人考虑，得汗之机理大体有三：一须阴津为材料，二要阳气为运用，三靠腠理能发泄。本例病过3候，邪气本衰，其热恋不退之来由，初步认为是因阴虚而阳亢，非阳明实热可比，故用石膏而不应。初诊方中虽有生地、元参、麦冬、知母等滋阴之品，然剂量较小，以此用于阴气大伤之患者，尚不足以制其亢阳。且此证无使用发泄腠理药物之理，而汗出之材料——阴精又不足，故仅得额上汗出而热势不减。复诊时根据《内经》“谨察阴阳所在而调之，以平为期”和“诸寒之而热者取之阴”的指示处方，去石膏、青蒿、银花、丹皮，加熟地、天冬、鳖甲、白芍以滋填肝肾，复入阿胶血肉有情之品以养阴血，再制大其剂，务使“阴平阳秘”，且寓“壮水之主，以制阳光”之意。药后阴气已生，得以配阳，于是阴阳和，营卫调，汗源备，腠理开，终至汗出病除。当首次运用滋阴法而得汗时，尚以为事出偶然。以后每年均有一些此类病例发生，方予留意。通过多年的观察，又发现热势较甚者（体温39℃）以上，用此法而得汗之例数较多，如肺结核播散期是。至其原理，姑假定为：热甚者阴虚甚，郁亦甚，一俟大滋其阴，于是阴阳交泰，郁极而通，汗出而愈。

## 第四节 滋阴制阳

《素问·至真要大论》云：“诸寒之而热者取之阴”。《类经》释云：“诸寒之而热者，谓以苦寒治热而热反增，非火之有余，乃真阴之不足也。阴不足则阳有余而为热，故当取之于阴，谓不宜治火也，只补阴以配其阳，则阴气复而热自退矣。”《静香楼医案》云：“阴不足者，阳必上亢而内燔。欲阳之降，必滋其阴，徒恃清凉无益也。”尤氏之论，可谓一语中的。由此可见，“诸寒之而热者取之阴”，是燮理阴阳，阳病治阴法。

【例1】 陈某，男，38岁。2002年3月19日初诊。一载前罹“乙肝”兼胆囊炎，已服中西药1年多，迭进清利湿热，辛散疏肝之品，病情始终不稳定，肝功能持续异常，已见蛋白倒置。诊见：右胁肋下隐然作痛，甚则如刺，几无宁日，自觉痛处灼热，连及胸背，得按稍减，五心烦热，未分之际时有低热（体温37.5℃～38℃），眩晕，口干且苦，目干涩，耳鸣，急躁易怒，少腹拘急掣痛，连及外阴，大便干结，三数日始一临圊，舌红少津，苔薄黄，脉弦细。病在足厥阴足少阳之分，肝阴不足为本，胆火复起为标，法当主以滋养肝阴，佐以清泄胆火。处方：生熟地黄（砂仁3g拌）各15g，白芍30g，甘枸杞、女贞子、赤芍、全当归、川楝子、黄郁金各10g，生山栀6g，大麦冬12g，粉甘草、降香屑各3g。7剂。3月26日复诊：前投魏柳洲一贯煎合仲师芍药甘草汤加味，药证相对，右胁肋下灼痛十去其九，少腹拘痛已止，身热悉退（体温36.7℃），大便已畅，日一行。自述神清气爽，病去大半矣。药既应手，效方再进。前方去女贞子，加山萸肉10g。14剂。三诊时已知症情日有起色，复查肝功能，蛋白倒置已纠正，再守前意，参以健脾和胃之剂。处方：生熟地黄（砂仁20g拌）、甘枸杞、山萸肉、制首乌、全当归、大麦冬、太子参、野于术、怀山药、川楝子、宣木瓜、黄郁金各100g，生山栀、赤芍各60g，白芍120g，粉甘草30g。上药研极细末，水泛为丸，如梧桐子大，每日3次，每次6g。

**按：** 陈姓“乙肝”患者，以胁肋灼痛及少腹疼痛难忍求医。《素问·脏气法时论》云：“肝病者，两胁下痛引少腹，令人善怒。”此说虽不能与现代医学中的“乙肝”等同，但与患者见症吻合。前此多用苦寒清泄湿热，辛散疏理肝气。个人体会，泄热疏气可以用于肝阴未伤初期，但不宜常服。因为“肝为刚脏，非柔不克”，苦寒必伤中耗阴，辛散又耗气伤液，肝阴亏损，无以濡养自身经脉，以致胁肋、少腹、阴器悉痛。我接诊后，初用一贯煎甘寒养阴以滋肝，芍药甘草汤“酸甘化阴”以柔肝，肝脉得以濡养，则“不荣则痛”的诸痛若失，阴虚内热亦退。三诊时因症情大有转机，于是一方面仍守滋阴养肝效方，另一方面再参健脾之品，此培土荣木之意。方中仅用一味山栀以泄胆火，且小其制，以防苦燥耗阴，寒性伤中。

【例2】 柳某，男，21岁。2000年9月5日初诊。患者因大叶性肺炎住院，经治后已由高热（体温39.8℃）降至低热（体温37.9℃），但历时廿三日而仍潮热不已，遂自动出院，邀余诊治。现症午后潮热（体温37.6℃～37.9℃），有汗，不恶寒，呛咳少痰，痰中有时仍带少量血丝，形体羸瘦，口干欲饮，胃呆少纳，大便干结。三、四日一临圊，小溲色黄，舌红苔净，脉细数。证属风温，刻下卫分之邪早透，气分之邪渐清，惟温邪久羁，肺阴既伤，余热亦未已，仿仲师竹叶石膏汤出入。处方：生石膏30g，鱼腥草、金荞麦各15g，太子参12g，南沙参、北沙参、青蒿梗、大麦冬、竹叶、玉桔梗各10g，粉甘草3g。3剂。9月8日复诊：服药后症情平平，潮热依然未退（体温37.5℃～38℃）。经谓"寒之不寒，是无水也。"阴虚内热之候，不予滋阴，何以抑阳？且肺为娇脏，喜润恶燥，再重以滋阴润肺，以观其后。予百合固金汤增损，处方：川百合、赤芍、白芍、黑玄参、清阿胶（烊化）、竹叶各10g；生熟地黄（砂仁1g拌）、大麦冬各12g，炙龟甲、鱼腥草各15g，川贝6g，粉甘草3g。5剂。另：陈海蜇30g，大荸荠10枚，二味煎汤代水。9月13日三诊：身热已减（37.1℃～37.3℃），痰红未见，咳呛亦减什三，渐思纳食，大便日一行，病情已有转机，守方再进。前方去阿胶，加地骨皮10g。5剂。四诊时身热悉退，咳呛十减其八，再以退为进。处方：川百合、玉桔梗、生地黄、枇杷叶（布包）、大麦冬各10g，鱼腥草15g，粉甘草3g。5剂。旋即痊愈。

**按**：余接诊时，阅前病历，得知当壮热不解时，曾服黄连解毒汤加味，一度热势下挫，但两日后热势又复上扬。考虑此乃方药不对证。何以故？试观《素问·太阴阳明论》"伤于风者，上先受之"；《外感温热论》"温邪上受，首先犯肺"等论述，已可知其梗概。因为风为阳邪，温乃热气，温热之气，上犯娇脏，须知肺居上焦。《温病条辨·杂说·治病法论》云："治上焦如羽，非轻不举。"当风温犯肺，肺气郁阻之际，理宜轻宣达邪为是，辛凉重剂之麻杏石甘汤乃对证方药。奈何虑不及此而猛投集苦寒之大成的黄连解毒汤，苦寒之性沉降下泄，不适用于上焦疾患的肺热证，因而无济于事，相反苦燥之品伤阴耗液。近阅《临证指南医案·卷七·公选医案》任奶奶一案云："风温及乎太阴肺病，与伤寒足经不同，轻剂恰合治上，无如辛散消克，苦寒清火，却损胃汁，致娇柔肺脏，一伤于邪，再伤于药。"任案与本例有相似处。伤于药后，以致病情由实转虚，虚多实少，治法当重虚而轻实，作温病后期余热论治，初诊用竹叶石膏汤加减，方中虽无苦寒之品，但终嫌清多于滋，是以病情亦无进展。复诊时改弦易辙，以滋阴为主，用养阴润肺的百合固金汤为主方，增入龟甲、阿胶等血肉有情之品，以增强滋养阴血之功，果收阴得养而阳得潜之效。《内经》谓"诸寒之而热者取之阴"，观此例而益信。

【例3】 宋某，男，41岁。1962年11月13日初诊。十载前，新婚后，斫丧太过，肾精大伤，先是腰膝酸软，头目眩晕，耳若蝉鸣，健忘，少寐，且有梦遗。继之子盗母气，肺阴受伤，以致咳呛频作，暮夜益甚，少痰，甚则痰带血丝，气短，口干不多饮，纳谷欠馨，日晡潮热骨蒸，盗汗湿衣，大骨枯槁，大肉陷下，舌红苔薄，前半光，脉虚数。一派阴虚阳亢，肺肾同病之象，证起一载前，近两月来增剧。全胸片报告：右中、下肺浸润性肺结核。痨瘵之疾也，治难奏功。处方：生熟地黄（砂仁3g拌）、天冬、麦冬、怀山药、炙龟甲、北沙参各12g，肥知母、地骨皮各9g，炒黄柏、山萸肉、粉丹皮、川贝各6g，云茯苓15g。10剂。11月24日复诊：梦遗已减其半，盗汗亦敛什三，惟午后依然潮热骨蒸，咳呛少痰，近6日来痰中未带血丝。阴虚火旺之候也，前方再进一筹。原方去山萸肉、粉丹皮、川贝母，加青蒿梗12g，生鳖甲15g，银柴胡、胡黄连各3g。10剂。12月4日三诊：潮热骨蒸十去其五，梦遗盗汗又有好转，胃纳迭增，神情日振，复诊方加左牡蛎12g。10剂。12月15日四诊：往昔潮热无虚日，今则有间日时，且热势日挫，他恙亦均有起色。三诊方去黄柏，加肥玉竹12g。10剂。12月26日五诊：潮热悉退，盗汗亦敛，咳嗽仅起于晨暮之分，自觉病情良好，要求停服汤药，姑遵所请，拟膏剂调治。处方：生熟地黄（砂仁30g拌）各120g；天冬、麦冬、北沙参、山萸肉、紫菀、肥玉竹各90g，怀山药、肥百部各120g，肥知母、川贝各45g，银柴胡（鳖血炒）30g，高丽参30g，（另煎，待膏剂煎熬去渣后兑入）冬白术60g（米泔汁浸），云茯苓90g（人乳拌蒸）粉甘草30g（蜜炙）。上药如法炮制，用天泉水浸润一宿，以文武火煎熬，取头、二、三汁，去渣再熬，以滴水成珠为度，加入龟鹿二仙胶、清阿胶各60g，白冰糖250g，白蜜500ml收膏，瓷器贮藏，每日3次，每次1调羹，开水冲服。忌辛辣、远房室、适寒温、怡情志。1963年2月17日六诊：自述偶有咳嗽，他无不适。再摄胸片复查报告，原病灶已部分钙化。五诊膏方去高丽参，加潞党参90g，如前法煎膏，服法同前。

**按：**根据本例见证，结合胸片报告，痨瘵的诊断可以成立。辨证结果为肺肾两伤，阴虚火旺。阴伤为本，火旺为标，治法主以滋阴润肺，辅以降火，服药3月余，终起沉疴。本例在选方遣药方面，拟说明一二：①关于选方，临床习见，痨瘵病在早、中期，多数表现为阴虚。远在金元时代的朱震亨氏即有此认识，如《丹溪心法·劳瘵十七》篇云："劳瘵主乎阴虚。"由于病位在肺，因而用《医学心悟》月华丸重在补肺养阴，《景岳全书》知柏地黄丸滋肾降火。复诊时梦遗、盗汗虽见功效，但潮热未已，于是参入《证治准绳》清骨散以滋肾阴、清虚热，越两旬而潮热退却。②关于遣药，补肾阴者，宜乎甘咸滋阴，如本例之用龟甲、鳖甲是也。补肺阴者，可选甘寒滋阴，如本例之用天麦冬、北沙参是也。又自古以来，痨瘵病即有“痨虫”、“瘵虫”为患之说，如《张氏医通·虚损传尸》门引刘默生云：“虚劳多起于郁，郁则其热内蒸，内蒸则生虫，虫侵蚀脏则咳……佐以百部，杀虫独步。”为此，膏方中加入百部，意在杀虫。五诊膏方中还加人参、白术补脾，一则作培土生金以治肺，一则以后天养先天以治肾。至于以龟鹿二仙膏易龟甲，在于“阳中求阴”耳！

## 第五节 酸甘化阴

酸甘化阴法是用酸味药与甘味药配伍应用，藉两药复合后能产生和增强滋阴养血、生津补液药效的一种治法。酸味药多入肝经，功能在敛阴生津；甘味药多入脾胃经，效用在滋阴养胃。两者一敛一滋，起协同作用，因而化阴力雄厚，尤适用于肝胃同病，阴虚阳亢证候。其代表方剂为《伤寒论》中的芍药甘草汤。成无己释云：“酸以收之，甘以缓之，故酸甘相合，用补阴血”。这里成无己指出了芍药甘草汤合用后的协同作用。吴鞠通云：“复胃阴者，莫若甘寒；复酸味者，酸甘化阴也”。当然，酸甘化阴法，并不局限于滋生胃阴，例如六味地黄丸中的熟地黄与山萸肉，前者味甘，后者味酸，甘味滋阴，酸味敛阴，合用后起协同作用——酸甘化阴的功效。熟地黄与山萸肉，两者均以入肝肾二经为主，对于因肝肾真阴耗损者，应以此二味合用，直入肝肾，以起化生肝肾真阴之药效。他如以五味子之酸，参、麦之甘，合用后的生脉散，对滋生心、肺、胃之阴有良效。酸甘化阴的常用药物有白芍、乌梅、山萸肉、五味子、木瓜、甘草、人参、熟地黄、麦冬、山药等。临证时可根据证情和各药的归经、性味选择配用。此外，尚须留意酸甘化阴法有凉润与温润之分，在多数情况下，外感肺胃阴伤，杂病肝胃阴伤者，多用凉润法，甘味药可选天冬、麦冬、生地、石斛、百合、玉竹等；内伤病久，气阴两伤者，甘味药可选黄芪、党参、人参、山药、白术等。明清以来，酸甘化阴法的运用范围日趋广泛，在《尚书·洪范篇》“火曰炎上，炎上作苦”的理论指导下，对于有口苦而干，渴欲冷饮，烦热，舌偏红，苔黄而燥的阴虚火旺见症时，可参入芩连之属，意在酸甘化阴的同时，兼以苦味坚阴，以收阴复火折之效。又如在阴伤之际，又见胸脘痞满，泛呕欲吐的湿浊中阻症时，宜乎酸甘化阴与苦温坚阴兼施并蓄，参入制半夏、陈皮等。这一情况，多见于脾胃同病时，以脾恶湿而胃恶燥，需滋胃与燥脾并进。庶几滋胃不碍脾，燥脾不伤胃，两得其宜。

【例1】 钮某，女，31岁。2004年8月19日初诊。执教七载，劳心太过，心肾不交，夜难安寐，心悸，如人将捕之然。4月前大产失血过多，导致阴虚火旺，面赤烘热，五心烦热，咽干口燥，头目眩晕，腰府酸楚，胃呆少纳，大便干结，五、七日始一临圊。舌边尖红，苔薄黄，脉细数。夫阴伤当滋，火炽宜清，拟酸甘化阴合苦寒直折为法，与黄连阿胶汤合连梅汤出入。处方：川雅连3g，淡黄芩5g，杭白芍、珍珠母各30g，乌梅肉、地骨皮、清阿胶（炖化冲入）各10g，生枣仁、熟地黄各15g，（砂仁拌2g），大麦冬12g，鸡子黄（冲入）1枚。7剂。8月26日复诊：近3日来，夜渐能寐，心悸大定，烘热已减，胃纳亦增，大便两日一行。心阴日复，心火渐清之象也。药既应手，未便更章。原方加山萸肉10g，续进7剂而愈。

**按：**本例案牍劳心，心阴暗耗于先；大产失血，肝肾阴血亏虚于后。阴虚则火旺，是以诸恙纷呈。法当补不足之阴，泻有余之火，标本兼顾为是。方选黄连阿胶汤，作泻南补北之举，方中黄连泻心火，除烦热，以泻南方之火；白芍、阿胶、鸡子黄酸甘化阴，滋补阴血，以补北方之水；

复参乌梅、地黄，以成连梅汤，该方乃吴鞠通氏所创，原为暑热伤阴而设。余取乌梅之酸，地黄之甘，以增强酸甘化阴之能，果然一诊知，二诊已。

【例2】 罗某，男，13岁。1999年2月5日初诊。素体羸瘦，刻下又罹风温，恙初邪从皮毛而入，内传之肺，症见壮热微汗，口渴欲饮，咳嗽频作，痰色黄而质稠，夹有血丝，右胸牵痛，证经八日，昨暮突然烦躁不宁，汗出遍体，湿衣沾衾，身热骤降，四末不温，面色苍白，气促，唇紫。舌偏红而少津，脉微细。一派阴津外泄，正气溃败，化源将竭，阳气外脱之险候，危象毕露，勉为酸甘化阴，回阳固脱，予生脉散合参附汤加味。处方：太子参30g，北沙参15g，大麦冬、煅龙骨、煅牡蛎各20g，北五味子（杵）、淡附片各5g，粉甘草3g。2剂。6小时服1次，1日内服完。翌日复诊：大汗已敛，四末转温，不烦躁而神静，咳嗽虽未已，但喘促已平。危象已除，再为益气养阴，方用生脉散合沙参麦冬汤增损，续服5剂，出院调治而愈。

**按：** 患儿素体亏虚，本次因大叶性肺炎住院治疗。开始高热不退，4天后突然大汗淋漓，身热顿退（体温35.1℃）。四肢厥冷，面色苍白，烦躁不安，呼吸短促等正虚邪陷，阴津将亡，阳气欲脱之候。方用酸甘化阴的生脉散以救阴，参附汤以回阳，龙牡固脱。奏效后仍用生脉散合沙参麦冬汤以养肺阴而收全功。

【例3】 王某，女，37岁。2004年3月23日初诊。患慢性乙型肝炎3年多，近2月来，两侧胁肋隐然作痛，或左或右，急躁或劳倦时益甚，时或噫嗳。询得平昔喜食辛辣，由此肝胃之阴暗耗，肝阳独亢，化风内动，上扰清空之窍，是以眩晕头痛又起，且急躁易怒，口干苦，不多饮。舌紫红，苔淡黄，脉细数。证属虚实夹杂，法当柔肝体，疏肝用，予酸甘化阴，养阴柔肝，辅以疏肝理郁之剂。处方：白芍30g，醋炒柴胡4g，熟地黄、大麦冬各12g，川楝子、赤芍、甘枸杞、钩藤、宣木瓜各10g，粉甘草5g，降香屑3g。7剂。3月30日复诊：胁痛十去其七，眩晕头痛亦减过半。药既应手，效方再进。原方续进7剂。胁痛遂瘥。

**按**：本例罹“乙肝”已逾三载。《灵枢·五邪》云：“邪在肝，则两胁中痛”。《素问·脏气法时论》亦云：“肝病者，两胁下痛引少腹，令人善怒”。经旨与患者症状基本吻合。询得胁痛呈窜扰状，亦左亦右，此属气痛，由肝郁化火使然，所谓“气有余，便是火”也。其痛属实。火灼阴伤，肝络失养，“不荣则痛”，是以痛势不甚，悠悠然隐痛，作止无常，是又虚痛之象。证既虚中夹实，法当消补兼施。夫肝为刚脏，非柔不克。《金匮》云：“夫肝之病，补用酸”，拟予酸甘化阴之剂，藉以养肝阴，柔肝体，参以疏郁。四逆散主之，一贯煎亦主之。方中用白芍、木瓜之酸，及枸杞、熟地、甘草之甘，其意即在此。

【例4】 张某，女，47岁。2004年9月21日初诊。大产二，半产三，肾精肝血暗耗，不问可知。今春罹风温之疾，阴液益伤，症见腰府酸痹，难以俯仰，足膝痿软无力，渐有足不任身之势。眩晕，耳鸣，咽干口燥，手足心热，小溲量多，大便干结。时方中年，满口齿牙动摇，且已脱落过半，舌正红，苔薄白少津，脉细数而不鼓指。一派肾阴不足之象也。法当滋养肾阴，仿景岳左归饮出入。处方：大熟地（砂仁2g拌）15g，山萸肉、宣木瓜、粉丹皮、甘枸杞各10g，制首乌、淮山药、川断肉、金毛脊、炙龟甲各12g，粉甘草3g；猪脊髓1条，煎汤代水。14剂。10月5日复诊：腰酸渐减，眩晕、耳鸣亦有起色，五心烦热渐敛，惟足膝尚痿软，肾阴虽渐滋生而犹未尽复也。前方丹皮减为6g，加大有芪20g，当归身10g。14剂。三诊知诸恙悉减，神情日振，渐能操持家务。仍守复诊方14剂。四诊时自觉无不适，予六味地黄丸、归脾丸以调摄先后二天，作善后之举。

**按**：患者见证，属肾阴亏耗之象，兼有虚火内燔之征。方选左归饮加味，取熟地、首乌滋补肾阴，填精益髓，山萸肉、枸杞、山药滋养肝肾，如此配伍，亦寓“壮水之主，以制阳光”之意。又《内经》有“精不足者，补之以味”之训，因而参入龟甲、猪脊髓等血肉有情之品，以增强填精益髓之力。方中用熟地黄、枸杞、甘草之甘，山萸肉、木瓜之酸，取酸甘化阴，滋生肾阴之意。

上述四例，其同在于均采用酸甘化阴法；其异则因各例症情有别，如钮姓心阴亏损，予黄连阿胶汤合连梅汤以化生心阴；罗性肺阴亏虚，用生脉散以润泽肺阴；王姓肝阴不足，用四逆散合一贯煎以柔肝养阴；张姓肾阴暗耗，用左归饮滋生肾阴。五脏中缺少脾阴条，因手头无实例，暂缺候补。

【例5】 王某，男，45岁。2003年7月10日初诊。廿载嗜酒茹荤，恣食辛辣，且无虚日，终至湿热中阻，胃阴耗损，气滞血瘀，于是上、中脘之分痞满而痛，鲜有宁日，嘈杂烧心，不泛酸，口干苦，喜冷饮，知饥而不思食，进酸甘味水果颇安。小溲黄赤，大便干结，五、七日始一临圊。舌边尖红，苔前半光，舌根部黄腻且厚，脉弦数。胃镜检查：胃体、胃窦部黏膜下血管显露，提示慢性萎缩性胃炎，并伴胆汁反流。拟养胃阴以固本，清湿热以理标。处方：生地黄（砂仁1.5g拌）、熟地黄（砂仁1.5g拌）、焦楂肉各12g，甘枸杞、川楝子、乌梅肉、当归、赤芍、丝瓜络各10g，白芍、大麦冬各20g，淡黄芩6g，川雅连、粉甘草各3g。10剂。嘱忌食辛辣厚味。7月20日复诊：近5日来脘部灼热已减其半，嘈杂、口苦十去其七，惟舌根部黄腻之苔尚在。此乃阴津渐复，而湿热未去也。询得胃纳尚可，大便仍硬，两日一行。夫湿热之邪，非辛不开，非苦不降，执此之说，苦寒之品，似宜再大其制。前方去赤芍，加制半夏6g，黄连加至4g，黄芩加至8g。7剂。

三诊时脘部灼热悉除，痞痛迭减，胃纳日增，黄腻之苔渐化。复诊方中黄芩减为6g，续服7剂。四诊时主诉：因稍劳复加口腹不慎，一度痛发两日，旋即痛定又四日矣。仍守前法，以丸剂易汤药。常服调治。

**按：** 恙由恣饮热酒煎煿，纵食辛辣，历时廿载，湿热久郁，化火伤阴，胃体失养，以致脘痛无虚日，悠悠然缠绵不休。斯证也，滋阴则碍湿，泻火则伤阴。惟有标本同治，虚实两顾，庶几各得其所。于是以甘寒养阴，酸甘化阴，苦寒直折为法。方选一贯煎、连梅汤增损。其中麦冬用大量，意在引入胃经以养胃阴。

【例6】 赵某，女，33岁。2005年2月12日初诊。幼年患疳疾三月，中州受戕。尔后胃纳欠馨，及长，依然口淡食少，面色无华，形体羸瘦，神情疲惫，终日昏昏然。客夏曾求医治，告以气虚，嘱日进红参5g，连服月余，未见症状好转，反增中脘痞满，继之隐然作痛，痛处有温热感，唇干，口渴欲饮，喜食酸味。询得汛水每先期旬日而潮，经初三日量多若崩。舌正红，苔薄少津，脉濡细。气虚于前，阴伤于后。益气宜甘温，滋阴需甘酸，备方候商。处方：潞党参12g，杭白芍30g，炙绵芪、冬白术、焦楂肉、鸡内金、生地黄（砂仁1g拌）、熟地黄（砂仁1g拌）、大麦冬、铁石斛各10g，炙甘草、降香屑各3g。7剂。2月19日复诊：适值经行，服药后经量已减过半，惟脘疾依旧，前方加延胡索15g。7剂。三诊时脘痛十去其六，痞满渐消，稍事纳食矣。续进复诊方15剂而愈。

**按：** 患者初以气虚之体，进红参益气，本无可非议。奈何时值酷暑，连服温性之红参月余，一则温热太过，矫枉过正而伤阴，且宿有崩中之疾，阴血早虚；再则甘味之药滞中，运化无权而痞满隐痛随之，此刻已成脾气不足，胃阴亏虚的脾胃两伤的局面。叶天士有“太阴湿土，得阳始运；阳明阳土，得阴自安”的经验，遵此意以芍药甘草汤合参、芪、术以气阴两补，参入焦楂、地黄、麦冬以增强酸甘化阴之力。复诊时主诉，脘次满痛症状并无进展。经再次诊察，认为辨证无误，仍以前意立法、选方、遣药，果然获效。可见守方不变之古训，确有见地。若朝秦暮楚，其疗效将判若两途。

上例王姓，证属阴虚有火，治用凉润；本例气阴两伤，法取温润。同病异治，殊途同归。

【例7】 仇某，男，2岁。2002年10月4日初诊。乃母多病，绝无乳汁，喂养不善，饥饱失节，中州受戕，症见骨小肉脆，形体羸瘦干枯，面色萎黄，头发稀疏，手足心热，腹笥胀大如鼓，青筋毕露，口干喜饮，不思纳食，大便干结，偶或不实。舌偏红，苔白而干，指纹色紫，已近命关。证经十一月，疳疾大证也，从脾气亏虚，胃阴耗损，运化不及论治。予滋阴和胃，益气健脾之剂，方用连梅汤合生脉散出入。处方：胡黄连、北五味子（杵）各1g，乌梅肉、清阿胶（炖化，冲）、生熟地黄（砂仁1g拌）、大麦冬、太子参、冬白术、焦楂肉、焦谷芽、焦麦芽各3g。7剂。10月11日复诊：腹胀大转软，手足心热已减过半，渐思纳食，大便转软，日一行。病情似有转机，前方去胡黄连，加淮山药3g。7剂。三诊时口已不渴，腹胀大亦消其半，手足心热已除，胃纳日增，二诊方去五味子，加炙甘草1g。7剂。嘱慎口腹，适寒温。后又复诊两次，仍守前方，至11月中旬痊愈。

**按**：患儿缺母乳喂养，复加饮食不当，致伤中州，加之治疗不及时，淹缠成疳疾，症见气阴两伤，尤以阴伤为主。清·石寿堂《医原》云："小儿稚阳未充，稚阴未长也……则脏腑娇嫩，易于传变，易于伤阴，故小儿病较大人尤重，当以存阴为第一义"。方用连梅汤合生脉散以气阴两补，用胡黄连易黄连，意在清虚热。其中酸味之乌梅、五味子、焦楂，与甘味之阿胶、地黄、麦冬、太子参配伍后，则成酸甘化阴之用。阿胶为血肉有情之品，其滋补阴血之力尤宏，更适用于稚阴未长的小儿阴伤痟疾。

## 第六节 辛甘化阳

《素问·至真要大论》在阐述药物性味时指出："辛甘发散为阳"，由此产生了"辛甘化阳"的治法。这一治法是由辛味药和甘味药合用，以资助阳的一种治法。汉·张仲景擅用此法组方，如桂枝甘草汤、小建中汤、桂枝附子汤、苓桂术甘汤、甘草干姜汤等均是。尤其桂枝汤中，不仅有辛味如桂枝、生姜，甘味如甘草、大枣等辛甘化阳之品，还有白芍与甘草、大枣酸甘化阴之味，竭尽阴阳两调之能事。因而桂枝汤除治外感外，也是内伤杂病的常用方。辛甘化阳法在临床应用甚广，如桂枝甘草汤功能温补心阳，适用于伤寒发汗太过，心阳亏虚者。苓桂术甘汤有温脾阳，化水饮之效，乃痰饮病常用方。其他若肾阳不足者，可用肉桂、鹿角胶、熟地黄、甘草组方，以补肾壮阳。本法对于因脾肾阳弱而及于阴，致阴血亦亏损者，亦可以辛甘化阳之品与养阴血药物配用，取阳生阴长之意。

【例1】 江某，男，47岁。2002年3月15日初诊。患十二指肠球部溃疡合并糜烂性胃炎已八年余，迭经治疗，病情始终不稳定。刻诊：痛在上、中脘之分，且无宁日，白昼空腹及暮夜子后之际益甚，得食稍安，痛处觉冷，喜热喜按，胃纳欠馨，大便溏薄，日二行，临圊时肠鸣辘辘，腹不痛。舌淡，苔白滑，脉濡细。证属脘痛，由中阳不振使然。予辛甘化阳，补虚缓痛之剂。处方：炙黄芪、党参各15g，苍术、白术、川桂枝、紫丹参各10g，淡干姜、炙甘草各5g，赤白芍各25g，怀山药12g，白檀香3g，大枣5枚。14剂。3月29日复诊：脘痛已止6日，大便亦成形，日一行，神情渐振。前方去山药，加西砂仁3g（后下）。14剂。此后脘痛虽曾小发，但一、二日即定，症情基本稳定。本例共7诊，均以辛甘化阳为法，先后加用过全当归、九香虫、木香等。至7月2日复检，胃镜显示为慢性浅表性胃炎。因已多日无不适，遂停药。并嘱适寒温，少饮酒，劳逸结合，迄今未复发。

**按：**本例脘痛起于空腹，得食稍安，中虚求助于食之象已显著。询得痛处喜热喜按，大便不实。结合脉舌看来，诊断为脾阳不振，中州虚寒，以辛甘化阳，补虚为法，方用黄芪建中汤、理中汤合丹参饮加味，药证相对，于是脾阳来复，气血调和，八载痼疾，终于痊可。

【例2】 成某，男，68岁。2001年12月9日初诊。自诉十一载前患老慢支，每值寒冬增剧，春夏渐缓。自客腊起始，咳喘作多止少，病情转增。诊得形体羸瘦，面色痿黄，咳嗽且喘，痰白而稀，量多，头目眩晕，胸胁痞满，脘腹脊背怯冷，喜温恶清，胃呆少纳，小溲虽少而色清，大便不实，日一、二行。舌淡，苔白滑，脉细。证属阴寒内盛，脾阳不振，运化失调，水饮停聚使然也。法当辛甘化阳，温脾化饮。特证经十一载，已成缠绵之势，急切间难奏近功耳！处方：茯苓、薏苡仁各30g，炙甘草5g，淡附片、川桂枝各6g，苍术、白术、法半夏各10g，淡干姜、薄橘红各3g，建泽泻、玉桔梗各10g。7剂。12月16日复诊：咳嗽已减其半，喘势稍平，胸痞渐开，形寒亦有起色，小溲渐畅，大便亦成形。惟仍痰多，神疲乏力，乃中州阳气已馁，水饮未克尽化耳！仍为温阳化饮，前方再进一筹，去薏苡仁，加党参15g，香橼皮10g，桂枝加至10g。7剂。三诊时咳嗽已减什八，步履时心悸已定，且无喘意，痰量亦减，胸胁已宽，胃纳日增。离照普现，阴霾消散矣。复诊方续进7剂。后以上方制成丸剂，服至初夏始停，症情稳定。

**按：**根据本例见证及发病季节，病程缠绵等特点，痰饮的诊断可以成立。夫饮为阴邪，得温则行，非阳不运。《金匮》云:“病痰饮者，当以温药和之”。据此方选辛甘化阳的苓桂术甘汤合二陈汤为主方，藉以温运脾阳，渗利水湿。药证相对，初诊即咳减喘平，再诊而痰量减，心悸定，胃纳增，渐次向愈。

【例3】 孙某，男，48岁。1989年1月2日初诊。一年前曾患胸痹，历时五日而罢。日前突然左侧胸膺连膻中之分作痛，其势如电击之状，瞬时即止。日昨发作4次，今方半日已三发矣。痛连后背，背有寒意，每痛作则胸闷而呼吸迫促，甚或心悸。脉细紧，未见促结象，舌淡有紫气，苔白滑。证属寒凝痹阻，胸阳受遏。法当辛甘化阳以温通。方用桂枝汤加味。处方：川桂枝、京赤芍、全当归、鲜薤白（水洗）、黄郁金各10g，粉甘草5g，九节菖蒲6g，茯苓20g，生姜3片，大红枣5枚。5剂后胸痛即止。

**按**：本证胸痛彻背，当属胸痹无疑。在治疗上有3处需要讨论：①用桂枝汤为主方的理由：《伤寒论》第21条指出：“太阳病，下之后，脉促胸满者，桂枝去芍药汤主之”。本例虽非下后，亦无促脉，但阴邪内踞，胸阳受遏的病机是一致的。此其一。其二，白芍阴柔收敛，不适用于阳受寒遏之证，故仲景用桂枝去芍药汤。我们也考虑到这一因素。根据成无已对芍药“白补而赤泻，白收而赤散”的认识，以赤芍易白芍，取其行散活血；②寒凝血瘀者，于活血行瘀的同时，必与温药，庶几阴寒之气得阳热而消，且“血得热则行”，可见此证必须温经通阳，用温性桂枝的目的也在于此。③患者症状体征，均为寒瘀交阻之象，而瓜蒌性寒质润，故始终未用仲景治胸痹全方而仅取薤白以通胸阳。

【例4】 曹某，男，55岁。2005年1月9日初诊。平昔以渔业为生，终年入水劳作，且多食生冷，以致寒湿内蕴，伤及脾阳，运化无能，于是脘腹胀满，日必数作，得温则减，不嗳嗳，偶泛恶，或呃逆，不饥少纳，肠鸣，大便溏薄，日二、三行。舌淡苔白，舌根部腻，脉沉细而迟。证属中州虚寒。斯疾也非阳不运，当取法辛甘化阳，兼以健中，甘草干姜汤主之，六君子汤亦主之。处方：淡干姜、炙甘草各5g，淡吴萸3g，党参15g，苍术、白术、制半夏、陈皮各10g，云茯苓20g，丁香、木香、西砂仁（后下）各4g，煨生姜3片。5剂。复诊时主诉，脘胀已消什八，泛恶亦止，大便已成形，日或间日一行，且思纳食矣。原方续服3剂而愈。

**按**：甘草干姜汤出自《伤寒论》。患者表里俱虚，仍用桂枝汤误表，阳气益伤，仲师“作甘草干姜汤，以复其阳”。本例虽非伤寒误表，但中州虚寒，脾阳受戕之机理则一。查本例脘腹胀满之势，有起伏无定，日必数作，且与饮食前后无关连之特点，符合《金匮·腹满寒疝宿食病》篇关于“腹满时减，复如故，此为寒，当与温药”的论述，因而用辛甘化阳的甘草干姜汤以温运脾阳，香砂六君子汤健运中州，果效。

## 第七节 泻南补北

温热病极期，每出现热盛伤阴、火旺水亏之象。此证之水亏，乃由于火旺而来，因而泻火一法，实为当务之急。然泻火之品，多为苦寒性味，味苦者燥，有伤津耗液之弊，因而单纯使用苦寒药则水愈亏。反之，专一使用甘寒育阴药则又不能扑灭火炎之势。唯有用泻火育阴法，合苦寒、甘寒于一方，庶可收火折水生之效。此法亦称泻南补北。叶香岩氏《外感温热篇》中云：“舌黑而干者，津枯火炽，急急泻南补北”。代表方剂为仲圣黄连阿胶汤。用此法治疗温病时，应注意三个方面：

①温病病程在旬日或半月以上时适用。部分阴虚体质患者，以及少数暑温证如乙型脑炎，则可以不受时日限制，根据见症提前应用。杂病病员往往病程较长，常有经年累月方才出现水亏火旺见症者，亦在应用范围之内。②唇干或裂，舌红而燥，尖绛，苔老黄而干或干黑者。③有高热、烦躁不安的症状，但神志尚清者。

【例1】 陈某，男，31岁。1994年3月4日初诊。壮热旬日（体温39.5℃），入暮尤甚，无汗，心烦不寐，唇裂，口干渴，不多饮，近两日来口糜，小便短涩赤痛。舌红尖绛起芒刺，苔干黄，脉沉数，此属温邪热炽伤阴，下移小肠之象。急予清火滋水，泻南在斯，补北亦在斯。处方：清阿胶（炖化冲）、大麦冬、细木通各9g，连翘、杭白芍各12g，金银花18g，川雅连、粉甘草各3g，淡竹叶30片，鸡子黄（冲）1枚。2剂。3月6日复诊：前议火灼伤阴，予泻火育阴之剂，身热十去其八（体温37.5℃），心烦亦除，口略渴，小溲渐清。舌尚赤，芒刺已消，苔黄转淡，渐有津。此火降阴复之象，前方去白芍、甘草、连翘，加滑石15g，广郁金9g，活水芦根30g，续服2剂而愈。

**按**：患者起病于2月下旬，此刻立春季节已过，序届春令，又以不恶寒、壮热、口渴为主症，当属春温之疾。本例特点有二：一为患者适值壮年，正气尚旺，尽管温邪袭人，但始终处于正邪持续相争状态，故壮热经旬，并恙及手少阴经，但终不能深入，是以神志从未昏迷。症见心烦不寐，唇裂，口糜，舌红尖绛起芒刺而苔干黄，说明心经火炽，渐入营分，热盛伤阴，火灼水耗，治宜泻南补北，方用黄连阿胶汤出入。二为近两日又见小便短涩赤痛，意味着心热移于小肠，虽云表里同病，实则邪有下泄之势，理应因势利导，参用导赤散清心利水，导热下行。果然两诊而愈。

【例2】 宗某，女，28岁。1997年7月27日初诊。新产29朝，值此炎夏酷暑之际，囿于习俗，深处内室，闭户塞牖，长衣布裤，虽终日静居，依旧汗出不已，衣衫尽湿，暑气不得外泄而反内伏。5日前始则壮热面赤，有汗不解，烦躁，口渴引饮，一度神昏不语，肢厥，经治后身热已减（体温38.1℃），神志亦清，惟仍口渴频饮，心烦，四末麻木无力，下肢尤甚，日昨起始，谷不沾唇，大便4日未下，小溲短赤。舌红尖绛而干，苔净，脉虚数。证属产后伤暑，火燃于前而心热炽，水损于后而肾液耗。斯疾也，舍泻南补北不为功。仿吴鞠通氏方。处方：川雅连、清阿胶（炖化冲）、乌梅肉、金银花、粉丹皮、卷心竹叶各10g，带心连翘12g，连心麦冬、生地黄、熟地黄（砂仁2g拌）各15g。3剂。日3服，2日服完。9月29日复诊：前投连梅汤加味，药证相合，因得身热悉退（体温36.7℃），虚汗甚微，心烦已定，口渴十去其八，四肢麻木若失，渐思纳食，今晨大便一行，质硬如栗，舌上已有津，火渐泯，水已生，症情既有起色，何妨以退为进。前方去阿胶、丹皮，加太子参15g。3剂。日服1剂，药毕即瘥。

**按：**《温病条辨》下焦篇暑温、伏暑条云："暑邪深入少阴消渴者，连梅汤主之；入厥阴麻痹者，连梅汤主之；心热烦躁，神迷甚者，先与紫雪丹，再与连梅汤"。本例病起新产之后，为百脉空虚之体，复加深居密室，暑气袭人，邪入手足厥阴；吴鞠通氏三用连梅汤之主症，本例患者全部具备，因而首选连梅汤为主方，藉以清心火，益肾水，泻其南而补其北；同时考虑到邪入心肾，是邪已入营血，《外感温热篇》有"入血犹恐耗血动血，直须凉血散血"的治法，于是参入苦寒入血的丹皮以凉血散血。另加连翘、银花、竹叶，意在"透热转气"。又新产后阴血未复，因而再加一味甘温的熟地，以填补阴血。药后效如桴鼓。复诊增入一味甘平益气的太子参，亦取"气药有生血之功”的含义。

【例3】 蒋某，男，4岁。1997年8月24日初诊。患“乙脑”已26天，身热虽退，神志亦清，惟自痉厥停止后，近4天来，又见手指不时蠕动，心烦不安，口渴饮水，口糜，口唇干裂，耳似失聪，小溲短赤，大便干结。舌干红，尖绛，起芒刺，苔黄少津，脉沉数。证属暑温后期，一则下焦肝肾阴伤，一则心火又炽，拟泻其南而补其北，二甲复脉汤主之，导赤散亦主之。处方：生地黄、熟地黄、大麦冬、生鳖甲、左牡蛎、火麻仁、淡竹叶各10g，细木通5g，清阿胶（炖化冲入）6g，川雅连、粉甘草各2g。3剂。8月27日复诊：手指蠕动已减什八，3天来大便两行，心烦渐安，舌上已有津，芒刺渐敛，惟口糜尚在，耳仍重听，肝肾之阴渐复，君火之焰未戢也。前方去火麻仁，加制大黄3g。3剂。服后大便溏，日一行，口已不渴，口糜亦渐愈合，惟耳仍失聪。三诊起宗益肾阴以滋其外腑，扶中气而温煦其孔窍法，制丸剂服，历时3月余，听觉逐渐恢复，末留后遗症。

**按**：本例经治后，身热退，神志清，抽搐停，虽渐脱离险境，但下焦阴液耗损，以致出现手指蠕动，脉沉数而舌干红的二甲复脉汤证。吴鞠通云：“温病七、八日以后，热深不解，口中津液干涸，但觉手指蠕动，即当防其痉厥，不必候其已厥而后治也”。吴氏所言手指蠕动在前，痉厥在后；本例所见痉厥在前，手指蠕动在后。两者手指蠕动虽有前后之分，而伤阴则一。吴氏所指，多见于“乙脑”极期，比较而言，此刻伤阴程度尚轻，痊愈较快；本例常见于“乙脑”后期，其阴伤程度已重，恢复较慢。本例兼见心烦、口渴、口糜、小溲短赤等心经之热下移于小肠的见证，初诊予导赤散后，心烦、舌干暨芒刺等心火之象渐除，惟口糜依旧，复诊时仿上病下取法，参用大黄导火下行，果然中的。

【例4】 曹某，女，33岁。1998年5月18日初诊。主诉：患白塞氏病已近5年，曾赴上海求治4次，疗效不显。诊见口唇、舌畔、舌下、上腭、前后二阴有0.3～1cm大小溃疡10余处，痛甚，泛恶吐沫，腰府酸楚，汛水先期而量多，带下连绵不断，色黄，质稠，气臭。脉濡数，舌偏红，苔黄。其狐惑之疾欤？即以其法治之。处方：生甘草、炒黄柏、苦参、细木通、淡竹叶、制半夏各10g，淡黄芩6g，川雅连3g，土茯苓、赤茯苓各30g。5剂。另用苦参、蛇床子、百部各40g，金银花20g。10剂。每晚1剂，煎汤坐浴。复诊时知呕恶已止，余无进展，前方加生石膏30g。5剂。5月28日三诊：两投苦寒燥湿、清热泻火、杀虫之剂，不特溃疡如故，舌反干而欲饮，腰酸益甚，得毋为肝肾阴虚之由耶？夫火热固宜清泄，而阴伤又当滋填，仿泻南补北法。处方：生地黄、熟地黄（砂仁3g拌）、黑玄参、大麦冬各15g，女贞子、怀牛膝、竹叶各10g，生大黄（后下）、淡黄芩各6g，生甘草5g，土茯苓、赤茯苓各30g，川雅连3g。5剂。另用苦参40g，炒黄柏、儿茶各20g。10剂。每晚1剂，煎汤坐浴。6月1日四诊：大便转软，日一行，唇、舌、上腭处溃疡逐渐收敛。前内服方去赤茯苓，加生黄芪15g。5剂。6月7日五诊：五投壮水泻火之剂，药证相合，唇、舌、上腭破碎处已愈合，前后二阴溃疡亦敛什六，目前经行量减过半，带下亦有好转。前方去大黄，加党参20g。10剂。外用坐浴药用三诊方。五诊方服后即瘥。7个月后曾小发作，仍投四诊方而愈。

**按：**《金匮要略·百合狐惑阴阳毒病脉证治》篇中有“蚀于上部”、“蚀于下部”和蚀于肛者”的记载，同时指出：“蚀于喉为惑，蚀于阴为狐”。巢元方更具体地指出：“蚀于阴肛为狐”这与本例出现的唇、舌、上腭、前后二阴溃疡为主的症状颇相吻合，因而就中医的角度而言，本例的狐惑诊断可以成立。《诸病源候论·伤寒病诸候下·伤寒狐惑候》谈及狐惑的成因时一语中的地说："此皆由湿毒气所为也"。后世医家多遵此说，如赵以德《金匮方论衍义》认为是由湿热蒸腐气血而成；吴谦等在《医宗金鉴·订正金匮要略注·百合狐惑阴阳毒》中以"余毒与湿𧏾之为害"立论。就本例而言，病机当为湿热酿毒，内蕴足少阴、足厥阴、足太阴、足阳明之分。查"肾司二阴"，阴器为肝脉所络，而舌为脾胃之外候，其中的肾脉"循喉咙，挟舌本"，肝脉"下阴中，环阴器"，脾脉"挟咽，连舌本，散舌下"，胃脉"挟口环唇"，今邪踞肝肾脾胃四经，循经充斥为害，以致上下部俱见蚀烂。又久病必虚，证近五载，已成气阴两虚局面。至于立方遣药，一、二诊仿仲圣治狐惑法，并取其内服外用方——甘草泻心汤、苦参汤增损，连续旬日，成效平平。后思前此曾以养阴益肾法扶正为主治愈白塞氏病例，此患者10多年来，经行先期而量多，似此阴血焉得不亏！且腰酸、舌红，服苦寒清热降火剂，舌红未淡而反干燥，下焦肝肾之阴耗损可知。于是三诊时改用泻心汤以泻南，增液汤加女贞子以补北，参入土茯苓、赤茯苓祛湿毒，大黄釜底抽薪，使邪毒下泄，再以牛膝下行，果然合拍。奏效后，四诊增黄芪，五诊再入党参，以益气扶正生肌，标本兼顾而收全功。

以上4则病例，前3例为时病，第4例为妇科杂病。尽管病种不一，用方不一，但火亢水亏的病机相同，泻南补北的治法也相同，且均取得疗效。这就充分体现出中医异病同治的治则，有着普遍指导意义。

## 第八节 治风先治血

风病治血，往往事半功倍，故久为临床所用，且有"治风先治血，血行风自灭”之名言。由于风夹寒湿阻遏络隧，血为之凝滞，其血滞所在，即为留邪之渊薮。似此日积月累，脉络必愈滞愈塞，气血必愈加运行不畅，终至气不能煦，血不能濡，经脉从此失却温润荣养，于是关节屈伸不利，筋肉瘦削不已，拘挛残疾由此而生。此类证候，治疗宜予活血化瘀之剂，若得血行畅达，则脉络疏通，邪气易去而病可告愈。上述症情属外风类型。陈自明曾于《妇人良方》贼风偏枯方论中指出：“贼风偏枯，其状半身不遂，肌肉枯瘦，骨间作痛。经云汗出偏枯，如树木一枝，津液不到则枯槁，被风所害。古人有云，医风先医血，血行风自灭，治法当用大八风汤（当归、芍药、川芎、甘草、杏仁、桂心、干姜、五味、升麻、川乌、黄芩、独活、防风、麻黄、秦艽、石斛、茯神、石膏、黄芪、紫菀、大豆）、续断汤（续断、当归、芍药、地黄、陈皮、细辛）以养其血，则风自去矣”。陈氏用方，仍不出外风范畴。外风需要先治血的，还有“乙脑”极期的热极生风。尔后“乙脑”后遗症者，更要仰仗治血法。此外，尚有内风疾患，如肝肾不足，虚风上扰而致眩晕、头痛的阴虚动风；以及产后失血过多引起项强、角弓反张、四肢抽搐的血虚动风等。这些病症又要予以滋阴、养血方药，使经脉得养，筋肉得柔，内风方能平熄。

风病治血一法，临床运用时可分 3 个方面：①活血逐瘀：本法用于“乙脑”后遗症初因邪热损伤津液，尔后进一步耗及阴血，经脉失养而致肢体长期拘挛、强直致残者，方用《医林改错》血府逐瘀汤出入。对于痹证日久不愈，亦宜用此法，方选《医林改错》身痛逐瘀汤增损。②活血行血：本法适用于因风邪胜而夹寒湿阻络，以致痛无定处之行痹，可选用川芎、全当归、姜黄、牛膝辈；设痛久不已而血虚者，又宜增入熟地黄、鸡血藤等。③养血和血：治中风中在经络，症见语言謇涩，半身不遂者，用大秦艽汤加减。如治肝气化风，窜扰经络，以致四肢躯干或左或右，或前或后牵掣作痛或麻木不仁者，亦选本法，可酌用何首乌、生熟地、小胡麻、当归身辈。又如肝血不足，肝风上扰，症见头目眩晕，逢劳则剧，面黄心悸者，用八珍汤或加味四物汤出入，血气双补，以达濡养温煦之目的。若痹证日久，如部分类风湿性关节炎病，出现筋脉拘急牵引，骨节疼痛，或关节红肿灼热，或变形难以屈伸者，用当归、芍药、地黄、鸡血藤之属。

【例1】 王某，男，42岁。1997年6月25日初诊。先是汗出当风，继之入水感寒，客邪由肌肤而入，渐伏经脉骨节之中，以致肩、背、肘、膝酸痛，上下窜扰，左右无定，步履蹒跚，气候阴寒时增剧。证经年余，作止无常，迭进乌头、细辛、桂枝、蕲蛇等辛热搜风、散寒、燥湿、通络之品，或小效或不效。近4个月来，四肢骨节疼痛无宁日，刻下序届夏至，依然形寒怯冷，易汗，形体羸瘦，舌畔有紫斑瘀点，苔白舌根部腻，脉象沉缓。证属行痹，辛热祛邪通络之品固不可缺，然证经一载有奇，已经血滞脉络，故活血一法，亦不容忽视。仿《医学心悟》蠲痹汤意立方。处方：川桂枝、羌活、独活、左秦艽、川芎、全当归、怀牛膝、海风藤、炙地龙各10g，生麻黄3g，制乳没各6g，嫩桑枝、生黄芪各15g。7剂。7月2日复诊：5日来梅雨不断，而肩、背、肘、膝之痛反缓，怯冷亦有起色，再参补益肝肾之品，以壮筋骨。前方去秦艽、川芎，加片姜黄10g，川断肉15g。7剂。三诊时已弃杖行走，仍宗前方略事出入，共6诊，服汤药42剂而瘳。

**按：**本例先是汗出当风，尔后入水劳作，寒湿外袭，以致四肢骨节上下左右窜痛，证属行痹，殆无疑义。缠绵反复，历经年余，屡服搜风寒、通经络之剂而不应。接诊时考虑到“久病在血”，于是改用程钟龄氏方，重投活血化瘀之品，药证相合，服后症状即逐渐减轻直至消失，实践证明了“治风先治血，血行风自灭”的正确性。

【例2】 李某，女，41岁。1998年12月8日初诊。经行辄先期8～9日，量多若崩，历时旬余始净。经期血聚于下，经后血海空虚至极，脑失所养，是以眩晕益甚，如坐舟车，耳鸣，面色萎黄，指甲淡白无华，心悸怔忡，少寐多梦，神疲懒言，胃呆少纳，舌质淡，边有齿痕，苔薄白，脉虚细。已历2载有余，证属血虚风动。所虑者，月汛将潮，厥疾当剧，姑为养血益气，调补中州，以资血气生化之源，八珍汤主之，归脾汤亦主之。处方：潞党参、生地黄、熟地黄（砂仁3g拌）、杭白芍、生枣仁、石决明、冬白术、当归身、桑叶、菊花各15g，朱茯苓、朱茯神、远志肉各12g，龙眼肉5枚。5剂。12月13日复诊：眩晕已减，夜亦能寐，且稍思进食，佳兆也。惟今晨汛水躐前6日而潮，先塞其流，以防下虚上盛而灰火复燃耳！予三黄调冲汤加味。处方：生黄芪20g，生地黄、熟地黄（砂仁3g拌）、杭白芍、地榆各15g，乌贼骨、生枣仁各30g，炒茜草、陈棕炭、当归身各10g，生大黄3g，炮姜1g。3剂。三诊时经量十减其七，有欲净之势，胃纳迭增，稍有眩晕。仍用初诊方去党参、白术，加生黄芪20g，清阿胶（炖化冲）10g。5剂。后即以此方为基础，调治两旬而愈。

**按**：华岫云于《临证指南医案·眩晕门》中指出：此证之原，本之肝风，当于肝风、中风、头风门合而参之"。此指证候归属而言。《景岳全书·眩晕》云："有血虚者，乃因亡血过多，阳无所附而然，当益阴补血，"此从病因病机、治法立论。患者年近"六七"，三阳之脉已衰，复加月经量多，历时两载有余，阴血久虚，风阳上亢，于是眩晕频作。此所谓"高巅之上，惟风可到"也。治法从两处着手：①眩晕之所以起，来源于血虚风动，补血即是熄风；②血之不足，因于月经量过多，"塞流"堵危漏以治本，胜于益血以制标。本例的施治过程，再次证明了"治风先治血，血行风自灭"的可靠性。

# 第九节 甘温除热

甘温除热，亦称甘温除大热。它是以味甘性温的药物为主组成方剂，治疗因中气不足及气虚血亏而形成的内伤发热，重在扶正以祛邪的一种治疗方法。气虚外感患者，也适用此疗法。至于甘温除热法的来龙去脉，特别是其“热”的机理何在？迄今尚无较完整的答案。我的认识是：根据《灵枢·营卫生会》篇“谷入于胃，以传与肺，五脏六腑皆以受气，其清者为营，浊者为卫”的经旨，可以看作是：营卫既来自中焦水谷之气，则中气之和利与否，能够影响营卫之和利。即中气和利，营卫亦和；中气虚馁，则营卫不和。营卫不和则热，或乍寒乍热。重言之，营属阴而卫属阳，如将“阴虚生内热”和“阳虚生外寒”的病机加以引申类推，一变而假定为营虚生内热，卫虚生外寒的说法，看来是能成立的。为了比较能看清问题，兹再作示意图如下：

甘温除热与甘温祛寒两法适应证病机、方义示意图

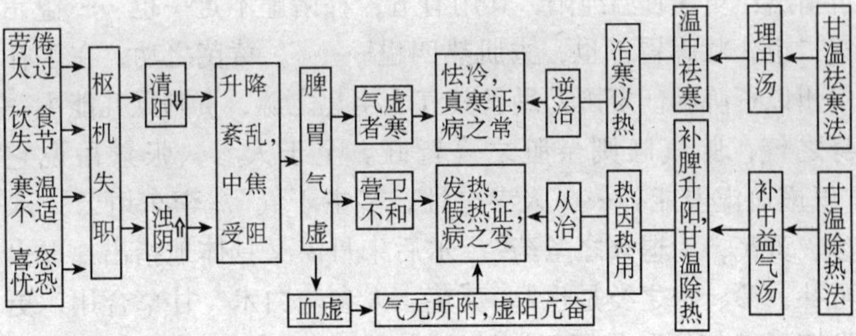


⇓表示应升而反降，⇑表示应降而反升

“温能除大热”一词，首见于《脾胃论·饮食劳倦所伤始为热中论》。金元以降，尤其是现代医生，多将此法广泛应用

于机体因正气亏耗而导致的多种疾病的发热，如某些造血系统疾病、时病劳复、虚劳、成人 Still 病等，并取得较为满意的疗效。此其一。其二，各地学者对甘温除热法的适应证看法不一，其最大的分歧点是：有的力主阳虚发热，有的独倡阴虚发热。学术上见仁见智可以理解，不同的意见可以共存。但中医学是应用科学，生命所系，来不得半点偏差。我搞临床工作，主张理论联系实际，实践出真知，实践是理论的基础。遵此观点探索，似乎可以从李东垣氏组创的甘温除热法代表方——补中益气汤进行剖析，藉以窥其真谛。由于李氏深知脾胃的生理、病理特性，对自己发明的补中益气汤的遣药无比贴切，极尽制方之妙。明·赵养葵颇知李氏组方含义，他在《医贯·后天要论》中论补中益气汤云："脾胃喜甘而恶苦，喜补而恶攻，喜温而恶寒，喜通而恶滞，喜升而恶降，喜燥而恶湿，此方得之"。善哉斯言也！方中黄芪、人参、白术、甘草均为甘温或甘平之品，《内经》早已指出："甘入脾"。《本草从新》云："甘者能补能和能缓"，因而补益中气，乃参、芪、术、草四味药物的共性。芪，一作耆，耆老之义，意为补药之长，尤善于补气。黄宫绣称之"为补气诸药之冠，功能生血生肌。"张洁古指出："黄芪甘温纯阳，其用有五：补诸虚不足一也……益元气二也，壮脾胃三也，去肌热四也……"。黄芪之功，在于补中州以资脾肺。资脾乃助长其气血生化之源，资肺庶几能主一身之气，肺气旺则余脏之气皆旺。至于人参，张景岳说它"气虚血虚俱能补……人参之性，多主于气"。李东垣云："人参、黄芪，为退火之圣药"。尔后朱丹溪又具体地指出：虚火可补，参、术之类是也"。黄芪、人参与白术、甘草合用，更发挥了"相须"作用而相得益彰，其补益中气功效尤为显著。方中用当归，一则"和血脉"，一则养血以丽气。补气方剂中用血药，可能仿效"于阴中求阳"之义，寓"于血中求气"之意。再用柴胡升少阳生发之气，升提下陷之气。用升麻升举下陷之清气，还于中焦脾胃。此外，升麻还有去火热作用，例如清·张石顽认为升麻之所以能“治喉痛、口疮者，取升散少阳、阳明火热也”《本草用法研究》也指出：“升麻，性气轻浮……其味甘辛，多用亦有发表解肌之助……合柴胡治火郁，五心烦热”。宋·朱翼中论犀角地黄汤时云：“若无犀角，以升麻代之”。《金匮》治阳毒之升麻鳖甲汤以升麻为主药，其用意当不难理解。至于用陈皮，东垣以为它不仅能“导气”，且“得诸甘药”，“又能益元气”。于此可知，李氏创补中益气汤，其意图在于补中气，退虚火。虚火者何？《医醇賸义》云：“虚火者，饥饱劳役，正气受伤，阳陷入阴，发热神疲，饮食减少。东垣于此等症，用补中益气汤，以升、柴升举阳气，又为之补脾和胃。此正有得于《内经》虚者温其气之旨，故甘温能除大热，开治阳虚一大法门。无如世之学东垣者，不辨阴阳虚实，虽阴虚发热及上实下虚者，动辄升、柴，祸不旋踵矣”。费氏既指出了补中益气汤的适应证，也明确了它的禁忌证。由此可见，甘温除热之“热”应为虚热，包括因中气虚损、机体作出亢奋状态的发热病理反应的气虚发热（此乃主流）和因气虚及血、血亏阴火内炽而呈现发热病理反应的血虚发热（此种发热用甘温除热法应中病即止）以及气血俱虚引起的虚热。当然，还包括虚人兼感邪毒，如虚人外感及虚人手术感染后较长时间用多种抗生素治疗无效之发热。实践证明，上述诸热，一旦投以甘温之剂，往往热退身凉，效如桴鼓。总之，用补中益气汤治发热，凡行之有效者，则此“热”即为甘温除热之“热”。此乃倒果求因、从药测证的几千年来中医传统手法，理应遵循。

我用补中益气汤作“甘温除热”用时，一般掌握以下4点：①有饮食失节、劳倦太过病史者。②身虽发热（包括低热、中等度热和高热）而少见烦躁，且有不烦躁而神静，稍劳则热势增剧，或发热多天仍与恶寒并见的特点；口虽渴而饮水不多，且常喜热饮，更无实热证之口臭；脉虽数大而虚软无力；舌不赤而正红，或淡红而质嫩，苔多白而微腻，或黄或偶见灰黑，但以手扪之湿润有津。③常伴见神疲乏力，食不知味，纳少，大便不实等症状。④外感发热无气虚征象者，阴虚内热者，均在禁用之例。

【例1】 陈某，男，43岁。1978年9月15日初诊。患胃小弯及十二指肠球部溃疡3年。脘痛大发于冬，小作于夏，春秋较安。询得痛起于空腹之际，痛处觉冷，喜热喜按，得食稍缓。数投良附丸、千金高良姜汤，寒虽渐却而虚仍无补，是以辗转三载，作止无常。迩来谷食益废，中气尤伤，以致近月余来，每于午后先寒后热（体温38.9℃），有汗不解。小有劳则寒热益炽。审得神疲乏力，口中和，不欲饮，大便不实。脉象缓弱，舌淡，苔薄白。证属脘痛，由中州虚寒所致。夫营卫俱出中焦，中气虚馁，营卫不和，亦意料中事耳。拟补中州，调营卫，庶几寒热得退而脘痛得止。处方：炙绵芪、于白术、全当归各9g，桂枝木、炙甘草、白蔻仁（后入）各3g，赤芍、白芍、山药各12g，煨生姜3片，大红枣5枚。3剂。9月18日复诊：前仿黄芪建中汤合当归补血汤意立方，寒热渐退（体温37.8℃），脘痛亦减过半，且胃纳亦增，是中气来复，营卫渐和之象也。前方去当归，加云茯苓、苡仁各15g。3剂。9月21日三诊：身热悉退（体温36.7℃），脘痛亦减，大便先硬后溏，日一行。前方略事增损。共服汤药18剂，寒热始终未起，脘痛亦定。后仍以黄芪建中汤合丹参饮为基础方，加乌贼骨、白及、九香虫等为丸，每日3次，每次6g。服丸药4个月后再摄片检查，报告：胃小弯溃疡及十二指肠球部溃疡已愈合，仅胃黏膜粗乱而已。

**按：** 本例患复合型溃疡3年，此次求诊目的为消除寒热。查患者脘痛起于空腹，得食稍安，此中虚求助于食之象。它若痛处觉冷，喜热喜按，大便不实，显系中州虚寒，脾阳不振之兆。中虚无以化生营血，营弱而卫强，于是寒热不清。之所以小有劳则寒热益甚者，《内经》所谓“劳则气耗”，气耗则营愈弱而卫愈强，是以寒热益炽。本例发热，一则无鼻塞、咳嗽、脉浮的伤风表证，二则发热已月余，其热始终与恶寒并见，全无传变征象，是属内伤发热。据此，脘痛来自中虚，其寒热之源亦在中虚，因而仿效李氏“甘温除大热”之法而不泥其方，选黄芪建中汤既能补中定痛，又可补气退热。且此方中含有调和营卫功效的桂枝汤全方，治本例发热尤为合拍，实践也证明这一临证处理是合适的。

【例2】 张某，男，55岁。1998年10月24日初诊。自幼形瘦，成年后劳倦太过，致伤中州，恙初中脘胀痛，胀甚于痛，胃呆少纳，食后则胀痛益甚，坐卧则安，噫嗳不适，甚则泛恶，呕吐痰水，肠鸣，大便干，日或间日一行。病经九载余，中气益伤，无怪其面色萎黄，神情疲惫等虚象毕露。今岁入夏后，又增腹胀而坠，由此饮食益废。询得平昔感冒无虚月，8日前淋浴后汗出当风，不旋踵而鼻塞流涕，暮夜寒热交作，寒重于热（体温39.2℃），无汗，口中和，不欲饮，咳嗽痰白，略喘。诊其脉不浮不数而反濡缓，舌正红，苔白而粘。证属虚人外感，法当补散兼施。处方：生黄芪、潞党参、云茯苓各20g，冬白术、苏子、玉桔梗各10g，关防风、薄橘红、粉甘草各3g，苏叶、前胡各6g，生姜3片，大红枣5枚。2剂。10月26日复诊：寒热悉退（体温36.2℃），咳嗽未已，痰白而粘，前方去苏叶，加法半夏、枇杷叶各10g。5剂后，外感咳嗽即瘥。

**按：**本例于1990年12月16日曾作上消化道摄片检查，报告为慢性胃炎、胃下垂9cm。1998年5月23日复查报告为胃小弯溃疡，胃下垂11cm，迭服多种西药罔效。此次外感寒热不退，无汗，已进活人葱鼓汤及西医用先锋霉素点滴3日，均不应。接诊时考虑到患者常病胃疾，中气久伤，卫外无权，以致外感频发。寒热9日，无汗，治宜发表，使邪随汗出。然前此已用辛温发表剂，苦于气虚之体，无力运用汗源，以致药后未得汗出。遂用玉屏风散合参苏饮增损。查玉屏风散具益气固表之功，原为表虚自汗及中虚卫阳不振、易感风寒而设。方中黄芪得防风，则补中有散，虽补而不留邪；防风得黄芪，则散中有补，虽散而不伤正。又黄芪与白术同为甘温之品，本例选用玉屏风散，也寓有甘温除热之意。另一方参苏饮功能益气解表，行气祛痰，其适用范围为气虚体弱、外感风寒而恶寒发热，咳嗽胸闷者。本例有气虚型胃痛病史，新感外邪发热不退，用上述两方合为复方，果得1剂热减，2剂热除。通过本例的治疗，从实践中证明《脾胃论·饮食劳倦所伤始为热中论》中关于“脾胃之气下流，使谷气不得升浮，是春生之令不行，则无阳以护其荣卫，则不任风寒，乃生寒热，此皆脾胃之气不足所致也”的论述实乃经验之谈，因而是正确的。

【例3】 赵某，男，21岁。1994年3月9日初诊。患慢性再生障碍性贫血已9月，今年1月4日在苏州医学院附院住院月余，好转出院，目前仍用该院处方，注射丙酸睾丸酮，口服司坦唑及一贯煎合四生丸。此次突然发热，齿衄、肌衄，经本市某大医院给予抗感染治疗，发热仍不退，求治于余。诊见发热13日（体温38.7℃），形寒，微汗，面色㿠白，头目眩晕，神情疲惫，齿衄，肌衄，口糜，胃呆少纳，腰府酸楚，小溲黄赤，大便不实，两日一行。脉濡细，舌淡，苔前半光，后半淡黄。脾肾两虚，阴阳气血俱损，经谓虚则补之，损者益之，遵东垣氏“甘温除大热”之意立方。处方：生黄芪50g，红参（另煎冲入）、冬白术、全当归、粉丹皮、紫丹参、侧柏叶、白茅根各10g，生熟地黄（砂仁3g拌）各20g，银柴胡

5g，生大黄4g，绿升麻3g。3剂。3月19日复诊：身热已退什八（体温37.3℃），齿衄亦止，胃纳渐增，惟仍形寒怯冷，乏力，前方去升麻、侧柏叶，加肉桂心1.2g，甘枸杞10g。3剂。此方服至第2剂时，体温即恢复正常。后用十全大补汤、六味地黄汤、全鹿丸等调治，症情稳定，基本治愈。

**按**：现代医学认为“再障”是由药物、化学、物理因素和病毒感染后，损坏人体骨髓造血功能的比较常见的血液病，中医则归属于“血证”、“虚劳”范畴。由于“脾统血”，为气血生化之源；“肾藏精”、“精血同源”；又“肾生骨髓”，因此临床医生将再障病位定在脾肾，多从先后二天着手以治本。本例前此所服中药一贯煎仅治肝肾阴虚，四生丸功在凉血止血，于脾气亏虚无以统血，及气虚发热无补，故发热持续不解，并伴形寒及其他见证。参合脉舌分析，脾肾同病以中气不足为主因的诊断可以成立，因而首选补中益气汤出入，重用黄芪、人参补益中气，以挽狂澜。这里须要介绍的是参入大黄的意图、大黄与方中的生地黄配伍则成《千金翼方》卷十八吐血第四中的生地大黄方；原文指出：“吐血百治不差，疗十十差，神验不传方”。药仅地黄汁、生大黄末2味，地黄甘寒育阴，凭凉营以止血；大黄苦寒直折，藉涤荡以祛瘀。地黄补其虚，大黄泻其实。相反而实相成，乃本方之特色。此方具有养阴凉血、逐瘀泻热之功，适用于热扰营血夹瘀诸血证。再障衄血病机并不单一，通常为气不摄血与血热妄行同时存在。本例初诊时以补气摄血为主，辅以凉血逐瘀，一诊而齿衄即止。复诊时之所以加入肉桂，实受《景岳全书·传忠录上·论治》篇“虚实之治，大抵实能受寒，虚能受热，所以补必兼温”的启发。我在半个多世纪的医疗生活中，特别是近20年来，发现病程长的较重的虚证，尤其是再障、消化道出血后、妇女崩漏后等气血双亏的证候，单用补养药往往收效不佳，其中始效而终不效者有之，始终无功者亦有之。若在用补养药的同时，加入一、二味温热药，常能收事半功倍之效。至其机理，当不外补品得温药，可以藉温药的阳热之气以发挥填补不足之生机；而温药得补品，又可凭补品的生长资源以合成一点真阳之动力。补品与温药相互依存，从而使邪消正长，生生不息。参温药于补剂中时，温药剂量宜从小量开始，采取渐进的用法，因为温药初用小量，符合“少火生气”的经旨；如用大量，则将成“壮火食气”的不利局面。我的用法是：先小量，后中等量，不用大量。如用肉桂．常以1～1.5g开始，进而2～3g。此其一。其二，遣药常先选温药，后用热药。如先取黄芪、鹿角霜之属，然后再用桂、附之类。这一循序渐进的用药法，有助于病变的机体顺利地接受药力，不致因用大量的突变而出现不应发生的意外，例如阴虚体质的口燥咽干、火升甚至失血等而影响治疗。本例从复诊起，肉桂为必用药，直至治疗结束，病情始终稳定。这就说明“补必兼温”的做法是适宜的。

## 第十节 厚土敛火

火有虚实之分。根据“虚则补之”和“实则泻之”的治疗原则，实火宜泻，虚火当补。厚土敛火法的适应证为虚火。此法实由李东垣氏的“甘温除热”法引申而来，但与“甘温除热”法却又同中有异，其异在于此法除用甘温药厚土敛火外，还可用甘凉药厚土敛火。例如《临证指南医案》载“某，食烧酒辛热及青梅酸泄，遂衄血咳血，心腹极热，五味偏胜，腑阳脏阴为伤”，叶氏用生白扁豆、北沙参、麦冬、白粳米以养胃和脾，即含有厚土即是敛火之意。厚土敛火法首先由尤在泾氏在《静香楼医案》中明白地提出:“中气虚寒，得冷则泻，而又火升齿衄，古人所谓胸中聚集之残火，腹内积久之沉寒也。此当温补中气，俾土厚而火自敛”。这里所指的“腹内积久之沉寒”，乃由“中气虚寒”而来，而“胸中聚集之残火”，即李东垣氏《脾胃论》中“既脾胃气衰，元气不足而心火独盛”之论的延续。此“残火”之源，亦来自尤氏所说的“中气虚寒”。对此“残火”，尤氏用四君子汤加干姜、益智仁补中州之气，驱阴寒之邪。以“厚土”为手段，以“敛火”为目的。

【例】 周某，男，61岁。1999年2月23日复诊。数十载田园劳倦，致中州受伤于先；秋冬季入水捕捞，是寒湿乘袭于后。加之年逾耳顺，阴阳气血渐虚，是以近年来神疲乏力，胃呆少纳，脘有胀时，大便溏薄或飧泄，日3~4行。月前口唇舌畔开裂糜碎，疼痛异常，饮食难以入口。前进寒凉，不特炎上之火未泯，且痛泻反增，是舍本求末所致也。不尔，何以四末不温，脉濡无力，舌虽红而有津，苔淡黄而腻却不燥，口虽干而不欲饮乎？拟从本论治，仿连理汤合参苓白术散意立方。处方：潞党参15g，冬白术10g，云茯苓20g，炙甘草、淡干姜、绿升麻各3g，西砂仁（后下）4g，川雅连1g，怀山药12g，薏苡仁30g。2剂。2月25日三诊：前仿厚土以敛火之意立方，服后既少温药抱薪救火而唇舌痛增之象，反见“少火生气”而痛泻轻减之征。穷寇宜追，再大其制。前方干姜量加至6g，黄连加至2g，再加益智仁12g。3剂。2月28日四诊：唇舌糜裂处已敛什七，痛势大减，脘胀亦未起，胃纳迭增，大便先硬后软，日1~2行。中气来复，虚火潜消之望，指日可待矣。药既应手，毋庸更张。2月25日方去升麻，加白扁豆12g，干姜减为4.5g，黄连减为1.5g，益智仁减为10g。3剂。五诊时自觉无所苦，饮食一若常人。用六君子丸

400粒，每次15粒，每日3次以善后。

**按**：本案初诊时原以为患者纳少便溏经年，其病程长，起病在先，病位在脏，为本，为痼疾；唇舌碎痛1月，其病程短，起病在后，病位在外，为标，为卒病。根据《金匮》“夫病痼疾，加以卒病，当先治其卒病，后乃治其痼疾也”的原则，按照先治唇舌，后理纳少便溏的顺序处理，尤其是误认虚火为实火，投以辛凉清散、苦寒泻火之剂。复诊时知唇舌碎痛未见好转而反增腹痛，便溏益甚。遂知先前处理不当，改弦从本图治。以连理汤合参苓白术散增损，意在厚土敛火，其中川连用极小量，一则取其与温热药同用，可敛虚火上炎之势，再则防产生“格拒”，作反佐用。药仅予2剂，亦寓探病之意。服后有中的之兆，无坏病之象，于是三诊时干姜用量加倍，复参尤在泾治“中气虚寒，得冷则泻，而又火升齿衄”案，用益智仁以补火生土。此方拨乱反正，药证相对，服后显效。根据“衰其大半而止”的原则，四诊时减干姜、益智仁用量，以退为进而愈。

## 第十一节 引火归原

肾为水火之脏，肾水也称肾阴，肾火亦称肾阳、命火，水火阴阳之间，既相互依附为用而生化不息，又相互制约以维持动态平衡。如肾阳虚衰，阴寒内盛，逼阳于上，即火不能藏于原位而浮游，此名“浮火”或“浮阳”，亦称“火不归原”。如将此浮火引归原位，不使浮越于上，则称为“引火归原”。对此，程钟龄氏在《医学心悟·火字解》中非常具体地说：“养子火有四法……四曰引，肾气虚寒，逼其无根失守之火浮游于上，当以辛热杂于壮水药中导之下行。所谓导龙入海，引火归原，如八味汤之类是也”。这一应居下位的肾火，一旦因肾阳亏乏，阴寒内盛，逼阳上浮时，则出现下真寒而上假热的证候，或称戴阳证。正由于有真假之别，因而临床应注意辨证。惟其下寒，故下肢两足觉冷，溲清便溏；上热，故面色娇红如妆，口舌糜腐，或咽喉痹痛，或吐血衄血。在剖析寒热真假时，应认真辨明其欲与不欲，如口虽渴而不欲饮，身虽热而反欲得衣，以及脉虽大而无力，舌虽红而胖嫩等本质上实寒而现象上似热之象。以上是辨证方面的眼目。“真阳以肾为宅，以阴为妃”，因而治疗上可以金匮肾气丸为代表方，取六味地黄丸补阴以配阳，为收藏肾阳创造基础，做到“于阴中求阳”，“从阴引阳”，以同气相求，气味辛热之桂附引肾火就下——引火归原，归于水中而不再上浮，阴阳得以相配而收“阴平阳秘”之效。还有外治法：①用附片泡水中浸软，或将附片杵烂，敷贴涌泉穴；②用肉桂研极细末，水调敷贴涌泉穴；③用蜜附子含咽。

斗转星移，社会在前进，生活在变更，新的病情也在不断出现。就“火不归原”而言，除上述上假热而下真寒外，还有阴虚阳浮一候。此证病机为：肾阴耗损，无以恋阳，封蛰失司，于是肾火妄动，或称龙火上越。在这一病变下，往往有面色浮红，头目眩晕，目赤，耳鸣，咽喉干痛，口糜，牙痛等阴虚阳浮、火不归原的症状出现。处理此证，同样采用引火归原的治法，代表方亦为金匮肾气丸，以及右归丸等。我治阴虚阳浮证多以六味地黄配鹿角胶（或鹿角霜）、菟丝子等温而不燥之品，亦可用七味都气丸，或口服六味地黄汤，另用肉桂末敷贴涌泉穴，作引火归原之计。此外，阴虚火旺者也常有面赤颧红、眩晕等见证，临证时要注意与阴虚阳浮者作出区别。阴虚阳浮者阴既虚，阳亦伤，因而多自远房闱，甚至四末欠温；阴虚火旺者阴已虚，阳又亢，以致相反地性欲亢进，遗泄频作，五心烦热，急躁易怒等。当然还有脉舌可辨，如能细心体会，当不致误。至于治法，则前者宜引火归原，用七味都气丸；后者应滋阴降火，宜知柏地黄丸。

【例1】 黄某，男，41岁。1996年7月11日初诊。患者原不嗜酒，客岁新春，亲友聚会，强饮烈性酒后，翌日即咽喉疼痛，多次用西药抗生素，中药苦寒清利咽喉、甘寒养阴等罔效，于邻市特来就余诊治。望诊局部红赤而润，语音较低，口中和，不欲饮。舌红而嫩，苔薄白有津，脉虚细而数，按之无力。询知肾泄6载余，日必便溏3~4行，序届小暑，而四末欠温。证属喉痹，其咽喉赤痛，似属火象，实为浮阳，当引火归原，于阴中求阳。仿仲师方，金匮肾气丸主之，桔梗汤亦主之。处方：淡附片、粉甘草、射干各3g，上肉桂1g，熟地黄（西砂仁2g拌）12g，山萸肉、怀山药、建泽泻、云茯苓、玉桔梗、怀牛膝各10g，粉丹皮6g。1剂。复诊时自述无不良反应，遂将前方中的附片、肉桂各加1g。2剂。药后咽喉痛减什七，红赤渐隐，原方再服2剂即瘥。改方先后用四神丸、连理汤、参苓白术散加大黄，续治月余，肾泄亦向愈。

**按**：本倒患者咽喉疼痛不属实热，其可辨之处如下：①咽喉虽红而润；②脉虽数而虚软无力；③舌虽红而嫩，有津，且不渴；④患者年逾不惑，《素问·上古天真论》云："丈夫……五八，肾气衰"，又罹虚寒性肾泄5载；⑤虽无形寒怯冷之象，却有炎暑肢清之征；⑥咽喉疼痛一载有半，已进寒药多剂无效而肾泄增剧。"寒之不寒，是无火也"的训言，应予考虑。再者，"少阴绕咽"，该患者咽喉之所以色红疼痛，实乃肾火循经上炎所致。《景岳全书·传忠录》指出："凡病有不可正治者，当从阳以引阴，从阴以引阳，各求其属而衰之"。以此用金匮肾气丸补阴扶阳，滋水壮火，以引火归原；复入甘草、桔梗以清在上之虚火，再参入射干以理喉痹，牛膝以引火下行，俾成上下分消之势。药证相对，症情迅即缓解。

【例2】 戴某，男，29岁。1975年6月20日初诊。乃翁得子于晚年，尊躯不足于先天。多年来腰酸腿软，头目眩晕，耳鸣频作，遗精不已。迭进知柏地黄丸清泄相火，梦遗甫止5月余而滑精又现百日。4月前膝以下欠温，迄今犹形寒怯冷。据述近5日先是头面火升，面赤如妆，继之咯吐血丝，口糜，口渴喜热饮，饮水不多。舌红而胖，脉大而虚。证属真阴亏耗，阴寒内盛，肾火上浮。法当阴阳两补，引火归原，仿七味都气丸出入。处方：肉桂心、五味子各3g，鹿角霜、熟地黄、建泽泻、山萸肉、怀山药、怀牛膝各9g，煅磁石（杵碎先煎）30g。2剂。复诊时咯血即减，余恙渐退。前方加菟丝子9g，续服2剂。此后证情日有好转，方药略有增损，先后选用过续断、补骨脂等，但治法从未变更，共服药14剂而逐渐向愈。

**按**：本例先天不足，元阴元阳亏虚，无怪其少年时即腰酸足软，头目眩晕，耳鸣诸症丛生。后因遗精频作，恐惧而就诊。窃思青年梦遗，责之相火内炽，龙雷不藏，投以知柏地黄滋阴降火，论理原无不合。惜乎不明“衰其大半而止”之训，苦寒迭进，相火虽平而肾阳受戕，命火式微，有开无阖，是以遗泄停止未及半载而精滑作。如是者又淹缠百日，近4月来不仅膝下欠温，且节届夏至而仍形寒怯冷，一派虚寒之象毕露，却又出现面赤如妆、咯吐血丝、口糜等貌似火热的戴阳证。从口渴喜少量热饮，舌红而胖，脉大而虚等见证，以及寒象已经日久，“火”象仅现5日的病程看来，戴阳的诊断可以成立。考虑到患者缠绵多年，水火两伤，论治之计，舍引火归原莫属。然骤用金匮肾气丸，又恐辛热伤阴，为此改用七味都气加肉桂，另用温而不燥的鹿角霜，全方润燥合施，刚柔并进，阴阳两调，从而取得较好疗效。

## 第十二节 补火生土

按五行学说的相生规律，火能生土，土赖火旺。由于火有坎离之分，土有戊己之别，坎火生己土，离火生戊土。肾属坎，脾属己，心属离，胃属戊；坎（肾）离（心）为阳气之根，亦是戊（胃）己（脾）阳气之源。前贤譬喻脾胃为釜，命火为薪，薪燃釜热，水谷始得以腐熟，精微方有以化生。反之，先天火衰，则诚如《类经附翼·求正录·真阴论》所说的那样："火衰其本，则阳虚之证叠出"。而坎（肾）离（心）与戊（胃）己（脾）之间的相生关系尤为突出。对此，李士材更具体地指出：肾"虽属水脏而真阳寓焉，少火生气，火为土母，此火一衰，何以运行三焦、腐熟水谷乎?"脾胃属土，主运化水谷，尤赖肾阳之温煦，若肾阳不足，则脾阳无所依而病变。于此可见，补火生土，是以五行相生的理论，选用壮肾阳的药物以温运脾阳的一种治疗方法。它适用于中土病变日久，有神情疲惫，四肢懈堕，四末欠温，胃呆少纳，肠鸣腹痛，大便溏泄，脉象沉迟无力，舌淡而胖，舌边有齿痕，苔白而润等脾胃虚寒的证候；尤其对已多次用温运脾阳而鲜效的疾患，舍补命火不为功。临床上可选用右归丸、四神丸等方剂，以温水燥土，回阳祛寒，确有事半功倍的良好效果。

【例】 董某，女，35岁。1997年3月5日初诊：肾气不充，二九而地道始通，癸水三四月始一潮，色或淡或黯，量少，仅及常人十之二三，不足两日即净，似此血海空虚，孕机甚少，无怪其结缡十一载而犹未孕也。阿姑弄孙心切，不得不斟酌者再。细审是证，经之迟缘于血虚，血不足来自脾弱，中土亏实因火微。不尔，何以便溏甚则飧泄，初由日一二行至刻下日四五行，历时十九载而不愈耶？询得胃呆少纳，脘有胀时，每进少量荤食，辄肠鸣腹痛增剧，大便日达七八行，且完谷不化。它若面黄色萎，神疲乏力，腰酸腿软，形寒怯冷，带下连绵不断，色白质稀无臭气。近年来自远房闱。脉沉细少力，舌淡红，苔薄白。诸症无一非脾土亏乏、命火不足之象，故迭进扶土之剂始效而终不效者，盖治未及火耳！仿隔一隔二之治，效补火生土之法，止泻在斯，调经亦在斯。处方：淡附片 5g，上油桂、淡干姜各 2g，鹿角霜、茅术、白术、菟丝子、当归身（酒炒）、山萸肉各 10g，潞党参、焦山楂、焦神曲各 15g，怀山药、熟地黄（砂仁 3g 拌）各 12g。7 剂。3 月 12 日复诊；前仿右归丸合理中汤意立方，药后颇合病机，大便日仅二行，稍成形，腹痛肠鸣已减过半，形寒亦有起色，佳兆也。再益火以生土，作正本清源之计。前方去当归身，加川杜仲 15g。7 剂。另紫河车 1 具，焙干研极细末，胶囊装，每晚入睡前服 6g，桂圆 5 枚，煎汤送服。3 月 20 日、3 月 27 日三、四诊：大便已成形，日或间日一临圊，鲜有日二行者，惟茹荤则便次增多而质溏薄。三诊去菟丝子，加云茯苓 20g。7 剂。四诊去焦楂曲，加焦谷麦芽各 10g。7 剂。另紫河车 1 具，服法同前。3 月 30 日，患者来云，四诊方刚服完第 2 剂，昨暮月水仅错后九日即潮，问如何处理。询知经色初起尚淡，今晨已转鲜，量亦较以往增多，嘱续服原方，另加全当归、京赤芍各 10g，川芎 6g 于前方中，使成四物汤，意在活血。经期用此，寓因势利导之义。此后停汤药，仍以右归丸、理中丸合四物汤，加紫河车、巴戟肉、黄芪、清阿胶、制香附等制成丸剂内服。至 1998 年元旦后，因诸恙悉除，月水仅错后四至七日即潮，一切已若常人，遂停服丸药。同年 9 月怀孕，翌年 5 月育一女婴，产后母女均健康。

**按：**本例月经较之正常人晚潮 4 年，意味着肾气不充，先天不足，以致多年来历三四月始一行经。随着年龄的增长，汛期且有愈来愈迟的趋势。加之脾气有亏，运化失职，以致便溏多载，后天又伤，气血生化之源枯竭，冲任空虚，月经始终错后不复。患者虽经治疗，不仅养血和血调经无效，以后迭进香砂六君子汤、参苓白术散，乃至理中辈从脾论治，疗效亦不尽如人意。我接诊时，认为从其见症来看，用药针对中州确有必要，但张景岳氏指出："凡脾泄久泄者，大都与前治脾弱之法不相远……且久泻无火，多因脾肾之虚寒也"。今患者不仅脾虚见证显然，即肾虚寒之腰酸腿软、怯冷、自远房闱等症状亦纷至沓来。治中既已不效，非竣补命门不可，于是用右归丸以益命火，理中汤以温脾阳，守方长服未及一月，而月经即一反数月始潮的多年惯例，仅错后九日即至，是乃穷本求源的不治之治。又，方中熟地黄用砂仁拌，以免甘味药泥膈滞中；当归用酒炒，以防滑肠。凡此种种，均为古代医家善用中药，避短就长、去弊兴利之经验。

## 第十三节 培土生金

五行学说的相生规律为土生金，当土病不能生金，即肺病而脾虚无以资肺，肺脏不能复元时，用补脾土的药物治疗，借以调补中州，充实后天，于是中气足，气血旺，从而使肺脏受益的治法，称为"培土生金"法。《医宗必读》有关"虽喘嗽不宁，但以补脾为急……脾有生肺之能……土旺而金生"的论述，也是根据五行相生学说，以补脾为手段，而达到疗肺之目的。

培土生金法的适应范围为肺脾同病患者，常使用于肺结核肺阴耗损，脾气亏虚，以及脾肺两脏脏气俱虚的老年慢性支气管炎。前者用培土生金法治疗时，一般病情已发展到中晚期的症状，除原有劳热骨蒸，盗汗，咳嗽痰白，偶或痰带血丝，气短外，还有必要掌握下列症状和体征：①神情疲惫，胃纳不馨，食少；②腹有胀意，肠鸣，大便溏薄；③午后虽见颧红，但在多数情况下可见面色㿠白；④口虽干甚则少津，但舌不红而淡；⑤脉象虚细或虚大无力。关于方剂的选择，以参苓白术散为宜。至于以往所用滋阴除蒸润肺等方药，可暂时停止服用，俟胃纳迭增，便溏停止后，再酌情考虑健脾气与养肺阴、除骨蒸兼顾。又如肺结核合并肺气肿，有久咳少痰，气短而喘，咽干，胃呆少纳，舌正红，苔薄白，脉濡细者，可用补肺汤，具有健脾补肺、止咳化痰之功效。后者症见咳嗽日久，痰色白而清稀，多泡沫，甚则无力咯吐痰涎，气短，动则咳剧而喘，面色萎黄，神情疲惫，怯冷，易汗出，脘腹痞满，胃纳欠馨，且多不饥少纳，食后腹膨似胀，大便溏薄，脉虚细，舌淡，边有齿痕，苔白或白腻，用异功散、六君子汤甘温益气，健脾化痰，作“隔一”之治。

【例1】 邵某，男，68岁。1997年12月19日初诊：咳嗽无分冬夏，易于外感，每触必发，如是者四载矣。今冬以来，咳嗽竟无宁日，晨暮之分益甚，痰清稀多沫，咯吐无力，胸脘痞满，气短似喘，语声低微，形寒怯冷，时易汗出，头目眩晕，面色萎黄，神情疲惫，下肢浮肿，胃纳欠馨，大便不实，日一二行。脉细弱，舌淡而润，苔薄白。证属痰饮，法当温运足太阴，参以治理手太阴。处方：潞党参15g，生黄芪12g，天竺子6g，赤白茯苓各30g，川桂枝、薄橘红、粉甘草各3g，冬白术、法半夏、黑苏子（杵）各10g。5剂。12月24日复诊：前投六君子汤合苓桂术甘汤加味，颇合病机，咳嗽已减其半，下肢浮肿亦消什八，且渐思纳食矣。前投方药，虽未离照当空，却也阴霾消散。温阳之效欤？培土使然耳！原方续进5剂。后以此方加防风，使成玉屏风散，以为益气固表，预防屡犯外感，制为丸剂常服。1998年入冬前，仍服此丸方，当年小寒节后，一度小发作，仍宗前法，予汤剂3服而愈。

**按**：人体维持正常水液代谢的过程是："饮入于胃，游溢精气，上输于脾，脾气散精，上归于肺，通调水道，下输膀胱，水精四布，五经并行"（《素问·经脉别论》）。一旦脾病，则既不能完成"脾气散精，上归于肺"的生理功能，转为土不生金的病理之渐；另一方面，由于脾气亏虚，中阳不运，升降失常，清浊混淆，气不化水，于是湿聚而成水饮——痰饮。《金匮要略·痰饮咳嗽病脉证并治》篇云："心下有痰饮，胸胁支满，目眩，苓桂术甘汤主之"。就本例而言，其见证符合《金匮》论痰饮条。其病机为痰饮停聚中州则胸脘痞满，饮邪射肺则咳嗽痰稀。可见咳痰虽应责之于肺，而其本实在于脾，所谓"肺为贮痰之器"，而"脾为生痰之源"。治病必求于本，诚如仲圣所言："病痰饮者，当以温药和之"。本例用苓桂术甘汤健脾渗湿，温化痰饮。又《证治汇补·饮症》用药条云："元气稍虚者，五饮汤；虚甚者，六君子汤"。本例四诊合参，脾虚见证颇为明显，因而遵李用粹氏用药法，予六君子汤甘温益气，培土生金，化湿祛痰。复入黄芪两补脾肺之气，使水道有序通调，水精得以四布。再参黑苏子降肺，天竺子敛肺，以作治标之计。幸而中的。

【例2】 戎某，男，57岁。1989年3月1日初诊：肺痨廿六载，作止无常，平昔或咳呛少痰，或咯吐清稀痰沫。诊见咳嗽频作，痰色白而粘，咯吐无力，声低息短，动则喘促，呼吸时胸胁牵痛，时汗出，恶风，形体羸瘦，神疲乏力，面色皖白，午后又见颧红，胃呆少纳，口干不多饮，大便不实。脉濡细，舌淡红，边有齿痕，苔薄白。证属虚损，脾肺两伤，法当兼顾。斯疾也，前贤有补肺汤一方，姑试服之。处方；红参（另煎冲入）6g，生黄芪、熟地黄（砂仁2g拌）各12g，怀山药、云茯苓各15g，大麦冬、紫菀茸、款冬花、玉桔梗各10g，北五味子（杵）3g。5剂。复诊时主诉，咳嗽虽未减而咯痰已渐爽，且稍思纳食，症情似有起色，前方加粉甘草，续服5剂。三诊时云，服前方本合病机，已能扶杖出门散步，因不胜春寒，以致昨暮突然寒热交作（体温38.8℃），头疼，咳嗽转增。当即于初诊方中去麦冬、五味子，加荆芥3g，香豆豉10g，葱白3枚。2剂。药后寒热除，头痛止，咳嗽十去其四，气短亦有起色，胃纳迭增，且不恶风，此肺复肃降之职，脾能转输之兆也。再仿《十药神书》保真汤意立方。处方：红参（另煎冲入）、北五味子（杵）、粉甘草、橘络各3g，陈皮6g，生黄芪、熟地黄（砂仁2g拌）各12g，冬白术、大麦冬各10g，云茯苓15g，生姜3片，大红枣5枚。5剂。此后症情日有好转，咳嗽已减什八，食量亦趋正常，神情日振，可自理生活。以后即以此方加法半夏、川贝母等，制成丸剂经常服用，以巩固疗效。

**按**：本例经西医诊断为慢性纤维空洞型肺结核，双侧胸膜增厚，代偿性肺气肿，服西药多年，仍经常反复。此次发作病情较重，邀我诊治。查患者临床表现，符合于中医的肺痨病。昔贤有言："虚久不复谓之损，损久不复谓之劳"。病程历26年之久，劳损早成。细询症情，得知病初在肺，日久不复，进而子盗母气，使脾失运化之能而出现脾病。在这肺脾同病的阶段，是为上损及中，病情为进，预后不良。诊时病机为脾气亏虚，肺阴不足，论治之计，则肺喜润而脾喜燥，两者脏气喜恶相左，用药颇费周折。窃思"有胃气则生，无胃气则死"，今中州虚象毕露，再延更难为力。细审病情发展，已经子令母虚，运筹治法，贵在母令子实。于是从"培土生金"着眼，重以健脾，意在促使胃气复苏，以冀"脾气散精，上归于肺"。再根据《素问·至真要大论》"劳者温之……损者温之"的原则，初诊用补肺汤，奏效后进保真汤，药与证合，病情遂得缓解。

【例3】 宗某，女，24岁。1977年3月12日初诊：两载来，潮热骨蒸起伏不定，午后颧赤，不时咯血，量少，其为阴虚火旺，已不言而喻。况咳而有声无痰，显系肺受火灼所致。乃迭进秦艽鳖甲散以滋阴除蒸，频投百合固金汤以养肺润燥，如此立方，原无不合，奈何服药以还，不惟疗效缺如，且谷食不馨，纳减什八，神疲乏力，形体羸瘦，大便不实，日辄二行。舌不红而淡，苔薄，脉弱无力。此乃中气不足之象也。病情之所以不退而进，似与前此过服苦寒伤中、甘润腻膈有关。论治之计，当思及"人以胃气为本"之训，"皮之不存，毛将焉附?"调补中气，似为上策。处方：潞党参、怀山药、生地黄、白扁豆各12g，云茯苓15g，野于术6g，上广皮、建莲肉、玉桔梗各9g，大红枣5枚。3剂。3月17日复诊：前仿参苓白术散意增损，咳呛十去其二，咯血渐止。若非金受土益，似不应有此转机。然纳谷不馨，饮食未增，中流无砥柱，尚不足恃。询得餐后且有胀意，仍属运化无权，再重治其中。前方去生地黄、大红枣，加西砂仁（后入）2g，玫瑰花1g。3剂。3月22日三诊：近三日来胃纳渐馨，知饥思纳，脘胀未起，大便日一行，质尚溏，中气有来复之兆；乃昨暮咳呛增剧，痰中血丝转多，虽无寒热表证，而鼻塞声重，加之渐有白色稀痰，凡此均可为冒风之佐证。拟寓散于补。处方：潞党参、怀山药、白扁豆各12g，云茯苓15g，上广皮、建莲肉、玉桔梗各9g，净蝉衣3g，荆芥穗4.5g，鲜枇杷叶（布包）2片。2剂。3月25日四诊：主以扶正和中以治本，辅以辛散疏风以理标，不特纳增、咳减、血少，且数月潮热之势亦衰。谓之正胜邪却固可，谓之母令子实亦无不然。伏思母气充旺虽能荫子，而子脏有亏仍可累母，两者不可偏废，还应兼顾为是。方取月华丸意。处方：潞党参、怀山药、熟地黄各12g，云茯苓15g，天门冬、麦门冬、南沙参、北沙参、肥百部、玉桔梗各9g，粉甘草3g，京川贝6g。5剂。此后即以月华丸为基本方，服药过程中，虽小有反复，但病情基本稳定。至6月下旬，除清晨稍有呛咳外，他无所苦，遂停药。嘱注意营养、休息。

**按**：西医诊断本例为两上肺浸润性肺结核，右上肺有一小空洞。常服异烟肼、对氨柳酸，肌内注射链霉素等，症情一直不稳定。后加服中药秦艽鳖甲散、百合固金汤等，仍不应。我接诊时，即一反以往理肺治法而转以扶脾。使用培土生金的依据，除胃纳日减、神疲、便溏等辨证眼目外，还以脉舌为凭。假令此刻仍以阴虚火旺的肺疾为主要矛盾，则脉当虚数而不应脉弱无力，舌当红而不应淡。如此脉舌，则究属手太阴经虚热为主，抑足太阴经气弱为主，已泾渭分明。本例病初宗滋阴润肺法而病进，终用滋阴润肺法而病退，乍看似乎费解，实则关键在于是否顾及中州。开始专一以苦寒、甘寒从事，有伤中气，生化亏乏，后援不继，所以病情有增无已。我考虑到土为万物之母，气血之源，若金虽伤而土未损，则事尚可为，因而采用参苓白术散培土生金，果然中气来复，胃纳迭增，然后转入治肺，选择月华丸为主方。此方无苦寒伤中之弊，有甘润养肺之能；且取山药补中，寓肺脾同治之义。本例连续诊治3个月，症情较为稳定。6月28日摄片复查，报告为浸润性肺结核，吸收好转期，原右上肺小空洞已愈合。

## 第十四节 培土制水

本法是用补脾气、温中阳的方药，以制因脾肾阳虚导致水液泛滥而形成水肿的一种治法。它适用于慢性肾小球肾炎、肾病综合征、慢性肾功能衰竭等疾患脾肾阳虚、气阴两伤而致水肿明显及蛋白尿持续增高不退者。《诸病源候论·水肿病诸候》云:“水病者，由肾脾俱虚故也。肾虚不能宣通水气，脾虚又不能制水，故水气盈溢，渗入皮肤，流遍四肢，所以通身肿也”。又说:“肾者主水，脾胃俱主土，土性克水”。这是巢元方氏对形成水肿的病理机制及脾肾两脏相克关系的阐述。至于出现蛋白尿的原因有二，一为肾虚封藏失职，肾气不摄而精微外渗；二为脾虚不能升清，谷气下流，精微下泄。即《内经》所谓“中气不足，溲便为之变”也。为此，处理肾炎水肿及蛋白尿患者，在重视治肾而疗效不理想时，转以治脾或脾肾双调，往往事半功倍。关于辨证上的注意点，一般有如下几个方面：①土不制水的明显浮肿与面色皖白并见；②神情疲惫，胃呆少纳，大便不实；③畏寒怯冷，四末欠温；④脉细无力，舌淡胖嫩，舌畔有齿痕，苔白。培土制水法的选方，可根据证情而定，如水肿而脘腹胀满，舌苔厚腻者用实脾饮；水肿而不饥少纳，神疲乏力，大便溏薄者，用参苓白术散；周身水肿，小便不利者，用春泽汤或防己茯苓汤；水肿而四末清冷，腹痛便溏清稀，或完谷不化者，用附子理中汤；水肿而倦怠短气，腰酸膝软，舌正红或偏红，少苔者，用参芪地黄汤。

【例1】 谭某，男，26岁。1982年2月28日初诊：患慢性肾炎已近2年，因全身浮肿伴腹水第3次住院治疗。实验室检查：尿蛋白3+，白细胞3~5个/HP，红细胞1~3个/HP，颗粒管型0~1个/HP，血浆总蛋白42g/L，白蛋白27g/L，球蛋白15g/L，诊断为肾病综合征。经用强的松、环磷酰胺、双氢克尿塞等治疗2周，病情仍不稳定。诊见面色皖白，神情疲惫，语声低弱，周身浮肿，按之没指，腹笥胀大如鼓（腹围88cm），胃呆少纳，呼吸不利似喘，腰府酸楚，四末欠温，小便量少，大便溏薄，脉沉弱，舌淡，苔白腻。证成脾肾两伤，势有水溢高原而致喘促之变。拟健脾温阳以治本，散水渗湿以治标，仿实脾饮合防己茯苓汤出入。处方：生黄芪、赤茯苓各30g，冬白术20g，汉防己15g，猪苓、大腹皮、白商陆各10g，川桂枝、广木香各6g，淡附片、川厚朴各5g，炙甘草、生麻黄各3g。3剂。另500g重鲜鲤鱼1条，赤小豆100g，姜、葱各10g，煨熟，1日内服完，连续服3日。3月3日复诊：前投培土制水之剂，虽未见汗出而尿量大增，面浮已消，肢肿亦减什四，尤可喜者，腹胀锐减（腹围79cm），胃纳迭增，呼吸亦畅，中气渐复，邪水日消，药既应手，理宜再进。前方去麻黄，加生姜皮1g。5剂。续服鲤鱼赤豆汤3日。此后症情日有起色，三诊时已下床活动，先后加用过五倍子、党参、山药、益母草、济生肾气丸等。至3月18日，水肿已全消（腹围68cm）。实验室检查；尿蛋白+，白细胞0~2个/HP，血浆总蛋白61g/L，遂出院。西药仅用维持量强的松，中药仍宗前意制成丸剂常服。

**按**：本例患肾病综合征2年，水肿反复出现，尿蛋白一直在2+~4+之间，往昔治疗除以西药为主外，亦常服六味地黄丸、金匮肾气丸等中成药，疗效并不理想。此次住院2周后加服中药，病情明显好转。当时考虑，中医虽无慢性肾炎病名，但历来治水肿者，均从肺脾肾三脏着手。凭证而论，本例当属脾气亏虚，中阳不振，由此水湿不行，外泛为肿，内停作胀。以往虽曾服六味地黄丸、金匮肾气丸之属，然治肾不及脾，只辨病，未辨证，故不效。周慎斋云："诸病不愈，必寻到脾胃之中，方无一失。何以言之？脾胃一虚，四脏皆无生气，故疾病日久矣。万物从土而生，亦从土而归，补肾不若补脾，此之谓也"。此言甚是。《景岳全书·肿胀·述古》条云："水肿本因脾虚不能制水，水渍妄行，当以参术补脾，使脾气得实，则健运而水自行"。基此，健脾补气为第一要务。由于本例虚中夹实，法当消补兼施，方选实脾饮合防己茯苓汤出入。本处方方义有四：①自始至终重用黄芪、白术，及三、四诊加党参、山药，其目的在于培土以制水；②方中用桂枝、附片，既寓“益火之源，以消阴翳”之意，更有“补必兼温”，借以最大限度发挥芪、术、参补脾功效之含义；③实脾饮中原有厚朴、木香和大腹皮，意在行气以祛水，正如张景岳氏所说的那样：“水气本为同类，故治水者当兼理气，盖气化水自化也”；④《金匮要略·水气病脉证并治》篇指出：“诸有水者，腰以下肿，当利小便；腰以上肿，当发汗乃愈”。本例通身浮肿，并有喘势，此刻须防水溢高原，且腹笥胀大如鼓，理应采用“开鬼门，洁净腑，去菀陈莝”诸治法，因而一则加辛散外透的生麻黄以发越水气，再则用防己、赤茯苓、猪苓以渗湿利水，三则用白商陆以逐水消肿。全方泻水与补脾兼施，理气与利湿同进，上、中、下并举，水肿得以较快消退。

【例2】 颜某，男，13岁。1995年6月3日初诊：8岁时患慢性肾炎，治疗半年多痊愈。1994年1月复发，经南京军区总医院诊断为肾病综合征，住院40多天好转出院，继续门诊治疗。后因水肿反复发作，于1995年4月赴上海市新华医院治疗3周，水肿消失，肾功能亦恢复，尿蛋白+，遂给药嘱回家调理。近半个月来，水肿又日渐增加。诊见面黄且浮，四肢悉肿，下肢按之没指，倦怠乏力，胃呆少纳，食后脘腹胀满，口渴欲饮，掌心灼热，腰府酸痛。脉沉细，舌正红，舌畔有齿痕，苔薄。实验室检查：尿蛋白4+，白细胞+，红细胞1~3个/HP，颗粒管型少许，尿蛋白定量6.2g/d。证属脾肾同病，气阴两伤，治颇棘手，始予参芪地黄汤合五皮饮出入。处方：潞党参、生黄芪、怀山药、茯苓皮各10g，熟地黄（砂仁2g拌）12g，山萸肉、建泽泻、上广皮、大腹皮、桑白皮、冬瓜皮各6g。5剂。另蝼蛄10条，焙干研极细末，分为10包，早晚各服1包，米汤过口。6月8日复诊：肢肿虽三消其一，惟仍神疲乏力，脘腹依旧胀满而纳少，还是中气有亏，加之气滞湿阻使然耳！再为消补兼施。前方去泽泻、桑白皮，加广木香3g，川厚朴（炒）2g，五倍子10g，原方中党参、黄芪量均加至15g。5剂。6月13日三诊：前议体虚证实，予扶正祛邪之剂，肢肿十去其七，腹胀亦消过半，仍用复诊方续服。5剂。6月18日四诊：日前薄暮入浴时汗出冒风，以致鼻塞咽痛，略咳，肢肿又起，且增面浮，再参疏风之品。处方：生黄芪20g，冬白术、光杏仁（杵）、大腹皮、桑白皮各6g，净连翘、赤茯苓、白茯苓各10g，关防风、净蝉衣各3g，生麻黄2g，生姜皮1g。3剂。五诊时浮肿迅速消退，仍服6月8日复诊方。5剂。至6月26日六诊：日晡时下肢稍肿，腹胀全消，胃纳迭增，神情日振。实验室检查：尿蛋白痕迹，白细胞0～2个/HP，尿蛋白定量165g/d。改用丸剂缓图。处方：生黄芪150g，潞党参、云茯苓、五倍子、熟地黄（砂仁20g拌）、益母草各100g，冬白术、大芡实、金樱子、怀山药、山萸肉各60g，关防风、净蝉衣、广木香各30g，生麻黄20g，紫河车1具。上药共研极细末，水泛为丸，如梧桐子大。每日3次，每次5g。此后未再出现浮肿，亦无不适。8月17日尿常规报告蛋白微量，遂复学。

**按**：本例初诊遵《素问·至真要大论》“诸湿肿满，皆属于脾”及《素问·逆调论》“肾者水脏，主津液”的指示，予健脾气，滋肾阴，以皮行皮，扶正祛邪之剂，复参蝼蛄逐水，初获小效。复诊时增加参、芪用量，复入木香、厚朴行气，果然正胜邪却，气行水行。此时不特肿胀已减过半，而尿常规检查蛋白亦仅剩痕迹。后因沐浴不慎冒风，以致外邪从皮毛而入，循经入肺，于是肺窍郁闭，肺气失宣，一则鼻塞而咳，再则不能通调水道而水肿又起。四诊时以急则治标为原则，改弦易辙，从肺经着手，用玉屏风散益脾肺之气以固表，麻黄连翘赤小豆汤增损以宣肺疏表，越三日水肿即消。余治肾炎因外感而水肿复发者，每以黄芪配麻黄为对药，前者益肺气，后者宣肺气，补散兼施，取效甚捷。旋即仍用前此治本用方，旬日后症状及实验室检查均大有进步，说明培土制水法治疗慢性肾炎水肿，是可取的。待病情稳定后，再从调肺、健脾、滋肾三方面着手，集玉屏风散、水陆二仙丹、六味地黄丸于一方，复参入血肉有情之品的紫河车，以添精、补气、益血。制成丸剂，意在巩固疗效。

## 第十五节 滋水涵木

用滋养肾阴以涵濡肝阴、充养肝血的治法，称之为滋水涵木法。五行中肾为癸水，藏精；肝为乙木，藏血。肾为母，肝为子，母能生子，水能生木。这是说，肾水源源不断地濡养肝木，以遂其生发之气。反之，肝的疏泄功能，又能助长肾水的再生。这一相互资生的关系，称之为“相生”，术语上也称“乙癸同源”、“精血同源”、“肝肾同源”。如上所述，肝肾两脏生理上相互资生，在病理上则彼此影响。例如肾阴耗损，可以导致肝阴亏虚；进而子盗母气，肝汲肾阴以自救，由此肾阴益耗，成为肝肾同病。治法方面，李中梓在《医宗必读·水火阴阳论》中指出：“补肾即所以补肝”，用滋水涵木法最为恰当。此法一般用于下虚上盛，肝风上扰，肝阳上亢疾患，有头晕、目眩而干涩，甚则头目胀痛，面赤，耳鸣，易怒，心悸，寐少梦多，口苦，腰酸膝软，小便黄赤，大便干结，脉浮数，舌偏红，少苔或苔薄等见症。高血压及甲亢患者常见此证型，可采取滋水涵木、熄风潜阳法，用左归饮合天麻钩藤汤出入，或杞菊地黄汤增损。

【例1】 邹某，女，33岁。1996年11月30日初诊：结婚之初，十六月间半产者三，阴血未病先耗。尔后三载未孕。客春大产，乳少几近于无。今夏月汛于产后初潮，迄今闭经五月。据云大产后始则头目眩晕，心悸怔忡，寐少梦多，常汗出，心窝之分尤多；继之急躁易怒，不时火升，虽严冬仍喜清恶温，两手指震颤，消谷善饥，虽胃纳迭增，却又饮食不为肌肤，形体羸瘦，两颈侧轻度肿大，大便溏薄。脉细数，舌红，苔薄黄。眩晕与瘿气两疾并见，拟养心、润肝、滋肾、濡胃以治其本，苦寒泻火、熄风、化痰、潜阳以理其标，仿杞菊地黄合程钟龄氏消瘰丸意。处方：熟地黄（砂仁3g拌）、生地黄、怀山药、朱茯苓各15g，山萸肉、甘枸杞、黑玄参、天门冬、麦门冬、杭菊花、夏枯草、大贝母各10g，生龙牡各30g，川雅连3g。7剂。12月8日复诊：前仿滋水涵木之意立方，药证相对，因得头目渐清，火升之势亦减，虚汗已敛过半，惟仍少寐，心悸，指颤，颈肿。证经一载于兹，已成缠绵之候，守方为是。前方去川连，加九节菖蒲10g。续服7剂。以后加用过天麻、钩藤、胆星等熄风祛痰药，但滋水涵木大法未变。服药调理至翌年2月上旬，除颈侧稍肿，手指略颤外，他无所苦。仍守前意立方，以丸代煎方，并嘱调整心理，以冀复原。

**按**：本例患者于1996年9月赴南京军区总医院专家门诊查治，诊断为甲亢，经治后病情一度好转。未几因恼怒而复发，转求治于余。考虑到甲亢一证，相似于中医的瘿气。《诸病源候论·瘿候》认为此病的主因之一为情志所伤，所谓“瘿者，由忧恚气结所生”。《圣济总录》与《三因方》中记载的“气瘿”更贴近甲亢。综观邹姓患者诸见症，实由阴虚阳亢，火旺风动而起。例如眩晕、指颤，是乃肝风内动，所谓“诸风掉眩，皆属于肝”。他若易怒、火升、心悸、少寐、消谷善饥等，又是阴虚火旺之象。至于肝风之所以妄动，肝、心、胃三脏腑之所以火旺，实来自肾水亏耗，肝阴不足。因而论治之计，首当滋水涵木，此从因论治，不治之治，亦治本之计。同时佐以熄风潜阳、泻火祛痰，以标本兼顾。

【例2】 冯某，男，65岁。1998年3月27日初诊：曩者案牍劳心，心肾不交，以致寤不成寐者四十春秋。近月余来虽神情疲惫而竟通宵不眠，心悸，头晕目眩，如坐舟车（血压190/115mmHg），加之新增头痛，其势如掣，且胀，甚于前额、后脑及左颞之分，清晨尤剧，时而火升，口干且苦，耳若蝉鸣，肢体麻木，腰膂酸痹。脉弦数，刚劲搏指，舌红苔净。肝肾不足于下，风阳独亢于上也。证属重候，势有类中之虞，拟填下清上，仿左归饮合天麻钩藤饮增损。熟地黄（砂仁3g拌）、石决明、川杜仲、山药、朱茯苓、朱茯神各15g，山萸肉、甘枸杞、生山栀、嫩钩藤、夜交藤各10g，明天麻6g。5剂。4月1日复诊：服前方尚合病机，头痛已定，口苦亦减，眩晕十去其四（血压170/105mmHg），惟仍耳鸣肢麻，再参重镇潜阳、清除痰热之品。前方去杜仲、山药，加煅磁石（杵碎，先煎半小时）30g，陈胆星3g。5剂。另用竹沥水10支，早晚各服1支。三诊时症情稳定，守二诊方，加紫丹参10g。5剂。四诊后症状日趋缓解（血压170/108mmHg～150/90mmHg），仍宗原法原方，加红花、龟鹿二仙胶制成丸剂，作长期调理。

**按：** 脉象弦劲搏指，提示有高血压病可能。这一脉象特点，似可作为诊断的主要参考。本例初诊主诉为：已患40年神经官能症，最近因琐事急躁，以致失眠，头晕痛较以往严重，拟改服中药。待余诊得上述脉象，又为其测血压而始发现其血压升高。高血压病类似中医的眩晕证。至于病因，《素问·至真要大论》早已指出："诸风掉眩。皆属于肝"。《临证指南医案·眩晕门》华岫云按语中说："此证之原，本之肝风"。至于《丹溪心法》所说的"眩运乃中风之渐"，乃从临床观察得出的疾病发展的资料总结，虽时至今日，仍不失其指导意义。本例兼患不寐与眩晕。不寐乃痼疾，眩晕头痛属卒病。先治卒病，乃仲圣明训，所谓急则治其标，因而应先治眩晕，后治不寐。据证而论，本例眩晕之病机，当为肝肾阴伤，风阳上扰；此证虚中夹实，虚为本而实为标。论治之计，当主用滋养肝肾以治本，佐用潜阳降火以治标。尤在泾氏曾于《静香楼医案》中告诫后来者云："欲阳之降，必滋其阴，徒恃清凉无益也！"此说甚是。故初诊采用左归饮合天麻钩藤饮。复诊时因肢体麻木未减，遵《张氏医通·麻木》门关于"麻则属痰属虚，木则全属湿痰死血"的指示，加胆星、竹沥以清痰热。三诊起再加丹参、红花，活血化瘀，循序渐进，使病情在短期内好转并稳定。

## 第十六节 泻木安土

泻木安土法适用于肝木乘土的证候。就生理而言，肝主疏泄，脾司运化，在正常情况下，脾土得肝木之疏泄，则运化循常道运转，所谓"土得木而达"。反之，疏泄不能，肝气郁结，乘侮中土，脾受克制，于是运化失常而出现以腹痛泄泻为主症的木横土位的疾患。泄泻一证的成因很多，但归根结蒂，其病机总离不了脾胃病变。由于运水谷、化湿浊的功能出现障碍，以致清浊不分，混杂而下，并走大肠则为泄泻。因此，泄泻治脾，几成常法，如和中利湿的胃苓汤及藿香正气散、实中温阳的理中汤、和中消导的保和丸、补脾和胃的参苓白术散等，都是常用的方剂。此外，如上所述，由于情志违和，郁怒伤肝，肝木乘脾，也是形成泄泻的因素之一。当然，这也与脾病有关。正如张景岳氏所云："凡遇怒气便作泄泻者……盖以肝木克土，脾气受伤而然"。吴鹤皋也指出："泻责之脾，痛责之肝，肝责之实，脾责之虚，肝实脾虚，故令痛泻"。既然泄泻来自肝木乘脾，则属肝脾同病，如单纯治脾而不及肝，其效必然不显。惟有“补不足，泻有余”，泻木安土，肝脾同治，方克有济。其辨证关键为：有胸脘痞满，两侧胁肋胀痛，嗳嗳，胃呆少纳之宿疾，每因急躁恼怒而举发或增剧，并同时出现腹痛而胀，得嗳气与矢气则痛减，肠鸣，大便泄泻，日二、三行的症状，以及脉象多弦，舌淡红，苔薄白或白腻等体征。治疗时当取泻肝调气、补脾升运的痛泻要方。其方由白芍、防风、白术、陈皮四药组成，用药之妙在白芍与白术二味。关于白芍，《医学启源》称它有“泻肝，补脾胃”之功，《滇南本草》也说它能“收肝气逆痛……止肝气疼痛”。查白芍为足厥阴、足太阴经药，其味苦酸而性微寒，苦能坚阴，酸则敛阴，因而现代各中药学乃至高校讲义均将本品列入养阴或补血药中，这是有其指导意义的。白芍的功效，主要在敛阴柔肝，养血止痛。至于白术，《本草汇言》指出：“白术，用扶植脾胃，散湿除痹，消食除痞之要药也。脾虚不健，术能补之；胃虚不纳，术能助之”。所以临床多用此甘润冲和之品，以收健脾助胃之效，如四君子汤、实脾饮等是。我选痛泻要方时，用白芍一则取其泻木柔肝，再则取其配合白术治脾虚。大抵用白芍在于益脾阴，用白术在于补脾阳。又因肝体宜柔，故治肝强脾弱之痛泻，用白术时我习惯取米泔水浸泡，以除其燥气；对于脾弱发病已久而肝强为时也暂者，用白术取土炒，以增强健脾止泻之功。白芍与白术的用量大小，也看肝脾两脏的病变孰轻孰重而定。如以肝病为主，则白芍用量宜大；如以脾病为主，则又当重用白术。

【例1】 周某，女，32岁。1999年4月9日初诊，月水先后无定期，经量偏多，经色鲜，夹有紫瘀块，历时八九日始净，经前半月两乳胀硬且痛，拒按，经后则安，如斯者已一载有余。近年来急躁易怒，咽喉状若炙脔，吐之不出，咽之不下，胸胁痞满，迭进丹栀逍遥散、半夏厚朴汤，旋愈旋发。据云旬前脘胁胀满，嗳嗳频作，胃呆少纳，食后则胀甚，脐腹下连少腹两侧作痛，痛则如厕，频转矢气，大便溏泻，日四、五行。脉弦而数，舌畔红，苔薄白。肝气素盛，值此春令木旺之际，乘其所胜而致痛泻也亦宜矣。拟泻木安土，肝脾同治，痛泻要方主之，四逆散亦主之。处方：杭白芍30g，黄郁金、宣木瓜、江枳壳各10g，醋炒柴胡、关防风各5g，米泔制白术、上广皮各6g，西砂仁（后下）、炙甘草各3g，玫瑰花2g。3剂后腹痛止，脘胁胀满十消其七，惟大便尚不实，日一行。前方去木瓜、玫瑰花，加云茯苓15g，薏苡仁20g，续服2剂，诸恙悉平。

**按**：《灵枢·经脉》篇云："肝足厥阴之脉，循股阴，入毛中，过阴器，抵小腹，挟胃，属肝络胆，上贯膈，布胁肋"，且乳房属胃，乳头属肝，今患者月经先后期不一，加之经前乳胀痛硬，胸胁痞满诸症丛生，显系肝气郁于本经。至若急躁抑郁则咽喉梗阻，是为梅核气病，亦即半夏厚朴汤证。《医宗金鉴》指出其机制为"此病得于七情郁气，凝涎而生"。正由于抑郁戕肝，木乘土位，于是进一步形成肝强脾弱而致痛泻并作。追本溯源，则其本在肝，其末在脾，考虑到患者正值中年，根据中年治重在肝及治病必求于本的原则，当以疏肝为急务。然肝用之亢，常来自肝体失柔，于是以痛泻要方合四逆散加味。再根据《素问·五脏生成》篇"肝欲酸"及《素问·阴阳应象大论》"酸生肝"的经旨，除重用白芍外，还参入木瓜以增强酸味，入肝以柔肝体，复入郁金、玫瑰花配柴胡以遂肝用。服药后肝郁得疏，气机畅达而痛泻减，复诊时加入茯苓、薏苡仁，健脾渗湿以竟全功。

【例2】 王某，女，48岁。1999年9月17日初诊。罹慢性肠炎十有九月，面色萎黄，神疲乏力，肠鸣便溏，作止无常，感寒或茹荤则完谷不化，日三五行，腹不痛或微痛。本次发病旬余，泄泻日必三数行，已进前次效方附子理中汤、香砂六君子汤6剂，始小效而终不效。询得半月前因建房口角而起，此肝失条达，郁而不伸，气机阻滞，木乘土位，以致泄泻前又增腹中阵痛，其势较急，且胸胁之分痞满，噫嗳频作，脉细，舌淡，苔薄白。证属肝脾同病，脾虚于先，肝乘于后，脾弱肝强，脾虚肝实，治宜补虚泻实，兼顾为宜。处方：潞党参、云茯苓各20g，土炒冬白术、怀山药各12g，煨白芍15g，上广皮10g，煨木香、关防风各5g，炙甘草、醋炒柴胡、西砂仁（后下）各3g，煨生姜3片。3剂后腹痛十去其八，大便渐成形，日二行，胸胁痞满亦消过半。前方去煨生姜，加赤石脂，续服3剂而痛止泻定。

**按：**本例泄泻前后十九月，面色萎黄，神疲乏力，脾虚之象较显，以往感寒或茹荤发作时，投温补中州、运脾之剂辄效。此次发病，仍遵前法组方不应，后细审证情，诊断为肝木乘脾，其理由有二：一是往昔发病，腹不痛或微痛，本次却痛甚；二是有肝郁病史及胸胁痞满，噫嗳见症。在重新诊断后，处方除用原方香砂六君子汤以健运中州以外，又加痛泻要方泻肝木而补脾土，调气机以止痛泻。且方中之白芍，与香砂六君子汤中之甘草相伍，则成芍药甘草汤，具有柔肝、缓急止痛之效，故两诊而痊可。例1与例2，用方基本近似，但例1罹气滞足厥阴本经之经前乳胀，再患气痰互结之梅核气，显然肝强证重而脾弱证轻，故重用白芍，复以木瓜与玫瑰花为佐；例2脾弱重于肝强，因而一则重用白术，再则参入党参、山药补中之品。由此可见，辨证论治，随证立方遣药，正是中医药的特长。

## 第十七节 阴中求阳

“阳病治阴，阴病治阳”是治疗总则的常法，“形不足者，温之以气；精不足者，补之以味”是治虚法中的常法，而阴中求阳”与“阳中求阴”则是补虚法中的变法。此乃张景岳氏根据阳损可以及阴、阴损也可以及阳的阴阳互根医理而制订的从阴引阳、从阳引阴的治法。它弥补了治虚常法的不足，为提高疗效提供了新的手段。在此之前，尽管仲圣肾气丸方义含寓阴于阳之意，但此说只可意会，而张氏不仅做到言传，并直书其名曰“阴中求阳”与“阳中求阴”。同时还进一步说明其原理云：“善补阳者，必于阴中求阳，则阳得阴助而生化无穷”。在这一治法的指导下，又制订了右归丸以备临床选用。右归丸中，一方面选用辛甘大热的附子、肉桂以及鹿角胶、菟丝子、杜仲等以温肾助阳，一方面又用熟地黄、枸杞、山茱萸以滋补肾阴。右归丸遣药之所以寓柔于刚，一则避免“独阳则不长”，再则防止常服阳热之品有助火之虑。张氏的立法制方，在理论上既有其指导意义，在临床上更有其实用价值。阴中求阳法适用于阳虚日久，迭进温热扶阳之剂已见效后，仍需续服阳药者。至于常进兴阳之剂的病员，如无胸脘痞满，胃呆少纳尚未至厌食阶段，大便溏薄而非濡泄，日一二行，舌淡而不滑，即胃气未大伤，湿邪亦不甚的患者，于扶阳剂中，佐以滋阴之品后，常因生化之变而收预期之效。当然，还要辅以理气，以免腻膈滞中。

【例1】 张某，女，43岁。1988年7月29日初诊。始则饥饱失节，继则入水劳作，中气虚于先，寒湿袭于后，以致中州枢机不利，升降失司，于是腹痛隐隐，喜温恶清，肠鸣辘辘，大便完谷不化。证经三载有余，自客冬起始，脾病累肾，又见五更泄泻，日则四五行，面黄形瘦，询得纳少，口干不多饮，神疲乏力，夜寐多梦，小便色深黄。脉细微数，舌正红，苔薄白，近舌根部罩黄。脾肾虚寒之证，日久阳病及阴矣。治当兼顾燮理阴阳，温清并进，胃关煎主之，四神丸亦主之。处方：熟地黄、白扁豆各15g，怀山药20g，焦白术、补骨脂各10g，炮姜、淡附片各6g，淡吴萸、川雅连各3g，煨肉果5g，炙荷蒂3枚。3剂后大便日仅二行，惟临圊前依然肠鸣腹痛，纳少，口干，前方去白扁豆、补骨脂，加潞党参20g，煨白芍15g。5剂后大便日或间日一行，质转干，后稍溏，无不适感，眠食日趋正常，用二诊方去附片、黄连，加炙甘草3g。5剂后告瘥。

**按：** 久泻患者之病机，非脾虚，即肾寒，此人所尽知。而泻久伤阴，或分利太过，终致阳损及阴者，临床并非罕见。惜乎治久泻涉及护阴，则医患双方常难以接受。须知阴已伤而不予顾及，依然一味扶阳，其阴焉能再复？病理何时转机？"有斯证，用斯药"，惟有寓养阴于补阳之法中，才能药证相对而竟全功。如本例是。经观察，久泻重在脾阴不足，其次为肾阴亏损。性别方面，女子阴伤者多于男人。阴伤的辨证关键在于虚热之象，如见口干虚烦，夜寐欠安，小便黄赤，大便下迫较急，甚则舌偏红而苔净等。治宜重以扶阳，轻以养阴，兼之寓清于温，以张景岳氏胃关煎为代表方。药用熟地黄、炒白术、淡干姜、制吴茱萸、炙甘草、炒扁豆、怀山药、附子、黄连等。

【例2】 戚某，男，49岁。1970年4月8日初诊。督脉为统摄诸阳之脉，行于身之后，六载来洒淅形寒，脊背尤甚，虽时至炎暑，而犹非棉不温，若非督阳有损，焉得至此？审得阳事不兴，腰背酸痹强直，难以俯仰者已九易春秋，近四月又觉脊背有气攻冲，面色皖白，语声低微，胃纳欠馨，大便溏薄，每于鸡鸣之分临圊，日则一、二行。脉细无力，舌淡有紫气，两畔多齿痕，苔白而滑。病在奇经，姑为温督壮阳。处方：鹿角霜15g，菟丝子、熟地黄（砂仁1.5g拌）、川断肉、金毛狗脊各12g，生黄芪、甘枸杞各9g，上油桂3g，猪脊髓1条，煎汤代水。上药服10剂，形寒好转，脊背攻冲之气未再出现，腰酸亦略有起色。后连续复诊4次，均以上方为基础，略事增损，先后加用过补骨脂、煨肉果、胡桃肉、紫丹参等，共服药50剂，除阳事未举外，他无所苦，遂停药。

**按**：《难经·二十八难》云："督脉者，起于下极之俞，并于脊里，上至风腑，入属于脑"。由于督脉循行于脊背正中线，又主一身之阳，有"阳脉之海"的称号，故督脉为病，多见阳弱而形寒怯冷，腰背酸痹，甚则呈伛偻状。治宜温壮督阳，用鹿茸、鹿角片、菟丝子、肉苁蓉、牛骨髓、猪骨髓、羊骨髓、小茴香等。由于肾为先天元阳之发源地，故治督阳亏损者，又常须补益肾阳，扶助命火。本例腰背酸痹强直，俯仰不能，与《难经·二十八难》所述"督之为病，脊强而厥"之意有相合之处。沈金鳌云："年老伛偻者甚多，皆督脉虚而精髓不充之故"。此乃指高年而言，今患者甫届"五八"而见此象，是为早衰。又陈士铎论任督脉云："二脉为胞胎之主脉，无则女子不受妊，男子难作强以射精。"叶天士云："凡冲气攻痛，从背而上者，系督脉主病"。本例背寒六载，阳痿九年，脊背之分逆气上攻四月，据此诊为督脉亏损，谅无不合。治法方面，根据虚则补之的原则，在温壮督阳的同时，又参入熟地黄、枸杞之属以滋肾阴，一则寓养阴于温阳之中，所谓"善补阳者，必于阴中求阳，则阳得阴助而生化无穷"；再则督脉亦隶属于肝肾，地黄、枸杞益肝肾即所以扶督脉也。

【例3】　赵某，男，69岁。1997年10月14日初诊。患糖尿病九载，空腹血糖8.7mmol/L。诊见形体羸瘦，面色黧黑，腰酸膝软，神情疲惫，口燥咽干，饮水无多，近月来四肢浮肿，足跗尤甚，按之没指，抚之不温，且有怯冷之象。脉象虚细，舌正红，苔白。证属下消，拟温阳育阴，益气利水，仿金匮肾气丸合防己黄芪汤、五苓散增损。处方：淡附片6g，桂枝木5g，生黄芪、熟地黄（砂仁3g拌）、汉防己各15g，山萸肉、怀山药、猪苓、泽泻、苍术、白术各10g，赤茯苓30g，生姜皮1g。7剂后下肢渐暖，浮肿亦消其半，神情渐振，前方去猪苓、生姜皮，加车前子、怀牛膝各10g。又7剂后肢肿已消，血糖7.2mmol/L，改用右归丸合防已黄芪汤增损，以丸代煎，缓图奏功。处方：淡附片60g，桂枝木50g，熟地黄（砂仁20g拌）、怀山药、甘枸杞、菟丝子、生黄芪、汉防已、川杜仲各120g，鹿角胶、苍术、白术、乌玄参、怀牛膝各100g。上药研极细末，水泛为丸，如梧桐子大，每日3次，每次6g。此后病情缓解，水肿未再出现。

**按**：消渴病的论治，一般从肺、脾（胃）、肾着手，本例年事已高，患病九载，其为脏腑阴阳气血俱虚，已不言而喻。各脏疾患迁延难愈，久则伤肾，所谓“五脏之伤，穷必及肾”。再根据就诊时症状分析，乃一派肾中阴阳亏损之象，尤其是近月来四肢水肿，意味着始病伤肾阴，年久阴损及阳，肾气虚衰，肾者主水，肾中阳气不足，无以蒸化水液，外泛为肿而小便反少。此外，脾气亏虚不能运化水湿而致水肿，亦为意料中事。为此，初诊方选金匮肾气丸温阳育阴，于阴中求阳。复入防己黄芪汤、五苓散以健脾利水，用药尚合病机，浮肿即消其半。复诊时方取济生肾气，仍不出初诊治法。三诊时肢肿全消，于是去除分利的茯苓、泽泻、车前子等以防利水伤阴。且标证已罢，当主以补肾，故改用右归丸合防己黄芪汤。另加玄参配方中苍术，则成施今墨前辈用于降血糖的对药。实践证明，用肾气丸、右归丸治肾阳不足的消渴病水肿有效，扩大了“阴中求阳”法的适应范围。

## 第十八节 阳中求阴

阴虚者养阴，以及阴虽虚而阳弱见证不显者，只滋其阴，不予补阳，此乃常法。然而《内经》中早有阴阳互根之说，亦即“阳根于阴，阴根于阳。”治阴伤证者，若单纯养阴而不及阳，不仅“孤阴不生”，且常服阴柔之品，难免有伤中之变。因此，阴虚者当以养阴为主，同时也要辅以补阳，所谓“善补阴者，必于阳中求阴，则阴得阳升而泉源不竭”。张景岳氏深知这一生化关系的重要性，在提出补阴者“必于阳中求阴”外，又创制了左归丸，在用大队熟地黄、山茱萸、枸杞、龟甲胶、山药、牛膝补肾滋阴的基础上，再辅以鹿角胶和菟丝子补阳，做到寓刚于柔，生化有源，以达“阴平阳秘”之境地。临床体会，阴虚之初，可以不必顾阳。但阴虚日久不复，只要面不红，颧不赤，舌不绛，舌体不干瘪，口不苦，虽渴而不欲饮，或饮水无多，大便不燥结，脉不甚数；如为肝阴虚者，无火旺头痛、目涩痛；心阴虚者，无舌糜碎；肺阴虚者，无痰中夹血、痰少而粘或咳呛少痰；肾阴虚者，无骨蒸潮热、阳强、梦遗者，于滋阴方中，参以扶阳之品，可收事半功倍之效。阳中求阴的治法，尤其适用于久久滋阴而迟迟难以康复者。

【例】 沈某，女，23岁。1997年5月7日初诊。七载前患流行性脑脊髓膜炎，经治后壮热即退，神识亦清，惟仍呼头痛，甚于前额、右颞及脑后之分，至深秋后，头痛始渐止。近七年来，每届春分季节头痛即作，入夏则痛势增剧，秋分后痛势渐缓，入冬后头痛暂停。其痛也，起于辰巳之际，其势隐隐，午刻则痛增而胀，日晡后其痛即缓。眩晕耳鸣，两目干涩，口干不多饮，夜寐欠安，腰府酸楚，大便干结，小溲色黄，月经量多，经期头痛尤甚。脉虚数，舌偏红不燥，质胖嫩边有齿痕，苔薄白。迭进杞菊地黄丸、二至丸、天麻钩藤饮等，虽能使头痛轻减，但不能根治。余接诊后，既认定肝肾阴伤，虚风上扰的病机，又考虑到有舌体胖嫩、舌畔齿痕等阴虚及阳之象，采用寓阳于阴，“于阳中求阴”法，改用左归丸加味。处方：生地黄、熟地黄（砂仁3g拌）、石决明、川芎各15g，山萸肉、甘枸杞、菟丝子、怀牛膝、桑叶、菊花、嫩钩藤各10g，怀山药、龟鹿二仙胶（炖化冲入）各12g。5剂。5月12日复诊，服前方颇合病机，头痛仅在右颞一处，且痛势十去其六，夜寐亦安，前方去山药，加煅磁石30g。5剂。三诊时头痛已止，他恙亦相继轻减，复诊方续服10剂。四诊时除偶有耳鸣，稍觉腰酸外，余无不适，于复诊方中加制首乌、穞豆衣、明天麻、川断肉制成丸剂服，并嘱明年初春复诊。1998年2月27日诊。自述1997年服汤药后，不仅较往年提前4个月停止头痛，且迄今未发，一切已若常人。仍用四诊时丸方作预防用。1999年春再服前丸方，头痛均未发作。2000年停服丸方，症情稳定。

**按**：以养阴派著称的朱震亨氏，于《丹溪心法》头痛门中，却没有明确地标立阴虚头痛。明代张介宾氏于《景岳全书》中有“阴虚头痛”的记载，而同时代龚廷贤氏的《万病回春》及清代程钟龄氏的《医学心悟》、张璐的《张氏医通》，以至集体创作的《医宗金鉴》诸书，论述基本上脱胎于《丹溪心法》。然而临床上的头痛病例，属阴虚者并不少见。本例头痛起于春温之后，夫温为阳邪，最易伤阴，此其一。其二，发病季节为起于春，剧于夏，缓于秋，止于冬；发作时间为起于辰、剧于午，缓于酉。这类春夏剧、秋冬瘥，白昼剧、暮夜瘥的特点，乃阴伤的明证。因为春夏属阳、秋冬属阴，昼为阳、夜为阴。病阴虚者，理应遇阴则安，逢阳则甚。其三，有目干涩、耳鸣、腰酸、便干，以及虚数之脉、偏红之舌等见症，阴虚头痛的诊断可以成立。问题是数年来迭进滋阴熄风之品虽能获效，但不能制止复发。余从舌体胖嫩及舌畔有齿痕等辨证上考虑到此乃阴虚及阳之象，改用左归丸为基本方，于阳中求阴，且方中龟鹿二仙胶为血肉有情之品，切合症情，亦为有效因素之一。

附记：先父华国公曾云："人之有生，唯阴阳二气调和而已矣"。"就实证而言，此盛则彼衰，故'阴胜则阳病，阳胜则阴病'。就虚证而言，往往阳病及阴，阴病及阳，实证治法，阴胜者消阴扶阳，投四逆汤；阳胜者抑阳毓阴，与玉女煎。虚证治法，阳弱者温阳顾阴。肾气丸、右归饮可供选用；阴伤者滋阴和阳，左归丸、生脉散随证施治"。其含意是：证无分虚实，均以调和阴阳二气为前提。不同的是，实证宜一抑一扬，并以消阴、抑阳为主，以扶阳、毓阴为辅；虚证则阴阳两补，于阴中求阳、于阳中求阴。上述治病须调阴阳二气的思想，尤其对较复杂、疑难疾患，与夫危重急证等更为适用。现将48年前与先父讨论一肾炎患者病情的谈话录之于后，以资佐证。1958年，余任教于河北中医学院，暑假回乡探亲时，曾治一高血压型肾炎病员，自思辨证尚称妥帖，而所拟治法与选用方药亦无不当之处。奈何迭投杞菊地黄、知柏地黄等方，以及牡蛎、女贞子、夏枯草、山栀、钩藤等滋阴潜阳凉肝诸药，连进20余剂，结果始效而终不效。当时也曾思及张景岳关于"善补阴者，必于阳中求阴，则阴得阳升而泉源不竭"之论，无如患者脉象虚数，舌质红绛而苔净，面唇色红，且长期大便干结，小便色黄，更有甚者，月必梦遗7~8次，全无半点肢清、便溏等见症，似此补阳药焉能出手？遂于先父病榻前求教。先父云："舌燥否？"我答以尚未。先父继云："舌畔有些微齿印否？我仍答以亦未。先父又云："小溲频数否？"我答以果然。先父云："此肾阳亏虚之萌也。患者年甫弱冠，正阳气方张之际，与老年阳衰者不同；前此偏投滋腻填补，其如氤氲弥漫，离照被隐，阳不用事何！《内经》有'阳生阴长'之义，须知阳以阴为根，阴以阳而生。若一味滋阴，则孤阴不生，此刻若参养阳之品，事必可为。然鹿茸辈峻补非宜，桂附大热更欠稳妥，还以平补为是，可用景岳左归饮重加补骨脂，寓扶阳于养阴之中，意在阳中求阴”。后遵此意立方，续服 10 余剂而诸症日隐。世人皆好滋阴而不顾及其阳，善乎杨泰基氏之说曰：“试观大易，以阳刚喻君子，以阴柔喻小人，若使阴道长则阳道消，何以辅相裁成，跻斯人共登寿域？以方位论，五谷利在东南；以岁时论，百卉敷荣春夏。由此推之，天包乎地，气先于血，元阳实生生之本，亟宜保护”（《吴医汇讲》）。诚哉斯言。

## 第十九节 补气以生血

血虚者补血，是临床上一定不易之法。但也有用上法治疗欠效甚至失灵者。若增补气药于养血方中，以治久病伤及精血；或思虑过度，耗伤心血；或失血过多，或妇女崩漏血虚以作“复旧”之用，往往药到病除。李东垣云：“血不自生，须得生阳气之药，血自旺矣”。于此可见，“气药有生血之功”。当归补血汤中，黄芪量五倍于当归，乃寓“阳生阴长”之意，绝非无谓之举。又如失血过多而致血脱者，本着“有形之血不能速生，无形之气所当亟固”的论点，医者亦常不理血而理气，用独参汤浓煎频服，常能转危为安。血虚患者尚未出现气虚见证时，在处方中可加一味用以治“虚劳诸不足”的山药，取其既滋脾阴，又扶脾气。因中气健旺才能“取汁变化而赤”，扶脾气正所以益血之源。对于已出现气虚见证者，除山药外，还须加“健脾运而不燥，滋胃阴而不湿”，“鼓舞清阳，振动中气，而无刚燥之弊”的党参，意在加强健中气的作用。此外，号称“为补气诸药之冠”的黄芪，也是这类常用药之一。因为黄芪之功，在于补中州以资脾肺，资脾乃助长其气血生化之源，资肺使肺能主一身之气，肺气旺则余脏之气皆旺而血得再生。若气血双亏者，则当分清其虚在何脏而分别选方遣药，如八珍、归脾等可供选用。补气以生血法，可选四君子汤、保元汤、当归补血汤为代表方，适用于血虚证候用补血法而鲜效，症见面色萎黄无华，头目眩晕，心悸怔忡，神情疲惫，肢体困乏无力者。

【例1】 马某，男，63岁。1993年3月9日初诊。类中两月，神志虽清，而偏右手不能握，足不能步，瘫软无力，抚之欠温，已成半身不遂之象。迭进主以养血活血，辅以祛痰通络之剂，虽有小效，终不能起沉疴。审得左肢亦麻木，舌淡，苔薄白，脉濡细。此证已经血病及气，病废之肢，无血固不得濡养而难以恢复，而少气则无以温煦而血亦难以再生。治宜补气以生血，作治本之计，方用四君子汤合补阳还五汤出入。处方：潞党参20g，冬白术、全当归、赤芍、白芍、淡苁蓉、炙地龙各10g，云茯苓、生黄芪各30g，熟地黄15g，红花3g。15剂。3月24日复诊，右肢逐渐有力，扶杖能蹒跚行走数步，左肢麻木亦渐轻减，前方去红花，加炙山甲片5g。15剂。此后症情日有起色，三诊加怀牛膝10g。续服15剂，即逐步恢复如常人。

**按**：中风半身不遂患者，其病机多为本虚标实，尤以本虚为主的虚实夹杂证。本例的治疗，初起一味养血活血，治血而不及气，以致疗效不显。《景岳全书·非风·论治血气》篇云："夫血非气不行，气非血不化。凡血中无气，则病为纵缓废弛；气中无血，则病为抽掣拘挛。何也？盖气主动，无气则不能动，不能动则不能举矣……故筋缓者，当责之元气"。今患者半身不遂，乃属张氏所述"纵缓废弛"，为"血中无气"。据此，治疗时采用四君子汤甘温益气，补阳还五汤重用黄芪补气话血化瘀，熟地养血，守方续服一月有半，患肢既得血之濡养，又得气之温煦，正胜邪却，瘀化络通，气血运行恢复而愈。

【例2】 倪某，女，30岁。1992年12月13日初诊。小产者再，阴血潜伤。客岁大产后亡血，尔后汛水始则错后半月至两旬，量少色淡，今竟经停五月余，形体羸瘦，面色萎黄，神疲乏力，头目眩晕，心悸怔忡，夜寐欠安，多梦，胃纳不馨。脉沉细无力，舌淡，边有齿痕，苔薄白。证属血枯经闭，由气血亏损所致，遵“损者益之”之意立方。处方：潞党参、生黄芪、云茯苓各20g，冬白术、菟丝子各10g，怀山药12g，熟地黄（砂仁3g拌）15g，当归身、川芎各6g，龙眼肉5枚。15剂。12月28日复诊。胃纳渐增，夜寐亦安，神情日振，他恙亦均好转，昨晨汛水已潮，量亦增，色鲜，前方加清阿胶（溶化冲入）10g，党参、黄芪各加至25g。15剂。此后用复诊方制成丸剂续服，以巩固疗效。至1993年4月停药，病告痊愈。

**按**：本例患者由产后大失血，血海空虚，冲任损伤而致闭经。结合脉证判断，当属血虚经闭。《景岳全书·妇人规·血枯经闭》文中说：“一切无胀无痛，无阻无隔。而经有久不至者，即无非血枯经闭之候。欲其不枯，无如营养；欲以通之，无如充之。但使雪消则春水自来，血盈则经脉自至。源泉混混，又孰有能阻之者”。这是说，用养血法治血虚经闭，是正本清源之计。考虑到气与血原本浑然一体，相互依存，且气药有生血之功，补气的目的仍在于补血。再者，本例已有血病及气的见证，因而补气以生血的治法更须采纳，于是用气血双补法，方选八珍汤，并参入黄芪，又成当归补血汤意。由于药证相对，疗效比较满意。

## 第二十节 补血以丽气

证属气虚，投以甘温益气之品后，其效如桴鼓者固在意中，设或益气而气虚见证无明显改善时，可同时参以补血。当施用气血双补法后，其疗效又迅速提高。其中机理，当不外《张氏医通·咯血》条所云："盖气与血，两相维附，气不得血，则散而无统；血不得气，则凝而不流"。张氏的意思是说，气血相互资生并完成运行的生理功能；如气不得血则散，而补血意在丽气，气有所归，则能司脏腑经络之职而精神乃治。补血以丽气的治法，尤其适用于失血引起的气虚疾患，如新产后癃闭、久痢下血后脱肛等。但补血以丽气的治法，是以扶气为主，而以补血为辅，不能以补血为主而本末倒置。它的适应证除主症外，尚有神情疲惫，倦怠乏力，少气懒言，劳则气短，面色皖白无华，脉虚缓，舌淡苔白等气虚症状伴见。至于补血药的选择，我从补中益气汤和当归补血汤中得到启发而常选用一味当归。由于当归药用部分有头、身、尾以及全当归之别而功效各异，《药品化义》指出："当归身养血中守"，故作补血用时，宜取当归身。

【例】 余某，男，66岁。1994年12月9日初诊。血痢伊始，日必十数行，迭经医治2月余，血冻已止，大便日仅二行，质尚溏，尤所苦者，每临圊后必脱肛不收。面色萎黄，神情疲惫，少气懒言，不饥少纳，舌正红，脉濡细，中气不足，清阳下陷之象也，与东垣方。仿升阳益胃汤出入。处方：炙绵芪、煨白芍各12g，潞党参、赤茯苓各15g，炒白术、怀山药、建泽泻各10g，羌独活各6g，关防风、柴胡、炙甘草各3g。7剂。12月16日复诊。神情稍振，惟依然脱肛不收，得毋为气无所附耶？再与补中益气汤以觇动静。处方：炙绵芪、潞党参各20g，冬白术、怀山药、当归身、赤茯苓、煨葛根各10g，上广皮6g，炙升麻、炒柴胡各5g，炙甘草3g。7剂。三诊时大便已成形，日一行，虽有脱肛，已能自收，复诊方续服7剂。另用五倍子140g，每日20g，煎汤坐浴。此后未再脱肛。

**按**：升阳益胃汤与补中益气汤同为李东垣氏所创的方剂，两方中均有人参、黄芪、白术、甘草等补益中气药，故同治中气虚弱证候。不同的是，升阳益胃汤的药物组成中有祛风胜湿药，而补中益气汤中却用了补血的当归。本例气虚见证固显，而年逾六旬，阴血亏虚亦在意中；且前此患血痢2月余，阴血焉得不虚？气与血本相互依存，血虚则气无所附，故单用升阳益胃侧重补气而疗效不彰。复诊时补气的治疗大法未变，仅改用含补血以丽气的补中益气汤即逐渐生效，于此可见选方遣药的重要性。

## 第二十一节 逆流挽舟

逆流挽舟法是用发散药治疗痢疾的一种方法，为喻嘉言氏所创，其代表方剂为人参败毒散。乍一看来，用败毒散治痢，似有南辕北辙、风马牛不相及之感。然病分表里，治有先后，若为表里同病者，亦应权衡其轻重缓急。在《伤寒论》及《金匮要略》中，早有“急当救里”、“急当救表”的记载。这是说，表里同病时，若表证急者，当先救表；若里证急者，当先救里。总之。要抓住主要矛盾先行解决。就一般常法而论，表里同病，初起者当以解表为先，以防邪入里。即便邪已入里，表证全无，前人尚有外托一法。《外感温热篇》中“入营犹可透热转气”一语，即是此意。喻嘉言氏洞悉外托奥义，并且推而广之，由此及彼，以治外感风寒湿邪的败毒散方，转用其治下痢有表证者，即用本方仍使邪由里出表，犹之在逆流中挽船上行，而冠以“逆流挽舟”之名，临床用之颇见效验。

前人治痢，早有将“禁发汗”列为治痢”五禁”之一，“忌发表”列为治痢“四忌”之一。逆流挽舟法用发表剂为代表方，是否属禁忌之列，尚可作一探讨。《丹溪心法·痢疾》门云：“皆由肠胃日受饮食之积余不尽行，留滞于内，湿蒸热瘀，郁结日深，伏而不作，时逢炎暑……又调摄失宜，夏感酷热之毒，至秋阳气始收，火气下降，蒸发蓄积，而滞下之证作矣。”朱氏是说，痢疾是由饮食积滞与湿热胶结而成，其病位在肠腑，因而当属里证，治法宜遵“五禁”、“四忌”。这是一方面。另一方面，感受外邪，触发肠中积滞而成痢者，并非罕见，此一类型的痢疾，多表里证俱见，此刻若只清里而不治表，是为当表失表，必致表邪内陷而出现变证。唯有遵照喻氏指示:“必从汗先解其外，后调其内。首用辛凉以解表，次用苦寒以清其里，一、二剂愈矣。失于表者，外邪但从里出，不死不休，故虽百里之远，仍用逆流挽舟之法，引其邪而出之外，则死证可活，危证可安”。可见痢疾有表证者，不仅不忌发表，而且治当发表，如此可收表解里和之效。如表解后而里尚未和者，再治其里，这也是《素问·至真要大论》“从外之内者，治其外……从外之内而盛于内者，先治其外，而后调其内”的治疗大法。逆流挽舟法的运用，必须在腹痛下痢的同时，又具有恶寒发热、无汗、周身酸痛、头重、口不甚渴、脉浮、舌正红而苔薄白等见症为辨证依据。若下痢而不恶寒，但发热，口渴欲饮，舌红，脉数者，用之则劫灼津液而成坏病。此外，败毒散中之人参，对于老年或幼年且体质虚弱者，可酌用之扶正以祛邪，若青壮年则宜去之，以免恋邪。

【例1】 唐某，男，27岁。1996年9月7日初诊。昨晨冒雨感寒，入暮突然恶寒发热（体温39.2℃），无汗，头痛甚于前额，周身酸痛，口中和，不欲饮，谷食不思，腹痛阵作，下痢黄白冻腻，迄已七、八行，里急后重。舌苔白滑而腻，脉浮紧。证方一日，风寒湿邪入里，触动肠中积滞而成痢，法当辛散解外，辅以和中，宗逆流挽舟法，仿败毒散增损。处方：柴胡、前胡、荆芥各5g，羌活、独活、粉葛根、玉桔梗、江枳壳、川芎各10g、赤茯苓20g，煨木香6g，西砂仁（后入）4g。2剂。9月9日复诊，寒热悉退（体温36.7℃），头身诸痛亦瘥，今日临圊一行，大便渐成形，冻腻全无，腹痛未作，里急后重若失。予香连丸 30g，每日 3 次，每次 5g，药尽病愈。

**按**：患者发病急骤，表里证俱见，而尤以表证为急，根据表急救表的治则，用败毒散出入，并加荆芥、葛根，重以发表，务使外袭之邪，仍得从外而解；参入木香、砂仁，一则和中以安内，一则调气以除后重。药仅 2 服，即达表解里和之目的。这里值得一提的是用桔梗治疗痢疾的问题。《药性本草》称桔梗能“治下痢”，《本草思辨录》也指出：“桔梗治痢疾腹痛，是治肺气之郁于大肠。”由于桔梗具有辛散表邪的作用，又能凭其舟楫上浮之性，开提肺气，以解肺与大肠之气机郁滞，肺气宣肃，则大肠能尽其“传导之官”的职责，使肠中积滞得以排出而下痢可止。

【例 2】 李某，男，44 岁。1998 年 7 月 30 日初诊。平昔食饮不节，复加纳凉太过，内有积滞，外感时邪，以致微寒发热（体温 39.5℃），微汗，头晕疼，首如裹，胸脘痞满，恶心呕吐，口干不欲饮，不饥少纳，腹痛阵作，滞下赤白冻腻，日十数行，里急后重。舌苔白腻，根部黄腻，脉濡数。证属暑湿外束，湿热内阻，已经 11 日，外犹未解，当先解其外，以防内陷之变，仿藿香正气散合香连丸出入。处方：广藿梗、苏叶、陈香薷、香白芷各 10g，制半夏、水炒柴胡、煨木香各 6g，赤茯苓 20g，川雅连、川朴、西砂仁（后下）各 3g，赤白扁豆花各 2 串。2 剂。8 月 1 日复诊，寒热悉退（体温 36.8℃），头疼已止，呕恶未作，未始不为佳兆，无如腹痛尚在，滞下冻腻依旧，是肠腑湿热积滞内踞，表虽解而里未和也。再清其里，仿芍药汤意立方。处方：赤芍、白芍、淡黄芩、煨葛根、全当归各 10g，川雅连、西砂仁（后入）各 4g，生大黄（后入）、花槟榔、煨木香各 6g，神曲 15g，赤白扁豆花各 2 串。3 剂。8 月 4 日三诊，腹痛已止，大便日一二行，且成形，无冻腻，仅稍觉后重而已。处方：冬白术 10g，煨木香 6g，西砂仁（后入）、川雅连各 4g，焦楂曲各 15g，炙荷蒂 3 枚。续服 2 剂而愈。

**按**：我江苏地区沿江，夏秋雨水较多，因而暑湿泛滥，下痢表里同病的患者，常见此型。在一般情况下，处理时投藿香正气散一、二剂即愈。本例下痢虽经治疗，然当表失表，以致迁延 11 日而表证尚在，幸在壮年，邪未内陷，于是毅然发表。在热退身凉的同时，腹痛滞下、赤白冻腻见症仍未见好转，考虑肠腑积滞未得下达，于是用芍药汤以清肠胃，调气血，先后分表里两段论治。

【例 3】 韩某，男，51 岁。1998 年 8 月 26 日初诊。连日露宿，日昨始则微寒，继之发热（体温 39.4℃），无汗，头疼，周身不适，咳嗽咯痰欠爽，咽喉疼痛，口渴欲饮，入暮腹痛，滞下赤白冻腻，白多于赤，一夜六、七行，里急后重。舌畔偏红，苔薄黄而近舌根腻，脉浮数。证属下痢，而表证尤急，当重以解外，先与银翘散救表。处方：净连翘、金银花、神曲各 15g，荆芥穗 5g，广藿梗、苏薄荷、玉桔梗、香豆豉、炒牛蒡子各 10g，六一散（布包）20g，煨木香 6g，鲜荷叶半张。3 剂。2 日内服完。8 月 28 日复诊：身热悉退，喉痛、咳嗽已减什八，大便仅二行，冻腻若失。处方：香连丸 30g，每日 3 次，每次 5g；另竹叶 10g，鲜荷叶半张，煎汤送服。

**按**：用辛温发表治痢是逆流挽舟法，用辛凉解表治痢亦是逆流挽舟法。在《医门法律·痢疾》门中，喻氏就曾明言："必从汗先解其外，后调其内，首用辛凉以解其表"。印证本例，颇具指导意义。患者先是外感，时邪袭入肺卫，肺与大肠相表里，肺中邪热下迫大肠，与肠中积滞互结而成痢。表里同病而表证尤重于里证，故予辛凉平剂银翘散，以解卫表之邪且清肺热，使肺热不再下移大肠而达表解里和之目的。

## 第二十二节 增水行舟

大便秘结者，通常均以下法治之。下法中又分寒下、温下与润下诸法，而润下法中，又多以麻子仁丸、五仁丸等为代表方。药物则以火麻仁、郁李仁、瓜蒌仁之属以润肠通便。这类药虽有润下之功，但却缺少滋阴之能。对于温热病因热灼阴伤而大便不通的患者，用上述方药则难合拍。譬如舟楫，河水干涸，船舶怎能行驶？欲得船行，必须水涨。增水方可行舟，这个道理是很清楚的。吴鞠通氏指出“津液不足，无水舟停者，间服增液”。这确是经验之谈。关于增液汤的适应证，吴氏曾云:“阳明温病，无上焦证，数日不大便，当下之；若其人阴素虚，不可行承气者，增液汤主之”。由于阳明灼热，阴伤液耗，致使津枯肠燥，口干舌燥，大便秘结不通，是为半虚半实证。此证因阴虚不复，不能用攻下法，惟有用增液汤。此方选玄参咸寒润下，壮水制火，生地黄养阴清热，麦冬滋阴润燥，三药相辅相成，共奏滋养阴液、润肠通便之功。本方以补药之体，作泻药之用，既可泻实，又能补虚，寓泻于补，曲尽其妙。用增水行舟法药量宜大，增液汤中之玄参、生地、麦冬，一日量均需用30~45g，方可奏功。否则，用小剂量则杯水车薪，难以收到预期疗效。此其一。其二，用于阳明温病，津液不足，大便秘结患者，须注意发热不高，有口干舌燥，脉象虚数，舌红，苔黄而干或干黑见证者，用此法为宜。若苔见黄腻或浊厚腻者，则不属增水行舟法的适应范围。其三，对于久病阴血亏虚或产后血虚津枯而致肠燥便秘者，本法亦在选用之列，但剂量可减半。其四，增液汤中可参入一味枳实，取枳实性动，与该方中之玄参、生地、麦冬等性静之品配伍，则动静结合，既可免阴柔腻滞之弊，又可利用枳实理气作用，以增强通便之力。

【例1】 何某，女，27岁。1997年5月21日初诊。温病后余邪未净，症见身热（体温37.8℃），微汗，形体羸瘦，神疲乏力，口燥咽干，频欲饮水，虽知饥而不思纳。旬前曾用下法通腑泄热，今又八日未见大便，腹中亦无不适。脉象细数，舌红，苔干黄。证近两旬，温病伤阴，肠燥便秘也。法当增液通便，以冀余热得泄。处方：黑玄参、大生地、大麦冬各30g，金银花15g，青蒿梗、肥知母各10g，枳实片6g，活水芦根30g。2剂。5月23日复诊，今晨已得大便，质硬如栗，色深黄，身热已退什七（体温37.2℃），有汗，舌苔尚黄，渐有津，口渴亦减，前方玄参、生地、麦冬减为20g。2剂。三诊时知昨暮又大便一次，质先硬后软，身热悉退，胃纳渐增，邪泄正复之象，宗养阴扶正法，方用增液汤合参苓白术散以善其后。处方：黑玄参、生地黄、大麦冬、冬白术、白扁豆各10g，潞党参、怀山药各15g，粉甘草、砂仁壳各3g，玫瑰花2g。2剂。后即康复。

**按：** 本例高热时曾用攻下法以作釜底抽薪之计，热势即挫。惜乎未得畅下，且前此热炽伤阴，致使肠燥难以运行糟粕，余邪羁留，故热未尽撤，此际虚实夹杂，且身热不甚，腹中亦无不适，为虚多实少，不适用通腑，遂改用增水行舟法，药证相符，因而中的。我以此法治温病，常用于以下两种情况：①时日迁延较长，身热已不高者；②病程中曾用承气通腑，已得大便而热势大减，或已热退而又数日不大便，口干舌燥，舌苔干黄，不思纳食，但腹不胀痛者。

【例2】 汪某，男，8岁。1981年3月16日初诊。壮热（体温39.7℃），无汗，心烦，口燥咽干，唇裂，渴甚，频欲饮水，腹膨满，按之痛，大便六日未下，舌黯红，中有裂纹，苔焦黄，脉弦数。证属春温，已经九日，阴液大伤，阳明热结，法当滋阴与通腑并进，庶几滋不碍邪，下不伤正，方选吴氏增液承气汤。处方：黑玄参、大生地、大麦冬各15g，生大黄（后入）6g，元明粉（冲入）5g，粉甘草、枳实片各3g，净连翘、金银花各12g，竹叶10g。2剂。3月18日复诊，药后大便二行，先硬后软，腹胀已消，身热亦退什九（体温37.3℃），惟仍唇裂，苔黄干少津，是阳明热结已下而阴伤犹未复也。再以退为进。处方：黑玄参、大生地、大麦冬各15g，净连翘、金银花、竹叶各10g，青蒿6g，生大黄（后入）5g，粉甘草3g。2剂。药后即愈。

**按**：本例患春温证已九日，其症状表现，既有壮热、腹满痛、大便秘结、舌苔焦黄等阳明腑实证的一面，又有口燥咽干、唇裂、舌上裂纹等阴伤见证的一面。为此，治法宜滋阴与攻下并进，方选增液承气汤。此方为吴鞠通氏所创，由增液汤加大黄、芒硝，一以养阴，一以通腑，以达邪去正复的目的。运用增液承气汤时，必须确诊腑实，因而要掌握其有腹满痛、不大便的症状，及老黄、焦黄、黄厚等舌苔。如误用于以阴伤为主的虚多实少的增液汤证，尤其是稚阴稚阳、易虚易实的小儿患者，将出现难以收拾的坏病。此外，增液承气汤与大承气、调胃承气的运用也各别，如治阴大伤而腑又实的增液承气汤证，单纯用硝、黄而不用玄参、生地、麦冬，纵使能解决部分腑实，但终必因肠燥而热结复炽，有死灰复燃之虞。

【例3】 秦某，女，28岁。1998年10月9日初诊。临盆时因前置胎盘而失血甚多，产后三日又复高热，经治八日后身热方退。诊见大便干结，旬余始一临圊，大孔灼痛，且夹鲜血，面色萎黄，口燥咽干，饮水不多，胃呆少纳，心悸少寐，脉虚少力，舌苔薄白。证经三月，此即《金匮》新产三病中之“大便难”，由血虚阴伤而起，法当滋阴液、养血气，仿增液汤合当归补血汤加味。处方：黑玄参、生地黄、熟地黄

(砂仁3g拌)，大麦冬各20g，生黄芪、生首乌、火麻仁各15g，当归身、柏子仁各10g，枳实片、生甘草各3g，白蜜(分2次冲入)100ml。5剂。10月14日复诊：大便两日一行，先硬后软，下血已停，大孔灼痛亦止，胃纳渐增，他恙亦有起色。前方去火麻仁，加全瓜蒌30g。7剂。药毕即瘥。

**按**：本例临产失血过多，复加壮热八日，阴液又伤，阴血亏损，无以濡润肠道，致肠中燥结，传导不利而致大便秘结。诚如《圣济总录》所云："大肠者，传导之官，变化出焉。产后津液减耗，胃中枯燥，润养不足，糟粕壅滞，故大便难或致不适。凡新产之人，喜病此者，由去血多，内亡津液故也"。此说甚是。产后大便难虽非阳明温病，但"津液不足，无水舟停"的病机则一，因而用增液汤以滋阴液、润肠燥；当归补血汤养血气；复参润燥之品。药后阴血渐复，肠道得以濡润而大便通畅。

## 第二十三节 利小便以实大便

李士材治泄泻有九法，以淡渗居其首。而淡渗性味的药物，其功用在于利湿，因而它的适应证为《内经》所说的"湿胜则濡泄"的濡泄，可见用淡渗利湿法以制濡泄是从因论治。叶天士曾加以引申，以大便溏否为湿邪尽否之佐证，如《外感温热篇》云："湿温病大便溏为邪未尽，必大便硬，慎不可再攻也，以粪燥为无湿矣。"此实经验之论。可以理解，濡泄是由脾运不健，不能运化水湿，水谷并入大肠而成。此时运用淡渗法，可以进行分利，使大肠中水湿，通过膀胱由前阴排出而濡泄自愈，此即"利小便即所以实大便"之初衷。前人亦称此为"太阳不开，阳明不阖，开太阳正所以阖阳明"。此法亦称分利法，证诸临床，对于夏秋季因脾运不健，邪湿内踞肠腑，以致小便少而大便濡泄者，用本法确能收到小便利、大便实之效。反之，治濡泄不利小便，则大肠中水湿依然从后阴而去，病将难愈。所以前人说："治湿不利小便，非其治也"。用本法的辨证关键，濡泄应列于首要地位，其泻出物为水多粪少，似喷射状，如为乳儿，则大便多呈蛋花汤样。其伴随症状以中焦见症为多，且必有小便短少黄赤，甚则小便量极少近于无者。此证多见于夏秋之交，以其夜宿室外为雨露侵袭，感受时令之湿，复加贪食瓜果，内外湿互合而成病，故长夏季节亦可作辨证参考。治法当主以淡渗分利，"利小便即所以实大便"。20世纪60～80年代，我在安丰人民医院工作期间，儿科对小儿中毒性消化不良的住院患儿，由于用西药疗效不满意而常邀我会诊，其中约半数以上的患儿投以此法，采用五苓散为主方，有热者则去桂，夹暑者辅以六一散，夹食者用胃苓汤，务使水走小肠故道，则不止泻而泻必自止。此外，煨葛根治濡泄，也是值得推荐的一味要药，取其升提脾气，藉以达到分清泌浊、清升浊降的目的。

【例1】 杨某，男，11个月。1982年7月11月初诊。患儿因便泻住院治疗，诊断为中毒性消化不良，经治后无甚进展，邀我会诊。证经七日，肠鸣辘辘，大便濡泄如蛋花汤样，日夜廿余行，小便量极少，色黄，面色萎黄，形体羸瘦，神疲乏力，唇干，饮水不多，腹胀大，按之濡。指纹色滞，已逾气关；脉濡无力；舌正红，边有齿痕，苔薄白，舌根部白腻。沈金鳌氏云："泄泻，脾病也，脾受湿而不能渗泻，致伤阑门无气，不能分别水谷，并入大肠而成泻"。诚然。拟健运中州，淡渗利湿，方用五苓散加减。处方：太子参6g，官桂、西砂仁（后入）各1g，茅术、白术、鸡内金各3g，赤茯苓10g，建泽泻、车前子（布包）、煨葛根各5g，炙荷蒂2枚。2剂。每6小时服1次，一昼夜内服完。7月12日复诊：服药后大便仅四行，小便量增多，昨暮已能吮乳，今晨又进糜粥，症情已有转机，前方去车前子，加山药、薏苡仁各6g。2剂。旋即痊愈出院。

**按**：《素问·至真要大论》云："诸湿肿满，皆属于脾"。《素问·阴阳应象大论》云："湿胜则濡泄"。由此可见，泄泻，尤其是濡泄，其主要病因病机为脾湿不化。明代张景岳也说："泄泻之本，无不由于脾胃"。正因脾胃不能运化水谷，则水反为湿，谷反为滞，水湿滞留，遂成濡泄。患儿母亲嗜食瓜果，并常用瓜汁喂儿，日久伤及脾气，致大便泻下如水，小便量极少，以及其他脾弱见证，是濡泄诊断可以成立。于是用五苓散加太子参以健脾益气温阳，参用车前子以增强淡渗利湿，利小便以实大便，再以鸡内金助运消食，煨葛根、炙荷蒂升清，共收分清泌浊之功。

【例2】 庄某，男，38岁。1999年9月24日初诊。平昔嗜酒茹荤，喜进乳酪酿湿之品，两月前先是冷饮过度，复加淋雨而腹痛便泻，经服附子理中丸后即愈。四日前又因食饮不慎而便泻复作，再服附子理中丸不应。诊见肠鸣辘辘，腹微痛，大便泻下似水，日夜十数行，口渴欲饮水，小便短少黄赤。脉濡数，舌苔淡黄而腻。证属濡泄，由湿热内蕴，脾不运化使然，法当健运中州，淡渗利湿，仿四苓散合香连丸加味。处方：茅术、白术、猪苓、泽泻、煨葛根各10g，赤茯苓20g，川雅连3g，煨木香5g，六一散（布包）15g，薏苡仁30g。2剂。9月26日复诊：日昨大便两行，今日尚未临圊，腹中无不适，惟胃纳欠馨，再调和中州。处方：潞党参、怀山药各15g，茅术、白术、白扁豆各10g，云茯苓20g，砂仁壳3g，薏苡仁30g，玫瑰花2g。续服2剂而愈。

**按**：患者嗜酒茹荤，喜饮乳酪，中焦湿盛可知。初患腹痛便泻，起因于冷饮淋雨，湿从寒化，故服附子理中丸即愈。《外感温热篇》云："又有酒客里湿素盛，外邪入里，里湿为合。在阳旺之躯，胃湿恒多；在阴盛之体，脾湿亦不少，然其化热则一”。此次发病，乃湿从热化，其所表现症状可资佐证，因而予四苓散淡渗分利，以冀小便利而大便实；加香连丸以清利湿热，且行滞气。奏效后改用参苓白术散增损，方药虽变，但健脾分利之意未改。

## 第二十四节 行血以止血

中医治疗血证，其专藉凉营以冀“血得寒则凝”与用炭药以期“血见黑即止”等法，医者每恶其有“留瘀”之弊。“服寒凉药百不一生”的说法，虽非绝对公允之论，但以之为擅用凉血法者之棒喝，似属必要。缪仲醇氏治血三法，首条即指出:“宜降气不宜降火”，继又指出:“宜行血不宜止血”，可谓善治血证者。否则，见血止血，则咯血者往往因血多喉小，瘀不得出，留于肺络，久之将成损怯。反之，以行血化瘀法治咯血，则肺络中无瘀，因而也就无后患可言。王清任云:“瘀化下行不作痨”，这是经验之谈。对于女科经漏者，用止血法亦常朝止夕发，甚至下血淋漓，或量虽减而少腹反剧痛。至于用止血法而经漏量更增，人为地使“久漏成崩”者，临床亦非罕见。若用行血一法，则不止血而血自止。因为治血证用行血化瘀之品，则瘀血难以形成，或瘀血不再阻塞脉络，血循经脉而行，故能自止。

凡治血证，在辨证上总以有瘀与否为诊断关键。例如血色紫而成块，胸胁闷痛，气道不畅，咯血后即感舒畅，脉象涩滞，舌边尖呈紫黯色者为有瘀指征。以上宜掌握“但见一症便是，不必悉具”的精神，其中尤以有紫黯血块，胸胁闷痛，咯血后反舒为辨证关键。因劳倦伤络，络损血溢之患者，每多见此种类型，问诊时亦宜注意及此。瘀深者宜逐，用桃红四物汤加大黄为主方。何梦瑶云:“凡血妄行瘀蓄，必用大黄、桃仁行血破瘀之剂。盖瘀败之血，势无复返于经之理，不去则留蓄为患，故不问人之虚实强弱，必去无疑”。此说甚是。瘀浅者宜行，可用丹参、参三七、生蒲黄等。至于虚劳患者之咯血，行血祛瘀法仍不可少，但应选和血化瘀之品，药力较缓薄者为宜，以防“虚虚”之变，如花蕊石散、郁金、丹皮之属。如虚劳吐血盈碗盈盂者，于凉营止血的同时，仍不应忽视化瘀，以防瘀留肺络而于血止后咳呛增剧，甚至咯血复作。

经漏是妇科常见病之一，此证宜澄源而不宜塞流，故“久漏宜通”之说，实为经验之谈。至于虚中夹实之经漏，即使少腹无胀痛感，亦必寓行血和血于养血凉营、固摄冲任之中，或寓行血和血于补气养血摄血之中，如此施治，每每获效。至于行血和血方药的选择，可视病情而定。如证实而体不虚者，用《医林改错》少腹逐瘀汤加减；实多虚少者，用失笑散加味；虚多实少者，以四物汤增损。又，在用行血化瘀的同时，还应佐以调气，所谓“调经必先理气”，“气行则血行”，药物则以誉称“气病之总司，女科之主帅”的香附为合宜。

【例1】 吴某，男，44岁。1982年6月7日初诊。嗜酒已历廿余载，无日不贪杯中物。迩来适逢三夏，耕作劳力太过，初则中脘胀闷不适，继之嘈杂难以明状，如斯达一昼夜之久；昨午骤然吐血七、八口，色鲜紫不一，血后脘次稍宽；今晨胀满益甚，心下如热汤内灼，自觉胃中有逆气上冲，未几又吐血盈碗，色鲜多于紫，有块，兼见残食。今已午后，血犹未止，且胸闷脘胀之象未减，再次大失血之危，已迫在眉睫。尤可虑者，自诉血出之际，辄额上汗出，眩晕，呼吸迫促，心悸乏力，是正气亦伤，而血脱之变，不得不预为之见也。诊脉缓，无刚劲搏指或细数浮芤之征；舌边尖偏红，未见紫点紫斑，苔白。拟凉营以止血，泻胃以降火。《金匮》云：“热之所过，血为之凝滞”。邪热可致血滞，劳力又使血瘀，再参行血以止血、化瘀以生新之品。处方：大生地、生大黄、代赭石（杵碎先煎半小时）、乌贼骨各12g、白及（水磨冲服）6g，白茅根、粉丹皮、京赤芍、黄郁金各9g，左牡蛎、生石膏各15g。1剂。翌日复诊，服药后大便二行，质软，仅吐血两口，胸脘涨闷已消十之七八，且知饥思纳，但尚觉眩晕，前方去白及、乌贼骨，加冬桑叶9g。2剂。6月10日三诊，血已止，自觉体弱，他无不适，于复诊方中去石膏、牡蛎，大黄减为4.5g，赭石减为10g，加太子参20g，柏子仁10g。2剂。嘱戒酒，注意劳逸结合，用力勿过猛。愈后未复发。

**按：**本例往昔有酒癖，热积于足阳明经无疑。发病前因用力过度，遂致劳倦伤中，如此积热灼胃腑之经于先，努力损阳明之络于后，热迫者血妄行，力伤者络破裂，血从裂络之分溢于胃内，此离经之血，既不得循故道，于是随上逆之气从口而出。虽脉无热象，舌无紫斑，然脘次不适，吐后则宽，心下如灼，往常又无宿疾，加之病起于劳力过度，因而热瘀于中的推断，当可成立。治法重在泻胃凉血、行血化瘀，方选《千金翼方》生地大黄方，取生地凉营止血以补虚，大黄泻胃祛瘀以泻实，再参赤芍、郁金，以增强祛瘀生新之力，此亦缪仲醇治血三诀中“宜行血不宜止血”之意。此外，还采纳了缪氏“宜降气不宜降火”的意见而选用重镇的赭石，使逆气下行而血不上溢。至于用乌贼骨与白及，乃取其对胃腑损伤络脉，粘堵裂隙，制止出血。

【例2】 贺某，男，39岁。1996年9月21日初诊。9年前患支扩，每年辄发作一、二次。本次先因秋燥犯肺，咳嗽少痰，已经5日。3日前因急躁而骤然咯血，尔后每晨必咯血七八口至十数口，色鲜红，间有黯红，胸次窒闷，心烦口干。舌红，苔薄，脉弦数。证属燥热袭肺，气火灼伤肺络使然。法当清肺燥、平肝火、宁肺络，尤以化瘀血为急务，仿百花膏合黛蛤散加味。处方：川百合、炙款冬花、桑白皮、南沙参、北沙参、大贝母、粉丹皮、黄郁金、怀牛膝各10g，黛蛤散（布包）12g，参三七粉（分两次吞服）6g，藕节3枚。3剂。9月24日复诊，药后翌日，咯血仅三小口，今日已至午刻尚未见红，询得胸次已宽，咳嗽亦减，前方去桑白皮、粉丹皮，加肥百部10g，水磨白及（冲服）6g。续服3剂，即瘥。

**按**：本例往年治疗多宗润肺化痰、凉血止血法，方用百合固金汤、咳血方等，必服药至10剂后血方渐止，再越旬余而咳嗽始定。此次我接诊时，查患者所咯之血虽无紫瘀，亦未见紫舌等瘀象，然《血证论》曾指出："离经之血，虽清血鲜血，亦是瘀血"。又云："凡治血者，必先以祛瘀为要"。基于此，首诊方在清燥润肺、凉肝等从因论治的同时，重在行血，如选有祛瘀功效而药性较缓和的郁金、三七、藕节等品，再参牛膝引血下行，使肺络中瘀血得以及时排出而血得归经，较之往年提前5～7日而血止，且血止后咳嗽亦随之而愈。于此尤显缪氏"宜行血不宜止血"论点的重要。复诊时再用白及粘堵破裂之肺络，作善后之计。

【例3】 徐某，女，36岁。1979年4月17日初诊。20岁时患经前紧张症而于经前旬日乳房胀硬、乳头痛，结婚后又屡发梅核气。1978年11月因咳嗽咯血就医，胸透为右中、下肺浸润性肺结核，经西医对症处理，血止后续用抗结核疗法，症情不稳定。此次因咯血发作9天不止而住院治疗。中医诊断为虚劳咯血，治法宗清肺止咳、凉营止血、敛肺化痰，方用茜根散、百合固金汤、咳血方等出入，效果不满意。我接诊时咳嗽咯痰不爽，痰中夹少量血已两旬余，每日五、七口至十数口不等，色黯多鲜少，胸胁痞闷或痛，太息，咽干不欲饮，胃呆少纳，眩晕。先是月经过多十三载，近四年来月经错后，现已闭经四月余。脉虚数，舌正红，苔薄黄。证属肝血亏虚，肝气化火，火载血升，瘀阻肺络。法当柔肝、疏气、降逆、化瘀、清肺，方选黑逍遥散、生地大黄方、百花膏出入。处方：生地黄、川百合各15g，全当归6g，醋炒柴胡4.5g，炙款冬花、云茯苓各12g，赤芍、白芍、粉丹皮、黄郁金各9g，锦纹大黄（酒炒）3g，代赭石（杵碎，先煎半小时）30g。6剂。服药开始第一、二天，咳嗽不减，血量反有所增加，色仍黯而有小块，因胸胁部痞闷之势较前轻减，神情亦有起色，遂守方不变；服至第四天时，痰中仅见一次血丝；至第六日，血即停止。后用润肺化痰、养血柔肝方药巩固，咯血未再发作。

**按**：本例经前有乳胀痛硬及梅核气病史，就诊时尚有胸胁痞闷的见症，这些都符合“女子不足于血，有余于气”之说。且肝为藏血之脏，“女子以肝为先天”，少女时即月经过多，历时十三载，其结果必然血虚不能养肝，使肝体失柔而肝用独亢，一则肝气上逆，血随气逆而上溢；再则气化为火，火载血上而外溢，所谓“诸逆冲上，皆属于火”。张景岳氏亦云：“失血之由，惟火与气”。今患者血虚气滞于前，为本；气化为火于后，为标。此火乃五志之火，与六淫之火大相径庭，非苦寒直折所能扑灭。根据唐容川“气逆血中，此血证之一大关键也”，及缪仲醇治血三诀中“宜降气不宜降火”的意见，宜采用开郁降逆的治法，当然还要养血柔肝，以期符合于“中年治肝”的论点。此外，气滞者血亦瘀，是以所咯之血多色黯。《血证论》指出：“凡治血证，必先以祛瘀为要”，因而行血化瘀一法，也应一并筹划。考虑到虚劳病其体早虚，又见气滞血瘀病机，处此体虚有实邪阶段，可以补虚泻实并进，庶几补不留邪，泻不伤正。方药方面：①首选黑逍遥散增损，重在治肝，体用兼顾。地黄可生用，生地黄除凉血止血外，又可滋肾水以涵肝木，《医宗必读》云：“补肾即所以补肝”，所谓“母能荫子”是也。此“隔一”之治。

②大黄在选用之列，藉以通降化瘀，推陈致新，损阳和阴。对此，前人多有体会，如唐容川治血证亦主用之。他认为“全在大黄，降气即所以降血”；又说:“凡属气逆于血分之中，致血有不和处，大黄之性亦无不达……既速下降之势，又无遗留之邪”。至于虚弱体质能否应用大黄的问题，何梦瑶氏认为，人不问虚实强弱，对于有血妄行瘀蓄者，大黄、桃仁仍在必用之列。此说颇具现实意义。当然，虚人用大黄，一要用小量，二要中病即止，不可过剂。③遵照“宜降气不宜降火”的治血要诀，再增入一味赭石。此药最受张锡纯氏赏用，他用龙骨、牡蛎、萸肉、三七等4味组成补络补管汤，以之“治咳血吐血，久不愈者”。方后注云:“服之血犹不止者，可加赭石细末五六钱”。其治血之功，于此略见一斑。尽管张氏用赭石常取其作“降胃之药”，但赭石主入肝与心包二经，凭其质重之体，入肝以镇肝经逆气，这是毋庸置疑的。通过其镇逆作用，使肝气不上逆而正常上下运行，血亦随之运行而咯血可止。④患者咯血之际每伴咳嗽，亦应予以注意。询得咳呛不扬，咯痰欠爽，当责之气火灼肺，除柔肝疏肝以宁气火的治本措施外，再参入百花膏作清肺润肺以宁嗽的治标手段。由于药证相对，因而奏效较捷。

【例4】 曾某，女，29岁。2000年1月8日诊。客秋怀妊两月时，由负重而小产，甫及三朝，又因郁怒伤肝，于是恶露淋漓，迄今四月余未净，量或多或少，色紫黯有块，每值量多前辄脐腹下胀痛、拒按。据云两月前曾涉水感寒，此后腹痛转增。平昔胸胁亦时痞胀，得嗳稍安，幸胃纳不减，二便自调。脉沉弦，舌黯左畔有紫斑，苔白。证属寒凝、气滞、血瘀，姑从经漏论治，拟活血化瘀、疏气暖宫为法，仿桃红四物汤合失笑散加味。处方：桃仁泥、当归尾、京赤芍、川芎、大艾叶、制香附各10g，熟地黄15g，失笑散（布包）12g，肉桂心、红花各3g，醋炒柴胡5g。3剂。1月11日复诊，前投疏导气血，以通为塞之剂，果然经量十减其八，少腹胀痛几瘥。惟所下经血仍为紫黯，是胞宫瘀血未克尽化之象，当再守前意而小其制，以退为进。前方去桃仁，以全当归易归尾。续服3剂而愈。

**按**：本例病起小产后，病因涉及肝气郁怒，气不行则血瘀；复加涉水感寒，寒邪乘袭胞宫，形成寒凝、气滞、血瘀的局面。论治从三方面着手：①经漏虽历4月余，但患者正处"四七……身体盛壮"之际，既未呈现任何虚象，且胃纳一若常人，辨证当属实，经谓"血实宜决之"，于是采用桃红四物汤合失笑散为基本方。②"气行则血行"，患血证者适逢肝气郁结，理应参入疏气之品，柴胡、香附实为常规用药。③血得寒则凝，得热则行，血证患者，尤其有感寒史者，更应温阳逐寒，庶几血得畅行，本例取艾叶、肉桂，其用意即在此。

## 第二十五节 上病下取

《素问·五常政大论》云："气反者，病在上，取之下"。《素问集注》释云："气反者，谓上下内外之病气相反也，如下胜而上反病者，当取之下"。《类经·运气类》云："气反者，本在此而标在彼也。又云："其病既反，其治亦宜反"。这是说"气反"病变要采取反治法，即上病下取、下病上取是也。本法针对复杂病情下出现的部位上的证候表现和内在的病理机制不一致——反常的变证，常在脏腑相因、表里相通的论点指导下运用于实践。其适应范围有下虚上盛的眩晕、咳喘以及口糜、鼻衄、头痛等。

关于眩晕：在辨证施治方面，我体会到；①这类眩晕患者多斫丧太过，或妇女月经量多及多产史，以致肾精亏耗，精不能生髓，髓海不足，则脑转耳鸣，胫酸眩冒。肾病者的眩晕，常绵绵不休。②肝阴亏损，肝阳上亢者，常伴有不同程度的肢体牵掣，肌肉震颤等“诸风掉眩，皆属于肝”的症状，肝病者的眩晕，辄时剧时缓。③单纯用熄风清利头目法固因舍本求末而罔效，但寓熄风于填剂之中，较之专一于填下者易于奏效。因而我主张七分下取，三分上取，菊花、桑叶、钩藤之属，仍有考虑之必要。此外，滋补之中，还宜参以潜阳，如石决明、珍珠母、牡蛎、灵磁石等，选用一二味，可收镇摄之功。

关于咳喘：由于肾主纳气，一旦肾虚不能纳气，则随之呼吸喘促，这时可分别采用金匮肾气丸治疗肾阳不足之喘，用七味都气丸、贞元饮治肾阴亏耗之喘，这些都是行之有效的上病下取的实例。至于实喘，如腑气不通、肺气不降的肺炎咳喘，本法亦当选用，通其下可以缓其上。

【例1】 阮某，男，63岁。1980年1月27日初诊。咳喘六载，耐夏不耐冬，近年来作多止少，两月前稍感风寒而咳喘增剧，喘甚于咳；近旬日来喉中哮吼有声，痰白多沫，咯吐无力，声低息短，暮夜端坐倚息，张口抬肩，动则呼吸若不相接，面色皖白，额上汗出，四末不温，睑浮，肢肿没胫，按之如泥，不饥少纳，溲清便溏。脉沉细，尺部尤著；舌淡边紫黯，苔白滑根部腻。证属肺胀，肺气耗损于先，肾阳亏虚于后也。证在险途，慎防厥脱。论治之计，前贤虽有平时治肾，发时治肺之说，然肺虽为气之主，而肾乃气之根，故其本在肾而其末在肺，根本动摇，治之难矣。应重培其本，仿上病下取，拟肺肾同治。主以温肾之阳，辅以益肺之气，真武汤主之，皱肺丸亦主之。处方：淡附片9g，红参（另煎冲入）、冬白术、紫菀茸、黑苏子（杵）各10g，熟地黄（砂仁1.5g拌）、赤茯苓、白茯苓各15g，北五味子（杵）、桂枝木各3g，胡桃肉1

具，生姜皮1g。3剂，日3服，2日内服完。另蛤蚧1对，焙干研末，分为6包，每日3次，每次1包。1月29日复诊：前投温肾纳气、补肺行水之剂，喘势已衰，今夜渐能平卧，肢肿已消其半，且思进食，前方加赤白芍各10g。3剂，每日1剂，此后即逐渐缓解，于2月2日出院。

**按**：阮姓患者以慢性肺源性心脏病合并肺部感染收治住院。经过抗感染、缓解支气管痉挛、吸氧等治疗，体温虽下降，而气喘、浮肿症状并无改善。经过会诊，我考虑其病当属肺胀。《丹溪心法·咳嗽》篇指出："肺胀而嗽、或左或右，不得眠，此痰夹瘀血碍气而病"。《张氏医通·卷四》记载："治孙起柏肺胀，服耗气药过多，脉浮大而重按豁然，饮食不入"，认为"肺胀实证居多，此脉虚大，不当以寻常论也"。方用《备急千金要方》七气汤，每剂用人参9g，肉桂、半夏曲、炙甘草各3g，生姜4片，4剂霍然。从方中用肉桂看出，张氏已知肺胀与命火式微及心阳不振有关。就本例而言，咳喘六载，病情逐年加重，其病机当属肾阳不足，水气不化，上凌心肺，导致痰阻、水停、血瘀、气滞无疑。此际本虚标实，法当消补兼施。拟温心肾之阳，补肺之气，佐以祛痰、行水、活血、降气。方选真武汤温肾阳，消阴翳，利水道，祛痰浊；合《百一选方》皱肺丸补肺气，纳肾气，壮心阳，化水饮。这里"皱肺"二字，含有使肺胀患者因病而扩张的肺叶得以收缩，如此则一张一弛，重新恢复其呼吸功能之意。用皱肺丸治肺胀，不仅药名的效用形象、生动、贴切，其疗效亦称满意。

【例2】 陆某，女，28岁。1999年4月21日初诊。"二七"而天癸至，每半月至两旬即潮，量多若崩。结婚一载，小产者再，先天由此空虚，症见头目眩晕，脑转耳鸣，午后面赤颧红，口干且苦，心悸怔忡，善忘，腰府酸楚，膝软无力，小溲黄赤，大便干结。脉细数，舌偏红，苔薄白而剥，证属肝肾不足，虚风上扰，病之标虽在上，病之本实在下，治病必求于本，用上病下取法，填其下正所以制其上也，仿景岳左归丸出入。处方：熟地黄20g，甘枸杞、菟丝子、山萸肉、怀牛膝、肥知母、杭菊花、嫩钩藤各10g，玄武板、石决明、怀山药各15g，煅磁石（打碎先煎）30g。5剂。4月26日复诊：眩晕迭减，昨日颧红已敛，脑转耳鸣亦有轻减之势。经云："精不足者，补之以味"。诚然，前方再进一筹，原方5剂，另紫河车1具，焙干研极细末，分为10包，早晚各服1包。淡菜15g，煎汤送服。此后证情日有起色，三诊去玄武板，加龟鹿二仙胶，先后并加用过制首乌、女贞子、川续断等，共服药20剂而愈。

**按**：本例初患青春期宫血，继之两次小产，肾精肝血耗损已久，髓海血海亏虚日深，《灵枢·海论》篇云："髓海不足，则脑转耳鸣，胫酸眩冒"。《素问·至真要大论》云："诸风掉眩，皆属于肝"。今患者之见证，全属肝肾阴虚，肾水不足，水不涵木之象。值此水亏木旺之际，自应念及"乙癸同源"，重填元阴肾精，庶乎水得受益，木得所养，虚风以熄。处方用景岳左归丸加味重填其下，参入石决明介类潜阳，磁石重镇，知母滋阴降火，钩藤平肝熄风，全方主以填下治本，辅以制上治标。复诊更加紫河车血肉有情之品，以冀早日恢复本元。三诊时以龟鹿二仙胶易玄武板，乃于阳中求阴，意在阳生阴长。

【例3】 李某，女，53岁。1999年2月26日初诊。卅载讲坛，心神长损；三回半产，肾精久耗。朱丹溪氏云："人之有生，心为火居上，肾为水居下，水能升而火能降，一升一降，无有穷已，故生意存焉"。今心肾两伤，水升不及，火降不能，心肾由此不交，水火无以既济，此多年来寤多寐少，交睫则乱梦纷纭，心悸、眩晕、健忘、腰酸、带下诸症之所由来也。客冬起始，又见舌腭糜碎，食入痛甚，口燥咽干。舌尖红，苔薄白，脉细数。迭进银翘散、泻心汤、导赤散诸方，历时两月余而罔效。非药石之欠灵也，乃治法之未当耳！盖舌虽为心之苗，而多年来心肾不交，水火不济，心火之暴亢，实由肾水之枯竭。尤在泾氏有云："欲阳之降，必滋其阴，徒恃清凉无益也"。况年逾"七七"，肾气久衰，《内经》有"病在上，取之下"的治则，当遵之。处方：熟地黄（砂仁3g拌）、怀山药各15g，建泽泻、山萸肉、怀牛膝、竹叶各10g，粉丹皮6g，朱茯苓30g，川雅连3g，上油桂1.5g。3剂。3月1日复诊：前投六味地黄汤"壮水之主，以制阳光"交泰丸降心火，摄浮阳，使心肾既济，复入牛膝引火下行，竹叶清心，药后口舌糜痛已减什三，夜稍能寐，药既应手，未便更章，前方加黑玄参10g。连服5剂后，口舌之疾即愈。

**按**：《慎斋遗书》指出："心肾相交，全凭升降……肾属水，水性润下，如何而行？盖因水中有真阳，故水亦随阳而升至于心，则生心中之火；心属火，火性炎上，如何而降？盖因火中有真阴，故火亦随阴而降至于肾，则生肾中之水。升降者水火，其所以使之升降者，水火中之真阴真阳也"。反之，肾水亏虚，不能上济于心，以汲引心火下降，则心肾不交，水火不济，则心火上亢，于是在上则显示头面部七窍病变，在内则发生少寐、心悸诸症，予上病下取法，滋其不足之水，敛其上浮之火，终致水升火降，心肾相交，水火既济而病瘥。

【例4】 朱某，男，32岁。2000年3月23日初诊。4日来呕吐泛恶，不思进食，强纳之则呕吐益甚，脘腹胀满，按之痛，往昔大便干结，今又六日未临圊矣。脉弦有力，舌苔厚腻，中心黄。热积胃肠，不得下泄而反上逆使然也。仿上病下取法，用仲师方。处方：生大黄（后下）、枳实片、上广皮、姜竹茹各10g，粉甘草、川厚朴、川雅连（姜汁炒）各5g，元明粉（冲入）6g。2 剂。3 月 25 日复诊：今晨已得大便，量甚多，便后即进食，未呕吐，脘腹胀满大减。药既应手，再以退为进。前方去元明粉，加砂仁壳 3g。2 剂。病愈。

**按**：由于呕吐能使胃中浊物及时排出，有利于病情好转，因此在一般情况下，呕吐不宜用下法。《金匮要略·呕吐哕下利》篇云："病人欲吐者，不可下之"。尤在泾云："若遽下之，病气必与药气相争，而正乃蒙其祸矣。否则，里虚邪入，病气转深，或痞或利，未可知也"。但是呕吐也常因上下升降失常所致。以本例见证而论，其在上之呕吐所以不止，实因在下之热积不通，下既不通，必然上逆，此时通其腑气，正所以折其上逆之威。这一点《金匮要略·呕吐哕下利病脉证治》篇中亦曾指出："食已即吐者，大黄甘草汤主之"。本例进食则呕吐增剧，正合仲圣所言，于是以大黄甘草汤合大承气加味，药证相合，两服而痊。

## 第二十六节 下病上取

《素问·五常政大论》云："病在下，取之上"，这是下病上取法的出处。它的涵义与上病下取法同。本法的适应证，有因肺失清肃，无以通调水道而形成的癃闭或热盛肺燥，不能行水的癃闭，以及因心移热于小肠而引起的淋证。

关于癃闭：《素问·宣明五气篇》云："膀胱不利为癃"，《素问·标本病传论》云："膀胱病，小便闭"，可见癃闭证的病位在膀胱。《素问·灵兰秘典论》云："膀胱者，州都之官，气化则能出焉"。后世医者以五苓散治癃闭，其目的即在于化膀胱之气，淡渗利水。但州都之气化，又仰仗于主一身之气的肺。且肺为水之上源，肺气和利，则能"通调水道，下输膀胱”，一旦肺气壅阻，清肃之权失司，金令不及州都，则不能通调水道，这又是形成癃闭的主因之一。治法方面，《证治汇补·癃闭》篇云:“一身之气关于肺，肺清则气行，肺浊则气壅，故小便不通，由肺气不能宣布者居多，宜清金降气为主”。此乃下病上取法的具体运用——除去产生肺气壅滞的病因。癃闭理肺的治法，包括温肺、清肺、升降肺气等以浚水之上源，俾水道通利而癃闭得开。

关于淋证：《金匮要略·五脏风寒积聚病脉证并治》篇云:“热在下焦者，则尿血，亦令淋秘不通”。《诸病源候论·淋病诸候》也指出:“诸淋者，由肾虚而膀胱热故也”。因而历代医学家，或用知柏地黄汤泻水脏火，或用八正散、五淋散清水腑热。然而这些卓有成效的常法，有时也不一定奏功，须用下病上取的变法。如《丹溪心法·淋》篇云:“大凡小肠有气则小便胀，小肠有血则小便涩，小肠有热则小便痛”。继之朱氏又指出了此证的治则:“执剂之法，并用流行滞气，疏利小便，清解邪热，至于调平心火，又三者之纲领焉。心清则小便利，心平则血不妄行”。泻心一法，使淋证的治法更臻完备。

此外，下病上取法还可用于因肺痹而肺气失宣导致的大便干结或下利。其理论依据为肺与大肠相表里，治肺即所以治大肠。前贤叶天士氏用此法颇为得心应手。

【例1】 卢某，男，45岁。1979年11月9日初诊。咳喘宿疾五载，旬前秋行冬令，气候骤寒，以致旧恙又起，咳嗽痰白而稀，喉中哮吼有声，张口抬肩，入夜端坐倚息，身无热而形寒，腹虽饥而厌食。自前夜起，突然小便不通，少腹膨胀，呻吟不已。脉浮滑，舌淡红，苔白。证属肺有伏寒，因感而发，清肃失职，不克通调水道，此癃闭之所由作也。此证先发咳喘而后癃闭，肺气不利，气化不及州都，实乃致癃之因。当为温肺寒，宣肺气，方用三拗汤加味。处方：炙麻黄、光杏仁（打碎）、黑苏子（杵）、玉桔梗、紫菀茸、香橼皮各9g，粉甘草、薄橘红各3g，信前胡6g。1剂。翌日复诊时，病员欣然云，服药后2小时小便即通。前方加大有芪15g，北五味子（杵）3g。3剂后，咳喘亦缓解。

**按**：本例之治，似应以涘癃通闭为急务，乃观方中药物，均属隔二之治，乍看似有欠周到之处。实质是患者原病咳喘，继发癃闭，咳喘在先，癃闭在后。之所以新增尿闭，其病机显然是肺气壅阻，清肃之令不行，无以“通调水道，下输膀胱”，于是“膀胱不利为癃”。本例起因于寒邪袭肺，肺气升降失司，以致上为咳喘，下成癃闭，其在下之病，缘由实在于上，应取之于上，因而以三拗扬温肺，桔梗、紫菀以升肺，苏子、前胡以降肺，药后肺气和利，升降如常，于是复司“通调水道，下输膀胱”之职而小便通利。为防癃闭复发计，亦为咳喘六载，久病必虚，邪气易凑计，复诊加入黄芪补肺气，以免寒邪再度袭肺。

【例2】 杨某，女，47岁。1977年1月27日初诊。旬前患冬温犯肺，目下热已退，咳亦停，惟前此热伏太阴，温邪未得尽透，以致肺津亏耗，肺气不利，肃降无权，气不化水，遂令水道不通。近三日来，小溲初则滴沥而下，继则点滴俱无，少腹膨胀，呼吸短促，咽干口渴，但饮水量少。脉浮数，舌边尖红，苔薄黄。此证溲闭为标，肺热为本，虽云急则宜治标，然源堵流方塞，欲流之长，必清其源，故欲小便通利，须去其所以阻气化者，仿李东垣清肺饮意立方。处方：淡黄芩、白前各6g，桑白皮、大麦冬、生山栀、玉桔梗、地骨皮各9g，赤茯苓15g，淡竹叶30片。1剂。次日复诊，小溲已得畅行，腹胀全消，他恙亦大有转机。原方去山栀，加北沙参9g，续服2剂而瘥。

**按**：本例果真冬温已瘥，在身热咳止之后，理应呼吸平和，今反呼吸短促，显系肺热内壅，气上逆而不降，以致呼吸不利而短促；他若咽干口渴，脉数舌红诸象，也都意味着郁热未解，法当清肺。方用东垣清肺饮出入，目的在于清泄肺热，滋养化源，辅以通利，药后肺热清，水源活，水道因之通利，膀胱得以气化，于是小溲通利，诸恙亦随之消失。本例与前案同属癃闭，同时采用下病上取法。但前案用温肺法，本例用清肺法，所用方药也各别，是乃同中有异处。

【例3】 孔某，女，31岁。1999年8月12月初诊。五载前患复发性口腔溃疡，常作于夏秋两季。两月前口舌又见糜碎灼痛，经治后仍时愈时发。平昔小溲短赤，近五日来小溲不畅，色赤似血，且溺孔灼痛难忍。加之心中烦热，口干且苦，夜寐不安，大便干结，舌左畔及下唇左内侧有黄豆大溃疡三处。脉弦数，舌红少津，苔薄黄，近舌根部黄腻。证属口疮引发淋证。法当清心经之热，泻小肠之火，导赤散主之，泻心汤亦主之。处方：生地黄15g、细木通、小蓟、竹叶、大麦冬各10g，川雅连、淡黄芩各5g，赤茯苓15g，西琥珀（研极细末，吞服）、生甘草各3g。3剂。8月15日复诊：溺孔灼痛已止，溲色转淡，舌疮亦有好转，夜寐渐安，惟三日来大便仅一行，且仍干结，前方加制大黄6g。3剂。此后小溲一若常人，淋证已瘥，口疮亦逐步痊愈。

**按：**本例口舌疮生于上，淋痛病起于下，口疮五载，淋痛五日；口疮发在前，淋痛继其后。可见病发小肠之淋为标，证起心主之火为本。心为火脏，小肠为火腑，两者互为表里。方选导赤散合泻心汤加味，最终达到“引热同归小便中”，使丙丁二火由溺窍外出，此下病上取之一格。由心移热于小肠而成的淋证，我的诊断依据是：①有口糜舌疮、心烦的见症；②有小溲色黄赤而短数，或见血，溺孔疼痛，甚则如灼如刺，其痛每发生或加剧于解小便之际；③舌红或舌尖红，苔薄黄或黄糙，脉数有力。此三组见症中，又以口糜舌疮、舌红、小溲赤痛，或见少量血尿为主要诊断标准。

## 第二十七节 上下交病治其中

《素问·五常政大论》云："气反者，病在上，取之下；病在下，取之上；病在中，旁取之"。《灵枢·终始》篇云："病在上者下取之，病在下者高取之，病在头者取之足"。在这些治法中，仅指出上病下取，下病上取，中病旁取，头病取足。至于临床中并非罕见的上下互病如何处理，经文未及。《临证指南医案·吐血》某上下失血案云："今饮食甚少，柔腻姑缓，上下交病，治在中焦"。由此有"上下交病治其中"之说。中指脾胃而言，《金匮要略心典》云："中者脾胃也……中者四运之轴而阴阳之机也。故中央立则阴阳相循，如环无端而不及于偏……是故求阴阳之机者，必于中气"。此乃提纲絜领之论；若细言之，之所以"上下交病，治在中焦"是因为脾胃职司受纳，运化水谷精微，通过脾气散精，输布到脏腑经络、骨、肉、肌肤，奉养周身上下内外，从而改善一切虚损见证。此其一。其二，脾胃为中州枢机，两者共主升降之职，一旦脾胃升降运动功能失常，则因六淫、七情等病因引起的气滞、血瘀、水停等病机，将因枢机停运，升降不能而无法扭转。如中焦得治，脾能升，胃能降，则精微能输，气血得行，诸邪能祛。又如上邪盛而下正虚，泻其上则虚其下，补其下则碍其上，似此投鼠忌器病例，予以治中，则燥湿相宜，升降复常而上下病变可望逆转。在缓解后的上或下、或上下病变尚未全除时，可再治其上下或上、中、下并治。看来叶桂前贤认为"脾宜升则健，胃宜降则和"的"健"、和"斡旋，上下交通"的"治在中焦"的法外生法，是有其道理的，因而在临床上应予采用。“上下交病治其中”的适应证为心肾同病、肺肾同病以及体虚证实，攻补难以两全，用药掣肘的老人、久病、症情复杂的疾患。治中的常用方有异功散、补中益气汤、参苓白术散、理中汤、归脾汤、二陈汤、平胃散等，均可根据证情需要，选择使用。

【例1】 秦某，男，69岁。2005年2月19日初诊。炎夏冷食伤中，寒湿内蕴足太阴手阳明之分，以致运化不能，传导失司，症见大便溏泻，甚则濡泄，日必三、四行，寅卯之际如厕，临圊前腹痛隐隐，肠鸣辘辘，如是者两载有半矣。三月前又见脱肛，形寒怯冷。近旬余来，春节应酬往还，嗜酒茹荤，由此胃失和降之职而呕吐频仍，面色无华，神情疲惫，少气懒言，尤有甚者，绝不思食已经旬日，舌淡苔白，脉细少力，胃气大伤矣。望耆之龄，实堪虑也。姑从中论治。处方：潞党参20g，冬白术10g，云茯苓20g，炙甘草3g，淡干姜3g，制半夏10g，上广皮10g，淮山药10g，西砂仁（后下）3g，姜竹茹10g。3剂。2月22日复诊：尊恙上下交病，议从中治，呕吐已减什三，稍思纳食，药既中病，毋庸更张。前方加薏苡仁20g。5剂。三诊时呕吐已止，胃纳日增，转用附子理中合四神丸加炙绵芪、录升麻、炒柴胡等，调治月余而便泻止，脱肛瘥。

**按**：恙起冷食伤中，便泻两载有半，脾与大肠受累已久；夫“五脏之伤，穷必及肾”，询知泻甚于四更之分，是乃脾病及肾。望耆之龄，气血本已不充，加之病久中气下陷，以致近三月又见脱肛。论治理宜温补升陷，无如呕吐经旬，渐至谷不沾唇，仅勉以粥汤度日，胃气大伤矣，此刻欲予升补，势必增剧呕吐，终致治下碍上。本例便泻两载余，属痼疾；呕吐仅旬日，属卒病。《金匮》有“夫病痼疾，加以卒病，当先治其卒病，后乃治其痼疾也”的指令，考虑用重镇之剂治标作权宜之计，又恐多日不食，胃气不支，且于中气下陷之脱肛不利，治其上益虚其中下。处此进退维谷，动辄得咎之际，决然遵循叶香岩氏“上下交病，治在中焦”的指示，更何况，久泻与新恙呕吐，其病位均在脾胃，于是，选用平补中州的六君子汤和中降逆，以冀脾能升而胃能降，果然未与升降而得升降。三诊时在上之病已瘥，仍用常法治在下之痼疾，服药经月而愈。

【例2】 马某，男，68岁。2003年6月2日初诊。体丰于外，气弱于内，清阳不升；且气虚则无以载血上行，十四月来，目为之眩，头为之晕，稍劳益甚，此《灵枢·卫气篇》所称“上虚则眩”者是也（BP 106/82mmHg）。面色㿠白且浮，神疲懒言，时吐痰涎泛恶，胃呆少纳，唯饮酒以果腹，由此湿热下移，小溲黄赤灼痛两旬矣。舌正红，苔淡黄，舌根部腻，脉濡。证属虚实夹杂上下同病，姑主以升补中气以制上，辅以清下且小其制。处方：潞党参20g，大有芪15g，冬白术10g，赤白茯苓各20g，制半夏10g，绿升麻3g，粉葛根6g，炙甘草3g，炒黄柏6g，瞿萹各6g，大红枣5枚。嘱少饮酒，忌辛辣肥甘。7剂。6月9日复诊：前仿益气聪明汤合清利下焦湿热之方，自日昨起始，溺痛已减其半，泛恶十去其三，惟头目眩晕依然如故，还是清阳不升，痰浊为患耳！前方去瞿麦，参、芪各加10g量，另增当归身10g，佩兰叶10g。7剂。三诊时溺痛已瘥，呕恶痰涎全止，眩晕亦有起色，自三日前已渐思食，中气来复矣。复诊方中去萹蓄，加龙眼肉5枚。7剂。四诊时知症情日趋好转，三诊方去黄柏，续服7剂而愈。

**按：**患者素体肥胖，昔贤所谓“体丰于外，气弱于内”。且年近古稀，气血早衰，清阳不升，加之肥人多湿多痰，因而出现眩晕，历十四月而不衰。此中州气馁，营血不充，痰浊蒙蔽清阳之象。《临证指南医案》云：“肝为风木之脏……中宫敦厚之土以培之”。今中虚已久，致成土虚木摇之象。这是一方面；另一方面，多日来不思纳食，但饮琼浆以充腹，湿热初蕴中焦，继移下焦，致成热淋。方用益气聪明汤增损，取参、芪、草补中气，升、葛升清阳，茯苓、半夏去痰浊。益气聪明汤中原有黄柏，再加瞿萹以清利下焦，为防苦寒伤中，此三味药仅用小量。热淋见效后，先删瞿麦，再除萹蓄，终去黄柏。这一次第撤药法，既稳定了疗效，又不致伤中。关于眩晕主症，初诊未见功效，回忆《灵枢·口问》有"上气不足，脑为之不满，耳为之苦鸣，头为之苦倾，目为之眩"的指示，考虑气虚已久，急切间难以奏功，此刻宜乎守方，不宜轻易改变治法，于是仍用初诊方，并再进一筹，在增加参、芪用量的同时，加入当归身，与原方中黄芪组成当归补血汤以两补气血。再参入佩兰，取其芳香化浊，对于因痰湿蒙蔽清窍的头面疾患，每收功效，故佩兰又名省头草。本案的治法思路是标本兼顾，上下同治，主取中焦，旁及下焦。

意在"上下交病治其中"的法则，颇受前贤青睐，姑录医案三则，供同道们参考：

薛生白血症案：脉细软涩，气冲失血，寐欲遗精。今纳谷不运，神思日倦。缘操持太过，上下失交，当治中焦，心脾之营自旺，诸病可冀渐复。偏热偏寒，都是斫伤真元。

人参、当归、于术、广皮、枣仁、茯神、白芍、炙草（选自《清代名医医案精华》）。

曹仁伯内伤案：心脉宜大者反小，肾脉宜沉者反浮，浮则为伤，小则为虚。想是读书攻苦，心肾不交，失其封藏之职。夫心肾即婴儿姹女，欲其交者，须得黄婆为之媒合。黄属中央，脾土所主，舍补中宫之外，皆属徒然。

归脾汤（选自《清代名医医案精华》）。

丁甘仁血证案：经云：中焦受气取汁，变化而赤，是为血。血属阴主静，赖阳气以运行，内则洒陈五脏，外则循行经络。今阳虚气滞，不能导血归经，血因停蓄，蓄久则络损血溢。上为吐血，盈盏成盆；下为便血，色黑如墨。舌淡白，脉芤无力。所谓阳络伤则血外溢，阴络伤则血下溢是也。上下交损，宜治其中，理中汤加味。

炒潞党参、生白术、云苓、清炙草、炮姜炭、全当归、陈广皮、丹参、怀牛膝、藕节炭（选自《浙江中医杂志》1991年第1期）

## 第二十八节 提壶揭盖

本法适用于肺气不利，升降之令不行而致之癃闭。由于癃闭的病位在膀胱，根据“六腑以通为用”的原则，一般治癃闭常着眼于通。然亦有屡用车前、木通、赤茯苓、泽泻之属而症情不减者，此时若在原方中（如五苓散之类），加入一味桔梗，或紫菀、杏仁，往往可收立竿见影之效。考桔梗味苦辛，性微温，入肺经，能宣肺散邪，载药上行，所以一向有舟楫药之称。而“肺为气之主”又为水之上源，司“通调水道，下输膀胱”之职，若肺气不利，每易形成源堵流塞，以致上窍闭而下窍涩。桔梗开肺气以浚其源，上窍通则下窍利，譬如茶壶，揭其盖则壶嘴自通，故前人称此法为提壶揭盖，亦称以升为降法。此法后世应用甚广，如《温病条辨》治暑湿蔓延三焦的三石汤中用杏仁，即因李东垣氏称杏仁有宣肺除郁开溺之功，用之以开肺痹。吴氏云：“肺痹开则膀胱亦开，是虽以肺为要领，而胃与膀胱皆在其中，则三焦俱备矣”。提壶揭盖法乃朱丹溪氏取催吐法而首创。朱氏的说法是：“吾以吐通小便，譬如滴水之器，上窍闭则下窍无以自通，必上窍开而下窍之水出焉”。本法的适应证，除有高年、饮疾病史，以及服通利药无效的情况外，根据我的观察结果，其辨证要点为：小溲量奇少且不通畅，腹胀不甚拒按；舌质红或淡红，苔白，偶见白腻；脉多濡或大而无力。我运用本法治疗高年宿有饮疾患者的癃闭，获效尤佳。

提壶揭盖法实质上亦属“病在下，取之上”的下病上取法，由于千百年来古今医家临证总结，似已另成专题，且颇为形象化，因而这里也另立一条，以示从俗。

【例】 任某，男，64岁。1998年12月26日初诊。饮疾四载，入冬辄作，咳嗽喘促，小溲数欠，苦于夜间起床怕冷而强忍小便，始则溺时不畅，小溲点滴而下，继之小便全无而成尿闭，病经一日，溺孔虽不痛而少腹膨胀。脉濡细，舌淡红，苔白。斯疾也，咳喘为本，癃闭为标，急则治其标，姑先化膀胱之气，淡渗利水为法，仿五苓散加味。处方：官桂、小茴香各3g，冬白术、猪苓、建泽泻、车前子（布包）、细木通各10g，赤茯苓30g，丝通草1.5g。1剂。另蟋蟀1对，焙干研极细末，吞服。翌晨复诊：服药后不特尿闭依旧，而腹胀尤剧，咳喘转增，上下窍俱闭，当两开之。处方：炙麻黄5g，白前6g，玉桔梗、冬白术、猪苓、建泽泻各10g，官桂3g，赤茯苓30g。1剂。薄暮时患者家属来告知，药后约2小时，小溲即解出，尔后逐渐畅通，咳喘亦有减轻云。嘱续服原方1剂，并令转告患者，今后夜间勿再强忍小便，以防复发。

**按**：本例初诊时，患者主诉癃闭由强忍小便而起，当时仅从小便未能及时排出，以致膀胱不利而为癃，于是在制订治疗方案时，着眼于化膀胱之气，通利水道，方用五苓散加味，并以有将军称号的蟋蟀通窍利水。药后不应而咳喘反增。当时考虑，本例饮疾四载，水饮阻肺，肺气不利为本；膀胱气化不利，水道闭塞为标，治标既不应，当再求其本。否则，肺气不化，则膀胱之气欲化无由；水脏之源不行，则水腑之流欲行无主。于是复诊时仅用五苓散以治下，另用桔梗以升肺气，白前以降肺气，蜜炙麻黄宣化肺气，于是肺气升降有序，气化得宣，水之上源得开，上窍开则下窍通而闭自除。

此外，临床上尚有因外伤而致瘀血内阻，尿路闭塞的病例，除考虑活血化瘀外，应顾及调气，盖气为血帅，气行则血自行。“肺为气之主”，又为水之上源，可酌加桔梗、紫菀茸之类，以升宣肺气，亦寓以升为降、下病上取之意。曾治一例因跌仆伤及会阴，始则尿血，继则癃闭者，投桃核承气汤1剂不效，加桔梗、紫菀茸即小溲渐畅，夹有血块，续服2剂痊愈。

## 第二十九节 热因热用

“热因热用”，语出《素问·至真要大论》。原文云：“帝曰：反治何谓？岐伯曰：热因热用……必伏其所主，而先其所因”。这是说，“热因热用”属反治法。反治法和正治法相左，是指和常规相反的治法。因为这一治法与疾病的假象相从，所以反治法亦称从治法。为何要反治？就“热因热用”四字而言，第一个“热”字是指药物，第二个“热”字是指证候。这一证候外现的热仅是假象，内在的寒才是实质。所以“热因热用”的真实含义是：热药是因为貌似热证而实系寒证的患者所设。因而这一治法，适用于病情较重或疾病的发展过程复杂者。例如：①寒极似热证：原本为虚寒证，由于自身症情的不断发展，或治不及时，治不得法等因素，虚寒病机进一步演变到严重阶段，形成阴盛于内，格阳于外，于是出现内真寒而外假热的发热症状，此乃假象，如身虽热而欲得衣被，口虽渴而不欲饮水或喜热饮，身虽躁动而神志安宁，脉象虽洪大而按之无力，舌苔虽黑而滑润有津，且舌质不红。对此内真寒而外假热的证候，理应用热药以温化其真寒，寒化则在外之假热将自行消失，代表方剂有四逆汤、真武汤、黑锡丹等。②气虚发热证：此证乃中气不足，虚阳亢奋之假热，法当甘温除热，用补中益气汤。③阳虚外感证：此证多见于素禀不充，体弱多病，或老年患者。其热虽因外感而起，但由于正虚不能逐邪外出，以致热不得退。此刻宜用再造散以助阳解表，使阳气申张而鼓邪外达。此亦属“热因热用”之例。

关于反佐。“反佐”与“反治”，是截然不同的两组概念。尽管在运用反治法时，也有用反佐药以防格拒者。反治的前提，在于分清真假，实质上仍属正治法。反佐则不然，反佐是与佐药相对而言，即与君药药性相反，作用相左的药物称为反佐。此外，寒药热服，热药寒服，亦属反佐之例。

【例】 姚某，男，51岁。1997年12月10日初诊。咽喉疼痛，声音嘶嗄，四载来作止无常，迭进清音丸、六神丸、知柏地黄丸等罔效。诊见咽喉疼痛，咽部淡红，语音嘶嗄，难以出音，咽干不多饮，面颊烘热，而反四末欠温，腰膝酸冷，小溲清长。脉沉细无力，两尺尤甚；舌淡而边有齿痕，苔白。证属喉痹，当责之格阳为患。法当温补肾阳，热因热用，方选景岳镇阴煎加味。处方：淡附片6g，上油桂、粉甘草各3g，熟地黄、怀山药、云茯苓各15g，建泽泻、九节菖蒲、玉桔梗、怀牛膝各10g。5剂。12月15日复诊：咽喉疼痛已减，面颊烘热亦渐退去，惟仍声音嘶嗄，四末不温，前方去山药，加诃子肉10g。5剂。三诊时面颊已不烘热，喉痛迭减，声音渐扬，他恙亦有起色。乃以复诊方制成丸剂，每日3次，每次5g，愈后未再发作。

**按：**本例病经四载，久病多虚，乃虚以实治，迭进清音丸、六神丸等苦寒之品，以致阴寒愈甚，阳气受损。夫少阴绕咽，肾中虚火上炎，以致咽喉疼痛，此证虽口干，面颊烘热，但四末不温，小溲清长，脉舌亦全无热象，可见其热为假热，而寒乃真寒。《景岳全书·咽喉》门云：“格阳喉痹，由火不归元，则无根之火客于咽喉而然，其证则上热下寒，全无火证。凡察此者，但诊其六脉微弱，全无滑大之意，且下体全无火证，腹不喜冷，即其候也”。张氏又于“格阳喉痹新按”条论其病因病机云：“询得所服之药，则无非芩、连、栀、柏之属，此盖以伤阴而起，而复为寒凉所遏，以致寒盛于下，而格阳于上”。本例证情与治疗过程，颇与张氏之言吻合，于是用镇阴煎加味，引火归原，热因热用，药证相对，四载痼疾遂愈。

## 第三十节 寒因寒用

“寒因寒用”与前条“热因热用”的含义相同，即第一个“寒”字是指药物，第二个“寒”字是指证候。这一证候外现的寒仅是假象，内在的热才是实质。所以对“寒因寒用”一语，应该理解为寒药是因为貌似寒证而实系热证的患者所设。因而这一治法，适用于热盛于内，阳气郁闭，不得外达而热极似寒的真热假寒证。其辨证要点为：身虽不温或畏寒，甚至四肢厥冷，所谓热深厥深，但反不欲衣被，胸腹扪之却热；口不甚渴却喜冷饮；脉虽沉而按之有力；舌苔虽淡薄而边尖多红且苔黄；甚则神昏谵语，狂躁，吐血等。代表方剂如白虎汤、诸承气汤之类。

【例】 陆某，男，38岁。1980年4月22日初诊。嗜食膏粱厚味达十四载，其阳明湿热内蕴，已不言而喻。起病之初，先感心下似嘈似痛，有如热水存贮状，温温然，翌晨即觉热气上冲而吐血盈碗，色黯红。甫失血后，心下稍宽，未及半日而嘈痛依旧，泛恶，心烦不安，口渴喜冷饮，小溲黄，大便干。望之面色不赤，抚之肢体欠温，且四末清冷，自呼身寒，却拒覆盖衣被。脉滑有力，浮沉皆得；舌上有血色，边红，苔黄腻而干，中心焦灰。证属湿热内燔，灼伤胃络而致血从上溢，慎勿以肢冷身寒而误以为寒也。予清泻法，效反佐意，投仲师方。处方：川雅连5g，淡黄芩10g，生大黄、葛花各6g，生地黄15g，紫丹参9g，参三七（水磨，冲服）2g，代赭石（打碎先煎）30g，上肉桂1g，藕节5枚。2剂，分4次于一昼夜内服完，并嘱热服，以防格拒。翌日复诊：头煎服后约一时许，吐血四口，约半日后又吐血一口，此后即止，心下已不嘈痛，自觉宽畅，未泛恶，且肢体自今晨开始已转温。原方去黄芩、生地，加侧柏叶10g。2剂，每日1剂。2剂服毕，其病即瘥。

**按**：患者素体壮实，平昔嗜酒茹荤，湿热熏蒸化火，火灼络伤，络损血溢而吐血。不咳嗽而血出满口，其来也涌，且有气逆状，此证名吐血，亦称呕血。血中纵未夹食，亦应定位在胃。《血证论》云："凡人吐痰吐食，皆胃之咎；血虽非胃所出，然同是吐证，安得不责之于胃"。从心下温温，面色黯红，心烦，口渴喜冷饮诸见症看来，可认定性属热。至若肢体不温，自呼身寒的症情起因，乃积热久伏，阳气受遏，不能外达之故。如果系寒证，则理应恶清喜温，今却不欲衣被而喜冷饮，诚如《伤寒论》中所云："身大寒，反不欲近衣者，寒在皮肤、热在骨髓也"。此其一。其二，杂病重脉，时病重舌，患者乃杂病，目前无论其脉与舌任何一方，均显示属热，尤其浮沉皆得的滑实脉象，更否定了寒性的可能。于此可见，证属真热假寒。遵照《内经》"必伏其所主，而先其所因"的教导，先确定"寒因寒用"的"从治"法，其着眼处一是方选《金匮》泻心汤与《千金翼方》生地大黄方，二是参《医学衷中参西录》秘红丹，用小量肉桂以作"反佐"，并嘱寒药热服。吐血的常规治则不在止血，而在去其失血之由。本例起因于湿热化火，迫血妄行，故当务之急，应以清热凉营为前提，首选泻心汤为主方，是谓从因论治。本方妙在用一味大黄，唐容川曾指出："大黄一味，能推陈致新既速下降之势，又无遗留之邪"，颇是。查患者失血之际，觉有热气上冲，张景岳云："失血之由，惟火与气"，气载血上而吐。上述第一点作"反佐"药用之肉桂，与泻心汤中之大黄，此二味与赭石合用，则成张锡纯氏的秘红丹。张氏以此方"治肝郁多怒，胃郁气逆，致吐血衄血及吐衄之证，屡服他药不效者，无论因凉因热，服之皆有捷效"。个人体会，秘红丹兼有温凉补泻之长，化瘀镇逆之功，用于寒热错杂、虚实互见之血证，颇多建树。本例无虚寒之象，用小量肉桂旨在"反佐"。此外，胃为多气多血之乡，其失血量虽多，但恢复也较迅速，因此在一般情况下，宜通不宜补，且有"胃以通为补"之说，故处方中多为活血化瘀之品，此亦缪仲醇"宜行血不宜止血……行血则血循经络，不止自止"之意。倘急急以止血为务，则犯缪氏"止之则血凝……病日痼矣"之戒，其不偾事者几希！

## 第三十一节 通因通用

北齐徐之才"通剂"中的"通可去滞"乃言其常，《素问·至真要大论》中的"通因通用"乃言其变。"通因通用"中的第一个"通"字是指通利药物，第二个"通"字是指通利证候。就表面看来，"通因通用"法的适应证，似乎是具有滑脱现象需要用塞法治疗的脱证，但实质上仍然是必须用通法施治的具有堵塞不通病机的疾患。如湿热引起的小便频数，瘀血停积形成的血滞崩漏等，应分别采用通利小便、破血行瘀的方法治疗，以及《类经》所说的"火热内蓄，或大寒内凝，积聚留滞，泻利不止，寒滞者以热下之，热滞者以寒下之，此通因通用之法也”。

众所周知，“通因通用”法通常多用于新痢。由于“无积不成痢”，新痢用通法，清除肠中宿食积滞，无疑是祛除痢疾之成因，这就是下痢通法之依据。基此，我将通法的应用扩大到属实的新发生的泄泻乃至久痢、久泄等，也取得了一定的疗效。当然，通法应该用于内夹实滞的久痢、久泄。其诊断关键为：腹痛起于更衣之前而安于如厕之后，纳食后有胀意，舌苔浊腻等。至于崩漏患者用通法，除下紫瘀，腹痛于下后则痛减外，更应掌握舌畔有瘀点瘀斑。关于药物的选用，当首推大黄。此药具快利之性，有“将军”之称，擅长于涤荡肠胃积滞，逐瘀破血，虽性味苦寒，然泻后即已，无阴凝之弊，因而少见后遗之患。至于用量，可掌握在3～6g之间的小量为宜。因为久痢、久泄患者，用6g大黄后，一般已能促使便次增多，达到涤荡积滞的目的，这一点与便秘病例需要用较大剂量的情况不同。如治崩漏，剂量还可减为2～3g，即可起化瘀乃至止血作用。

【例1】 徐某，女，67岁。1979年10月8日初诊。前年初秋患痢，始则自服氯霉素而痢止，但后重难忍，服药后一二日内，频欲临圊而不畅，尔后又复下痢，仍自服氯霉素而痢止，如此多次反复，历时一载余而无起色。后因形体日瘦而始就医，医者亦以年迈体弱，且下痢日久，非新病宜通可比，于是辄予温补或涩肠，或补涩并施。自述每服药后，下痢次数虽减，惟腹痛有增无已，且胀。就诊时大便日必三五行，夹有白冻，更衣前必腹中冷痛，便后则痛止，但后重难释。四日前饱食后，脘胀而纳减其半，形寒，四末欠温。脉象沉细，舌淡晦有紫气，边有齿痕，苔白厚腻。若论病机，当属脾阳不展，寒食积滞，深踞曲肠之分。不通其腑，无以荡其积；不祛其寒，无以温中阳。拟攻补兼施，仿温脾汤意。处方：潞党参12g，淡附片、生大黄（后下）、煨木香各6g，淡干姜5g，炙甘草、西砂仁（后下）各3g，煨白芍、神曲各15g，炙荷蒂3枚。2剂。10月10日复诊：大便依然日三、五行，解出白冻甚多，但腹痛大减，后重之势亦衰其半，脘胀已消，谷食亦增。前方去炙甘草，加茅白术各9g，大黄减为3g。3剂后大便日仅二行，质渐转稠，白冻甚少，腹痛亦止，四末已温。改用香砂六君出入，先后服药16剂而愈。

**按：**患者年近古稀，龄齿不谓不高；下痢两载有余，病程不谓不久。年迈者正气弱，久病者体质虚。此其一。其二，考痢疾一病，其起因若非外感邪湿疫毒之气，即为内伤生冷不洁之食，盖"无积不成痢"也。罹病两载于兹，其治疗手段，非兜涩即补固，以致邪无从出，其证仍具实象，这从下后腹痛即止，苔白厚腻诸症可证。查平昔胃纳尚可，而近四日纳减其半之由，实出于饮食不节，运化不及，所谓"饮食自倍，肠胃乃伤"，并非胃弱之象。其三，肢冷、脉细、舌淡晦等体征，当责之于寒，进而导致脾阳不展。总之，寒、湿、食交阻，脾阳受累是其主要病机。证属本虚标实，本虚来自标实。而本虚之象轻，标实之证显，治宜主以制标，辅以固本。方选温脾汤出入，转机后改用香砂六君治本，以竟全功。

久痢、久泄不愈之患者，迭经消导、渗利、疏肝、健脾、暖肾、升提、温补，或清化、厚肠、涩肠等法，及西药治疗均鲜效者，无论其为热为寒，但在病初时，其曲肠之分必有积滞。若迁延未治或治不如法，日久则脾运尤形不及，不能发挥其正常的运化功能，以致所进谷食不尽消化，再次形成积滞。如此陈积未去，新积又生。积滞与脾运不健相互影响，循环往复，互为因果，并由此而脾虚及肾，肠滑不禁。可见积滞乃发病之因，理应采用"通因通用"法才能康复。如曾治一65岁之老年妇女，泄泻三载余，从无宁日，每进补剂辄腹胀，若投固涩剂则便泄次数转增，感寒或茹荤则痛剧而呈飧泄。询得日必临圊者三，且辄于食后如厕。便前必腹痛，便后则痛定。面色萎黄少华，神情疲惫乏力，且食难用饱，不时脘腹胀满，得嗳与矢气则减。脉沉缓，舌正红，苔白而浊厚。查患者特点有三：①年逾六旬，气血已衰，况证经三载，从未好转，是病程已久，久病者多虚，且面色萎黄、神情倦怠等虚象久露。②投补涩药则腹胀而泄泻次数增多，感寒或茹荤则痛甚而飧泄，且进食后必泻，便前辄腹痛，舌苔浊厚。此乃中州运化无权，实积蕴结阳明之征。于此可见，患者积滞与脾运不健互为因果，已成虚实夹杂之候，虚固宜补，实亦当泻。杂病病机，虽不若时病之稍纵即逝，然淹缠数载，医治不愈的因素，看来与只扶虚固涩而不泻实涤肠有关。基于本证的病机为中虚运迟，积滞内停曲肠之分，于是采用补泻兼施的治则，方用理中汤补中温阳而复其运化之职，合小承气汤涤荡积滞以扫其肠胃余氛，另参入砂仁、鸡内金以和胃消食，全方中无一味兜涩之品，仅服药9剂，果然不止泻而泻自止。

【例2】 张某，女，32岁。1981年10月21日初诊。往昔汛水无异常，今仲夏之初，上节育环后，始则突然经行若崩，历时两日，尔后量虽减而淋漓不断，迄已四月，经色紫黯，有小块。少腹胀痛，不喜按，询得痛处觉热。幸胃纳如常，口略干，不欲饮。脉沉而有力，舌现紫气，边尖偏红，中心苔薄黄。证属经漏，且有郁而化热之势。夫“久漏宜通”，古有明训。近贤张山雷氏亦云:“血色紫瘀，成块成片者，当用行滞消瘀之法”。拟化瘀养血，兼予凉营理气，以冀气血畅行，则不止血而血当自止。仿《千金翼方》生地大黄方合傅青主氏平肝开郁止血汤意立方。处方：生地黄15g，全当归、赤芍、白芍、制香附各10g，水炒柴胡6g，粉丹皮、紫丹参、冬白术各9g，参三七（水磨冲服）2g，生大黄、红花各5g。2剂。10月23日复诊：前宗《内经》“血实者宜决之”、“热者寒之”之意，议用凉营开郁以除郁热，活血理气以清残瘀，药证相对，果然未止血而血已减其半。尤可喜者，前此少腹胀痛，本由气血阻滞络中，“不通则痛”使然，今晨起胀痛几消，若非络中通畅，血循常道，曷克臻此？又经有“上工治未病”之说，今经漏已历四月之久，其为肝肾不足，冲任失固，当在意中矣。再参益先天、固奇经之品。前方去当归、三七、红花，加乌贼骨15g，炒茜草、山萸肉各10g。3剂。10月26日三诊：昨暮起始，经漏有欲净之意，自述神清气爽，乃近数月所未有者。察其舌中心薄黄苔已化净而反见少苔之象，舌边尖仍偏红，想系证历四月，阴血伤而未复，宜作善后之举，二至丸主之。处方：女贞子、墨旱莲、炒茜草、山萸肉、赤芍、白芍、制香附、鸡冠花各10g，乌贼骨、生地黄、熟地黄各15g，冬白术9g。续服3剂后经净。嘱每月经行期间服益母草膏，经净则停药，以3月为期。此后症情稳定，遂停药。

**按：**《医宗金鉴·妇科心法要诀》云：“妇人经行之后，淋漓不止，名曰经漏……若其紫黑成块，腹胁胀痛者，属热瘀……瘀者消之，热者清之”。这段论述，对本例的病名、属性判断，与治疗法则等，均有指导意义。患者起因于金属外伤，脉络破损，瘀阻胞宫而成经漏。四月来血凝在先，气滞于后，随之郁而化热，渐致耗伤阴血，形成虚实夹杂的局面；再通过辨证分析，当属实多虚少。历来认为，经之所以漏下不止，每因有瘀血作祟，脉络受阻，血不循经而成。可见经漏一证，貌似通而实滞，因而采用了“通因通用”的治法和《先醒斋广笔记》“宜行血不宜止血”的治法，选择了徐之才十剂中“通可去滞”之通剂，既活血化瘀，也理气开郁，收到了“气行则血行”，“行血则血循经络，不止自止”的功效。在首诊转机的基础上，复诊时用山萸肉补益肝肾，四乌贼骨一藘茹丸固摄冲脉。三诊时从薄黄苔转为舌光少苔的变化，认为经漏日久，肾阴肝血已伤之兆，及时予二至丸及熟地填下。似此法随证变，方从法出，步步深入，乃取得佳效之关键。

【例3】 陶某，女，32岁。1991年8月13日初诊。“人流”术后已近半载，经水淋漓不断，色殷红，量较多，偶见小紫瘀块，血腥气甚浓，旬日来阴痒又起。询得少腹无所苦，惟关元穴处按之辄痛，大便干，口干苦，不欲饮。脉细数，舌边尖红，苔薄，舌根部黄腻。证属湿热下注，血海不宁。法当清下化瘀，脾肾双调。处方：生熟地黄各15g，当归、赤芍、川芎、炒茜草、黑山栀、炒黄柏、制香附各10g，生大黄、生黄芪各6g，乌贼骨20g。5剂。复诊时云，服药后第3天曾经净一天，翌日又见月经，但经量已减什八。前方去黄柏，加粉丹皮10g，黄芪加至10g。5剂。三诊时主诉复诊当日晚，经量又一度增多，连续三日，自觉无不适，可能为月经来潮云。处方：生黄芪、当归、炒茜草、制香附各10g，生地黄、熟地黄、乌贼骨各15g，生大黄、粉丹皮各6g，红花3g。续服5剂而瘥。

**按**：本例因“人流”而起，与《金匮要略·妇人妊娠病脉证并治》篇所载“有半产后因续下血都不绝者”有相似之处。《金匮要略》用胶艾汤，本例用自拟三黄调冲汤（黄芪、生熟地黄、大黄、当归、乌贼骨、炒茜草），两者虽遣药有别，但消补兼施之治法则一。查患者下血色殷，血腥气浓，阴痒，口苦，及脉舌合参，从湿热入血着手，投以解毒四物汤出入，意在清热泻火，配以自拟三黄调冲汤，则重在活血祛瘀，亦“久漏宜通”之意。本例之所以宜通，脉舌上虽少血瘀依据，但关元穴处按之作痛，且有少许紫瘀血块，此瘀阻胞宫之象。《血证论》谓“既是离经之血，虽清血鲜血，亦是瘀血”。此证已近半载，焉有无瘀之理？不过经漏患者，如发病已久，不能一味祛瘀，须寓补于消。再者，用祛瘀药时，既应避免水蛭、虻虫、山甲、角刺等逐血峻剂，又当取小量以消之磨之，使瘀去而正不伤，庶乎有成。

【例4】 朱某，男，18岁。1996年8月18日初诊。自幼遗溺，经投补中益气汤合桑螵蛸散治愈。近年来旧恙举发，遗尿无虚日，服上方罔效，反有溺痛之感。白昼小溲频数，色黄而短少，腥臭气较浓。询得四载来先是手淫频繁，继之夜间梦遗，时而烦热，口干苦，不多饮，腰府酸楚，神疲乏力。脉象滑数，舌畔红，苔薄黄，舌中、根部黄腻而厚。证属相火内炽，湿热为患，法当清泄下焦。处方：龙胆草、肥知母各6g，黑山栀、炒黄柏、车前子（布包）、细木通、建泽泻、川萆薢各10g，淡黄芩5g，生地黄、六一散（布包）各15g。5剂。8月23日复诊：五日来仅遗尿、梦遗各一次，惟日前起，中脘时而胀痛，胃纳亦减，且大便亦由干转溏，得毋为苦寒伤中之象欤？姑减其味，小其制。前方去木通、黄芩，山栀、黄柏用量各减为6g，另加怀山药12g，茅白术各10g。5剂。三诊时梦遗未作，但遗尿一次，询得纳谷已若常时，神情日振，黄腻之苔已化什八，邪气日消，正气当复，再寓补于消。处方：肥知母、炒黄柏各6g，生地黄（砂仁2g拌）、怀山药、云茯苓各12g，建泽泻、山萸肉、川萆薢各10g，六一散（布包）、乌贼骨各15g。5剂。另龙胆泻肝丸60g，每早晚各服6g，淡盐汤送服。四诊时梦遗一次，未遗尿，停服龙胆泻肝丸，仍以三诊方为基础，先后加用过白术、菟丝子等，共服药30剂而愈。

**按**：本例可资讨论处有三：①患者幼患遗尿，服补固之剂而奏功，本次遗尿，用原方反剧，说明前后症情有别。②本例辨证关键，一则因手淫而梦遗频作，显系相火内炽；再则小溲色黄而短少，气味腥臭，苔黄厚腻，是乃湿热内蕴。湿热与相火交炽，由此肾病开阖失司，膀胱失约，于是遗尿与遗精并作。③论治主以清泄下焦，“通因通用”，初诊方选龙胆泻肝汤苦寒泄下，重在祛邪；服药后已见效，由于苦寒伤中，于是一方面对苦寒药减味减量，一方面参入健中之品，纠正了药物反应，使通剂的运用得以贯彻始终。奏功后又以知柏地黄汤且滋且消，意在消补兼施，邪正两顾。

## 第三十二节 塞因塞用

“塞因塞用”与前法“通因通用”的含义略同。即第一个“塞”字是指补益药物，第二个“塞”字是指闭塞的证候。用滋补填塞的方药，治疗闭塞不通的病证，称为“塞因塞用”。它的适应证从现象上看似乎是阻塞欠通的应该用通法处理的闭证，而实质上却是理当用补法医治的亏损不及的虚证。“塞因塞用”法常用于中气虚弱的脘腹胀满；肾阳不足，气化不行的水肿；冲任亏损，先后天两伤的妇女血枯经闭；脾气不足，临产伤血的产后癃闭；肺肾同病，肺不主气，肾不纳气的喘促；温病后阴伤，杂病后气虚，以及老人、产后气血不足的大便秘结等。此类疾患的辨证，当从欲与不欲、应与不应着手。如脘腹胀满属实者，理应胀急不欲按，而今反喜按；经闭不通属实者，理应少腹胀痛而舌紫，今反少腹不胀痛而舌淡；产后癃闭属实者，本应少腹胀痛而急，躁扰不宁，莫可名状，今少腹胀痛而不急，且较安静等等，均属于虚。总之，只有去伪存真，透过外在现象，找出内在本质，才能进一步采用相应的治法，恰如其分地选方遣药，使填塞之品能巧妙地治好“塞证”。

【例1】 沈某，女，19岁。1982年3月12日初诊。经谓“二七而天癸至，任脉通，太冲脉盛，月事以时下”。今汛水初潮于“二九”，询得经量少而色淡不鲜，历时两日余即净，迄今四月未再潮。其为冲脉塞、任脉衰可知。平昔骨小羸瘦，虽无腰酸足软之疾，惟劳则眩晕耳鸣益甚，心悸怔忡，面色萎黄，肌肤无华，发黄而脆。据云近四旬来，每值酉戌之分，时腹自胀，按之濡，喜热熨，白昼则安。迨至寅下至辰上，必临圊大便二三行，质溏，便前肠鸣辘辘，偶见腹痛，喜热喜按。胃纳欠馨。带下连绵不断，质稀似水，气腥。脉象沉弱无力，舌淡红，质胖嫩，苔薄白。证属闭经，起自肝肾亏损，血海不充；经谓“虚则补之”，一旦肾气得充，冲脉得满，何患月汛不至。拟填补先天，兼及奇经，仿右归丸合当归补血汤出入。处方：熟地黄（砂仁1.5g拌蒸）、怀山药、潞党参各15g，甘枸杞、菟丝子、鹿角胶（炖化冲）、生黄芪各12g，山萸肉、制香附各10g，当归身6g，上油桂1g。5剂。另紫河车2具，焙干，研极细末，每日3次，每次6g；四神丸50g，睡前服10g。3月17日复诊，前议肾气亏虚而致经闭，仿“塞因塞用”法，药证相合，是以不消胀而胀渐消，未涩带而带亦减，大便日一二行，质尚溏，症情已有起色，效方续进。前方去枸杞，加川芎10g。5剂。丸、散如前方。3月23日三诊，药后腹胀全消，胃纳迭增，大便日一行，质转软而成形。他若眩晕、耳鸣、心悸诸症均续有改善。此乃先后二天之气来复之兆也，预期汛水来潮之日不远矣。丸、散、汤剂一如17日方。四诊时主诉，服药至第14剂时月经即潮，后以复诊方加白术、鸡血藤、京赤芍、晚蚕砂、紫河车等研末为丸，每日3次，每次6g。调理4个多月。月经周期为34~37日，经期无不适，改服中成药全鹿丸、妇科调经片3个月，症情稳定，遂停药。

**按：**患者主诉中特别谈及最苦恼者为夜间腹胀，严重时影响睡眠。查腹胀一证，每多见于属实者，本例则反是。忆及《金匮要略·腹满寒疝宿食病脉证治》篇中曾指出：“病者腹满，按之不痛者为虚”。“腹满时减，复如故，此为寒”。本例腹胀起于暮夜阴盛之际，而安于白昼阳旺之时。其胀也，时起时伏，按之濡，喜热熨，似此见证，与《金匮》之论述基本吻合；加之其他脉证，可以认定为虚寒性闭经。

患者甫入青年之列，肾气未足，故昔贤主张幼年治肾，而八脉隶属肝肾，因而壮肾阳，添肾精，养肝血，使冲任得养，血海充盈，则经闭可愈。诚如《景岳全书·妇人规·经脉类》所云："但使雪消则春水自来，血盈则经脉自至。源泉混混，又孰有能阻之者"？因而以右归丸出入为主方，既考虑重在添精养血，也顾及"补必兼温"，仿十全大补、人参养营用肉桂、黄芪之意，一方面留用肉桂，再加黄芪取阳生阴长，气能生血。另一方面，去方中之附子、肉桂亦仅用小量，以防燥伤精血。再者，精之与血，均为有形质之品，故血肉有情之紫河车，实为理想之品。遵照"中焦受气，取汁变化而赤是谓血"的经旨，及《沈氏女科辑要》关于"《金匮》三证……虚者无血可行也，景岳谓之血枯宜补，赵养葵补水、补火、补中气三法，最为扼要"的意见，用右归两益肾中水火，复加参、芪扶中气而资气血生化之源，此又补后天以益先天之意。由于气为血之帅，血随气而行，故又参入号称"气病之总司，女科之主帅"的香附，以冀气行则血行。且香附性动，填补药中加香附，有寓动于静，防止腻膈之意。此外，用有活血功用的川芎，可起到经水早日来潮的作用。

【例2】 吴某，女，26岁。1980年11月13日初诊。产后便秘，迭经甘寒润肠、咸寒软坚，七个月来服药则便通，停药则便秘，辄旬日至半月始一更衣。患者面白无华，两睑虚浮，心悸怔忡，少寐多梦，头目眩晕，视物模糊，日饮糜粥充饥，渐至周身疲软，足不任身，言语无力，临圊努挣汗出，便后尤形疲惫。脉濡细，舌淡，边有齿痕，苔薄白。此乃产后气血双亏，徒益其血而不扶其气，则大肠何以尽传导之职？当兼顾之。处方：潞党参20g，生黄芪、怀山药各15g，冬白术、当归身各9g，炙甘草、炙升麻各3g，熟地黄12g，火麻仁10g，陈皮6g，大红枣5枚。5剂。11月18日复诊，服药后大便每间日一行，少腹仍无所苦，渐思纳食，神情稍振。自诉反觉腰酸，此前所未有者。夫腰为肾之腑，产育亦多累及先天，再益少阴。前方加龟鹿二仙胶（熔化冲入）12g。5剂。三诊时大便一、二日一行，症状日渐消失，且能稍涉家务劳动。仍服复诊方5剂。四诊时主诉除偶见眩晕外，他无不适。予丸方以作善后之计：晨进补中益气丸9g，糜粥汤送服；午进十全大补丸9g，白蜜60g，开水调服；暮进金匮肾气丸6g，淡盐汤送服。一月后复诊，大便一、二日一行，无自觉不适，嘱令每晚服十全大补丸9g，白蜜60g，开水调服。一月后停药，经随访半年，一切均正常。

**按**：临产失血，血虚肠液有亏，无以滋润大肠，肠道干涩，遂致产后大便难以畅行，此《金匮》所谓“新产妇人有三病……三者大便难”是也。临床最为常见。此外，气虚也是产后并非罕见的便秘因素之一。产后之所以出现气虚之机理有三：①临产时用力太过，“劳则气耗”，于是因努挣而致伤气；②气附于血，在临产过程中出血较多，血去则气无所附；③滞产的产妇，由于产程长，多数产妇昼夜少进或不进饮食。《灵枢·五味》篇指出：“故谷不入，半日即气衰，一日则气少矣”。气少者则诸脏气俱不足，而大肠少气则传导失职，传送无力，以致糟粕停滞不下。这是一方面。另一方面，无阴固然阳无以化，而无阳亦必阴无以生，可见人体气化以阳气为蒸化动力，气虚于先，则无以化生诸液，于是阴血津液不足，形成肠道干涩，结果也必然形成便秘。

本例前此多次投滋阴润肠软坚之剂，服药期间虽有效验，然每值停药则故恙依旧，可见用药尚未中的。查患者面色皖白，神情倦怠，胃呆少纳，脉象濡细，便后则四肢痿软，语言无力等一派气虚之象，应予注意。治法宜气血双调，尤以益气为主。基此，初诊以补中益气汤为主方，仅参一味火麻仁作佐药以润肠。在基本治愈的前提下，四诊时仍重在益气，改用丸药以巩固疗效。

【例3】 万某，女，27岁。1998年3月5日初诊。大便溏薄，日必二、三行，历时已十有九月，食欲不振。今则重身八月余，连日来妄以作劳，始则周身倦怠，神疲乏力，胃呆少纳，继之小溲不畅，滴沥而下，终至点滴俱无已近一日，少腹胀坠，腰府酸痹，不饮不食。脉象细弱，舌正红，苔薄白。此由中气虚弱，无力升举而成，证属转胞之疾，治宜升补，仿补中益气汤意立方。处方：潞党参、生黄芪各15g，冬白术、川续断、金毛脊、玉桔梗各10g，当归身、上广皮各6g，炙升麻、炙甘草各5g。2剂。每6小时煎服一次，一昼夜内服完。如法服药，翌日小便即畅通。

**按**：转胞一证，仲景原主虚寒，用肾气丸；龚子才主实热，用冬葵子、山栀、木通、滑石之属；朱丹溪又主气血不足，用参术饮；程钟龄认为尚有孕妇因胞胎下坠压胞，以致胞系了戾而成，推崇朱丹溪法，选用茯苓升麻汤。本例诊断为中虚气弱的依据有四：①便溏一载有半，胃纳欠馨，是脾气久虚而失上升之职，清气不升，浊阴不降，即《内经》所云“中气不足，溲便为之变”的由来；②“胎气系于脾”，因而妊娠期间易耗脾气；③发病前连日劳作，“劳则气耗”；④发病后周身倦怠，神疲乏力，饮食俱废。于是采用“塞因塞用”的升补中气法，用补中益气汤为基本方，以冀升举有力而“转胞”得愈。参入桔梗以成提壶揭盖之势。再加续断、狗脊，益肾以顾腰酸。全方脾肾同调，资胎气而固胎元，以作固本之计。

【例4】 郑某，男，36岁。1999年10月7日初诊。患肝硬化已近两载，曾两次住院治疗，出院未及匝月，腹笥又渐胀大，朝宽暮急，面色萎黄黧黑，四肢枯瘦，足跗浮肿，胃呆少纳，口中和，不欲饮，倦怠无力，语声低怯，大便溏薄，日一、二行，小溲较少。脉象细弱，舌淡胖，边有齿痕，苔白。单腹胀之疾也，病在中州，由气虚湿阻而成。欲胀之消，必培其本，徒恃攻伐无益也。处方：潞党参20g，茅术、白术、大腹皮、上广皮、建泽泻各10g，生黄芪、怀山药各15g，云茯苓30g，川厚朴5g，沉香片、炙甘草各3g。7剂。10月14日复诊，前从中虚气滞湿阻论治，方选六君子汤合胃苓汤出入，药后颇合病机，腹胀渐宽，足跗之肿亦消，胃纳渐增，神情日振，大便亦渐成形。药既应手，前方更进一筹。原方中党参加至30g，黄芪加至20g，另加草豆蔻5g。7剂。三诊时主诉，因胃纳迭增，饮食自倍而致一度腹胀便溏，经禁食后现腹胀已消，仍服14日方7剂。此后加用过淡附片、西砂仁、苡仁等，症情稳定。六诊时自觉无所苦，改用丸药调理：早晚各服六君子丸10g，中午服实脾散6g，至2000年3月停药，未再复发。

**按**：肝硬化一证，相似于中医的单腹胀、胀满、鼓胀。《素问·腹中论》云："黄帝问曰：有病心腹满，旦食则不能暮食，此为何病？岐伯对曰：此名鼓胀"。《灵枢·水胀》篇云：鼓胀如何？岐伯曰：腹胀身皆大，大与肤胀等也。色苍黄，腹筋起，此其候也"。关于治法，《素问·至真要大论》指出："诸湿肿满，皆属于脾"。《丹溪心法》云："鼓胀又名单鼓，宜大补中气行湿，此乃脾虚之甚……大剂参术，佐以陈皮、茯苓、苍术之类"。就本例而言，患肝硬化后，迭经治疗而仍反复发作，中间两次住院，并进理气利湿乃至逐水汤药多剂，症情从未稳定。接诊后，分析其病机为中虚气滞湿阻，本虚标实，往昔治标不及本，以致辗转两载而不愈，经修改治疗方案，采取"塞因塞用”法，根据《景岳全书·肿胀》“第凡病肿胀者，最多虚证……使非培补元气，速救根本，则轻者必重，重者必危矣”的指示，方选六君子汤加黄芪、山药以培土固本，胃苓汤健脾渗湿以治标，连续三诊，中气来复，诸恙悉减。四诊时遵照《兰室秘藏·中满腹胀论》关于“胃中寒则胀满，或脏寒生满病”的论述，加入附子以温脾，此后脾阳日复，阴霾日散，症情终于稳定。

# 第肆章 医论医案医话

## 第一节 医论

### 一、略论“补必兼温”

**（一）“补必兼温”的意义**

《景岳全书·传忠录上·论治篇》云：“虚实之治，大抵实能受寒，虚能受热，所以补必兼温……”，在《内经》中也早有“形不足者温之以气”的论点，可见古今医家的认识，常常是一致的。至于为何要“补必兼温”？个人认为，温热药属阳，具有促生长发育的特性，有助于机体生命的维持与发展。在实践工作中，我们发现，对于病程短的较轻的虚证，补养药确能填补不足，起到治疗作用；但对病程长的较重的虚证，尤其是消化道出血后、妇女崩漏后及再障等血虚、气血双亏的证候，单用补养药往往收效不佳，其中始效而终不效者有之，始终无功者亦有之。若在用补养药的同时，加入一、二味温热药，常能收事半功倍之效。至其机理，当不外补品得温药，可以藉温药的阳热之气以发挥填补不足之生机；而温药得补品，又可以凭补品的生长资源以合成一点真阳之动力。补品与温药相互依存，从而使邪消正长，生生不息。

**（二）常用的几首“补必兼温”的方药与用法**

1. 保元汤

本方为魏桂岩氏所创，刊载于《博爱心鉴》，由黄芪、人参、甘草、肉桂组成，用以治“虚损劳怯，元气不足，及痘疮阳虚顶陷，血虚浆清，不能起发灌浆者”。方中参、芪、草三味，本为补中益气之品，组以肉桂后，又能入下焦，温肾阳，于是亦温亦补，兼治先后二天阳事亏损的证候。我对于虚寒腹痛，有羸瘦，面黄，形寒怯冷，神倦乏力，多汗，气短，脉弱，舌淡苔白等见症而久治不愈者，用保元汤加赤、白芍，茴、木香之辈，守方长服有效。

2. 肾气丸

本方出自《金匮要略》，由地黄、山萸、山药、泽泻、丹皮、茯苓、附子、肉桂（原方为桂枝，现均用肉桂）组成，全方变“壮水之主”为“益火之源”，治肾阳不足，腰痛，脚弱，身半以下觉冷，少腹拘急，小便不利或小便反多，尺脉弱小，及脚气、痰饮、消渴、转胞等证。考肾气丸应为阴阳并调之方，以此水火兼补之剂，治一脏而兼水火二性的肾病至为确当。我用本方配方《金匮》防已黄芪汤治水肿反复发作，纳少，便溏之慢性肾炎；配《卫生宝鉴》人参蛤蚧散加龙牡治动则喘甚，多汗，四末清冷，面浮，肢肿，舌淡，脉沉细而弱之危重虚喘；以及配生脉散治舌淡、苔白少津，脉细弱之消渴证等，常能改善症状和检验指标，有较好的近期疗效。

3. 炙甘草汤

此为《伤寒论》方，其方义是；炙甘草补中益气为君，佐以人参、大枣补气益胃，阿胶、地黄、麦冬、麻仁补血，滋阴以养心，桂枝、生姜、清酒温通阳气，宣通百脉；全方集补气、养血、滋阴、温阳之功于一身，可使气血畅行，脉络通利，因而仲师用以治“脉结代，心动悸”的气血衰微的证候，有复脉作用，故亦称复脉汤。本方袭用二千年而不衰，至今仍为心系疾患的常用方剂，其效用已可想见。我治心律失常，用阴阳气血并调的炙甘草汤加行气活血的郁金、琥珀，对于恢复不整脉有积极意义。

4. 十全大补汤

本方见于《医学发明》，由补气养血的八珍汤加黄芪、肉桂组成。其中辛甘大热的肉桂，凭借其温阳之性，鼓舞气血之力，可使本方具有雄厚的气血双补之效。临床多用之治虚劳、失血后，以及妇女崩漏等。我配以紫河车、乌贼骨、鸡血藤、晚蚕砂等为丸，治血虚经闭；配以火麻仁、郁李仁治产后便秘，疗效较为满意。

5. 虎潜丸

此方载《丹溪心法》，主要由滋阴降火、养血的知、柏、地、芍及填元阴、壮筋骨、血肉有情之方的龟甲、虎骨组成。复加锁阳壮阳益精；陈皮理气，防止腻膈之弊；再入辛温之干姜温运中土，使阴血生化之源不断，以后天养先天，从而扭转因肝肾不足，阴虚火旺，阴血亏耗，无以濡养筋骨的病机，使因筋骨痿软而致腿足瘦削，步履乏力的痿证有向愈之望。我体会到，用当归拈痛丸治下肢流火的近期作用很好，但不能制止其反复发作。当下肢红肿焮痛症状消失后，如能续进虎潜丸，有延长发病期乃至杜根之效。

6. 大营煎

见诸《景岳全书》，其药物组成有滋养阴血的当归、熟地、枸杞，补益肝肾、强筋壮骨的杜仲、牛膝，及补中气、和百药的甘草，与温肾阳、补命火的肉桂等，治真阴精血亏损，及妇人精血迟少，腰膝筋骨疼痛，或气血虚寒，心腹疼痛等症。我用此方配白芍于月经来潮的第一天煎服，连续5~7天，治妇女经后血虚腹痛、阴内吊痛患者，有养血、柔肝、缓急止痛之功。

**（三）病案举例**

周某，女，20岁。1988年8月7日初诊。慈亲年逾耳顺，先天不足之由；骨细小而肉脆，本非松柏之姿。二九天癸方至，尔后月信无信，必四、五月始一潮，近又闭经八旬，询得经行量少，色淡不鲜，质稀，二日即净。少腹坠楚，喜按。面色萎黄，形体瘦小，肌肤弛而不张，头目眩晕，腰膝酸软，稍劳则脑鸣，气促，心悸易惊，夜难入寐，胃呆少纳。脉虚细无力，舌淡，边有齿痕，苔薄白。一派气血亏耗之象。证历两载，虚劳渐成，慎防干血痨之变！姑为气血双调，脾肾同治，仿十全大补出入调治：熟地黄20g（砂仁3g拌）、全当归、紫河车各10g，川芎6g，鸡血藤、晚蚕砂（布包）、黄芪、朱茯苓神各12g，潞党参、川断肉各15g，肉桂1.5g，10剂。

8月18复诊：汛水依然未潮，幸眩晕、心悸诸症已有起色，夜寐颇安，神情日振，胃纳渐增。证情既有转机，未便更章。前方去朱茯苓神，加乌贼骨15g，肉桂量加至3g。此方服至第7剂，月经按往常惯例提前一月而至，经量较前次增多一倍以上，且历时三日始净，惟经色仍淡，经行期间未见腹坠。于原方中先后加用过山萸肉、制首乌、阿胶、鹿角霜、白术、艾叶、香附、怀牛膝等制成丸剂长期服用。治疗后第二、三次汛水分别错后27天、16天即潮，第四次仅逾期6日而至。以后每月经净后服十全大补丸成药120g，每日三次，每次6g。月经周期在33~38天之间，证情稳定。

**（四）讨论**

“补必兼温”之说，不仅在理论上有着深远的意义，在临床上，尤其有很高的实用价值。只有亦补亦温，机体才能生生化化，才能使“少火生气”而补力雄厚，更快地扭转病机，从而提高疗效。反之，只补不温，将无力鼓舞，于是“少火生气”无由，虽有填补之因，却少充盈之果，致该生者不生，应长者不长，结果疗效不显。为此要“补必兼温”。

补阳、益气的方药，均为甘温或辛甘大热为主的方药，例如方剂中的右归丸、补中益气汤，药物中的桂、附、参、芪是。养血的方药中，方如四物汤、归脾汤、药如熟地、当归、龙眼等，何一非温性之品？此外，本文中所举保元汤、金匮肾气丸、炙甘草汤、十全大补汤又均用辛甘大热的肉桂，这绝不是偶然因素。于此可见，在明代以前的医学家，通过临床实践，深知个中奥妙，他们虽未明言“补必兼温”，但实质上早已有这一含义在内。至于养阴药虽为甘寒性味，此点与归、地养血之类本身即具甘温性味不同，但在讨论治法及组合方剂时，前人亦多顾及孤阴不生的客观存在。《景岳全书·新方八阵》中更明确指出:“水失火而败者，不补火何以苏垂寂之阴？此又阴阳相济之妙用也……善补阴者，必于阳中求阴，则阴得阳升而泉源不竭”。其实此法并不自张氏始，本文中所举虎潜丸中，就是既用锁阳于阳中求阴，而且还用干姜以鼓舞阴阳气血生化之源，可谓智者所见略同。

参温药于补剂中时，温药剂量宜从小量开始，采取渐进的用法。因为温药初用小量，符合“少火生气”的意见；如用大量，则将成“壮火食气”的不利局面。个人的用法是：先小量，后中等量而不用大量，如用肉桂，常从1g或1.5g开始，进而2~3g；附子为3~6g，干姜为1.5~3g。此其一。其二，遣药常先选温药，后用热药，如先取黄芪、鹿角霜之属，然后再用桂、附之类。这一循序渐进的用药法，有助于病变的机体顺利地接受药力，不致因用大量的突变而出现不应发生的意外，例如阴虚体质的口燥咽干、火升甚至失血等而影响治疗。

## 二、王华国医论散忆

先父王华国，幼承家学，随先祖润身公学医。远至《内》、《难》二经、《伤寒》、《金匮》，近至叶、吴诸家以及本草、方剂等，无不涉猎。学成后侍先祖右襄诊14载，悬壶后求治者踵相接，遍及盐城、大丰等市。他治杂病多用金匮方，治时病多用温病条辨方。辨证有眼毒手狠之誉。眼毒，指能洞察病情，诊断准确；手狠，指胆大，遣方用药不避毒，恰到病处。为人倡孝道，体贴贫寒，不论权势。建国后被选为兴化市第二届市政协委员。

### （一）调阴阳二气

先父常说："人之有生，唯阴阳二气调和而已矣"。"就实证而言，此盛则彼衰，故'阴胜则阳病，阳胜则阴病'。就虚证而言，往往阳病及阴，阴病及阳。实证治法，阴胜者消阴扶阳，投四逆汤；阳胜者抑阳毓阴，与玉女煎。虚证治法，阳弱者温阳顾阴，肾气丸、右归饮可供选用；阴伤者滋阴和阳，左归丸、生脉散随证施治"。其含意是：证无分虚实，均以调和阴阳二气为前提。不同的是，实证宜一抑一扬，并以消阴、抑阳为主，以扶阳、毓阴为辅，虚证则阴阳两补，于阴中求阳，于阳中求阴。上述治病须"调阴阳二气"的思想，尤其对较复杂、疑难疾患，与夫危重急证等更为适用。

### （二）启升降枢机

先父课徒时云："人但知'脾宜升则健，胃宜降则和'之说，动辄以升麻、柴胡资脾之升，沉香、赭石助胃之降，实则此举仅治其标，未及其本。"他认为，脾升胃降乃其本能，一旦失其常态，则或吐或泻，或内脏下垂，或脘腹胀满等诸症丛生。此刻关键治法，不在升清降浊，而在去其所以不升不降之由，以复其斡旋之职，此之谓“启枢机”。其具体治法有二。

1. 祛湿

脾本主湿，但当脾虚或湿气过盛时，则脾不能主湿，湿困脾阳，每从寒化，至于胃，本乃水谷之渊薮，当“饮食自倍”时，则“肠胃乃伤”，包括水湿潴留。湿留阳明，常从热化。从寒从热，各有证可辨。寒化者温运太阴，方用苓桂术甘汤、平胃散，予夫草果、藿香等药；热化者清泄阳明，方用连朴饮、茵陈蒿汤，以及黄芩、滑石之属。在治湿热证时，尤其强调用苦辛通降一法，并指出：论脏腑习性，则太阴湿土喜温，阳明燥土喜清。辛温者运脾，苦寒者泄胃，脾得温则能升，胃得凉则能降，升降有序，清浊自分。上述连朴饮，即苦降辛通之一例。此外，用黄连配半夏，或黄连伍苏叶以治呕吐，黄连配干姜治痞证等，也是临床常用到的。

2. 调气

推动脾升胃降运动的是中州气机，因而调达中气，是“启枢机”的另一要务。先父对脾气不足者，常用六君子汤出入；胃气亏虚者，每从参苓白术散化裁。中气实者则赏用三组对药：①厚朴—陈皮，治湿气，②木香—砂仁，治食气；③香附—乌药，治郁气。在实践工作中还谆谆嘱咐：“古有‘理气还防伤阴’之说，如用上述对药较久时，虽有利于脾却不利于胃，届时可参入麦冬、沙参辈。”这些都是我迄今用之应手的常规手法。

**（三）外感重透托**

先父曾说：“仅三千字的叶天士《外感温热篇》，竟有十一处明文写出‘透’或‘托’字。该书中‘在卫汗之可也，到气才可清气，入营犹可透热转气’的治法，也无一不含透托之意。”在这一思想指导下，他治外感热病主张透托，目的在于使邪有出路。此法使我印象最深的是豆卷的运用。自我先祖润身公起始，治湿温病无分卫气营血，均以性味甘平，具生发之气，可化上下表里之湿的大豆黄卷入方。如病初邪在卫表，则配薄荷、羌活，取其辛散力强，药后可得微汗，藉以托湿外出而解。若邪在中焦气分，有热、渴、烦、呕等见证者，可配山栀、黄连、半夏、厚朴等苦降辛通之品，一则燥脾清胃于里，一则托湿透邪于外。邪在营血分者，则以豆卷配生地、丹皮、白茅根等，此即叶氏“入营犹可透热转气”之意。总之，湿温证各个阶段均用豆卷的意图是一致的——透托湿热。

**（四）内伤调脾胃**

先父在治疗杂病时，他钦佩李东垣关于“内伤脾胃，百病由生”的论说，认为内伤疾患，不外饮食、劳倦及精神因素，这些因素，直接或间接地影响脾胃。调和脾胃，一方面消除脾胃本脏腑的病变，另一方面，也可使其他脏腑，以及筋骨、肌肉等，通过“脾气散精”，得到气的温煦，血的濡养。这一过程，先父称之谓“后天普泽”。其具体方药是以枳术丸为基本方，其中枳实消痞破积，白术补脾燥湿，两药合用则消补兼施，以之治虚实夹杂的疾患，有消不伤正，补不留邪之功。两者的用量视具体情况而定，例如寓补于消时，则枳实用量大于白术；若欲寓消于补时。则白术用量大于枳实。治“饮食自倍，肠胃乃伤”者，用香砂枳术丸或糬麦枳术丸，甚至两方合用，其或痰浊阻脾，胸脘痞闷多痰者，用橘半枳术丸。湿气胜者，枳术丸合平胃散。在无明显中虚见证时，一般不轻用参芪，这是先父调理脾胃的特点。他的认识是补品味甘，“甘能作胀”，以致中焦阻滞反致偾事。不若以运化为主，如此则胃能纳谷，脾能运化，最终进入“得谷者昌”的地步。

**（五）急痛证主通**

根据“不通则痛”的病机，与夫“通则不痛”的治则，力主急痛证宜通。对于涉水、淋雨或饮冷等起因而致骤然绕脐或少腹疼痛不止，痛处坚硬有形，拒按，不大便，舌淡苔白者，乃寒邪与宿食胶结，阻于阳明胃肠之分，进而演变为气血阻滞，称为寒湿盘肠证，其中有很大部分即现代医学所说的肠梗阻。若延误失治，将由阴盛而阳微，而欲脱，直至不可收拾地步。先父主张及早用《备急千金要方》温脾汤，以姜附逐寒温阳，硝黄破结通瘀，往往药到病除，效如桴鼓。记得50年代初，有一本市老圩乡张尖村40岁之男性病员，经西医诊断为肠梗阻。患者病情危笃，但苦于不能及时往城市医院作手术治疗，于是求治于先父，为了争分夺秒的抢救，处方中仅用巴豆2粒，杏仁3钱，二味研末。吞服后即乘自备船只赴城准备手术治疗。孰意起程仅10公里，腹中阵阵雷鸣，旋即大便畅下如羊粪状，腹痛大减，未及半时，再次更衣下黑色稀水，此后腹痛即定而沉睡。家属见其病情大有起色，遂回棹返家。从此痛止，未再发作。后来院诉述，医护均称奇不迭。

**（六）疑难病治痰**

“百病皆由痰作祟”，如痰蒙清阳则眩晕，所谓“无痰不作眩”。痰阻心主则神昏，所谓“痰迷心窍”。他如痰水凌心则心悸，痰浊滞胸则胸痹，痰凝肌肤而核起，痰阻骨节而痛作。诸如此类，不胜枚举。先父根据“治病必求于本”的原则及“脾为生痰之源”的认识，主张以健脾祛痰为治痰病之大法。如以半夏白术天麻汤治眩晕，苓桂术甘汤治心悸等。此其一。其二，按痰之性质遣药，如风痰用南星、前胡以散之，寒痰用干姜、细辛以温之，湿痰用半夏，陈皮以燥之，燥痰用沙参、麦冬以润之，热痰用黄芩、桑皮以清之。其三，结合各脏腑的归经学说用药，如痰在心则用菖蒲、郁金，在肺则用蒌皮、贝母、百合、款冬，在肾则用熟地、蛤粉等。先父曾云：“痰之为物，内而脏腑，外而经络关节肌肤，无处不到，一旦痰凝则气血运行受阻，病变于是乎生。痰还可形成诸多疑难疾患，因而疑难杂证，多方医治无效，若从痰论治，常可得心应手。”1958年夏，我执教于河北中医学院，暑假返里探亲期间，曾治一头面部麻木已近两年之患者，当即从血痹论治，两投黄芪桂枝五物汤，服药10剂不应。后先父指出："张璐谓'麻则属痰属虚'，此说颇有临床指导意义。患者年逾耳顺，平昔纳少，四肢乏力，脉象濡缓，舌正红，边有齿痕，苔白腻。且常胸痞泛哕。一派脾气有亏，痰湿内蕴之象。脾虚则清气不升，加之痰浊阻遏经脉，经气不通，气血不能上荣头目，以致出现麻木，治法上应以健脾祛痰为主，以六君子汤合半夏白术天麻汤加川芎，一以活血，一以引药上行。另入一味白芥子，以搜皮里膜外之痰"。后即按此意立方，未及两旬而愈。

**（七）霍乱病治中**

在旧社会，霍乱病猖獗异常，几乎三年两头发生。先父治霍乱颇有经验，他认为霍乱一证以吐泻为主症，其机理为食饮伤中，中州枢机受阻，升降失其常道所致，主张从脾胃论治，并进一步指出："脾非温不运，非辛不开，胃舍凉不纳，舍苦不降。"并以连理汤为基本方，其寒象重者，则重用干姜，再加淡附片，用红糖冲开水冷服，若热象甚者，则重用黄连，另增生石膏，再加盐开水热服，此防格拒而寓反佐之意。有外感见证者，参用藿香正气散，足腓挛痛者，加芍药甘草汤及木瓜、蚕砂。亡阴者生脉散加龙、牡，黄芪；亡阳者参附汤加麦冬等，用来甚为得心应手。

**（八）暑温主攻下**

流行性乙型脑炎，中医每从暑温、暑风、暑厥论治。先父认为"夏暑发自阳明"，而"阳明为成温之薮"，因而暑温证壮热时的病位常在阳明。由于阳明胃脉上通于心，一旦胃热上扰，则神明不用，从而出现神昏谵语。陆九芝云："人病之热，唯胃为甚。胃热之甚，神为之昏。从来神昏之病，皆属胃家，"此言对暑温的治疗，同样有其指导意义。他还指出："暑温热变最速，往往发病一、二日即壮热不已；服寒凉药后，少见有如鼓应桴之效。根据'温病下不嫌早'之说，从釜底抽薪法处方，常可得心应手。"至于方剂，多选承气汤类。其中表里同病者取凉膈散；邪踞阳明，壮热不退者用调胃承气；壮热，神昏烦躁，口干舌燥者，用牛黄承气；津伤显著，舌红而裂，苔黄者，用增液承气。

【例】 1958年夏，3岁陈姓儿，经西医检查诊断为“乙脑”，转请先父主诊。案语：身热抚之灼手，无汗，头痛，面赤。今晨起项强，嗜睡，呼之尚能应，不时谵语，病发一日许未见大便，按之腹满，不硬，小溲黄赤。脉象数疾，指纹色紫，直射命关。舌红，苔白腻，近舌根黄。暑温证也。刻下表里同病，法当双解。凉膈散主之。处方：苏薄荷3g，粉葛根、藿梗各4.5g，醋半夏3g，净连翘4.5g，金银花6g，六一散9g（布包），淡黄芩、锦纹黄（后入）、元明粉（冲入）各3g，淡竹叶19片。1剂。上药服后，大便二行，先硬后溏，旋即身热大减，抚之已不灼手，目张，神转清，并能进糜粥。原方去锦纹黄、元明粉，加建曲4.5g，续服2剂而瘥。

**（九）咳嗽用轻扬**

肺为五脏六腑之华盖，位居最高，外合皮毛，素有娇脏之称，举凡六淫之邪的外袭，五志之火的上炎，中土痰湿的上犯等，均可导致清肃之令不行而肺气上逆，咳嗽频作。先父对《温病条辨·治病法论》中关于“治上焦如羽，非轻不举”的意见非常赞赏，并付诸实施，如治外感咳嗽常用蝉衣，其中风寒咳嗽用止嗽散，风热咳嗽用桑菊饮，风燥咳嗽用桑杏汤的同时，均参入一味蝉衣，其用意乃取其质地轻虚，上浮入肺，既可疏散风邪，又能引诸药力上达于肺，发挥祛邪治咳之能。若内伤咳嗽，则常配用桔梗。如肺痨患者，需要用补土生金法时，习用参苓白术散，方中桔梗为必用之品，藉以充分发挥补益肺气的作用。又如脾病无以健运，酿湿生痰，上渍于肺的咳嗽，用二陈汤以疏导生痰之源，又必参入桔梗以涤贮痰之器。此外，由于肺气主降，且《内经》又早有“肺苦气上逆”的论述，因而在用轻扬升浮的桔梗的同时，又常配以主降肺气的白前，促其升降有序。

【例】 征大兄，28岁。肺为呼吸之橐籥，娇脏也，不耐邪侵，侵则必咳。素体羸弱，据云总角之际，即无月不鼻塞咳逆，肺不卫外之象显矣。近两载来，咳嗽无宁日，时而痰中带红，侧眠于右，入夜盗汗。尤可虑者，胃呆不思纳食，强纳之且有胀时。询得大便溏薄，神情疲惫，面色萎黄无华，一派子盗母气，土不生金之象，证入损怯之途，治难为力。刻下咳嗽益甚，慎防再度失血之虞，姑从参苓白术散增损，虚则补其母也。处方：潞党参9g，大有芪、野於术各6g，云茯苓、淮山药、白扁豆各9g，粉甘草、西砂仁（后下）各1.5g，陈皮4.5g，桔梗9g，白前4.5g，莲肉9g，糯稻根须一撮。5剂。复诊时自诉咳嗽已减过半，此近两年来所未有者也。且已知饥思纳，神情日振。此证虽未能治愈，但能带病延年多载，亦仁术济世之功也。

**（十）血证倡化瘀**

血证，尤其是大量的咯血、吐血、便血等，轻则伤血耗气，重则发生血脱而危及生命。如能及时制止出血，则证虽危重，亦能出险入夷。如何制止？根据《血证论》瘀血条的意见，认为“既是离经之血，虽清血鲜血，亦是瘀血。”“故凡血证，总以去瘀为要。”因为瘀血去则血得归经，如此虽不止血而血将自止。所以先父治血证，每以化瘀为先，他崇尚缪仲醇氏治血三诀，指出凡运用“宜行血不宜止血”的治则，不仅易于达到止血目的，而且血止后无留瘀之弊，有较好指导实践的意义。他在祛瘀药中首选大黄，如用《千金翼方》卷十八吐血第四中的生地大黄方，治疗吐紫红色或鲜红色血，烦热或潮热，大便干或秘等见症，及脉数，舌边尖偏红或绛，有紫气、紫斑、紫点之体征，属热扰营血夹瘀的吐血证候，颇有效验。

【例】 戚左，31岁。冬温犯肺旬余，身热退而咳嗽未已，痰黄而稠，右胸胁牵痛。近六日来，痰中夹血，日达十余口之多，色紫红，膻中之分温温然；今晨又觉嘈杂，此血离经之兆，势有大失血之虞，法当凉血化瘀，润肺，方从生地大黄汤合百花膏加味。处方：生地黄9g，粉丹皮6g，淡黄芩3g，锦纹黄4.5g（酒炒），川百合9g，款冬花、瓜蒌皮各6g，大贝母4.5g，桑叶皮各6g，花蕊石9g，黄郁金6g，桔梗4.5g，藕节3枚。3剂。服2剂后吐血即止，复诊一次而愈。

**（十一）痢疾重通调**

痢之为病，多因湿热或寒湿与食滞交阻曲肠，使传导失职，气血阻滞而成滞下赤白。“通可去滞”，所以通法是治痢的常法之一。先父治痢，每以行气活血为通法调理，并引前贤高士宗“调气以和血，调血以和气，通也”之说为据。事实是“行血则便脓自愈，调气则后重自除。”其常用药物为木香、枳实、槟榔、当归、芍药等。如下痢白多赤少，则加官桂、干姜、茯苓等祛寒利湿之品，如下痢赤多白少，里急后重特甚，肛门灼热，口渴引饮者，则加地榆、生地、银花、槐花清热、凉血、解毒之属；如兼见恶寒发热，头疼，骨节酸楚者，则加入解表祛湿之荆防、羌独活或解肌之葛根，以成外疏内通之剂，亦寓“逆流挽舟”之意；若痢方初起，体气壮实，又见恶心呕吐，不饥不纳者，则加半夏、茯苓、藿梗、大黄，藉以降逆化浊、通腑。此其一；其二，以顾护胃气为第一要务，慎用苦寒药，在用芩、连、大黄时，多用小量，或辅以健脾和胃药，或佐以辛温之肉桂，作制约之用。并嘱患者只能进清淡食物及糜粥自养。

【例】 杨左。滞下赤白，赤多于白，昼夜达60多次。少腹绞痛，里急后重，肛门灼热，小便短赤，苔腻微黄，脉数有力。湿热内蕴阳明，气血受阻矣。日昨起谷不沾唇，高年防噤口之变。急拟清热通腑，行气和血，以观进退。处方：黄芩4.5g，赤芍、当归身、香附子各9g，老木香3g，广陈皮9g，海南子4.5g，金银花、地榆、鲜生地、槐花各9g，制半夏4.5g，大黄6g（后入）。上药服1剂后，下痢大减，服3剂即痊愈。

**（十二）搜邪须引经**

选择药引，是先父一生实践中又一心法。引经药用之得当，对整个病情有画龙点睛之功。现将较常用的药引介绍如下：

1. 暑热　鲜荷叶半至1张，或竹叶卷心10～20片，或西瓜翠衣1角。

2. 湿热　淡竹叶20片。

3. 胃阴不足　鲜稻穗5支，或糯稻根须60g。肺热伤津：活水芦芽60g。

4. 心脾血亏　龙眼肉5～10枚。

5. 盗汗　浮小麦9g，有时亦用陈蒲扇半把，煅灰。

6. 吐血　因实火或外伤者，用童便（去头尾，取中段）1杯冲服。虚证用人乳1盅，有瘀用藕汁1匙，或藕节3枚。

7. 鼻衄　鲜茅根15g，或京墨汁1匙。咳嗽：枇杷叶4.5g，或鲜枇杷叶2片，或银杏叶7片。

8. 失音　实证用青箬叶3～5张，虚证用败叫子5～7只。

9. 偏头痛　茶叶6g。

10. 风湿痛　桑枝1～2尺。

11. 浮肿　四肢浮肿，用陈蒲壳30g；腹部肿胀，用地蝼蛄15g，或陈葫芦60g。

12. 蛔厥痛　醋1匙冲。

13. 腹痛经久不愈　蜘蛛1只，焙干研末吞服，或煎服。

14. 泄泻　伤暑用炙荷蒂5枚，伤食用荷叶包焦饭1团，水泻用煨姜3片。

15. 痢疾　赤痢，马齿苋30g；白痢，白鸡冠花1朵；赤白痢疾，红白扁豆花各2串；久痢不止，石榴皮9g。

16. 月经不调　月季花5~7朵。

17. 胎动不安　陈苎麻根30g，或伏龙肝30g。

18. 白带　向日葵穰30g，或白果7~10枚。

19. 小儿疳积　蜣螂1只，去足翅，炒。

20. 小儿蛔痛　香榧1~3枚。

21. 小儿透痧　芫荽9g，或西河柳9g。

**（十三）内病取外治**

1. 哮喘　白芥子研末，用黄酒调敷双侧涌泉穴，每日一次。

2. 咯血　熟附子切成薄片泡软，每晚洗浴后贴双侧涌泉穴。

3. 食积腹痛　朴硝用青布包裹，扎敷于脐腹部。

4. 虚寒腹痛　用麦麸炒热，醋淬，以青布包裹，热熨，或用食盐炒热，青布包裹热熨。

5. 痔疮坠胀肿痛　用瓦松煎水熏洗，以冰片适量入田螺厣内后流出之水，用毛笔或棉花外搽痔核局部。

6. 乳痈初成：用巴豆1粒去油，置眼膏上贴太阳穴，患左贴右，患右贴左，半至一天，发泡后挑破。又一法：用鲜蒲公英捣烂后，加用飞面少许，敷贴于患处。

**（十四）调经重治血**

经水之所以失调，追本穷源，虽常上溯到先天肝肾，后天脾胃，与冲任奇经等，但关键所在是气血失调。因而调理气血的作用，在调经领域内就显得更为突出。先父一生，调经重在治血，主张经前宜和血，经期宜活血，经后宜养血，并常以养血活血的四物汤为调经主方。例如经前采用《张氏医通》四乌汤，此方即四物汤加乌药、香附以调气，甘草以调和诸药，且与芍药配伍成酸甘化阴的芍药甘草汤以养阴血，此方原用作治血中气滞，小腹急痛者。先父以四乌汤治经期失常，利用其养血和血，疏导气机之功，以冀血聚胞宫，血盈气行，月信方能应时而至。至于经潮期间，应以月水畅行为准，因而以桃红四物汤行血活血；另加艾叶、肉桂温暖胞宫，使血得热则行；入香附、郁金以调气开郁，使气行血行。总之以因势利导为原则。关于经后，因前此行经失血，理应补血以复其旧，因而采用《金匮》胶艾汤，四物汤即此方去阿胶、艾叶、甘草而成，其养血作用，无疑强于四物汤。用胶艾汤养血，乃为下月行经提供资源。另适当参入紫石英、龟甲等调奇经之品，力求“任脉通，太冲脉盛”而正常地“月事以时下”。

关于四物汤中归、芍的运用概况是：经前经期，多用全当归与赤芍，但经前用量宜小，意在和血；经期用量偏大，藉以活血；如瘀阻现象显著，则改用当归尾以破血化瘀。经后用当归身及白芍，目的在于养血。

【例】 冯姑娘。急躁戕肝，肝气郁结，气阻本经，故胁痛而少腹作胀，得暖则安，得矢气则减。气滞者血亦瘀，以致月经闭止七月不潮。舌红，边尖有紫点，苔白舌根黄。拟养血以柔肝体，调气以疏肝用。尤希远烦静养，庶与药饵兼功。处方：生熟地黄各12g，全当归、赤白芍各6g，川芎1.5g，怀牛膝9g，粉丹皮4.5g，败龟甲12g，台乌药4.5g，制香附9g，黄郁金6g，粉甘草1.5g，泽兰叶6g，月月红3朵。3剂。

后按初诊方略事增损，服药6剂后，胁痛、腹胀症状消失，服至第15剂而经通。在经行期间，予桃红四物汤加味，服3剂。后汛期正常。本病例为闭经病，由气滞血瘀而起，症经七月，属实中夹虚范畴，故以四乌汤加味，作经前期处理，冀其血和气调，血盈胞宫，月信应时而至。

**（十五）带下清湿热**

带下一证，除少数因肾虚而致带脉失约，及肝火灼伤任带脉而成带下病外，一般均由水湿下注，任带二脉无以约束而成。近贤丁甘仁认为本病成因当责之脾病湿盛，因而祛湿一法，就成为固带脉、治带下的首选法则。先父治带下，常从清湿热着手，并以断下渗湿汤加减作为代表方，疗效较好。本方出自《温病条辨·下焦篇》，由二妙丸、四苓散去泽泻，以苍术易白术，加樗根皮、地榆、楂肉、金银花组成，具有渗湿、燥湿、清热、凉营之功，原用以治“久痢带瘀血”患者，先父先是用此方治妇女的赤白带。带下与痢疾本是两种病，其病薮一在阳明之腑，邪出后阴；一在肝、肾、奇经，邪出前阴；但两者病机一致——湿热入血，所以可用同一断下渗湿汤治疗。以后又用此方去地榆、楂肉，加土茯苓、薏苡仁、六一散，治白带或黄带，均取得较好的疗效。对于湿热带下，日久不愈者，用本方参入牡蛎、龙骨、白果等涩带之品，且通且涩，通其所通，涩其所涩。这一通涩并投的手段，不失为临床的有效治法之一。

【例】 金右。湿热久羁，下注带脉，奇经由此不固，带下势如白崩。证经两载有余，近四月来白中夹赤，虽白多赤少，然湿热已入下焦营分可知。且也形体羸瘦，面色㿠白，神情疲惫，胃呆少纳，口渴不欲饮，气阴两伤矣。值此正虚邪实之际，不通其下，湿热无从外出；不塞其流，崩势难以遏止。扶正即所以祛邪，祛邪即所以安正也！拟消补兼施，通涩并进，庶几各得其所。处方：潞党参12g，茅白术各6g，土赤茯苓各12g，猪苓4.5g，炒黄柏6g，金银花9g，六一散（布包）12g，地榆9g，粉丹皮6g，怀牛膝9g，左牡蛎12g，花龙骨、椿樗根皮各9g。3剂。药后，赤带即止，白带亦减什二，原方去丹皮、牛膝，加黄芪9g，生熟地黄各9g。连续服药12剂后诸症即瘥。旋以上方增损，配制丸药续服，以巩固疗效。

**（十六）胎前主清养**

由于妊娠期间有着血聚养胎的生理特点，因而相对地阴血偏虚。阴血不足者则火旺，并由此而产生一系列病变，如虚阳上亢的头晕、头痛，虚火上扰的齿衄、鼻衄，以及小溲涩痛、大便虚秘等。治疗这些疾患，无疑地需要用甘寒滋阴、苦寒泻火类寒凉性药物，所以昔贤有“胎前宜清”之说。先父认为，此说对临床工作，有一定的指导意义。其常用甘寒药为生地、麦冬、石斛辈，苦寒药如条芩、山栀、黄连等。此外，还主张胎前宜养血，如用熟地、阿胶、龙眼等，以供给孕妇及胎儿生长的需要。在胎前宜清宜养的同时，并非无原则地忌温禁攻。他常说“《内经》早有‘有故无殒’的指示，须知有病则病受之。妊娠期间，尤其当病邪猖獗，对母子有生命威胁时，更应当机立断，切不能犹豫不决。否则，将蹈‘养痈贻患’，为保胎反致堕胎之覆辙”。在实践中，他身体力行，如用《金匮》干姜人参半夏丸治妊娠恶阻，用枳实导滞丸治妊娠下痢，均取得满意的疗效。

【例】 征右。暑湿内蕴曲肠之分，化以为痢，滞下赤白冻腻，日必二三十行。腹痛阵作，口渴欲饮。重身甫六月，其里急后重，竟似临盆之象。病延旬余，昨日起又谷不沾唇。舌苔黄浊厚腻。重载渡江海，势有覆舟虑。与其坐以待毙，何若含药而亡！矧经旨有“有故无殒”之训耶？脉象沉数，按之尚有力，值此中气刚馁之际，事或可为。拟祛邪导滞，调气和血，俾盘踞曲肠之浊邪得以下行而出，此背城借一之举也。仿枳实导滞意立方。处方：苍白术、煨葛根各6g，川雅连1.5g，淡黄芩3g，煨白芍6g，肉桂心1.5g，赤茯苓9g，麸炒枳实6g，神曲9g，锦纹黄（后下）6g，煨木香3g，西砂仁（后下）1.5g，地榆炭12g，炙荷蒂3枚，赤白扁豆花各2串。2剂。

患者复诊时下痢次数已减过半，赤冻全消失，腹痛后重均有起色，并能进食，于原方中去地榆，枳实、大黄二味各减为4.5g，续服2剂而愈。

**（十七）产后投温补**

由于分娩时造成的出血和产创，使产妇血气双亏，抗病力低下，易罹各种疾患。先父指出：“傅青主云：‘凡病起于血气之衰，脾胃之虚，而产后尤甚’。‘产后百脉空虚’众所皆知。

《金匮》所述妇人产后三病，其证候虽各别，但‘亡血’、‘亡津液’的病机则是相同的。此时如能及时地投以养血、生津液之剂，使脏腑、筋脉、经络得养，不仅可以预防妇人产后三病，也能制止因血虚、津液不足而形成的心悸、不寐、虚劳、痿躄等疾病的发生”。他还说：“新产用补，当选温性药为宜。张景岳早有‘补必兼温’之说，而‘产后宜温’的治法，也是古今医家所公认的。”至于具体方药，则以炙甘草汤、左归丸、当归补血汤等为常用方，随证而定。多虚是产后的主要特点。此外，产程中离经之血均为败血，因而产后也常多瘀，应予留意。

【例】 孙嫂。产育过多，肝肾阴血久耗，风阳上扰，以致春三月必发眩晕已历八载。刻下新产四日，恶露量多，亡血之体，虚阳上浮，故虽时在初冬，而眩晕又作，且为势更甚。询得目暗视物不清，不饥不纳，心悸怔忡，夜难入寐，大便干结。脉象虚数，偶见促象。夫虚为脏阴之虚，数乃精血之涸。虚象毕露矣。若不速予填补，势有郁冒之变。处方：炙甘草、西洋参（冲）各6g，桂枝木1.5g，大麦冬9g，生熟地黄（砂仁0.9g拌）、清阿胶（炖化冲入）、火麻仁、女贞子、墨旱莲、潼沙苑各9g，石决明12g，柏子仁9g，大红枣3枚。3剂。

上方服后，恶露量显著减少，眩晕日有起色，夜渐能寐，且能进食。继续用上方出入调理，先后加用过枸杞、菊花、党参等，共服药9剂而愈。

## 三、论苦辛通降法及其临床运用

苦辛通降法亦称苦降辛开法或苦辛法，它首创于张仲景氏，见于《伤寒论》，其代表用方为半夏泻心汤，生姜泻心汤与甘草泻心汤亦属此范围。方中黄连、黄芩苦寒泄降以清热，干姜、半夏辛温开结以散寒。通过调和寒热，以治寒热互结、升降失职所致的心下痞满、呕吐、下利之证。《备急千金要方·卷十五·脾脏下》以黄连、干姜同用者，包括驻车丸在内计 19 方，基本上用于湿热痢、赤白痢。这是继承了仲景先师苦辛通降的治疗手法。至清代诸温病学家，又将本法广泛应用于温病，如《外感温热篇》指出：“虽有脘中痞痛，宜从开泄，宣通气滞……轻苦微辛，具流通之品可耳!”又如《张聿青医案》中无论风温湿热蒸痰，神志迷蒙；或湿温化燥化火，胃热上冲，心神受扰而谵语错语；或中暑湿热遏伏而身热烦闷等证，均以黄连、干姜或炮姜同用，这些都是苦辛通降法的进一步发展。

**（一）内涵浅析**

《素问·至真要大论》云：“辛甘发散为阳，酸苦涌泄为阴”。说明辛味药能开能通，苦味药能降能泄。苦辛通降法就是以苦寒药与辛温药组合，利用它们一阴一阳，一升一降，一温脾，一清胃，寄开于泄，寓通于降，相反相成，互制互济的性能，藉以开结降逆，散邪泄热的一种治法。就病位而言，此法适用于脾胃病变，尤其是太阴阳明同病，寒热错杂的证候。又，温能燥湿，清可去热，因而在病因方面，患湿热者当以苦辛法为首选。

1. 温脾清胃，燥湿各宜

脾与胃虽均属于土，但脾为阴土，胃为阳土；脾属湿土，胃属燥土。两者一阴一阳，燥湿相济，此其一。其二，同气者相求，燥湿两邪对脾胃有特殊亲合性，其中湿亲脾而燥合胃。脾胃调和，燥湿相济，则为生理状态。设或脾胃任何一方出现病变，或亲合一旦超过负荷，则阴凝之湿邪损伤脾阳而脾病湿，火热之燥邪耗伤胃阴而胃病燥。当脾受湿困，胃为燥扰之际，予苦辛法以燥脾清胃，是为反治常法，也是适合脾喜温燥，胃喜清凉的特性。且苦寒与辛温同用，则虽寒而不伤脾阳，虽温而不耗胃阴。此举既相辅相成，又相反相成，互制互济，诚为两全其美。

2. 辛升苦降，清浊攸分

脾宜升则健，胃宜降则和。诚如《寓意草》所云:“中脘之气旺，则水谷之清气上升于肺而灌输百脉；水谷之浊气，下达于大小肠，从便溺而消。”如脾胃任何一方出现偏颇，势必相互影响，所以脾不能升致胃不能降，而胃不能降也必然引起脾不能升，从而发生呕吐、嘈杂、脘腹胀痛、便泻或秘结、脱肛、内脏下垂等。论治之计，则“太阴湿土，得阳始运；阳明燥土，得阴自安。”据此，治以苦辛通降法，运脾湿，清胃热，从而扭转因湿热遏伏脾胃而致气机阻滞、升降失职之病机，使中焦气机调畅，于是清阳得升，浊阴能降，枢机转运如常而诸恙自除。

苦辛通降法以苦寒的黄连、黄芩和辛温的干姜、半夏为首选药。黄连味极苦，性极寒，苦则燥湿，寒则清热，可清湿热，泻实火；干姜味大辛，性大热，辛能宣开，热则去寒，功善振奋中阳，通脉救逆。黄连得干姜，则清邪热而不伤脾阳，虽寒而无阴凝之弊；干姜得黄连，则逐沉寒而不耗胃阴，虽热而少燎原之虑。总之，黄连、干姜同用，温脾清胃，并行不悖，各得其所，治杂病中寒热错杂证甚效。此外，因湿热而形成的时病，由于湿蔽于外，热处于中，以致缠绵难解，用黄连清泄邪热，干姜宣透湿郁。两者合用，则清中有透，泄中有开，以达到湿热俱去的目的。我临证时，对于热重于湿者，黄连与干姜的剂量为2:1～3:1；如属湿重于热，则连、姜的用量为1:1.5～1:2。如湿热或痰浊阻滞中州，胃气不降而呕吐不止者，亦取苦辛通降法，可用黄连配半夏，以收和胃降逆祛痰之功。若邪热内陷，痰浊蕴结而成小陷胸汤证，可再加瓜蒌实以降痰火。

苦辛法中，黄连除配干姜外，常用的还有配吴萸的左金丸，配厚朴的王氏连朴饮等。如湿邪酿成痰热，邪踞上焦，肺失肃降而咳嗽痰色黄稠，胸中痞闷者，可用黄芩之苦以泄降肺火，半夏之辛以宣开痰湿。如清气化痰丸是。如湿热留恋下焦，膀胱之气不化而致癃闭者，可用黄柏之苦泄以清下焦湿热，肉桂之辛开以促膀胱气化，如滋肾通关丸是。

**（二）先贤案例**

吴鞠通湿温案：证似温热，但心下两胁俱胀，舌白，渴不多饮，呕哕嗳气，则非温热而从湿温例矣。用生姜泻心汤之苦辛通降法。茯苓块、生姜、古勇连、半夏、炒黄芩、生香附、干姜。

叶天士脘痛呕吐案：寒热邪气扰中，胃阳大伤，酸浊上涌吐出，脘痛如刺，无非阳衰阴浊上僭，致胃气不得下行。高年下元衰惫，必得釜底暖蒸，中宫得以流通。拟用仲景附子泻心汤，通阳之中，原可泄热开导，煎药按法用之。人参、熟附子、淡干姜、川连、半夏、枳实、茯苓。

张聿青泄泻案：停饮日久，清浊升降不行，胃中窒塞，向有呕吐，兹则便泄，色必深酱，是水饮之气，郁而化热，在胃上则兼辛金之化，其水兼寒；在胃下则兼丙火之化，其湿兼热，亦定理也。降阳和阴，冀其升降清浊，各循常度。是否即请裁用。制半夏、云茯苓、淡干姜、瓦楞子、川连、生熟军、人参须、川桂枝。

上述系清代三位名医的医案，医案中，虽均用苦辛通降法，但吴案为时病，病程短，属实证；叶张二案属杂病，病程长，为虚实夹杂证。湿温案，由于湿为水之渐，湿温证用治水热互结的生姜泻心汤，吴氏可谓善用古方者。再者，用生姜泻心汤而去人参、甘草，其意有二：①无虚不用补，以免犯"实实"之诫；②杜绝甘味恋湿，反使病情缠绵不解。脘痛案，为"阳衰浊阴上僭，致胃气不得下行"。案中并无热象的蛛丝马迹，既然无附子泻心汤证而用黄连（方中缺大黄、黄芩，因而仅能看作是附子泻心法），其理安在？从处方中窥度其意，则药虽8味，但除附子泻心法外，尚含有四逆汤及黄连温胆汤二方在内。其中姜附大热之品与黄连合用，可以防止格拒。又“胃气不得下行”，虽起自“胃阳大伤”，然而“胃宜降则和”，辛开之中，佐以苦降，寓寒于温这一手法，既顺应脏腑特性，又符合标本兼顾之法，委实令人玩味无穷。泄泻案，泄泻而向有呕吐，意在“降阳和阴，冀其升降清浊”，于是用半夏泻心汤出入，化除湿热，宣开“胃中窒塞”，庶几泻定吐止。以上三案，湿温案乃苦辛法中之清用法，目的在于祛邪；脘痛、泄泻二案，为苦辛法中之温用法，意图为补虚泻实。

**（三）临床印证**

1997年夏秋季，我省伤寒流行，由于菌株变异，患者体温普遍居高不下，常达1月之久，且并发症较多。我对一患者经治疗后仍壮热不退，神识迷蒙，舌偏红，苔黄厚腻，从湿热之邪“非辛不开，非苦不降”之意出发，于前方中加川连5g、淡干姜3g。服2剂后，体温即降而愈。又，我治慢性萎缩性胃炎，除采用温养、濡润、调和气血等常法外，注意到此病虚实互见，寒热错杂者屡见不鲜，因而阶段性地参用黄连、干姜以调和寒热，理顺升降关系，常能收到近期疗效。

临床上用于其他疾病，疗效甚佳。如治袁某，女，50岁。因腹痛经多方治疗鲜效，于1991年10月18日经扬州医学院附属医院作结肠镜检查及病理切片，诊断为回盲部结肠炎，治疗后症状无改善，1992年5月9日延余诊治：少腹胀痛，痛甚于胀，且无宁日，痛处觉冷，不喜按，大便或硬或稀，近来日二三行，质溏，口干不多饮。舌边紫气隐隐，苔白腻，根部黄厚，脉沉弦。证属寒湿盘肠，邪伏曲肠之分，已历十有九月。夫寒湿之邪，非温不化，而六腑又以通为用，姑仿千金温脾汤出入。处方：潞党参15g，淡附片、大黄（后下）各6g，淡干姜、小茴香、降香屑各3g，煨木香、炙甘草各5g，全当归、京赤芍各10g，煨白芍20g。5剂。复诊：腹痛已减其半，惟便次又增，日四、五行。前方去大黄，加苍白术各10g。5剂。三诊：大便尚溏，日仅二三行，腹仍痛，且胀，胃纳渐减，舌苔黄腻。前议湿在阳明，昔贤有湿邪从阳则热而成湿热之论，再参入苦寒之黄连，以作苦辛通降之用。前方去当归、赤芍、白芍，加川连3g，赤茯苓15g。5剂。四诊：腹痛十去其七，惟大便依然日必二行。原方续服5剂。五诊：腹痛几瘥，胀满亦消，谷食日增，大便转干，日一、二行，再进5剂而愈。

**按**：本案初起诊断为寒湿盘肠，予温化通腑，补泻并进之剂，始效而终不效。始效意味诊断无误，不效则说明寒湿郁久，又投温热药燥之，以致部分湿邪渐次化热。三诊时加川连、茯苓，使成连理汤。此方寒热并用，以热为首位；苦降辛开，以辛作主体。从第三诊起，连续3次守方未变，终于使寒得温而热得清，脾能升而胃能降，中州得以斡旋自如，于是痛定泻止。

又治张某，男，4岁。1981年7月29日因高热神志昏迷入院，诊断为“乙脑”，并立即进行西药对症治疗。中医辨证论治：壮热（体温39.7℃）3日，无汗，今晨起神识昏糊，呼之偶能应，项强，易惊，稍瘛疭，有太息声。腹稍膨隆，发病后未大便。舌偏红，苔黄白相兼，舌根部黄厚，脉滑数。证属暑温夹湿，上犯心包。法当苦以清暑湿，辛以化湿浊，再参透托、通下，以冀邪得外撤。处方：川连、枳实各3g，生山栀、九节菖蒲、制半夏各6g，带心连翘12g，薄荷、生大黄（后下）各5g，茯苓、钩藤、竹叶各10g。2剂，每6小时鼻饲1次，24小时内饲完。翌日复诊：大便已两行，先硬后溏，身热已减（体温38.1℃～39℃），惊搐亦定，神志渐清，目能张。前方去大黄，续服2剂，服法同前。三诊时体温减为37.4～38.2℃，神志已清，目亦张，能言语。复诊方去薄荷、枳实、菖蒲，加六一散（布包）10g，金银花6g。2剂，分两日服，后即脉静身凉而出院。

**按**：叶天士云："夏暑发自阳明"，又云"且吾吴湿邪害人最广"，我江苏地区，梅雨季节及三伏天多雨，暑邪更易夹湿。暑湿交阻阳明，阳明胃脉上通于心，加之邪热炼液成痰上扰，以致身壮热而神识昏糊，方用黄连温胆汤苦辛通降以清心燥湿祛痰。查患儿舌苔黄白相兼，说明部分暑湿尚留连在表。又大便三日未下，考虑到温病有下不嫌早惯例，于是参用凉膈散，一以透托外解，一以釜底抽薪下撤。药证相对，奏效较捷。

我江苏地区，湿热是妇女患疾的重要原因，而湿热之邪，非辛不开，非苦不降，因而苦辛法在妇科也是有其实用意义的。现通过案例，谈谈苦辛法在妇科疾患中的应用。

经期吐泻例：杨某，42岁。1993年5月22日初诊：形盛体丰，湿痰之躯也；惯食腥膻，湿热之由也。由此中州受困，升降无序，每值经行之际，必呕吐痰水苦酸者再，心烦口渴，脘腹胀痛，随之肠鸣辘辘，大便濡泄，日三四行，经后即安，如是者五月矣。苔黄近舌根厚腻，脉滑数。仿连朴饮出入。处方：川雅连（姜汁炒）、川厚朴（炒）各5g，制半夏、生山栀、香豆豉、苍术、白术、木猪苓、建泽泻、焦谷芽、焦麦芽各10g，赤茯苓、焦山楂、焦神曲各15g。5剂。嘱于经前3日服。复诊时诉本次月经期间无任何不适。嘱下次经前3日仍服上方5剂，以资巩固。

**按**：《灵枢·营卫生会》篇云："中焦亦并胃中……泌糟粕，蒸津液，化其精微。上注于肺脉，乃化而为血，以奉生身。"患者乃多湿热、痰湿之体，其受困脏腑在脾胃，妇女每值经期血聚于下，供血之源的中焦脾胃相对地处于亏虚状态，湿热、痰浊乘机萌动，升降失其常态，以致经期吐泻。此外，辨证方面除脉舌外，尚有两点可参考处：一是呕吐苦酸痰水，乃胃有湿火、痰浊之征；二是濡泄，乃湿热下迫大肠使然。治疗方面从病因病机着手，以治时病的连朴饮用于女科杂病，乃取其苦降辛开，清化湿热；复参四苓散淡渗利湿，亦因势利导之意。

带下例：成某，36岁。1990年1月9日初诊。带下黄白赤色相兼，质稠气臭，脐腹下关元、中极之分胀痛拒按，甚则小便淋痛不爽，腰府酸楚，一派湿毒下注、带脉失约之象。证历半载有余，迭进四妙、解毒四物后，带下虽减其半，而中脘痞满作痛，气逆不畅，泛泛然思恶，继之腹胀痛而便溏，日必二、三行。舌边紫黯、苔淡黄而腻，脉弦。带疾未已，胃病又起。当主以苦辛通降，一则以宣泄湿热，一则以防冰伏之患。处方：川雅连、炒川厚朴各3g，生山栀、制半夏、苍术、陈皮、江枳壳、姜竹茹各10g，赤茯苓、土茯苓、六一散（布包）各30g。5剂。复诊：中脘宽畅，气道通利，呕恶既止，带下又减，脐腹下胀痛亦有好转。前方去山栀、半夏、枳壳，加怀山药15g，车前子（布包）、白术、炒黄柏各10g。5剂。此方连服10剂，带下止而余恙瘥。

**按**：此证湿毒下注的诊断无误，所用方药亦无不妥之处，但后期大量、多味苦寒药过服伤中，出现了脾胃病变。此刻治疗方案，应重以治中，于是选用《万病回春》解郁和中汤，迨中州升降自如，运化复常后，立即改用傅青主完带汤合二妙丸，一在健脾以治本，一在清下以制标。我们体会，治湿毒带下，土茯苓功不可没。此药味甘淡而性平，功善利湿解毒，梅毒、下疳等性病亦以之为常用药。带下用此，有利而无弊。

妊娠恶阻例：刘某，30岁。1995年5月11日初诊。妊娠已近四月，知饥而不思进食，强纳之必呕吐不已。口渴饮水不多，饮后亦吐。面色萎黄，神情疲惫。证经七旬，半月前又增辰分咳嗽，痰黄白相兼，胸痞。舌苔薄黄，舌根部黄腻，脉象濡滑。询知往昔嗜食肥甘，湿热蕴伏中焦，胃失和降于先，肺失肃降于后也。仿薛生白氏意立方，处方：苏叶 3g，苏梗、白术、陈皮、桔梗、姜竹茹、鲜枇杷叶（布包）各 10g，川雅连 4g，云茯苓 15g，白前 6g。3 剂。复诊时呕吐已止，咳嗽亦减，渐能纳食，原方续进 3 剂而愈。

**按**：本例曾服六君子汤、二陈汤乃至旋覆代赭汤等多次不效。查患者平时多进膏粱厚味，此湿热之因；根苔黄腻，口虽渴而不多饮，此湿热之征；近半月咳嗽频作，此与《湿热病篇》所述“湿热证，呕恶不止，昼夜不差欲死者，肺胃不和”之言基本近似，故以苏叶黄连汤为主方，藉苦降辛开之药性，以恢复中州枢机升降之职；参入苏梗、白术、茯苓、陈皮、竹茹，和胃理气化湿；白前、桔梗，一升一降，以利肺气而司肃降；枇杷叶清肺化痰、降气和胃。药证相对，较为应手。

产后胃痛例：葛某，26 岁。1994 年 5 月 29 日初诊。新产十三朝，恶露已净。连日肉食不节，湿热孳生，运化失职，以致上脘阵痛，痛处灼热，不喜按，胸痞心烦，口干而苦，辰时咯痰，色黄白相兼，质稠粘，不饥不纳，大便 5 日未解。舌偏红，苔黄腻，脉弦滑。痰热互结，中州受阻矣。仿仲师小陷胸汤合温胆汤意立方，藉以苦降辛开，清热化痰。方用川雅连、橘红各 3g，淡黄芩、枳实片各 6g，全瓜蒌 30g，法半夏、姜竹茹各 10g，云茯苓 15g。3 剂。复诊时脘痛减半，大便亦行，他恙均见减轻，惟仍不思纳食。前方去竹茹，加西砂仁（后下）、玫瑰花各 3g。3 剂。药后脘痛全止，胃纳迭增，上方去黄芩，全瓜蒌改瓜蒌皮 10g，橘红改广皮 6g。3 剂后即康复。

**按**：“胎前宜清，产后宜温”之论宜活看，不能一成不变，应以见症为准，先辨证而后论治。本例病变在胃，胃性喜润恶燥，喜清恶温，其所见各症，又表现为痰热互结，此证虽非因误下而形成的小陷胸证，但热与痰结的病理机制则类似，因而采用异病同治的手法，予小陷胸汤辛以开结、苦以泄热而奏功。

以上诸例用苦辛法，除带下是权宜变法外，其余均属正治，是为同中之异。

## 四、脾胃学说在临床上的指导作用

从现存的医学文献来看，《内经》是记载脾胃生理、病因、病机等资料最早的一部书。从“饮入于胃，游溢精气，上输于脾，脾气散精，上归于肺，通调水道，下输膀胱，水精四布，五经并行”这一过程看来，脾胃乃气血生化之源，后天之本；内而脏腑经络的温养，外而四肢百骸的濡润，无不仰给于胃的纳谷和脾的散精，也就是《内经》所说的“五脏六腑皆禀气于胃”，“四肢皆禀气于胃”，“脏真濡于脾”，“脾主身之肌肉”。正由于“胃为水谷之海，五脏六腑之大源”，所以脾胃一旦发生病变，不仅中州损伤，而且也会引起脏腑经络、四肢百骸各方面的疾患；《脾胃论》中就曾有“脾胃之气既伤，而元气亦不能立，诸病之所由生也”，“胃虚则脏腑经络皆无以受气而俱病”的记载。在这种情况下，如果丢开了脾胃而见脏医脏，遇腑治腑，其结果将很难令人满意。反之，若从脾胃论治，其疗效往往如鼓应桴。由此可见，人体生理机能的正常发挥和病理变化的发生，也常以脾胃功能的健全与否作为其转折点。现结合临床实例，谈谈脾胃学说在临床上的指导作用。

### （一）口疾须治脾

“足太阴之脉……挟咽，连舌本，散舌下”；“足阳明之脉……入上齿中，还出挟口，环唇”。当脾有伏火，胃有积热时，势必循经炎上而为口臭、口糜、口舌生疮、龈肿、齿痛；脾有湿热，亦可发为口甘。对于这类疾患，应从脾胃论治，或泻其伏火，或化其湿热，均可达到预期的治疗目的。

【例】 征某，男，35岁。1979年8月3日初诊。幼有口臭之疾，迄今有增无已。近年来常患口疮，每月必发，历五、七日而自愈。此次发口疮三处，经旬未罢，唇裂血溢，烦热，口干喜冷饮，大便干结，三数日始一入厕，溺赤。询得胃纳不减，脉数有力，舌边尖俱红，苔白。证属太阴伏火，阳明积热。法当泻脾清胃，脏腑并调。处方：生石膏30g，黑山栀12g，淡黄芩6g，广藿梗9g，关防风3g，生地黄15g，酒炒锦纹黄12g（后下），粉甘草、绿升麻各3g，竹叶30片。服3剂后，每日大便畅行，口疮亦敛，烦热口干诸恙已退什八，口臭亦减过半，惟舌边尖尚红。前方中大黄减为6g，续服3剂而愈。

**按：**患者原有口臭宿疾，复见口疮、唇裂、便秘等症，断为脾火胃热，殆无疑义。处方中除用石膏、栀、芩、生地、甘草、升麻、竹叶等苦寒直折，清热解毒，以及甘寒养阴之品外，尚注意到：①遵《内经》“火郁发之”之义，用防风、藿香之属以散伏火；②用酒炒大黄使药性上达头面驱热而下，并藉其通腑之能，以作釜底抽薪之计，果然一诊取效，二诊病愈。

**（二）痿躄取阳明**

《素问·痿论》指出:“脾主身之肌肉”；《素问·太阴阳明论》亦云:“四肢皆禀气于胃，而不得至经，必因于脾，乃得禀也”。这是说明脾胃能化生气血，输布精微，以温养四肢百骸，即所谓“脾为孤脏，中央土，以灌四旁者也”。一旦中气不足，清阳不实四肢，则将肢痿无力或四末不温。这就需要补益脾胃，复其气血生化之源，使气能煦而血能濡，使脾能为胃行其津液，如此则肢体得养而自健，四末自温。

【例】 刘某，17岁。1975年7月16日初诊。先天不足，素体孱弱，以致童年多病，口淡，食难用饱，面色萎黄，神情倦怠，语音欠亢，肠鸣辘辘，大便不实，一派中气不足之象。

夫脾主四肢，而四肢皆禀气于胃；今中气虚馁，四肢无气以禀，是以月前骤然两下肢痿软而不任身。脉濡弱，舌淡胖，苔薄白。此乃痿躄之疾也。虽无肺热叶焦之症，却有脾胃亏虚之象。拟重扶其中，辅以养血、温经通络。处方：潞党参 18g，炙绵芪、熟地黄各 12g，野于术、当归身、川牛膝、宣木瓜、络石藤各 9g，川桂枝、粉甘草各 6g。5 剂。此后先后就诊五次，加用过山药、虎骨、茯苓、地龙等，共服药 25 剂而诸恙若失，健步如初。嘱继服十全大补丸 240g，每日 3 次，每次 6g，以善其后。

**按**：费伯雄云："治痿独取阳明，盖胃为水谷之腑，一身之精神气血，从此而生"。因而重用参、芪、术、草以补中气，此为方中之主药。考虑到"血为气之母"，血虚则气无所附，故辅以归地补血以丽气；且血得补亦可尽濡润之职，使筋脉经络得养。复入桂枝，取其性温以鼓舞阳气。其他如牛膝活血下行，木瓜、络石藤舒筋通络。尔后复诊者四，用药虽小有增减，但补气之品无变更。

**（三）血病益脾胃**

《内经》云："中焦受气取汁，上注于肺脉，变化而赤，是谓血。"说明了脾胃是血的生化之源，这只是脾胃生理功能的一个方面；另一方面，血之所以能如环无端地上下运行，左右旋转，莫不仰赖于向有中州枢机之称的脾气之升与胃气之降，这就是脾能统血的由来。如脾胃一旦发生病变，无以生血，不能统血，便出现血虚、血不循经而失血等病症，如心悸、健忘、失眠、便血、妇女经闭、崩漏等。这时只有补益脾胃，才能扭转血虚和失血的局面。

【例】 邹某，女，30 岁。1978 年4 月25 日初诊。思虑伤脾，以致胃纳大减，并见寤多寐少，甚则通宵难以合目，容或交睫，亦必乱梦纷纭。寝不成，食益废，形瘦神疲，气怯懒言，面黄色萎，心悸善忘，平昔经水愆期，今竟五月余未潮。

脉虚细，舌淡，苔薄滑。证延经载，已成缠绵之势。姑为健脾养心，治病必求于本也。处方：潞党参15g，炙绵芪、夜交藤、野于术、当归身、远志肉各9g，朱茯神、生枣仁各12g，炙甘草3g，广木香4.5g。5剂。继而仿归脾汤意立方。药后不仅稍能合目，且食亦知味矣。前方加紫丹参9g，再服5剂后，症情日有起色。以后续诊三次，所用方药基本未变，先后服药25剂，每夜能入睡5小时以上，后服归脾丸成药两个月，以巩固疗效。

**按**：张景岳云："劳倦思虑太过，必致血液耗亡，神魂无主，所以不眠"。可见本例失眠之因来自水火失交；而坎离之所以不济，又由乎土虚无以化赤奉心。诚如《证治汇补》记载的那样："五脏之精华，悉运于脾，脾旺则心肾相交"。故论治时既不用交通心肾之交泰丸，也不取重以宁心的安神定志丸，而始终以补脾气养心血的归脾汤出入为治而收效。这就充分体现出《内经》关于"必伏其所主，而先其所因"的论述是很正确的。

**（四）宜通补，忌填补**

足阳明胃为多气多血之乡，发病后每多实证，这一点不仅体现于"饮食自倍，肠胃乃伤"的杂病，即时病亦有"实则阳明"之说，所以治胃时辄"以通为补"。即便在胃虚的病变下，采取"虚则补之"的手段时，也宜通补而忌填补，所以叶天士云："阳明胃腑，通补为宜"。运用通补法在具体选方用药时，要求所选药物的性能要有走有守，动静结合；功效上要有通有补，邪正兼顾。最终达到通不伤正、补不滞邪的医疗目的。治中阳不振的黄芪建中汤，以有流动性能的桂枝、生姜，与具滋补功用的黄芪、白芍、甘草、饴糖配伍，就很有代表性。

【例】 郝某，男，62岁。1980年3月6日初诊。中脘作痛，每起于空腹之时，得食稍安，得嗳亦减，痛处觉冷，喜温恶清，脉沉缓，舌淡，苔白。中州虚寒，病在气分之象显矣。然痛势如刺而拒按，大便色黑，此气滞于先而血瘀于后也。况证经六载，"久病入血"矣。证属气血同滞，虚实互见。滞则当通，虚则宜补，故治拟通补兼施。处方：炙绵芪12g，桂枝木4.5g，赤白芍各12g，炙甘草6g，延胡索12g，制乳没各4.5g，草豆蔻3g，刺猬皮9g，广木香6g，降香屑3g。服5剂后，脘痛几定，大便转黄。后略事出入，仅服药15剂而渐若常人。

**按**：自《内经》"通则不痛"之说出，古代医家遂有了"痛无补法"的认识。朱丹溪氏更具体地指出说："诸痛不可补气"，是指邪气用事的痛证而言。本病例有痛时求助于食的中气亏虚的明显见证，根据"虚则补之"的治则，以黄芪建中汤合手拈散出入，有通有补，气血双调，药证相符，疗效满意。

**（五）脾宜升则健，胃宜降则和**

"脾宜升则健，胃宜降则和"，这是叶派学说的中心思想之一，迄今临床医生均奉之为圭臬，因为它有着实际的指导意义。但是如何才算做到"宜升""宜降"呢？我们认为，在治疗单纯的、轻的、初起的脾胃病时，可以单独使用升脾药或降胃药，但在治疗复杂的、重的、长期的脾胃病时，治脾应九升一降，寓降于升；治胃应九降一升，寓升于降。这样才能升降不息而脾健胃和。我从实践中体会到，复杂的、重的、长期的脾胃病，其升降机能紊乱之程度已深，这时采用单一的升或降的治法，往往会产生类似"格拒"或"瞑眩"现象。若采用有主次轻重的升降并举法，则可以避免不良反应的发生。这种法则，我把它列入"反佐"条例。

【例】 顾某，女，39岁。1979年4月12日初诊。七载来每于饮冷、入水、感寒后必脘腹胀痛而呕吐食物痰沫，纳少，口中和，不欲饮，面黄少华，溲清，大便不实。脉沉小，舌淡，苔白滑。证属中寒胃逆无疑。昔贤谓“六腑以通为用”，故胃喜通降，若通降失职，则气逆上升而呕吐作，治宜降胃。无如每进温中降逆之品辄吐出不受。姑仿治格拒之意，于大队温降药中，参入一味升品，此亦同气相求之义，虽云升之，实以降之耳！处方：潞党参 12g，焦白术 9g，炮姜、淡吴萸各 3g，荜澄茄 6g，制半夏 9g，代赭石 20g（打碎先煎），新会皮 9g，炙升麻 1.5g，伏龙肝 30g（煎汤代水）。服两剂后呕吐全止。复诊去赭石、升麻，加广木香 4.5g，白蔻仁 3g（后下）。续服 3 剂而诸恙若失。

**按**：本例仿治“格拒”之法，寓升于降而获效。我们认为，脾气不升，是本例之所以服降胃药而胃不降的因素之一。由于脾与胃以膜相连，在一般情况下，机体需要脾胃发挥各自的生理功能，即要求它们两者之间应燥湿相济，运化相因，升降相成。今病经七载，为时非暂，其病虽在胃，然胃病经久，脾必受累，胃气不降，脾气焉能常升？证诸临床，患者纳后脘胀，大便不实，乃脾运不健，脾气不升之征象。故参以小量之升麻以升脾气，且作反佐。升降相成，脾胃以和，病遂告愈。

我们在脾胃学说的理论指导下，从脾胃入手，治疗口臭、口疮、痿躄、失眠、胃痛、呕吐等疾患取得满意疗效，再一次印证了脾胃学说的实用性，说明它在临床上确有很好的指导作用。

燥与湿、运与化、升与降这三组都是脾与胃的生理机能，通过它们之间的矛盾和统一，以推动机体的新生与发展。以升与降而言，人体无时无刻能离开升与降，所以《素问·六微旨大论》说:“非升降，则无以生长化收藏”。不难想象，一旦不升不降，则将如该论所说的那样:“升降息则气立孤危”。由此可知，升、降、运、化、燥、湿的各自作用，以及升与降、运与化、燥与湿的相互影响的机制等，都是值得深入探讨的课题。这里我们提出在治疗单纯的、轻的、初起的脾胃病时，可以单独调整“升”或“降”的功能，这就是纠偏，亦即正治法之含意；而在治疗复杂的、重的、长期的脾胃病时，就需要采用有主次轻重的升降并举法，亦即从治法之涵义。升与降是如此，其他运与化、燥与湿等，也未尝不如此。

## 五、双向疗法调理脾胃病变

多病、久病、老年、新产妇等患者的病机，往往出现阴阳偏颇、升降逆乱、虚实夹杂、寒热互见的局面，需要采用滋阴制阳、升清降浊、补虚泻实、清上温下等双向疗法加以调理，可见双向疗法是针对复杂病变的。此法始自《内经》中行血止血并施的四乌贼骨一藘茹丸；尔后仲师继之，如黄连汤之用连、姜；乌梅丸寒用连、柏，热用姜、附、桂、辛等寒热并用；以及木防己去石膏加茯苓芒硝汤之用参、硝，大黄甘遂汤补用阿胶，泻用大黄、甘遂等补泻兼施之法均是。尔后代有发明，时至今日，双向疗法的应用日益广泛。现就此法谈谈调理脾胃病变的概况。

### （一）升降兼施

人体脏腑各有升降所主，如肝主升，肺主降，脾主升，胃主降等。通过升降，脏腑各尽其生化之职，使气血津液得以敷布，糟粕废物及时排出。一旦升降失常，则成病理状态而或吐或泻，或喘或胀，甚至危及生命。诚如《素问·六微旨大论》所云:“升降息则气立孤危……非升降则无以生长化收藏”，因而调度升降，实为至要。我在临床上运用升降兼施法则的大致情况如下：①升脏降腑：如对脾气不升，胃气不降而致泛恶呕吐，呃逆，脘腹胀满，大便久泻的患者，除审因论治外，又常以升麻、赭石入药，前者升脾，后者降胃。此外，随病情需要，又以升降药剂量的大小，与药物的配伍等，来决定三升七降或三降七升；②升脏降脏：对于夏季因湿热郁蒸，水湿久渍，逆行犯肺而致咳喘肿胀，小水不利的患者，昔贤有“先喘后胀治在肺，先胀后喘治在脾”之论，我师其治肺治脾之意，认为湿病其本在脾，其标在肺，虽云“治病必求于本”。但喘证往往急于胀证，因而更应急则治标，此时须重以降肺，辅以升脾。降肺用葶苈子、苏子之属，参入温升之干姜以升脾；③一脏升降：根据陈平伯《外感温病篇》治风温在表，用“前胡、桔梗一降一升。以泄肺邪”之意，以及从“肺主一身之气”出发，用升降肺气之前胡、桔梗，治疗曾用疏气开郁法而鲜效的气滞疾患，常能奏效。

【例】 吐泻。周某，女，53岁。1989年1月14日初诊。饥饱失节，冷食伤中，半载来不饥少纳，入夜辄呕吐食物痰水，口干苦，饮水不多，胸痞烦闷，面色无华，神疲，肠鸣便溏，日一、二行。脉沉弱，舌淡，苔淡黄而腻。中州虚寒于先，湿火乘之于后，以致枢机不利，升降失常。拟温升太阴，清降阳明，仿连理汤合小半夏汤意立方。处方：党参、茯苓各15g，白术、制半夏、煨葛根各10g，干姜、黄连、炙甘草各3g，荜澄茄5g，煨姜3片。3剂。上药服后呕吐即止。口苦亦失，胃纳迭增，大便渐干，日一行，于原方中去荜澄茄，加砂仁（后入）3g，3剂。遂瘥。

**按**：本例症状表现出一派中阳不振之象，同时又见《尚书洪范篇》所云：“火曰炎上，炎上作苦”之口苦，以及胸痞烦闷等湿火端倪。此证病机为寒在太阴，火在阳明。若论治法，则《圣济总录·呕吐门》一语中的：“虽治法有冷热虚实之别，要当以安其胃气为本，使阴阳升降平均，呕逆之病，顺而愈矣”。连理汤中参、术、草以安胃气。姜振脾阳以升，连泄湿火以降，复参小半夏汤以和胃降逆。荜澄茄温中下气，葛根鼓舞胃气。前后仅服药6剂，终使经治半载未愈的枢机失职而致吐泻之患痊可。

### （二）补泻并进

“虚则补之，实则泻之”，此一定不易之法。在体质壮实，正气未伤，邪势鸱张的情况下，理宜泻实祛邪为主；如素体亏虚，或病程中正气已伤，此刻单纯泻实，非但无济于事，相反地会迁延时日，促使病情恶化。只有补虚泻实，相兼而用，才能达到治疗目的。补泻并进，正邪兼顾，两全其美的事例，在方剂中也是屡见不鲜的。例如攻补兼施的黄龙汤，消补兼施的健脾丸、枳术丸等，都是双管齐下的良好措施。集补泻作用于同一方的，当以六味地黄丸为代表，它含有三补三泻之意。其意义在于泽泻的泻相火，乃为熟地补肾奠定有利的基础；丹皮的泻肝火，亦使山茱萸能更好地补肝；茯苓的渗脾湿，同样是使山药补脾更加有力。由此可见，三泻是为三补服务。《医方论》云:“药止六味，而大开大合，三阴并治，洵补方之正鹄也”。六味地黄丸用药之巧妙，全赖有补有泻。有开有合，的确是补益方剂的正统，既可发挥补药作用，又可不致因补而产生腻滞的弊端。

【例】 下痢。陈某，男，61岁。1994年9月23日初诊。腹痛阵作，痛则如厕，滞下白冻，日约三四行至七八行，下后则痛减，里急后重，面色苍白，神疲乏力，纳少。食后脘胀，甚则嗳腐，得矢气则胀减。脉沉有力，舌偏淡，苔白腻浊厚。询知茹荤或感寒则痛泻增剧，进补剂辄脘腹胀满，投泻剂则胀痛稍缓解，予涩剂则痛泻反增。证经十有四月，迄无宁日。体已虚，证尚实。姑为消补兼施，仿千金方。处方：红参（另煎冲入）、淡附片、生大黄、煨木香各6g，苍白术各10g，干姜、砂仁、炙甘草各3g，神曲、焦楂各15g，炙荷蒂3枚。5剂。复诊时滞下日仅二行，白冻甚微，脘腹胀痛，里急后重等症十去其六，胃纳亦增。前方中大黄减为5g，续服5剂后诸恙若失。三诊时嘱服香砂六君子丸而瘳。

**按：**本例患者有两点辨证关键：①年逾六旬，已入老龄行列，气血渐亏，此其一。其二，病程已久，达十四个月，久病者多虚。其三，症见面色苍白，神疲乏力，形寒怯冷，舌淡等一派中阳不振之象；②具有食后脘胀，嗳气，腹痛，滞下冻腻，下则痛减，脉沉有力，舌苔白腻浊厚等实证现象。加之进补涩剂则痛泻增剧，服泻剂反觉投机，是又一属实见证。他若茹荤或感寒则病剧等，乃运化无权，寒积内蕴阳明之象。考虑到患者体虚证实，虚固宜补，实亦当泻；于是选用温补脾阳、攻逐冷积的温脾汤作主方，复参苍白术、砂仁健脾和胃，木香调气以除后重，神曲、焦楂消积，炙荷蒂升清，服药10剂而愈。

**（三）寒热共调**

对于寒热二证的治法，早见之于《素问·至真要大论》："治诸胜复，寒者热之，热者寒之"，用温热性药物治寒证，以及用寒凉性药物治热证，均属于基本法则。对于寒热错杂者，又须寒热共调，主要是寒热二性药物的同时应用。就脾胃疾患而言，脾属阴土，喜燥恶湿，喜温恶清；胃为阳土，喜润恶燥，喜清恶温。当脾胃同病或脾胃任何一方发生病变时，往往互相影响，因而治疗时应详察病情，予以恰当的寒热共调的双向疗法。

**【例】** 胃痛。华某，男，30岁。1994年3月14日初诊。当脘灼痛，饮酒后则痛剧。痞满，嘈杂，呕吐痰沫苦酸，食难用饱，纳后脘胀，口干且苦，不多饮，肠鸣便溏，日二三行。脉沉而数，舌正红，边现紫点，苔黄腻。证经四载余，不时举发，刻下脘痛历五旬余而未已。姑从湿热痰浊中阻，阴阳合邪论治。黄连温胆汤、左金丸、平胃散主之。处方：姜汁炒黄连、姜汁炒厚朴各5g，黄芩、制半夏、陈皮、枳实、丹参、姜竹茹各10g，茯苓、神曲、焦查各15g，淡吴萸3g，煅瓦楞子30g。5剂。上药服后脘痛即止，呕吐亦停，嘈杂未作，惟胀满未消，便溏依旧，此阳土渐得清，而阴土尚未温也。前方去吴萸、瓦楞子，加淡附片6g，炙草果5g。5剂。三诊时大便已成条状，日或间日一行，自觉无所苦，用二诊方续服5剂后康复。

**按**：该患者经胃镜检查为慢性浅表性胃炎，伴胆汁反流。审得平昔嗜酒茹荤，发病以胃脘作痛为主症，伴见呕吐苦酸痰沫，口干而苦，结合沉数脉、黄腻苔体征，其为湿热痰浊中阻无疑。投以清胃燥湿祛痰之剂，阳明邪却而脘痛即止。但胀满不减，便溏未已。此脾阳不振，运化无权之象。《金匮》云："五脏病各有所得者愈，五脏病各有所恶"。处此脾胃同病之际，胃固宜柔润，而脾却喜刚燥，所谓"太阴阴土，得阳始运"。于是二诊时参入温脾阳的附子，以及"胜太阴独盛之寒"的草果以寒热并调，脾胃兼顾而瘥。

**（四）阴阳两顾**

《素问·生气通天论》云："阴平阳秘，精神乃治"。一旦阴阳偏颇，自当补其阴或阳的偏衰，去其阴或阳的偏胜，诚如《素问·至真要大论》云："谨察阴阳所在而调之，以平为期"。平调阴阳，是治法的基本准则。以肾为例，肾阴不足，虚阳上亢者，宜"壮水之主。以制阳光"，用六味地黄丸为代表方。其或肾阳不足，阴寒内盛者，宜"益火之源，以消阴翳"，用金匮肾气丸为代表方。这是平调的常法。此外，阴阳是互根的，阴损能及阳，阳损亦能及阴，因而阴损者，在滋阴的前提下，还应适当给以补阳；而阳损者在补阳的同时，也应考虑到少佐滋阴，这就是《景岳全书》"善补阳者，必于阴中求阳，则阳得阴助而生化无穷；善补阴者，必于阳中求阴，则阴得阳升而泉源不竭"。前者如左归丸用熟地黄、山药、枸杞、山萸肉、龟甲胶、牛膝滋肾阴，又以鹿角胶、菟丝子益肾阳；后者如右归丸用肉桂、菟丝子、附子、鹿角胶、杜仲温补肾阳，复以熟地黄、山药、山萸肉、枸杞、当归滋益肾阴。当然，阴阳两伤者，更须同时兼顾。

【例】 湿温。张某，男，58岁。1981年9月3日诊。11天前因发热6天来院就诊，经诊断为伤寒收治住院，今晨因肠出血约300ml而邀我会诊。现症壮热稍减（T39.1℃），有汗，心烦，神识迷蒙。面黄无华。神疲乏力，口渴欲饮水，今晨寅初，突然腹痛，大便色黑如漆，抚之四末尚温，舌红尖绛干，苔前半剥，近根灰黄干厚，脉濡数无力。证属湿温，延及三候有奇，刻下邪热已入营血，法当凉血护阴，参以扶阳，以防亡阳之变。仿犀角地黄汤合桃花汤意出入。处方：水牛角、生地黄各30g，粉丹皮、京赤芍、地榆炭、赤石脂各10g，铁石斛15g，川雅连、锦纹大黄各3g。干姜、炮姜各2g，2剂。每6h服1次，1昼夜服完。翌日复诊，询知昨午前又便血1次，约150ml。自觉眩晕、心悸、烦躁，自午后迄今晨未再大便，身热渐退（T38.1℃），微汗，神识明多昧少，肢体温暖，灰黄干厚之根苔渐化，证情已有转机，遂于前方中去赤石脂，加粳米30g，3剂，每日1剂。9月4日复诊后约1小时，大便1次，先有少量黑便，继之乃酱黄色溏粪，体温继续下降，接服汤药3剂，日趋康复出院。

**按**：本例患者已用过氯霉素16.5g，发热依然稽留不退。当时我辨证为湿温邪入营血，此刻凉血护阴，固属一定不易之法。所虑者，面黄无华，脉来无力，正虚之象已露。且年近花甲，平昔体弱多病，若再次便血，复加多汗，则亡阴之后，阳气将随之衰竭而危局立至。为安全计，治法上注意以下几个方面：①在用犀角地黄汤护阴养血止血的同时，复参桃花汤加炮姜以温阳摄血。此阴阳两顾之意。又，一则以大量石斛养明耗之胃阴，一则用小量干姜振暗损之脾阳，亦阴阳两顾，“不治已病治未病”之计；②血热妄行之证，投清热凉血剂后，虽可因血得寒则凝而血止，但有留瘀之嫌。为此，增入小剂量大黄，意在化瘀。

脾与胃同属中土，两者以膜相连，互为表里，并以纳与化、升与降、燥与湿三种相反相成的特性，维持其生理功能。它们之间任何一方出现偏颇，将会影响对方。当脾或胃出现病变时，理应根据它们的特性加以调理。例如胃属燥土，喜清恶温，喜润恶燥，临床治疗燥热性胃病，常予苦寒、甘凉之品以清之润之，但过用久用苦寒、甘凉之品，不仅能损伤胃阳，同时也能戕贼脾阳。在用寒凉药治胃热病变的同时，作防患于未然计，处方中寓温于清，既可无后顾之忧，又可收事半功倍之效。本文湿温便血一案，一方面用黄连、大黄清泄阳明，一方面以干姜温化太阴。患者在2次较大量便血后未入亡阳险境，与用干姜温脾阳一着不无小补。然温燥之品，虽有温脾阳之功，而过用久用，亦有耗脾阴、胃阴之虑，因而此时又宜寓清于温，寄防于治。本文下痢一案，以温脾之姜、附与清胃之大黄并用，终收相反相成之效。以上几案，也都体现了双向疗法的实用性。《温病条辨》指出："治中焦如衡，非平不安"，这一形象譬喻，委实发人深思。

## 六、双向组方用药

在组方用药时，常合燥与湿、滑与涩、动与静、散与收、刚与柔、升与降等作用相左及趋向不同的药物于一方，以治寒热错杂、虚实并见、表里同病、脏腑两伤等证候。实践证明，这样的组方用药，可收相反相成之功，互制互济之效。

### （一）燥湿并行

以燥剂治湿病，以湿剂治燥证，此属常法。然而有常必有变，且内燥外湿，上燥下湿，腑燥脏湿之证，比比皆是。处理此类证候，决非纯燥纯湿剂所宜。惟有熔燥湿二剂于一炉，使湿有所燥，枯有所润，随其所喜而各得其所。例如治脾湿阻滞不主运化，胃阴亏损不主纳谷，以致不饥不纳，纳后脘腹胀满，胸痞泛哕，口干欲饮，饮水不多，神疲，肢酸困重，大便或硬或溏，舌正红，苔前半部光，后半部白腻，近根部且厚者，用苦温燥湿之平胃散，配甘寒养胃之麦冬为伍，使脾湿得化而胃体得濡。又如治风寒湿痹，用乌头、附子、麻黄、肉桂之属时，可参入一味熟地，寓湿于燥，于祛邪有利，于阴血无损。又如治久咳不愈患者，从润肺碍邪，燥痰伤肺着想，可选半贝丸入药，则虽润而不湿，虽燥而不枯。其中瘦人多火而痰稠者，贝母用量大于半夏；肥人多湿而痰稀者，半夏用量大于贝母。总之，燥湿并行，有互制互济，多方照顾之义，适用于病久效迟者，以及症情较复杂者。

**（二）滑涩互济**

徐之才十剂指出:“滑可去着”,“涩可去脱”。可见当开不开，对留着不去而形成的某些证候，宜用滑利之品，使邪得外出；而该留不留，因滑脱不禁而发生的某些疾病，宜用固涩之剂，使正气内守。此外，我们还同时运用滑涩二剂于一方，用以治疗前后二阴疾患，如治老人或体弱患者，因脾肾之气有亏，摄纳无权而致小溲数欠者，辄入一味滑石于补涩脾肾之品中，如与益智仁、桑螵蛸、覆盆子、龙骨、牡蛎、人参、鹿茸合为一方。又如治肾气不摄之滑精，与精滑日久不止之疾，常于《济生方》秘精丸、金锁固精丸中，参入一味甘寒滑利的冬葵子。似此寓滑于涩的目的，在于避免因收涩而致留湿、蕴热成患。又如女科湿热作祟之赤白带下，日久不止之证，亦常滑涩同用。例如治阴虚之体，患湿热赤白带下，经年累月不愈，量多，气味腥臭者，常取法《女科指要方》胜湿丸以滑利的滑石、樗根皮与酸收的地榆同用之意，选胜湿丸加乌梅或牡蛎，有滑利不伤阴，固涩不碍邪之效。

**（三）动静相合**

动与静，亦称走与守。在一般情况下，属动的方药，由于其走动的趋向，多用于祛邪，属静的方药，因其具静守的特性，多用以扶正。我们常利用其有走与守性能的中药，组成动静相合的方药，以适应病情的需要。如治气虚脱肛，或因血虚大便燥结，经常临圊努挣而致脱肛者，在用补中益气汤或八珍汤等静守之剂中，又常加火麻仁、郁李仁或五仁丸等具走动性能的方药。另一方面，如治出血色紫或鲜红，烦热或潮热，大便干或秘等见症，及脉数，舌边尖偏红或绛，有紫气、紫斑、紫点之体征，属热扰营血夹瘀诸血证之患者，可用《千金翼方》中之生地大黄方，其中地黄守而不走，大黄走而不守，两者配用，则动静相合，开合相济。大黄得地黄，动中有静，则清泄而不伤阴，逐瘀而少耗血之虑；地黄得大黄，静中有动，则养阴而不腻滞，止血而无留瘀之弊。

**（四）收散同用**

收与散也是中药的性能之一。散性药多为辛味，有辛散发表、疏气、活血之功，常用于实证；收性药多为酸味，有酸收敛汗、涩精、止泻之功，常用于虚证。举凡治正虚邪实的疾患，组方时常有目的地选收散二性药物于一方，藉以多方照顾病情。如肠滑久泻患者，由于脾胃运化不及，气湿互阻，以致脘腹痞胀或痛者，如单一酸收，必致气滞反增而胀痛益甚；若纯用辛散，将因疏泄之故使便泻增剧。处理这类证候，一方面既投辛散之香砂枳术丸，同时又参用收涩之赤石脂禹余粮汤，使收散二性各尽其用。再如用桑螵蛸散治尿频、遗尿，或以水陆二仙丹治遗精时，每伍以砂仁或陈皮，务使收中有散，以防滞气。又如用小青龙汤治水饮时，方中之五味子为必用之品，意在散中有收，避免耗散肺气。

**（五）刚柔俱备**

刚与柔，是中药的另一性能之一。刚药味多辛苦，其质雄壮，其性峻烈，走而不守，长驱直入，斩关夺隘，克敌制胜，乃匡乱之良将，如附子、肉桂、大黄、麻黄等，它多用于外感六淫类的急性病。柔药率为甘味，其质静柔，其性和缓，守而不走，燮理阴阳，调和气血，药力王道，实图治之良相，如人参、地黄、山药、甘草等，它多用于内伤七情类的慢性病。对于痼疾而兼卒病的治疗，组方时宜乎刚柔俱备，宽猛并进，以冀药证相对，各得其用。例如治阴虚劳嗽兼风寒外感患者，在用琼玉膏、月华丸的同时，参入一味麻黄，以此柔中有刚，合中有开，使外邪得散，肺阴能复。又如当寒凝气滞之胃脘痛患者，一旦出现少苔口干的见症，则在用刚剂良附丸的同时，参入一味柔润之麦冬，于防于治，无往不利。再如治肾阳虚衰之小便不利证候，用刚烈之肉桂、附子，则扶阳是其所长，而耗阴乃其所短。且刚剂用之稍久，反竭其阴而小便化源将绝，终致偾事，惟有仿金匮肾气丸意，刚剂中参以熟地、山茱萸，形成刚中有柔，则肾阳得生而肾阴得长，相制而实相济。

**（六）升降互依**

参阅上节“双向疗法调理脾胃病变”之升降兼施。

【例1】 赵某，男，34岁。患者有慢性乙肝病史。因淋雨后寒湿伤中，运化不及而致当脘胀满，胃呆少纳，纳后其胀益甚，腹中冷痛，肠鸣便溏，日四五行。初诊时予香砂胃苓合干姜、草果之属，服3剂而痛定泻止，脘胀亦减。二诊续服3剂而胀满反剧，且触动胁痛旧恙举发，不饥不纳，泛哕，口干欲饮，大便3日未下，脉细而有力，舌边尖偏红，苔白。知温燥过剂，致肝体有伤，胃阴有损，此土病木横之象。夫脾为湿土，固舍燥不运；而肝为刚脏，又非柔不克。姑为润燥并进，寒温互济。于是三诊时仿一贯煎合枳术丸去沙参、当归，加杭白芍、砂仁、焦谷麦芽，以作肝脾两调，且护胃阴之计。又参入黄连、半夏，一以苦降辛开，一以寓燥于润，燥湿并行，果然各得其所。服5剂后，右胁之痛即止，脘胀亦消什八，呕恶旋止，胃纳迭增。四诊时于前方中去黄连、半夏、谷麦芽，加甘草、玫瑰花，续服3剂而愈。

【例2】 陆某，男，46岁。患支气管扩张6载，年必一二作，曾经咯血盈碗。就诊前3日因急躁戕肝，肝气化火，伤及阳络，以致前日薄暮骤然见红，诊治当日晨又咯血七八口，色先紫后鲜。自述膻中之分温温然似热汤贮存，胸闷，咯血后稍安，未几复闷，两胁撑胀，略头晕，偶心悸，此历次大失血之先兆。询知口干而苦，不多饮，易怒，小便黄，大便干。脉来一息五至，浮沉皆得，舌边尖偏红，苔薄有血痕。考虑到患者宿有支气管扩张咯血痼疾，既有急躁病史于前，又有肝气化火之象于后，与《景岳全书》关于“失血之由，惟火与气”的看法不谋而合。治法上，一方面应以静药、柔药以养肝阴，凉血热，意在血得寒则凝而止血；一方面又须用动药、刚药以行血滞，祛血瘀，使血得归经而血宁。在这一思想指导下，方选生地大黄汤（大黄与升麻同炒）合二至丸加丹皮、山栀、花蕊石、黄郁金、参三七、藕节等动静相合，刚柔俱备，有走有守，能行能止之品。服2剂后，每日仅吐血二三口，色紫红不鲜，胸闷已减过半，胁肋撑胀几失。原方去花蕊石，加黛蛤散，续服3剂而愈。

## 七、难病治痰说

这里所说的难病，是指某些患者，历经中西药治疗罔效后，在辨证中找出“痰”的蛛丝马迹，采用治痰法以奏功而言。现列举几种常用的治痰法及几则有关案例，试作分析。

### （一）难病治痰依据

《医碥·痰饮》篇中指出：“痰本吾身之津液，随气运行，气若和平，津流液布，百骸受其润泽，何致成痰为病？苟气失其清肃而过于热，则津液受火煎熬，转为稠浊；或气失于温和而过于寒，则津液因寒积滞，渐致凝结，斯痰成矣”。气难以正常运行，津液不能及时敷布，停滞积聚酿而成痰，乃何梦瑶对痰的生成的正确认识。当这一致病因子——痰形成以后，则诚如《丹溪心法·痰》所云：“痰之为物，随气升降，无处不到”。如在上可及巅顶头面，在下可达两足，他如内而五脏、六腑、胸中、腹内，外而四肢、筋骨、经脉、肌皮，无处不可注，无处不可溢，既能固着一处为患，如咳嗽、喘促，又能游走各部作祟，如瘰疬、痰核。元代王珪关于“内外为病百般，皆痰所致”的观点，并非夸张之论。在这诸多痰病中，由于痰浊深伏窠囊之中、膜原之间而不出，疑难杂证由此而生，如身若虫蚁行，或麻木不仁，或颔腮肿硬，或关节肿痛，或如癫呆状，或如冰冻，或如汤沃，或喜，或悲，所谓“怪病多痰”。既然顽痰是难病，怪病的病源，那么难病从痰论治，也就理所必然了。

**（二）治痰法的运用**

1. 祛痰散结，苦辛通降

此法适用于痰热互结胸中或胃脘，前者有一侧或两侧胸痛、痞满，后者有脘痛、嘈杂、呕吐等主症者。方剂以小陷胸汤、黄连温胆汤为代表方，以半夏为首选药。半夏治痰，应用甚广，例如治痰热辄以黄连为伍，取半夏之辛开，黄连之苦降，用于非辛不开、非苦不降之痰热互结肺胃者。此二药一寒一温，合用后则祛痰不耗阴，清热不伤阳。治燥痰初起，每与麦冬或川贝相配，前者取麦门冬汤意，后者仿半贝丸法。如此一燥一润，有互制互济之意，相反相成之效。治寒痰常合以白芥子，二者同为辛温之品，可以相须为用，且白芥子长于祛皮里膜外之痰，用于痰核之类见效尤捷。治风痰则伍以白附子，借其上行之力，以治痰厥头痛颇验。治痰湿则与南星为伍，既增强燥性，又可借以通行经络，治痰湿窜络而肢痛及偏瘫者甚效。

【例1】 胸痹。周某，男，47岁。1989年9月22日初诊。两侧胸膺作痛，偏左益甚，甚则胸痛彻背，连及心下，时作时止，气道不畅，痞满，烦闷，时太息，口干不欲饮。略咳，痰白夹黄，质粘稠，胃呆少纳，大便干，间日一行。脉弦滑有力，舌正红，苔前薄、中黄、根厚腻。此证痰热互结胸中，肺气失宣，与“阳微阴弦”属寒之胸痹有别，无怪其两进瓜蒌薤白半夏汤而鲜效也。证已近月，慎防痰热内扰宫城之变。方用小陷胸汤加味。处方：法半夏 12g，瓜蒌皮、玉桔梗、黄郁金、紫丹参各 10g，川雅连、广橘络各 3g，大贝母、白前各 6g。3 剂。复诊时主诉，胸痛十去其七，气道渐畅，咳嗽已止，大便日一行，原方加云茯苓 15g，续服 3 剂而愈。

**按**：斯证也，谓之胸痹固可，谓之小结胸病亦无不可。此二证虽云起因各别，但痰热互结的病机则一，异病同治，因而用小陷胸汤以祛痰清热，从因论治为主，复加桔梗温升，大贝、白前寒降，以复手太阴肺清肃之权为主，再入郁金、丹参、橘络以疏导气血并通络，为扫除痰热余氛开启门户。药证相对，因而一诊效，二诊愈。本案病发已近一月，虽经治疗，且曾两服瓜蒌薤白半夏汤不效。其实胸痹一证，不仅有因寒而起，亦有因热形成，于是改用小陷胸汤加味而奏功。考方中虽均有祛痰之半夏，但前方重于温化，而后方配以寒化，一寒一热，南辕北辙，所以前方无效而后方能竟功也。

【例 2】 呕吐。蒋某，男，34 岁。1988 年 6 月 3 日初诊。呕吐频作，多为痰涎苦酸，嘈杂易饥，却又食难用饱，口干欲饮，剧则脘痛痞满。脉弦而数，舌偏红，苔中心黄腻。询得平昔嗜酒茹荤，湿热由此中阻，进而酿以为痰。证经四载余，作止无常，已成缠绵之势。法当祛痰清热、和胃降逆。予黄连温胆汤合半夏泻心汤出入。处方：制半夏 12g，云茯苓 15g，橘皮、淡黄芩、枳实片各 6g，橘红、川雅连（姜汁炒）、淡干姜、粉甘草各 3g，姜竹茹 10g。上方服 6 剂后诸恙消失。为防复发计，于原方中加党参、白术、砂仁等制成丸剂，连服 1 月余，后未复发。

**按**：该患者曾经西医诊断为胃神经官能症，服西药多次未能控制发作。我辨证为痰热内阻中焦，并认为此证之痰由湿酿，热自内生，非辛开苦降，寒热并用不克奏功，因而投以黄连温胆汤合半夏泻心汤出入，燥脾之痰湿，清胃之邪热，运化从此复职，升降因以自如，中州有斡旋之能，于是呕吐止而诸恙除。

2. 沉寒豁痰，苦降泻火

此法适用于痰火扰心，神明受蒙，以致面目俱赤，急躁狂妄，精神失常之狂疾；或喉有痰声，神志昏迷之类中闭证；以及因痰火为患的厥证、百合病等。方剂以礞石滚痰丸、竹沥达痰丸，及自拟百合地黄连沥雪羹汤为代表方；以刚猛坠痰之礞石，豁痰清火之竹沥，泻火热、下痰实之大黄为主药。

【例3】 厥证。顾某，男，56岁。1976年1月14日初诊。六日前因闻周总理逝世噩耗，精神受极度刺激后，立即昏厥不省人事，面红，肢体强直，喉中痰声辘辘，呼吸气粗。病发后尚未大便。脉弦滑，舌边尖红，苔前半薄、后半黄腻。此气火蒸痰，上熏君主，下犯肝经使然也。法当豁痰、泻火、调气，拟竹沥达痰丸增损。处方：煅青礞石12g，法半夏、天竺黄、淡黄芩、锦纹黄（后下）、九节菖蒲、黄郁金各9g，薄橘红3g，嫩钩藤12g，鲜竹沥1调羹（冲服）。2剂。上药服后，腑气即通，日一行，先硬后溏，翌晨即神清能言；旋即痊愈。迄今未见复发。

**按：**该患者乃扬州市某局领导，病发后即送扬州市五台山精神病院住院治疗，历时六日无好转，特邀余会诊。患者起因于肝气郁结，“气有余，便是火”，气火炼液成痰，上灼君主，神明受病而致神昏痰鸣，此证非狂非痫，姑名之曰厥证，且气厥于先，痰厥于后，论治当以除痰为急务。《景岳全书·厥逆》篇云：“痰厥之证……如因火生痰者，宜清之降之”。再者，“治病必求于本”，今痰由火生，火从气来，因而泻火、调气法亦不容忽视。此其一。其二，前人谓“痰为有形之火，火为无形之痰”，刻下痰仗火威，火依痰势，以致神昏六日，邪气深重，欲歼贼寇，舍强将悍兵不为功。基此，选用竹沥达痰丸出入，藉以坠痰理气，苦寒直折，药证相对，故收效甚捷。

【例4】 百合病。刘某，女，32岁。1982年5月18日初诊。两月前罹风温证，历时旬余，热已退，咳亦减，痰黄白相兼，邪未尽撤，乃忧思伤心，以致“欲食或有美时，或有不欲闻食臭时”，口干而苦，心烦，如热无热，精神恍惚，夜难入寐，小溲黄赤，大便干结。脉稍数，舌红少苔。一派百合病象，乃迭进百合地黄汤而罔效者何也？曰：清心之力既薄，宁心之品缺如，更未顾及豁痰故耳！予百合地黄连沥雪羹汤加味。药用川雅连3g，川百合、远志肉各12g，京川贝、陈胆星各6g，生地黄、青龙齿各15g，大荸荠10枚，陈海蜇30g，二味煎汤代水。鲜竹沥1匙（早晚分服）。5剂。23日复诊：神情已趋安静，口略干，已不苦，咳嗽减，夜渐成寐，且思纳食矣。前方去胆星，加大麦冬12g，续服5剂。三诊时一切已若常人，方用川百合12g，生地黄15g，大荸荠10枚，陈海蜇30g。5剂。此后即恢复健康。

**按**：患者痛苦不可名状，精神恍惚，从百合病论治，原无可非议，乃治不见效，其缘由在于起病之因有二：一为忧思伤心，损及神明；二为风温后余邪未尽，所谓“炉烟虽熄，灰中有火”是也。心肺同居上焦，经谓“邪之所凑，其气必虚”，心病则肺经痰火乘之而成百合病，斯疾予仲景方原无不合，但治不及痰，药证不尽相符，是以未能见效。此病病机为痰火扰心，肺阴有亏，与《金匮》所载百合病有别，于是自拟一方，以百合、地黄清心肺，养阴液，合雪羹汤滋阴化痰，复入竹沥清痰火，川连清心，六味组合后，名之曰百合地黄连沥雪羹汤。再加川贝、胆星祛痰热，远志、龙齿安心神。服药后痰火清，心神宁，肺阴复而病自瘥。

3. 温化痰湿，祛瘀通络

此法适用于痰瘀交阻经络骨肉之分，出现肢体麻木疼痛，局部肿块，以及痰瘀阻于胸中，发生胸痹证者。前者以自拟芪芥归芍二陈汤、上中下通用痛风方为代表方，后者用瓜蒌薤白半夏汤合四物汤复方为治，以半夏、白芥子、制南星、当归尾、赤芍为主药。由于痰湿属浊阴之邪；需要离照当空，阴霾方散，血又得寒则凝，得热则行，因而治此类证候，除病机已化热外，一般应注意用温，方中可参入桂枝，以促使痰瘀早日化除。

【例5】 麻木。苏某，男，50岁。1991年4月19日初诊。两下肢麻木已近十四个月，右膝肿痛，足背内侧亦痛，喜温恶清，步履渐成蹒跚之象，形寒怯冷，神疲乏力，眩晕甚于日晡后，胸痞，不时咯血痰沫。脉沉滑，舌淡而边尖有紫点瘀斑，苔中后部白腻。询知由仲春入水而起，前从血痹论治，然仅温阳活血而未治痰，是以鲜效也。姑拟芪芥归芍二陈汤加味调治。处方：大有芪、制半夏各12g，云茯苓20g，橘皮、白芥子、制南星、当归尾、京赤芍、怀牛膝、络石藤各10g，橘红3g，川桂枝5g。10剂。每剂药渣置锅中炒热后，加细辛、肉桂各3g拌匀布包，局部热熨。复诊时右膝肿痛及足背内侧之痛已瘥，惟依然麻木不仁，原方中半夏加至15g，云茯苓加至30g，桂枝加至10g。续服10剂，麻木开始好转，他恙亦渐次轻减至消失，共服药40剂而愈。

**按：** 患者两下肢麻木，曾按《金匮》“外证身体不仁”而从血痹论治，予黄芪桂枝五物汤加味多剂及西医治疗均不效。我接诊时认为麻木一证，病机多端，不可执一。即以本例而论，恙由入水而起，此湿从下侵，脾不化湿，反成生痰之源，痰湿流注筋骨经络之间而成斯疾。当痰湿阻络日久，必然气血运行不利而致血瘀，形成痰瘀搏结。所以朱震亨认为麻固属气虚，而木则为湿痰死血凝聚络隧所致，诚属经验之谈。论治原则，理应温化痰湿，祛瘀通络，于是用二陈汤为主方，参入白芥子以搜皮里膜外之痰，加归尾、赤芍活血化瘀，黄芪益气，藉以扶正祛邪。此即自拟的芪芥归芍二陈汤，临床用以治痰瘀交阻麻木证，及麻木兼痛，病程在二、三年内者，随证增损，每可获效。

【例6】 痛风。徐某，男，45岁。1982年2月27日初诊。体丰于外，气弱于内。体丰则痰湿多，气弱则血运滞。气虚之体，一旦寒湿外袭，继之则痰瘀交阻于经络，隧道闭塞不通，于是四肢腰臀之分疼痛无宁日，两膝痛甚而肿硬，步履维艰，喜温恶清，面色皖白，询知食饮如常，大便不实，日一、二行。脉濡，按之无力，舌淡有紫气，苔白粘。证经三载有半，迭进疏风祛寒、逐湿、活血通络之剂及针灸，乃至西医治疗，皆始效而终不效。姑重治其痰，以觇动静，仿痛风方增损。处方：大有芪、汉防己各15g，茅术、制南星、制半夏、怀牛膝各12g，白芥子、川桂枝、川羌活、威灵仙各10g，红花6g，制川乌5g（先煎半小时）。7剂。复诊时两膝肿痛明显减轻。以后处方略有增损，先后加用过露蜂房、蕲蛇、赤白芍、制乳没、陈皮、木瓜等，共服药35剂而愈。后一度阴寒之际有小痛，略服前方即止。

**按**：本例患痛风三年半，其病机为气虚寒湿外袭，痰瘀内阻，已如案中所述。虽经常法治疗，无如从未考虑到痰流关节。本患者责之痰凝的理由有三：一为《丹溪心法》云：“肥人肢节痛，多是风湿与痰饮流注经络而痛”，今患者为福体，此乃多痰之兆；二为舌苔白粘；三为膝关节肿硬，且渐有僵直之象。在分析病机的基础上，采用了相应的治法，并以痛风方为基本方，从中删去苦寒清热之品，参入辛温祛痰之属。治疗结果，证明这一病例的辨证论治是确当的。

就本文几则实例看来，痰病的病因，或起于七情，或发于六淫；其病机或从热化，或从寒化；其病位或在脏腑，或在肢体。这就说明了痰之为患是广泛的，即所谓“百病皆因痰作祟”。实践中以神志变化及肢体麻、痛等证，在治疗罔效而成难证时，一旦从痰论治，常能奏效。

“脾为生痰之源”，半夏乃燥脾祛痰之佳品，因而本文六例中用半夏者有五例，且均取得了疗效，证明前贤的理论是由实践上升而来的，可以信赖。此外，痰病用痰药，须用其专长。譬如情志病变，如厥证、百合病等，应选入心经豁痰之品，如天竺黄、胆星、竹沥是；肢体病变，如麻木、痛风等，可选入经络、行皮里之品，如南星、白芥子是。这样选用其长，才能发挥药物的应有效用。

宋代名医庞安常有言云：“故善治痰者，不治痰而治气，气顺则一身之津液亦随气而顺矣”。《杂病广要》有“大抵气滞则痰滞，气行则痰行”之说。《杂病流源犀烛》则强调“治痰必理气”。为此，本文六例中有五例用理气药，其中例1、例3用郁金，例2、例5、例6用陈皮，均收到气行痰行之功，可以效法。

## 八、调理肺气法的运用

肺为华盖，位居上焦，主一身之气，司呼出吸入，为气机升降之枢纽，可见主气是肺的主要生理功能。一旦无以主气而成病理状态时，则理所当然地要“诸气膹郁，皆属于肺”了。为此，调理肺气法是理气法中之关键一法。现以水液病为例，谈谈调理肺气法在治疗中的作用。

### （一）治疗水肿

本病病机，均责之于肺、脾、肾三脏失调，即肺气无以通调，脾气难以转输，肾气不能蒸化，以致水失常道而为肿。就肺而言，对于外邪袭肺，肺气壅滞者，往往因气聚而水停，水溢肌肤而为肿。所以张景岳氏指出：“水气本为同类，故治水者当兼理气，盖气化，水自化也。”处方常选越婢加术汤，其中取麻黄宣上开肺，使肺气畅行，从而可尽通调水道之职而收消肿之功。此外，如疮毒因感邪内收而形成的水肿，用苏叶、荆芥、防风之属宣开肺气，疏散风邪，常能迅速奏效。这是肺气属实的一面。如肺气已虚，则气不能化精而化水，水肿而见短气乏力者，可选春泽汤，取人参补益肺气，使肺能主气而化水，司肃降而肿消。

**（二）治疗痰饮**

中医历来认为，本病亦由肺、脾、肾三脏气化功能失常而成。其中尤以脾阳不运为发病之主要病机，因而仲师主张病痰饮者，当以温药和之。在和之而痰饮不解时，则应考虑“气顺则痰消”的意见，严氏《济生方》曾指出“人之气道贵乎顺，顺则津液流动，决无痰饮之患”，当以《局方发挥》“善治痰者，不治痰而先治气，气顺则一身之津液亦随气而顺矣”的论述为依据，在苓桂术甘汤的原方中，我每参入桔梗以升肺气，苏子以降肺气，使肺气和利，升降有序，津液按常道运行而不再停聚，其结果常因痰消饮蠲而病愈。至于治寒饮之小青龙汤，用麻黄宣肺气，五味子敛肺气，细辛温肺气，从而恢复肺的肃降之职以袪除痰饮，则更是临床上司空见惯的常用手法。

**（三）治疗癃闭**

中医典籍对癃闭的病位均责之于膀胱、三焦与肾，至清代李用粹则认为与肺也有着密切关系。他在《证治汇补·癃闭》内因条云:“有肺中伏热，不能生水，而气化不施者。”于治法中首先指出:“一身之气关于肺，肺清则气行，肺浊则气壅，故小便不通，由肺气不能宣布者居多，宜清金降气为主。”此说甚是。由于肺为水之上源，无论因寒因热，均可因邪壅于肺，肺气郁阻，肃降之令不行，金令不及州都，水道无以通调而致癃闭。其中寒邪束肺者，可以三拗汤为主方，用麻黄宣肺气，杏仁降肺气，以复其降令，使水道得以通调。如因热邪壅肺者，可以东垣清肺饮为基础方，取桑白皮下肺气，合黄芩以泄肺热，使邪祛金令得行，气化得施，而小溲畅行。如肺气虚者，又应主用生脉散，以人参补肺气，麦冬养肺阴，五味子敛肺气，滋其化源，以收小水通利之效。至于用桔梗之属升肺气以启上闸的提壶揭盖法，也是治癃闭的行之有效的方法。

**（四）治疗自汗盗汗**

多汗的因素之一是卫气不固。而肺主气属卫，补益肺气，实表固卫，无疑是实腠止汗的有力措施。临床常用以治自汗的玉屏风散和治盗汗的当归六黄汤中均用黄芪，其作用即在于补肺气，固卫表。

## 九、表散药治时病发热

**（一）桂枝**

1. 桂枝—荆芥

症见恶寒未罢，舌不红，口不甚渴的发热患者，我主张用辛温而不轻用辛凉。常首选桂枝，并以荆芥为对药。桂枝乃辛甘发散为阳之品，其体轻而上升，功能解肌发表，调和营卫。荆芥味辛气香性温，轻扬上行，生用功在发表。二味合用，对于冬春风寒束表，身热形寒，无汗或有汗不解，头身疼痛者，用之常可一汗而解。

2. 桂枝—石膏

桂枝味辛甘而性温升，有温通经脉，散风，横行手臂之功。生石膏味辛甘而性大寒，为清泄气分邪热之要药。两味相配，取温通之桂枝，引大寒之石膏横行肢体，共奏祛风清热之功。治风湿热病发热持续不退，四肢疼痛者，有一定退热作用。

【例1】 沈某，女，20岁。三月前，左手中指、无名指中间关节红肿焮痛，继之右手中食二指，尔后两腕、两踝及中趾亦灼痛。近17天来身热（体温39.3℃），不恶寒，多汗，口渴欲饮，不思谷食，溲赤，大便干，二三日一行，脉数，舌边尖红兼紫，苔黄腻，中心厚。证属历节，由炎夏入水劳作，复加烈日照晒，雷雨暴淋，湿热袭入络隧，血滞络阻而痛。仿桂枝芍药知母汤合白虎、四妙出入。处方：桂枝6g，生石膏、薏苡仁各30g，赤白芍、知母、茅白术、炒黄柏、怀牛膝、炙地龙各10g，制乳没各9g，甘草3g。2剂。复诊时身热渐退（体温38.7℃），腕踝指趾痛势亦减，惟痛处尚红赤灼热。前方去甘草，加银花藤20g，桂枝加至9g。2剂。三诊时体温降至38℃，肢节灼痛又减，于复诊方中去薏苡仁，加防风6g，防己12g。嘱服3剂。体温恢复正常，改用益肝肾、调气血、清湿热、通经络之剂，共服药27剂，除局部略肿，活动稍受限外，他无所苦。

**（二）柴胡**

1. 柴胡—桂枝

柴胡为手足少阳经要药，性轻清，气味微苦微寒，功能和解枢机，退热升阳。当邪羁主枢之少阳，可选用柴胡。桂枝气味俱薄，体轻上浮，主解肌而散风寒，为太阳经之主药。两者相合，入少阳太阳二经，透邪退热。我常以此二味治外感风寒，发热恶寒，有汗，口渴不多饮，骨节痛，胁下满，脉浮微数或浮弦，舌正红，苔白者。

2. 柴胡—黄芩

柴胡散火以退热，黄芩折火以退热。前者取其外透，后者用之内泄；前者有升清之功，后者有降浊之能。我多用以治外感风热身热不退，或发热微恶寒，有汗或无汗，头晕，口干苦不多饮，胸胁苦满者。胆囊炎发热患者，用此二味可直入胆经，清泄邪热，因而常获得较满意的退热作用。

3. 柴胡—葛根

葛根属阳明经药，其性升散，功能解肌、升阳、散火。柴胡与葛根为伍，一入少阳，一入阳明，增强升散之性。我常用以治腮腺炎，有退热消肿之功。

【例2】 王某，男，6岁。身热四日（体温39.7℃），有汗不解，面红，头晕，眉棱骨及两侧额角作痛。先是左耳下前后红肿焮痛，继之右耳下亦然。口干苦，欲饮水，不思谷食，睾丸肿痛，脉浮数，舌边红，苔薄黄而干。证属痄腮，邪在少阳阳明之经。仿葛根解肌汤出入。处方：柴胡、桔梗、炒牛蒡、僵蚕、赤芍各5g，葛根6g，白芷、黄芩、橘核各3g，生石膏12g，升麻2g。服1剂，翌日下午体温降至38.6℃。续服1剂，至第四日热即退净，诸恙亦相继消失。

**（三）豆卷**

1. 豆卷—藿香

湿温证，无论其湿邪在卫、在气，乃至在营血之分，均常以豆卷入方。豆卷性味甘平，发散力弱，有托湿外达之能，无辛散伤正之弊。与淡渗药配合治湿温证，一以透湿自表外出，一以利湿从内下走，实不失为治湿温之要药。藿香辛温入肺，芳香入脾，功善化浊辟疫。两者合用，使湿邪外透，治湿温初起，邪在卫表，身热不扬，恶寒，无汗，头晕疼如裹如蒙，肢体酸痛者，服之有微似汗出，托湿外透之功。其湿热之势较甚者，可参入另一对药羌活配薄荷，藉以增强散湿透邪之效。

2. 豆卷—山栀

山栀苦寒清泄，使三焦邪火下行。用以配豆卷为伍，透中寓清，清中寓透，常治湿热阻于胸膈，邪入气分，症见身热微汗或无汗，胸脘痞闷烦满，口渴，舌偏红，苔黄白相兼，或微黄，中心黄而腻者。若湿热阻于中焦，升降之气紊乱，呕哕时作者，可酌加另一对药黄连与半夏，藉以苦辛通降，燥脾湿，清胃热。此两对药物同用，既可清气化湿，还能透邪外出，有“除恶务尽”之妙用。

3. 豆卷—杏仁

杏仁辛散苦降，豆卷与之相配，可宣壅降气，以收通调肺气，托邪出表之效。治湿温证邪留气分，白痦已透，晶莹饱满，遍及颈项胸背，此起彼伏，三五日后仍身热不解，胸闷不适，日久淹缠不化之候。由于湿温证其本在脾，其标在肺，白痦属气分之邪，而肺主一身之气，故以豆卷配开上之杏仁，使肺气通顺，湿热之邪得由皮毛外解。

4. 豆卷—鲜生地

豆卷走表，化湿透邪于外；生地走内，养胃滋肾于内。豆卷得生地，则透中有润，托邪而不伤阴；生地得豆卷，润中有透，凉血而不恋湿。此从《肘后备急方》治温毒发斑、热入营血之黑膏方用生地、豆豉之意化裁而来，亦叶天士“入营犹可透热转气”之含义。用治湿温证湿热入营迫血，身热淹缠不解，出红疹，烦躁不安，神志时明时昧，脉象数而有力，舌绛，苔黄腻，或灰黄甚至焦黑者。在具体运用时，还宜参入另一对药丹皮配白茅根，此叶氏“入血就恐耗血动血，直须凉血散血”之意。

【例3】 唐某，女，44岁。湿温11日，身热不扬（体温38.8℃），有汗不解，头晕重如裹，脘次痞满，长太息，时而泛哕，口略渴，偶热饮。肠鸣辘辘，大便溏薄，日二三行。近四日来晶莹白痦层出，遍及颈项前胸。诊脉弦而稍数，舌偏红，苔灰黄滑腻。拟因势利导，予宣肺化湿，清热透托，合苦降辛通之剂。处方：豆卷、杏仁、金银花、连翘、制半夏各9g，黄连3g（姜汁炒），蔻仁（后入）、通草各1.5g，六一散（布包）、薏苡仁各15g，竹叶30片。2剂。药后汗出遍体，晶莹小粒之白痦尤多，身热已减（体温38.1℃），呕哕亦止，脘痞渐宽，诚乃邪湿外达出表之兆。惟大便溏薄不实，日二三行，脾湿尚未尽化，再参淡渗之品。前方去金银花、连翘、竹叶，加赤苓18g，猪苓9g，煨葛根9g。原方中杏仁捣碎压去油。2剂。三诊时体温降至37.6℃，白痦渐隐，黄腻苔已化过半，灰色全消，大便一行，惟仍质溏。于复诊方中去杏仁、川连，加泽泻 9g。2 剂。至五诊时身热悉退。共六诊，服药 12 剂而瘥。

**（四）佩兰**

1. 佩兰—藿香

佩兰性味辛平，气香，功能解表化湿、祛暑。对于浊邪害清，清窍受蒙，如湿温、暑湿头重者，用之甚合病机。藿香辛微温而气亦香，有解暑疏邪，化湿辟疫之功。我常用此二味，治长夏之际，湿温初起，身热不扬，凛寒，无汗或微汗，头晕重胀，胸次痞闷，口不渴或渴不多饮，脉濡缓，舌正红，苔白腻者。对于夏秋季节，因暑湿遏伏，外袭皮毛，内扰脾胃，症见身热有汗，头晕重或痛，脘次痞胀，呕吐泄泻者，此二味有解表和里之用。

2. 佩兰—香薷

香薷辛温发散，气香化湿，有宣上彻下，解暑利尿之功。对于夏令得之阴暑而致“体若燔炭”者，用之果能“汗出而散”。佩兰与香薷同有解暑化湿之功，但前者以化湿为主，后者以解暑为主，二药同用有较强的祛暑湿作用。如暑令外感初起，症见发热，恶寒，无汗，头重胀痛，肢体困倦，胸次痞闷者，用之颇有捷效。

【例 4】 徐某，男，40 岁。入梅后淫雨经月，湿邪袭人已久。初伏以来，气候酷热，饮冷较多。暑热侵于外，生冷伤于内，以致骤然憎寒壮热（体温 39.6℃），无汗，头胀重痛，周身酸痛，口虽渴而不欲饮，胸脘痞胀，泛哕呕吐，不思谷食，脉濡数，舌正红，苔边白，中心淡黄而腻。暑湿为患，表里同病，法当解暑化湿，苦降辛开，仿佩兰汤出入。处方：鲜佩兰、藿梗各 10g，陈香薷 6g，羌独活、醋制半夏、陈皮各 9g，姜汁炒川连、川朴各 3g，六一散 15g（布包），鲜荷叶 1 角。1 剂。复诊时已得汗，身热悉退（体温 36.8℃），头胀痛、身酸痛大减，胸痞脘胀、呕哕亦除，已思纳食。前方去香薷、川连、半夏，加木瓜10g，薏苡仁20g，续服2剂而瘥。

## 十、妊娠用药宜忌

妊娠期由于母体生理上的突变，诸如脏腑阴阳的失衡，枢机升降的反常，以及脾气、肝血、肾精相对不足等因素，增加了孕妇的发病机会，发病后又有小产、滑胎的后顾之忧，为临床用药带来诸多不便之处。为此，古代医家作出了禁用破血、攻下、滑利等药物的规定。我们通过临床实践，对于妊妇用药，遵循知常达变、灵活运用的原则，认为宜按规矩用药，但忌刻舟求剑。

### （一）养血与活血

妊娠期的特殊性，在于胎儿的发育，需要母体不断供养精血，所谓“血聚养胎”。因而妊娠期处于精血不足的状态，其结果将导致胞脉失养而致妊娠腹痛；或血虚无以养胎，使胎气不固，出现胎漏进而胎萎、小产。面对此类病例，有必要养血以安胎。此外，因外伤而瘀血内停，致成胎漏并发展成小产者，又须及时活血化瘀，拨乱反正，使瘀去而胎安。

【例1】 养血。刘某，34岁，1994年11月26日初诊。18岁天癸始至，尔后汛水辄并月而潮。结婚后9年未孕。此次怀妊甫两月，旬日前突然阴内下血，量少，色淡，少腹胀坠，腰府酸痛，面色萎黄，神情疲惫，头目眩晕，心悸怔忡，夜难入寐，不饥少纳，脉细无力，舌淡苔薄。证属脾虚胎漏。脾者，后天之本，气血生化之源；中州有亏，气血虚衰，既不能养胎，又无以固胎，此胎漏之所由作也。治宜健脾益气养血。处方：潞党参20g，黄芪、熟地、酸枣仁、朱茯神、川断各15g，白术、当归身、清阿胶（烊化冲）、远志各10g，龙眼肉10枚，3剂。复诊时主诉：昨夜下血即止，少腹、腰府痛楚大减；惟眩晕未已，口干，但不多饮。此阴血下夺，虚阳上扰之象。前方去黄芪、当归、龙眼肉，加枸杞 12g，桑叶、菊花各 10g，珍珠母 30g，藉以滋阴、潜阳、熄风，续服 3 剂而愈。后足月产一女婴，产程顺利，产后一切正常。

【例 2】 活血。顾某，24 岁，1990 年 2 月 18 日初诊。素体健壮，此次怀孕 3 月余，不慎跌仆，伤及右侧腰府，除局部青紫大若手掌外，初无所苦。至夜半时突然右腰连腹疼痛，不旋踵而阴内下血如注、色多鲜，幸为时短暂，今晨起血量虽大减而犹未止，偶夹紫瘀。所虑者，腰腹之痛，迄今 3 天有增无已，且觉胀坠，半产之象已露，患者恳请安胎。夫安胎一法，实脾者有之，填肾者亦有之。此两法乃扶正胎自安之意，多用于内伤胎漏。本例起因于跌仆致损胞络，不去其因伤之瘀，则胞络无从得安；胞脉不复，冲任不固，则胞宫焉能自宁？为此，治外伤胎漏，活血即所以安胎，姑消补兼施之。处方：党参、黄芪、熟地各 20g，全当归、赤芍、川芎、制香附各 10g，大黄、红花、甘草各 3g。1 剂。上药服后，胎漏即止，腰腹之痛亦减其半，原方续服 1 剂后嘱停药，在家休息 1 周后痊愈。

**按：** 刘妇属高龄初孕，因脾虚无以系胎而致胎漏，以归脾汤为主，健脾益气养血，使胎气复系于脾而漏止。顾妇素体健壮，因外伤而致漏，与《诸病源候论·妇人妊娠病诸候上·妊娠僵仆胎上抢心下血候》中“此谓行动倒仆，或从高坠下，伤损胞络，致血下动胎”的记载相吻合。此属实证，且瘀阻胞络之中，血必不止而胎反难保。为此，毅然采用活血化瘀的治法。当然，这里也有与平素处理的两点不同之处：①鉴于重身之体，不能一味祛邪，而宜寓补于消，用治跌仆损伤的复元活血汤出入，配合圣愈汤以益气血，化瘀滞。②选用力薄的当归、赤芍、川芎、红花之辈，其中大黄药力虽猛，但属将军之品，正如《景岳全书·本草正下·毒草部》所说的那样：“其性推陈致新，直走不定”，用之并无后顾之忧。举凡属实之胎漏，与崩、漏诸疾，余每以小剂量大黄奏功。

**（二）宜清与宜温**

妊娠期间的生理特点是血聚养胎，此刻相对阴血偏虚。阴血不足者火常旺，火旺者当予寒凉类药，所以有“胎前宜清”的常规。另一方面，由于胎前“不足于血”，于是更加“有余于气”。加之妇人多郁而常处于气滞状态，《丹溪心法·火门》指出：“气有余，便是火”，这样也理所当然地要“胎前宜清”。如遇特殊情况，则又当知常达变，如里气虚寒而致妊娠腹痛，《金匮》倡导，“当以附子汤温其脏。”至于用含辛温暖宫的胶艾汤治胎漏，用辛热的干姜人参半夏丸治妊娠恶阻等，更为临床所习用。

【例1】 宜清。张某，24岁，1994年11月19日初诊。妊娠已近4月，症见心烦懊侬，胸中窒闷，脘次痞阻，头目眩晕，泛恶呕吐痰水，口干苦，欲饮水，咳呛无痰，小溲黄赤，大便干结。舌尖红，苔前半光，近根黄糙，脉数有力。询知年前曾患狂疾近月，今审因辨证，当属痰火内燔，火性炎上，上扰心肺使然。法当清心、泻肺、豁痰、养阴。处方：川黄连、苏叶各3g，黄芩、大贝母各6g，生山栀、豆豉、桑白皮、南北沙参、连心麦冬、竹叶卷心各10g，竹沥水1支。3剂。复诊时心烦若失，胸脘渐开畅，呕吐亦未作，咳呛、眩晕诸症均减过半。前方去山栀、豆豉、苏叶，加菊花10g，甘草3g。续服3剂而愈。

【例2】 宜温。黄某。33岁，1995年1月14日诊。先天不足，19岁天癸方至，汛水辄40～50天始一潮，量少，色淡或紫。结婚后6年未孕，迭经医治，方得怀孕。刻下妊娠8月余，近旬余来，小溲频数而量少，渐至滴沥而下，小腹胀痛。询得形寒怯冷，腰府酸痹，面色苍白，神情疲惫，语声低微，大便溏薄，1日2次。舌淡，苔白滑，脉象虚细。此仲师所谓“此名转胞，不得溺也”。即以其法治之。方用金匮肾气丸、补中益气丸各1瓶，每4小时服1次，每次各10粒。桔梗20g，每日10g，煎汤送服。复诊时，小溲已渐恢复常态，小腹胀痛亦消。上药改为每6小时服1次，每次各服8粒。3天后嘱服原方，每日晨起各服8粒，直至分娩后始停药。

**按**：张妇主症与《经效产宝》“妊娠常苦烦闷，此是子烦”的认识一致。《沈氏女科辑要笺正》指出：“子烦病因，曰痰，曰火，曰阴亏”。本例有狂证史，此次妊娠症状表现，基本具备痰、火、阴亏的病机，于是采用了清化痰热、泻心肺火、滋养肺阴的相应治法，方用黄连解毒汤、栀豉汤、黄连苏叶汤出入，取得了疗效。黄妇高龄初孕，起病后腹胀日增，小溲滴沥而下，虽未闭而已成癃。审其脉证，不仅肾阳有亏，失“司二便”之职；且脾气亦弱，所谓“中气不足，溲便为之变”。法宗“塞因塞用”，脾肾并调，以金匮肾气丸温先天之阳，补中益气丸扶后天之气，复以桔梗汤过口，此“提壶揭盖”之意。通过本例的诊治，说明妊娠疾患，既有宜清的常法，但也不摒弃温法。癃闭疾患，不仅用通法，也可用塞法。只有辨证正确，执法灵活，才能提高疗效。

**（三）扶正与攻邪**

由于女子有余于气、不足于血的体质，与妊娠期间的特殊病理机制，因而妇科临床工作者对孕妇的用药，不仅要有补脾、益肾以安胎，以及“有故无殒，亦无殒也”的扶正与攻邪的认识，还要进一步理解“用补之法，贵乎先轻后重，务在成功；用攻之法，必须先缓后峻，及病则已”的精神，从而把握时机，才能恰到好处。

【例1】 扶正。顾某，27岁，1997年2月15日初诊。体丰于外，气弱于内，腠理失密，卫外不固，是以平昔自汗频出，咳嗽时作。本次怀孕5月余，咳嗽已经3月，迭进苏杏二陈、百花六君、止嗽散诸方罔效。其咳甚于晨暮之分，剧则小溲失禁，气短。询得痰色黄白相兼，虽口舌干燥，五心烦热，却又神疲，少纳，大便不实，舌体胖而边有齿痕，苔白。证名子嗽。刻下气阴两伤，法当益气养阴，肺脾并调。处方：野山参、黄芩各5g，黄芪、南北沙参各12g，云茯苓15g，白术、扁豆、麦冬、玉竹、枇杷叶（布包）各10g，生甘草3g。3剂。复诊时咳嗽十去其四，口干、心烦悉减，胃纳渐增，大便亦成形。前方去茯苓，加桔梗10g。3剂。三诊时除晨起略咳外，他无所苦。二诊方续服3剂，遂瘥。

【例2】 攻邪。徐某，24岁，1984年8月14日初诊。茹荤后复进冰食，翌日发热（体温38.2℃），有汗，口渴欲饮，腹痛阵作，拒按，滞下赤白冻腻，赤多于白，日夜30余次，量甚少，里急后重，肛门灼痛，渐有脱肛之势，寝食俱废。舌偏红，苔黄腻，近舌根处老黄厚腻，脉滑数有力。证属热痢，由暑湿夹积滞内停阳明，气血壅阻而成。值此病邪方兴未艾之际，不折其毒焰，无以言安胎。姑用重药轻投法。处方：川黄连3g，黄芩6g，茅白术、当归身各10g，大黄（后下）、煨木香、槟榔各5g，煨白芍、地榆、焦山楂各12g，赤白扁豆花各2串。1剂。复诊时身热已退，滞下日仅7~8次，赤白冻腻十去其四，腹痛亦减过半，且思纳食。前方去槟榔，加甘草3g。1剂。三诊时大便日3次，赤冻已消失，白冻亦极微，改用枳实导滞丸24g，每早晚各服6g。旋愈。

**按**：《校注妇人良方》云："嗽久不愈者，多因脾土虚而不能生肺气"。顾妇原本脾肺气弱，自汗、咳嗽频见。迨至妊娠后血聚养胎，气阴俱不足；病程中一则子盗母气，一则土不生金，以致咳经3月不止。方用参苓白术散加黄芪以补脾肺之气，沙参麦冬汤以养肺阴，此从本诊治，扶正即所以祛邪之意。关于妊娠期攻邪，需要遵守：①年龄在35岁以下，此刻肾气实而气血充；②妊娠期3月以上，无经带病史者；③发病在旬日以内，证属实者；④滞下赤白冻腻日达10次，舌苔黄厚垢腻者；⑤重药轻投，或以丸药缓攻；⑥有习惯性流产及腰府酸坠日增者禁用，有小产史者慎用。给徐妇用药，基本遵照以上六要。

## 第二节 医案

### 一、春温

【例1】 蒋某，男，5岁。1955年2月10日初诊。今晨子时起发热，辰时已见神迷（体温40.2℃）。询得病初头疼，呕吐频作，烦躁谵语。脉来滑数有力，舌边尖鲜红、苔薄黄。伏温内发，邪陷心包，姑予先散后清之套法。处方：生山栀6g，香豆豉6g，带心连翘6g，连心麦冬9g，金银花6g，九节菖蒲1.5g，竹叶卷心30片。1剂。当晚，药未尽剂，昏迷益甚，且见四肢抽搐、角弓反张、四末欠温、舌尖绛干诸症。心邪未弭，肝热又起。乃加黑元参9g，嫩钩藤9g，与二煎药混合煎服。另安宫牛黄丸2粒，早晚各服1粒；蝎尾3.6g，研极细末，分为4包，6小时服1包。次日复诊，谵语已止，抽搐未作，但身热尚炽（体温39.9℃），神识依然不清，温邪深稽手足厥阴两经。处方：乌犀尖0.6g，生石膏15g，带心连翘6g，连心麦冬9g，黑元参9g，九节菖蒲1.5g，嫩钩藤9g，竹叶卷心30片。1剂。另安宫牛黄丸2粒，早晚各服1粒。2月12日三诊：身热已退过半（38.3℃），目能张，口能言，神识清，已能稍进糜粥。上方去犀角、菖蒲、安宫牛黄丸，加川雅连0.9g，金银花6g。2剂。后曾改方一次，续服2剂而愈（编者按：犀角现为禁用品）。

**按：**根据蒋童发病季节及其见证分析，当属春温无疑。《内经》谓“冬伤于寒，春必病温。”由于冬邪伏于内，郁而化热，至春阳气发泄，伏温之邪自里而动，所以病起即有心营见证。此案初诊时囿于治时病先表后里的“常法”，方用栀豉汤加味。但因病重药轻，未能击中要害，病邪继续深入，其现于外则热深厥深而四末欠温，其郁于内则肝经受累而痉挛瘛疭。于是加入安宫牛黄丸清心开窍，元参滋阴，钩藤、蝎尾熄风止痉。药后鸱张之邪热受挫，神昏痉厥诸象均有转机。惟身热未衰，温邪尚无外出之途径，于是再增入功擅清心的犀角，透热转气的石膏，从此症情日有起色，随即向愈。通过本例的治疗，说明新感温病由表入里，因而先宜治表；伏气温病由里出表，所以先从里治，这些都是常法。

【例2】 秦某，女，22岁。1948年3月6日初诊。春温两候，壮热不解，迭经易手医治，而神昏谵语、角弓反张诸症蜂起。尤可畏者，今日日晡之分，骤然身热悉退（体温35.8℃），四肢逆冷，大汗出，面色㿠白，两目直视，口噤，气促，小溲自遗。脉微细，舌虽绛而晦润，苔黄稍腻。亡阳之象已显，危在顷刻，勉拟扶正救脱。处方：老山参9g，淡附片9g，左牡蛎30g，花龙骨15g，大麦冬15g，北五味子3g（杵），竹沥1调匙（冲）。1剂。因病者口噤，乃嘱其家属用麦草将药汁徐徐灌入。另老山参9g，浓煎频灌。次日复诊，汗已敛，肢体已温（体温38.1℃），目能转瞬，抽搐未作，气促亦平，惟不能言语，呼之不应，内陷心包之邪尚未外达，再参祛邪之品以兼图之。前方去附片、龙骨、五味子，加九节菖蒲4.5g，黄郁金9g，1剂。牛黄清心丸2粒，早晚各服1粒。翌日呼之能应，且稍能进食，再经调治近旬而愈。

**按：**本案先闭而后脱，由于脱证险于闭证，因而对于外脱内闭，尤其是脱多闭少的病例，应权衡轻重，重于或专于扶正固脱。脱回之后，再治其闭，庶可力挽狂澜。脱证有阴脱与阳脱之分。根据秦女大汗出、目直视、肢冷、面白、口噤、遗溺、脉微细等证，是属阳脱。阳脱者固宜扶阳，然而阴阳是互根的，《景岳全书》指出："善治阳者，必于阴中求阳，则阳得阴助而生化无穷"，所以在用参附回阳、龙牡潜阳的同时，辅以生脉养阴，如此燮理阴阳，才能达到"阴平阳秘，精神乃治"。方中始终用一味竹沥者，因有鉴于常有痰浊阻肺颇费周折的经验，故先予防患于未然，果然有效。

【例3】 史某，女，16岁。1964年3月2日初诊。今夜寅卯之交骤呼头痛，发热（体温40.4℃）无汗，继之呕哕，甫及巳分，即神昏，口噤，项强，痉厥，周身发出紫斑，溲便自遗，脉沉数。审得昨午汛水适潮。证属春温，邪热已入血室，势在险途。法当泻肝凉营清心。方宗龙胆泻肝合清营出入。处方：龙胆草9g，水炒柴胡6g，淡黄芩6g，黑山栀6g，生地黄9g，乌犀尖0.9g（水磨冲服），川雅连3g，银翘各6g，粉葛根6g，竹叶卷心30片。1剂，鼻饲灌入。3日复诊：身热已减（体温38.9℃），痉厥亦解，目能张，似识人。惟仍口噤不语，斑疹未隐，经量较少。前方去山栀、葛根，加九节菖蒲3g，当归尾6g。1剂。4日三诊：身热又退（体温37.5℃），微汗，口已张，且能言，斑色转淡。舌红，苔黄罩灰。自述乏力头晕，月经亦将净，改用竹叶石膏汤加减而瘥。

**按：**本案是我院中西医结合治疗的流行性脑脊髓膜炎的病例。患女发热半日即神昏痉厥，且现斑疹，是属伏气温病自里而发。由于适值经来，故其病机当为温邪内炽，热入血室，病在手足厥阴。考《伤寒论·太阳病》及《金匮要略·妇人杂病篇》中治妇人热入血室，均取"当刺期门"的治法。查期门乃肝之募穴，可以领会，刺期门之目的在于泻肝，叶天士于《外感温热篇》中也引仲师之说，主张用小柴胡汤，因而我们采用了龙胆泻肝汤增损以"随其实而取之"。叶氏谓"斑属血者恒多"，今斑已露，神昏，邪在营血可知。于是又参用清营汤意，幸而获效。

【例4】 袁某，女，21岁。1964年2月2日10时30分入院。主诉（同学代）：2月1日夜，突然畏寒发抖，继则剧烈头痛，发热，呕吐黄水数次、杂有饮食物；2日晨开始昏迷，烦躁不安，时有谵语。西医诊断：流行性脑脊髓膜炎。在2～11日10天中，先后用过磺胺嘧啶、生理盐水、葡萄糖盐水、ACTH、可的松、青霉素及链霉素、四环素、维生素C、冬眠灵、苯巴比妥钠、水合氯醛等。自7～10日，神志已清，并能进食。但由11日下午起，突然发生阵发性抽搐；当晚喉中出现痰声，呼吸加深，抽搐频作。12日，西医诊为脑部溢血，即停止用西药，转中医诊治。12日（中医初诊）：发病11天，刻下神志昏迷，肢体不温，不时手足蠕动，夹有阵发性的剧烈抽搐、一日夜在50次以上，两目直视，抽搐时偏左斜视，瞳孔对光反应消失，口噤，喉中痰声雷鸣，二便失禁，唇干裂，齿垢而燥，咬牙切齿，舌绛而干、根部被老黄苔，脉沉伏已不可辨，体温35.7℃，血压60/24mmHg。辨证论治：春温邪从内发，起病之日，即身热神昏，其邪伏于营分，窜入心包可知；辗转旬日，邪陷下焦，肝肾阴伤，以致手足瘛疭，此属虚风内动；目直视而口噤，咬牙切齿，已成痉厥之势；喉中辘辘，当为热邪炼液成痰无疑；肢体不温，乃系热深厥深之象；如上所述，温邪羁留上下二焦，则养真阴以熄风，清心营以安宫，可谓一定不易之法；但痰哽咽喉，阻塞呼吸之道，已成险局；虽云痰为标，但洁流在于清源，故清化痰热，当为急务。拟大定风珠出入，合雪羹汤加蒌、贝、胆星之属。处方：鲜生地18g，左牡蛎21g，败龟甲21g，生鳖甲21g，杭白芍15g，清阿胶9g（炖化冲），粉甘草2.4g，瓜蒌皮9g，川贝6g，陈胆星2.1g，带心麦冬12g。另：大荸荠10枚，陈海蜇皮30g，煎汤代水。

13日：喉中痰鸣之声已消失，抽搐次数大减，时间亦由每次 2 分钟减为 1.5 分钟，其他症状如昨。辨证论治：虚风蠢动之势渐衰，痰热亦化；然春温两候，昏迷已多日，舌质绛干，心热已炽，若神志不清，尚难挽回。叶香岩论绛舌云："纯绛鲜色者，包络受病也……须用牛黄丸、至宝丹之类以开其闭。"确系经验之谈。拟用清宫汤出入，合安宫牛黄丸以清心开窍；仍用大定风珠养肝肾而熄虚风，再参全蝎一味以止抽搐。

处方：鲜生地 18g，带心麦冬 12g，带心连翘 9g，九节菖蒲 4.5g，清阿胶 9g（炖化冲），杭白芍 9g，败龟甲 21g，生牡蛎 21g，川贝 6g，卷心竹叶 30 片。另：安宫牛黄丸 1 粒，一次服；蝎尾 6 只，研末，分两次服。

14 日：抽搐大减，一昼夜在 10 次以下，每次时间不超过 10 秒钟，手足已不蠕动；两目能转动，似识人，能张口饮水，肢体亦温；腹部不膨，大便三日未行，溲赤，脉由伏转为沉细，舌绛干，苔黄厚，且蔓延及舌中部分。辨证论治：仲景云："热深厥深，热微厥微"。今肢体已温，显系里热渐衰；抽搐减去大半，风动之象亦缓；目能瞬，口能饮，神志渐清之兆；前方已效，毋庸更章；惟舌仍绛干，苔仍黄厚，且三日未见大便，似宜行其腑浊，藉以泄热存阴；腹不胀硬，亦无矢气，非承气汤证。前方中参入元参一味，以成增液汤意。处方：前方去牡蛎，加黑元参 24g，全瓜蒌 24g。另：牛黄清心丸、苏合香丸各 1 粒，分早晚两次服，每次各服半粒；蝎尾 3 只，研末服。

15 日：夜间抽搐全止，今晨解出黑褐色软粪，奇臭；低声呻吟，身重不能自转侧，亦不能言；或有询问，颔首示可而已；早、中两餐，各食稀粥半小碗，脉仍沉细，齿垢减退，舌仍绛，但渐润，苔如昨。辨证论治：腑浊已行，身无热，神识渐清，可见邪气无多；温为阳邪，最易伤阴，且可耗气；观其肢体痿软、脉细、舌绛等体征，即可知其为气阴两亏；此时此证，虚多实少。仍宜扶正为主，再拟益气养阴之法。处方：

潞党参15g，淮山药12g，生地黄12g，大麦冬12g，清阿胶9g（炖化冲）杭白芍9g，带心连翘9g，生甘草9g，竹叶30片。另：牛黄清心丸一粒，一次服。

16日：神识全清，能低声言语，对答清楚，并能从50数至150而不乱。咳嗽较频，无寒热，渴欲饮水，脉中取、沉取均见，舌转淡、尖绛，苔渐化，仍黄。辨证论治：神识全清而反咳嗽，手厥阴之余邪返入手太阴之兆，若断为邪气外出，谅无不合；至于舌尖独绛，当为心热未尽透达。酌加黄连清降心火，作泻南补北之计；但用量宜轻，以免苦燥化火伤阴之弊。处方：潞党参12g，淮山药9g，大生地12g，大麦冬12g，杭白芍9g，生甘草2.1g，净连翘9g，川雅连2.1g，南北沙参（各）9g，竹叶30片。

17日：证情同昨，饮食又增，语声较大。前方再进一剂。18日：咳嗽大减，脉浮、中、沉皆见，不数，稍有力，舌尖仍绛，略有黄苔，少腹膨胀，拒按，小溲一昼夜未见，夜间睡眠欠稳。辨证论治：舌已转淡，是阴液来复之兆；惟尖部色绛，一昼夜未解小溲，此乃心火下移小肠；拟于前方中参入木通，仿导赤散意；又肺有"通调水道，下输膀胱"之责，咳嗽两日，肺气不宣，亦可影响水道不利；再拟加入桔梗一味。处方：潞党参12g，生地黄15g，大麦冬12g，净连翘9g，川连2.1g，生甘草2.1g，细木通9g，赤茯苓12g，桔梗4.5g，竹叶30片。

19日：服上药后小溲渐通，患者除自觉肢体疼痛外，他无所苦，脉渐如常人，舌尖较红，稍有薄苔。自19～28日，每日仍服汤药1剂。方以参苓白术散出入，药用党参、白术、山药、茯苓、甘草、白扁豆、陈皮、生地黄、大麦冬、砂仁壳、薏苡仁、绿萼梅、灯心之类。总计服药17剂，至29日痊愈出院。无后遗症。

附注：自13日起，每天除用葡萄糖、维生素B、维生素C等西药以补充营养外，磺胺嘧啶、盐水、青霉素、链霉素、ACTH、可的松等，均停用。

【例5】 刘某，男，6岁，1978年2月10日初诊：突然发热（体温39.7℃），抚之灼手，无汗，头痛项强，呕吐，烦躁不安，继则神识昏迷，四肢抽搐，角弓反张，周身发出紫斑。舌质红而边尖尤甚。苔白，脉数疾有力，一息八至。病起半日，即见温邪深入营血、扰及手足厥阴诸症，若非伏邪内发，焉得有此！处方：水牛角、生石膏各30g、元参、知母、带心连翘、连心麦冬各9g，川贝、龙胆草各6g，钩藤12g，竹叶卷心30片。1剂。另紫雪丹3g，早晚各服1.5g；全蝎3g，研极细末，分3次服。11日复诊：身热渐退（体温39℃），抽搐已减过半，躁扰全除，惟神志未清，证情似有起色，效方再进。前方去元参，加九节菖蒲3g。1剂。12日三诊：身热大减（体温37.5℃），抽搐全止，神志已清，能言，斑色渐淡。处方：带心连翘、金银花、知母各9g，桑叶、菊花各6g，丹皮、川贝各4.5g，竹叶卷心30片，2剂后康复。

**按**：本例根据发病季节及临床表现，诊断为春温，属伏邪内发。审其病机，纵观则邪在心、肝，横看则热扰营血，病情危急。方用化斑汤合清营汤出入，意在凉血清心，泻肝熄风。其所以不选犀角地黄汤而用化斑汤者，因叶天士云："入营犹可透热转气"，又值邪从内发，理宜因势利导，达邪外出。犀角地黄汤内向凉血之功有余，外达邪热之力不足。而化斑汤由白虎汤加犀角、元参组成，其中石膏是白虎汤中的主药，《本草用法研究》称其"味淡带辛而主散；能解肌表之热"，《温病条辨》也指出"白虎本为达热出表"，可见化斑汤既可借犀角、元参之属内向以凉血，又能仗白虎之寓透于清而"透热转气"，一举两得。

【例6】 潘某，女，21岁，1981年2月27日初诊：壮热已

5天，有汗，初烦躁，继而神昏谵语，面赤唇焦，口干不知饮，病后未大便，齿垢，舌红、尖有芒刺、苔黄厚干燥，脉数。证属春温热传心包，治以清心开窍：水牛角、元参、连翘、麦冬、川连、菖蒲、银花、川贝、竹叶卷心、至宝丹（分吞）。服2剂，里热未减，神昏谵语依旧，口气秽臭，大便未通。始仿“但见一证便是，不必悉具”之意，拟从阳明着手，改用俞氏犀连承气合调胃承气意：水牛角30g，川连、甘草各3g，鲜生地15g，麦冬10g，连翘、大黄各9g，枳实、元明粉各6g。1剂后，大便畅下，身热渐退。谵语即止，神识渐清。继予上方去枳实、元明粉，加淡竹叶30g，续服3剂而愈。

分析：本例从起病季节、骤然发作，及症状表现看，符合春温热入心包的诊断，但投清宫、至宝不应。舛错之处，实系泥于常法。便秘，苔黄，口气秽臭，显系胃中积热上冲于心，当属气营两燔；神昏谵语，虽在于心，而来自气分胃热。单用清心开窍，犹之扬汤止沸；下法荡涤，是为釜底抽薪。且温病非比伤寒，伤寒下其滞，温病下其热，热退神当自清。

## 二、风温

【例1】 陶某，男，37岁。1947年农历3月2日初诊。形寒已罢，发热未已（体温39.2℃），四日来有汗不解，头晕疼，面赤，口渴欲饮，咳嗽频作，痰黄而稠，夹有血丝，气促，胸闷且痛。证属风温犯肺，叶氏谓“风夹温热而燥生，清窍必干”，是以唇为之裂，鼻为之干而口为之燥。昨夜突然神昏谵语，烦躁，小溲短赤，发病后未大便。脉滑数，舌尖绛，苔黄白相间。“逆传”之局已成，仿叶香岩氏“胞络受病”治法。处方；乌犀尖0.9g（水磨冲服），生地黄12g，川雅连1.5g，带心连翘、连心麦冬各9g，生石膏15g，九节菖蒲3g，黄郁金、炒牛蒡子各9g，鲜竹沥一汤匙（冲）。1剂。另牛黄清心丸2粒，早晚各服1粒。翌日复诊，症情毫无进展。

咳嗽气喘未已，为热扰太阴。所虑者，壮热（39.1℃）、神昏谵语，逆传之势方兴未艾，而便秘腹笥拒按，顺传之象亦见矣。参入宣白承气以两顾之。前方去黄连、麦冬、牛黄清心丸，加大黄9g，全瓜蒌30g。1剂后有转机，大便一行，身热已减（体温38℃）神志渐清，呼之能应，喘势大减，尚咳，于第二方中去菖蒲、郁金，加川贝6g，桑皮9g，大黄减为6g，药后即逐渐向愈。

**按：** 患者起病于3月初，症见发热咳喘三日即神昏谵语，舌尖绛，诊断为风温犯肺，逆传心包。叶氏曾说："包络受病也，宜犀角、鲜生地、连翘、郁金、石菖蒲等"，乃据此再加泻心豁痰之品治疗，服后未见效果。复诊时考虑到肺与大肠相为表里，风温犯肺，则清肃之令不行，肺气不克下降，腑气因而不行。由于热结阳明，腑气不通，则肺热难以下达，于是逆传心包之格局更无从收拾。《温病条辨》说："喘促不宁，痰涎壅滞，右寸实大，肺气不降者，宣白承气汤主之。"乃易以清肺豁痰、凉心通腑为法，于前方中增入大黄、瓜蒌，仿宣白承气，其病即大有转机。处理温病，应该强调一个"透"字。叶氏不但指出了"初传绛色中兼黄白色，此气分之邪未尽也，泄卫透营，两和可也"的原则，而且还对风温证有"或透风于热外"，"夹风则加入薄荷、牛蒡之属"等更为具体的措施。故本案治疗中始终加一味牛蒡，使邪既从手太阴经而来，仍拟从手太阴经而去。

【例2】 王某，男，2岁。1946年农历3月13日初诊。五日来壮热（体温39.9℃）微汗，朝轻暮重，烦躁不安，咳嗽少气，咳甚则呕白粘稠痰，气喘鼻煽，面青唇紫，胸满，口干喜饮。指纹色紫，透过命关，脉浮数，舌边尖俱红，苔白腻。病前冒风，邪从皮毛、口鼻而入，内传之肺，郁而化热，法当表里双解。处方：麻黄1.5g，光杏仁4.5g，生石膏9g，粉甘草1.5g，信前胡3g，玉桔梗4.5g，甜葶苈6g，大红枣2枚。1剂。次日复诊：药后汗出遍体，身热十退其七（体温37.9℃），咳喘之势亦衰，面青唇紫悉减，大便一行，渐思纳食。前方去葶苈、大枣，加枇杷叶1片（去毛，包）。1剂。三诊时，体温降至37.2℃，喘势几平，咳亦续减，方用桑菊饮去薄荷，加前胡，续服2剂而愈。

**按**：患儿发病于3月，由冒风而起，结合壮热咳喘等表现，符合“风温犯肺”的诊断。其关键在于热与喘。如使热退喘平，就需宣开肺气，清解肺热。欲开肺达邪，平定喘逆。尤非麻黄不为功。欲清透肺热，又以石膏为最。因而选用仲景麻杏石甘汤。肺闭之证，用麻黄的意图着重于开。具体运用时，成人宜生用，小儿则宜蜜炙。一般用量，1岁以内麻黄用1g左右，2岁1.5g，3~4岁2g，5~6岁3g。病程较长，淹缠旬日，肺阴渐伤者则须减量，并可与麦冬或玉竹配伍。肺阴已伤者，则麻黄忌用。

【例3】 王某，男，2岁。1976年3月21日初诊。壮热（体温39.8℃），有汗不解，面赤，咳嗽频作，咳甚则呕吐黄稠粘痰，呼吸喘促，鼻煽，胸满，唇裂，口燥，饮水多，不思纳食，溲赤，大便干。指纹色紫，透过命关。舌红边绛，苔薄黄而干。证属风温犯肺，发病甫三日，刻在鸱张之际，不予开泄，无以达其邪；不予濡润，无以滋其燥。姑仿白虎汤意立方。处方：生石膏15g，知母6g，金银花6g，北沙参9g，桑皮4.5g，炒牛子6g，前胡4.5g，桔梗6g，粉甘草1.5g，活水芦芽15g。1剂。22日复诊：身热已退其半（体温38.3℃），喘势亦平什七。惟咳嗽尚盛。前方去金银花，加蝉衣1.5g。2剂。三诊时身热悉退，已不喘，咳嗽亦减，改用沙参麦冬汤出入而竟全功。

**按**：这是某医院邀请会诊的病例。西医诊断为小儿肺炎。予输液及青、链霉素注射，中医两投麻杏石甘汤内服，不但咳喘毫无起色，而且发热亦始终未退。会诊时余主张用白虎汤，并指出：风温一证，目前多用麻杏石甘汤，本人亦不例外，然麻杏石甘汤与白虎汤虽同称为辛凉重剂，但前方麻黄温燥，有耗阴之弊，后方知母寒润，有增液之长。所以前方适用于风温肺热虽盛而未伤阴之前；后方适用于肺热壅盛而又已伤阴之后。《温病条辨·上焦篇》指出："太阴温病，脉浮洪，舌黄，渴甚，大汗，面赤，恶热者，辛凉重剂白虎汤主之。"王姓患儿除咳喘外，其他见证基本与吴氏之论吻合。此其一。其二，一部《外感温热篇》全文3737字中明文指出"透"字者即达11处之多，可见治温病以"透"为要。查白虎汤中之石膏，东垣称其有"辛寒以清肺气"之功，《本草用法研究》也说它"味辛带淡而主散，能祛肌表之热"。《温病条辨·上焦篇》又说："白虎本为达热出表。"可见白虎汤仍有寓透于清之意，而透邪之功并非麻杏石甘汤所专有。其三，患儿症见舌红边绛，苔干，唇裂，口燥频饮，是肺胃之阴已伤。如前所云，麻杏石甘汤治风温，适用于阴液未伤之前而不适用于阴液既伤之后；此时用麻杏石甘汤不仅无利而反有弊。如用白虎，则方中知母有滋肾之效，肺阴不足者，用之有"金水相生"之义。旋投白虎汤，果然1剂即知。

又：患儿起病三日，为时尚暂，竟尔阴伤之象毕露。其因素我们考虑可能有二：①该年仲春久晴不雨，气候干燥温暖，春行夏令，未至而至，此非时之暖，实致病之由，亦伤阴之由。叶天士云："风温者，春月受风，其气已温"。吴坤安云："凡天时晴燥，温风过暖，感其气者，即是风温之邪"。夫风为阳邪，温乃热气，风温相合，是为两阳相搏，"阳胜则阴病"，故伤阴甚速。②小儿为稚阴稚阳之体，发病后易虚易实。再者，该患儿亦有可能为阴伤之体，一旦阳邪内袭，就易出现伤阴较深的局面，这是可以理解的。

【例4】 赵某，男，59岁，1976年2月26日初诊。病初壮热（体温38.8～39.7℃），有汗不解，咳嗽痰黄而稠，气促，胸痛，口渴喜饮。证经九日。今夜寅分，骤然汗出如珠，湿衣沾衾，周身如洗，刻下身热悉退（体温36.1℃），咳未作而喘反增，懒于言而烦且躁，幸神志尚清。自述心慌、气闷、口渴。肢体尚温，汗粘。脉虚数而无力，舌干红，苔中心干黄，四畔净。证属风温犯肺，且阴脱之象已显，勉拟生脉散加味。处方：老山参9g（另煎冲），大麦冬15g，北五味子6g（杵），鲜石斛12g，北沙参12g，左牡蛎30g，花龙骨15g，活水芦根30g。一剂。2小时服1次，2次服完。下午复诊：汗敛什八，气短渐平，身热稍起（体温37.3℃），证情已有转机，原方续进一剂。27日三诊：汗已敛，热亦退（体温36.7℃），喘势几定，正胜邪却之兆。今日稍咳，咯痰不爽，改用沙参麦冬汤调治而愈。

**按**：根据患者的发病季节，症状和体征各方面情况看来，风温犯肺的诊断是可以成立的。由于风为阳邪，温乃热气，风与温合，是为两阳相搏，最易化热化燥；而肺为娇脏，邪伏太阴经旬不解，势必耗竭肺气，损伤肺阴，况年近耳顺，正气已衰，邪气得以内陷，以致出现亡阴脱证。历来温病学家认为，阴液的存亡，是决定生命的关键，所谓“存得一分津液，便有一分生机。”今肺阴将涸竭，肺气又告匮，险象毕露矣。我们用生脉散加味以作急救措施，取人参补肺气，麦、味酸甘化阴，润肺敛肺，复参石斛、沙参、芦根辈以养阴津，龙、牡一以敛汗，一以介类潜阳，以防阴损及阳而成亡阳之变；作亡羊补牢，未雨绸缪之计，果然取得一剂知，二剂已的疗效。

【例5】 何某，男，50岁，1979年3月28日就诊。刻诊：咳嗽甚于晨暮之分，咯痰欠爽，痰色或黄或白，夹黯红色血，日必三、五口至十口左右，口略干，不多饮，胸闷，咳甚则胸痛。身无热，惟午后自觉面部火升。下肢肿，按之微凹陷，抚之不温，睑浮，神疲乏力，腰府酸楚，小溲清，量少。近三日于寅卯之分，必大便二行，质溏薄。脉稍数而无力，尺部细。舌有紫气，右畔有紫点3枚，苔薄黄。肺有热，肾有寒也，法当清上温下，予清肺，凉营，散瘀，温肾之剂，方用秘红丹、济生肾气丸、百花膏，参入泻心汤意。处方：生地黄18g，淡黄芩9g，锦纹大黄4.5g（酒炒），粉丹皮9g，参三七3g（水磨，分两次冲服），川百合12g，炙款冬9g，代赭石15g（打碎先煎），官桂3g，秋桔梗9g，白茅根9g。3剂。另济生肾气丸36g，每早晚各服6g。4月1日复诊：今日咯血已止，胸痛亦减，下肢浮肿渐消。惟咳嗽未已，咯痰欠爽，大便仍溏，再重以润肺。前方去锦纹黄、粉丹皮、三七、代赭石，加南北沙参各10g，大麦冬10g，鱼腥草15g，补骨脂10g。5剂。另：济生肾气丸60g，每早晚各服6g。4月6日三诊：咳嗽已减过半，大便日一行，渐成形，惟浮肿尚在，再主以温肾。处方：淡附片6g，官桂3g，熟地黄15g，建泽泻15g，淮山药12g，赤茯苓30g，猪苓10g，车前子10g（布包），怀牛膝10g，南北沙参各10g，大麦冬10g，玉桔梗10g，象贝母6g，枇杷叶10g（布包）。5剂。上药服后，咳嗽即止，浮肿十消其八。胸透报告：原右下肺不规则片状阴影已消失。尿常规报告：蛋白微量，白细胞0～2个/HP，红细胞0～1/HP个，遂出院改为门诊继续治疗。

**按**：该病员患慢性肾炎7年，大叶性肺炎4天住院，经抗感染治疗6天后，病情明显好转而自动出院，近因咳嗽痰中带血一个月，且面部及两下肢又出现轻度浮肿而再次入院。化验血常规：白细胞总数 $8.5\times10^9$/L，中性78%，淋巴22%。尿常规：蛋白2+，白细胞2～3个/HP，红细胞4～6个/HP，颗粒管型2～4个/HP。胸透报告：右下肺仍可见不规则片状阴影。西医诊断为迁延性肺炎，慢性肾炎发作，转请中医治疗。我们对本病例从三方面考虑：①关于诊断问题：叶天士在《三时伏气外感篇》中指出："风温者，春月受风，其气已温"。从患者起病于新春正月，加之始虽恶寒，翌日即但热不寒的见证来说，病初即可考虑为风温。之所以发病迄今舌并不红，口渴亦不明显的原因，看来与其患水肿病脾肾阳弱，寒湿久羁有关。这一点还可从初诊用苦寒药后，浮肿转增而又鸡鸣泄泻等方面看出端倪。②痼疾与卒病两者治疗的顺序问题：本病例水肿7年，风温32天，前者为痼疾，后者为卒病，在一般情况下，可以先治卒病，后治痼疾。但就本例而言，发热早退，虽咳嗽咯血经月未解。但血量不多，饮食未废，可见上焦病变，并不处于严重阶段；相反地自用泻白散合四生丸后，下肢清冷而浮肿转剧，且新增肾泄，说明苦寒伤阳，中下二焦阳虚的程度逐渐加重，若不顾前车之鉴，继续单用苦寒之品，则脾肾病变势必进一步发展，先后二天有告溃之虞。因而应考虑卒病与痼疾兼顾，才能治上不碍下而两全其美。③方药的选择：在诊断为风温后期咯血的同时，也应该把水肿提到议事日程上来。治疗时既要考虑实热性的风温咯血，也要顾及虚寒性的水肿发作。由于病机上热下寒，理应清上温下，务使各得其所。方剂可选用张锡纯氏的秘红丹为主方。此方由大黄、肉桂、赭石三药组成，张氏用以"治肝郁气逆，致吐血、衄血及吐衄之证，屡服他药不效者"。接着又进一步指出，屡治无效之吐衄，"无论因凉因热，服之皆有捷效。"本例虽非肝郁气逆之吐衄，但正如张氏所言，吐衄证"无论因凉因热"，皆可用秘红丹治疗。其实，寒热并见之血证，用之尤为合拍。即如本例而言，上有热用大黄配舟楫药桔梗以降肺，祛咯血，下有寒用肉桂以暖下焦，温肾阳，各入病所，各自为功。再加赭石凉血镇逆，使血随气下；加黄芩，生地、丹皮、茅根、三七等凉血散瘀之品；再配合济生肾气丸以温阳化气，水火并调。果然服药3日而咯血止。后继续采用清润手太阴，温养足少阴，双管齐下，而病渐向愈。

## 三、暑　温

【例1】 董某，男，7岁。1957年7月15日初诊。昨暮突然发热（体温39.4℃），无汗，头痛项强，今晨神志欠清，但欲寐，时有谵语，腹微满，溲赤，发病后未解大便。脉滑数，舌红，苔黄白相间。证属暑温。病甫一日，表犹未已而里热又炽，值此小舟重载之际，不予辛凉，无以解其外；不施苦泄，无以清其里，仿凉膈散意立方。处方：苏薄荷4.5g，粉葛根、生山栀各6g，淡黄芩3g，净连翘、大黄（后下）、玄明粉各6g（和服），生甘草1.5g，淡竹叶30片。1剂。次日复诊：身热已减（体温38.6℃），神志转清，大便二行，先硬后溏。前方去玄明粉，仍服1剂。药后大便1行，体温降至37.9℃，神志全清，且能进食。方中再去薄荷、黄芩、大黄，加金银花6g，白扁豆9g，鲜荷叶1角。共服药5剂而愈。

**按**：本例起病一日，即表里同病。其表有暑邪，里有阳明热结。夏暑发自阳明，阳明胃脉上通于心，因而初病即神昏谵语。叶天士云："若烦渴烦热，舌心干，四边色红，中心或黄或白者，此非血分也，乃上焦气热铄津，急用凉膈散，散其无形之热"，故用凉膈散表里双解。凉膈散虽由调胃承气加味而成，但其方义已有区别。它不仅符合《内经》："热淫于内，治以咸寒，佐以甘苦"之训，而且又有清泄透达之能，不忘治温病着重"透"的要义。

【例2】 张某，男，5岁。1957年7月15日初诊。两日来壮热（体温39.5℃）无汗，烦躁嗜眠，但呼之能应，项强直视，已有痉状。经诊断为“乙脑”，转中医治疗。按其腹濡，脉疾，一息八至，舌红尖绛而干，苔白。暑热虽在气分，但有内窥心包之兆，急予清气透邪，兼以清心开窍，防患于未然耳！处方：生石膏30g，肥知母9g，带心连翘6g，生山栀、香豆豉各6g，九节菖蒲3g，黄郁金6g，生甘草1.5g，嫩钩藤12g，竹叶卷心30片，竹沥一汤匙（冲）。1剂。另牛黄清心丸2粒，早晚各服1粒。次日复诊。药后得微汗，身热渐退（体温39.1℃），烦躁若失，目能转瞬。药既应手，毋庸更章，前方续进1剂，牛黄清心丸减为1粒，早晚各服半粒。三诊时体温已降至38℃，神情颇安，应对自如，并能进食，乃改用竹叶石膏汤以善后。

**按**：暑温热变最速，往往发热一日，即见神昏谵语，不旋踵则手足抽搐、角弓反张等症蜂起，常见辛凉之药尚未尽剂或甫入口而变化已起，因而一日之中两易处方的被动局面，不仅使医者穷于应付，而且易错过战机，贻误病情。叶天士说。“务在先安未受邪之地，恐其陷入易易耳”！即认为要及时先行一步，以作未雨绸缪之计。这一先行方法，适用于暑温高热急症，而且发病伊始，即有烦躁、嗜眠等症者。经观察，暑温烦躁常为谵语先声，嗜眠亦为窍闭之渐，皆热入心包之先兆。此时邪势方张，若能先予清心，可收事半功倍之效。

【例3】 方某，男，4岁。1979年7月15日四诊（前三诊略），壮热（体温40.1℃），无汗，烦躁，项强。翌日即神昏，有时谵语，迄已六日，依然沉迷不醒。且时而手足抽搐，角弓反张。脉细数，舌红苔黄。乃三仿清宫汤出入复参至宝丹、止痉散之属，症情未见稍减。询得病发后尚未大便，虽苔黄而未焦，腹部亦未硬满。然陆九芝有“温病下不嫌早”，吴又可有“殊不知承气本为逐邪而设，非专为结粪而设也”之训，当遵之。予牛黄承气汤合清宫汤增损。处方：广角粉 3g（吞服），川雅连 3g，锦纹大黄 9g（后下），带心连翘 12g，连心麦冬 9g，元参 9g，九节菖蒲 3g，陈胆星 3g，嫩钩藤 12g，竹叶卷心 30 片。1 剂。安宫牛黄丸 2 粒，早晚各服 1 粒。16 日五诊：夜半大便已通，质硬。据云今晨一度张目，刻下依然昏睡。诊得身热稍退（体温 39.4℃），抽搐已减过半，症情似有起色。药既合拍，毋庸更章。原方再服 1 剂。17 日六诊：身热大减（体温 37.8℃），神识已清，能言，对答无误，抽搐未作。舌红稍淡，黄苔渐化。询得大便二行，质渐溏，腑气既通，心热得泄矣。再宗凉营清气法，方用清营汤去犀角、生地、丹参，加白扁豆、鲜荷叶。2 剂。后再复诊两次，身热悉退，谷食渐增，遂瘥。

**按**：本例西医诊断为“流行性乙型脑炎”。采用对症治疗和支持疗法。中医前三诊按暑温气营两燔，热扰手足厥阴论治，病情毫无进展。之所以壮热、神昏、抽搐六日不解，必有辨证不周之处。伏思“夏暑发自阳明”，“阳明为成温之薮”，阳明胃脉上通于心，腑热一日不去，心主一日不安，因而通腑泄热，实为当务之急。查患儿腹虽不硬满，然起病迄今尚未大便，且黄苔又始终不退。《金匮要略》于腹满一证辨虚实时曾指出：“舌黄未下者，下之黄自去”。何况温病之下，在于下其热，看来下法可以一试。此刻用下的目的，主要在于使邪有出路。在用下法之前，我们也考虑到吴鞠通有关于下法“用之不当，其弊有三：一则邪在心包阳明两处，不先开心包，徒攻阳明，下后依然昏惑谵语”的言论，回忆本案已屡开心包不效，则继之以攻阳明，与吴氏之论并不相悖。为了心包与阳明兼顾，采用了牛黄承气汤，一剂即安定，再剂而神清。并且因热邪有外出之路，不致再“热极生风”而抽搐亦定。这就不能不令人信服釜底抽薪法运用得当，确有立竿见影之效。

【例4】 易某，男，5岁，1979年7月8口初诊。壮热（体温40℃）无汗，项强，扬手掷足，烦躁不安，神昏谵语，四肢厥冷，抽搐，病发四日，犹未大便。按之腹不硬。脉滑数有力，舌红，边尖绛，苔黄，中心厚。证属暑温，已成气营两燔之势，法当清心开窍，通腑泄热，参以熄风，仿清宫汤合牛黄承气汤出入。处方：水牛角30g，带心连翘12g，连心麦冬9g，黑元参9g，生石膏30g，锦纹大黄6g（后下），陈胆星3g，桑菊各9g，嫩钩藤12g，竹叶卷心30片。一剂。6小时服1次。另安宫牛黄丸1粒，研细末顿服。9日复诊：夜半后大便一行，质先硬后软，神情较安，未见手足躁扰，痉挛亦止。然身热不退（体温39.8℃），四肢依然不温，昏迷嗜睡，温毒内伏宫城，虽有转机，尚未稳当。前方去胆星，加竹沥水1瓶（10毫升装），早晚各服半瓶。一剂。10日三诊：大便又一行，质渐溏；身热已减（体温38.7℃），肢体转温，邪热外达之兆。询得今晨已能张目，惟呼之不应，仍嗜睡，中心黄厚苔渐化，再参轻透之品。处方：水牛角30g，带心连翘12g，连心麦冬9g，生石膏30g，金银花9g，京川贝6g，嫩钩藤9g，鲜荷叶1角，竹叶卷心30片。一剂。另安宫牛黄丸1粒，顿服。四诊时体温降至37.8℃，神已清，能言，并进糜粥数匙，改用竹叶石膏汤增损而愈。

**按**：本例有两点可资商讨：①症见四肢厥冷，何以知其为“热深厥深”的热厥而非寒厥？②大便虽四日未下，然腹不硬痛，亦无矢气，用牛黄承气是否对证？我们认为：①叶天士云：“大凡热深厥深，四肢逆冷，但看面垢齿燥，二便不通，或泻不爽为是。”这段论述，与本例颇多类似处。可以这样说，肢厥与壮热烦躁、便秘、舌绛、脉数有力等阳热证并见则为热厥。②患者至少已四日未临圊，虽无矢气及腹硬痛见证，但亦不必悉具。吴鞠通有云：“温病之不大便，不出热结、液干二者之外，其偏于阳邪热结之实证，则从承气法矣。”况壮热不退，中心苔黄聚，若云此乃腑热循阳明胃脉上蒸宫城，因而出现神昏谵语的推断，实难排除。先哲顾晓澜说得好：“温邪宜清里，有一分下证，即宜下，故下不厌早。”本例所见，已非“一分下证”可比。且温病用下，既有通腑泄热的一面，也有攻下存阴的一面。我们体会，温病壮热、神昏、便秘者，投以牛黄承气汤，有开上、清中、泄下之妙用，通过直开灵窍与釜底抽薪二法并举，往往热退神清。

【例5】 李某，男，8岁，1978年8月2日诊，因高热半天而住院治疗。恙初症见：不恶寒，但发热（体温40.6℃），有汗，热不为汗衰，面色潮红，头痛，口干欲饮，呕吐，泻水，日一二行，小溲红赤，嗜睡。诊断为暑温（热在气分），用白虎汤加味，3日复诊：壮热不退（体温39.7℃），复见角弓反张，神昏谵语，痉厥，抽搐、啮齿，二便失禁，下利稀薄，腹满。脉沉数。舌红，边尖绛，苔黄腻，中心老黄。改用白虎、清宫合方加川连、九节菖蒲。3剂，用鼻饲分两日服。另用蝎尾、蜈蚣各6g，共研极细末，分为6包，每日3次，每次1包。紫雪丹6g，每早晚各1.5g。均由鼻饲输入。药后壮热持续（体温40.4℃），面红而垢，四末不温，昏迷不省人事，抽搐频繁。昨日下利稀水，今日未大便。腹满，触之面部无表情，（似不拒按）。脉舌如前。苔黄厚而腻，中心罩焦而干，且有二纵向裂纹。邀余会诊。

我认为暑温证可以成立，其病机为：温热内燔，风火相煽，邪薮在胃，累及心肝。治法以攻下泻胃为主导，清心熄风化痰为辅佐。方用大承气汤加味，处方：锦纹黄9g（后入），枳实片6g，川雅连4g，连心麦冬12g，水牛角30g，京川贝6g，元明粉6g（冲入）。2剂，每剂煎两次，6小时鼻饲1次。其他丸散均暂停。上药服后，大便计三行，第一次仍为少量稀水样便，第二、第三次有燥屎两枚及溏粪，奇臭。体温下降至38.2℃~39.1℃，腹满已渐消并转矢气，抽搐亦减其半。惟仍不省人事，前方去枳实、元明粉，大黄减为6g，加天竺黄3g，竹叶30g。2剂，服法同上。从此身热日减，神识渐清，动风之象消失。共住院12天，痊愈出院，未留后遗症。

**按**：本例热势之所以不减，进而演变为手足厥阴经见证的来由，乃谨守一般常规，未予深究所致。暑为阳邪，因此，暑温可定为阳证，而阳明又为成温之薮，胃经邪热上扰，以致神志不清，昏迷谵语。此其一。其二，临床实践方面，须知湿胜濡泄仅为现象，而阳明热结才是本质。这里首先从腹满症状进行辨证。至于有无腹痛，是否拒按等，鉴于在深度昏迷状态，无法了解。关于腹满，从退一步的角度上讲，姑不论其余，暂假定为湿聚所致，则论理不应为脾湿，因为湿从阴化，当不致见此舌、此苔、此脉、此证。排除了脾湿，似应考虑胃湿；在胃湿酝酿阶段，易从阳化而为热，进而热结胃腑，致成阳明腑实。这也是顺理成章的事。再说《外感温热篇》中也曾指出："其脐以上为大腹，或满、或胀、或痛，此必邪已入里矣，表证必无，或十只存一。亦要验之于舌，或黄甚，或如沉香色，或如灰黄色，或老黄色，或中有断纹，皆当下之，如小承气汤"。诚如叶氏所言，本病例除腹满外，还可以从舌苔上来观察。需要注意的是，本例舌苔的关键，不在边缘的黄腻，其真谛在于舌心黄厚而干，罩焦，并有纵纹两条，这与前面叶氏论及的苔色，有过之而无不及。至于对这一貌似濡泄于外，而实为热结于内，可作"热结旁流"来认识。对于不转矢气，则阳明实证难以成立的说法也不能一概而论；在腹满及焦黄裂纹舌苔并见的前提下，可以本着"但见一证便是，不必悉具"的精神处理。不难想象，"热结旁流"的证候，抛开下法不用，专事清心凉肝，是乃扬汤止沸，无济于事。刻下病情虽凶，但尚未临险境，可取釜底抽薪之法，用大承气汤加味。此外，前贤有“痰为有形之火，火为无形之痰”之说，此类疾患，一旦喉中痰鸣，即意味着垂危时期已临，因而参用化痰之品，作未雨绸缪之计，实可防患于未然，这一点也不容忽视。

【例6】 李某，男，43岁，1947年农历6月17日初诊。三伏天烈日下远行，以致中午猝然仆倒，神识昏迷，壮热（腋温39.8℃），无汗，面赤，气粗，小便自遗。舌红而边尖绛、苔白而干，脉数大有力。证属暑热犯心，邪闭心窍，法当内开心窍而外清邪热。处方：西瓜汁灌服牛黄清心丸1粒，薄暮时再服1粒。另用川连3g，香薷4.5g，知母9g，乌梅肉、麦冬各5g，生石膏30g，党参、六一散各21g，1剂。西瓜翠衣、鲜荷叶煎汤代水。胸前外敷井底泥。翌日复诊：药后身半以上得小汗，身热已退其半（腋温38.3℃。），目能张，口能饮，似识人，惟神情疲惫，仍不语，舌尚绛干。前方去香薷，加藿梗9g，1剂。牛黄清心丸改为1粒，仍用西瓜汁灌服。三诊：热退神清，能进饮食，予王孟英清暑益气汤2剂而收全功。

**按**：本例因夏月于烈日下长途跋涉而起，属中暑无疑。暑乃火邪，心属火脏，同气相求，所以病初即现神昏不语。《温病条辨》云：“暑邪深入少阴……心热烦躁神迷甚者，先予紫雪丹，再与连梅汤”。故先用牛黄清心丸清心开窍，以号称“天生白虎汤”之西瓜汁灌服，增强了清心解暑之功；同时于连梅汤中选取黄连、乌梅、麦冬三味，用以酸苦泄热、酸甘化阴。又“夏暑发自阳明”本证除无汗外，其他大热、大渴、脉大俱备，且神疲异常，舌绛而干，显系气阴两伤，因而参以人参白虎以清热益气养阴。由于外犯之邪贵有出路，所以“清心利小便”是治暑的大法，而《内经》又谓“因于暑，体若燔炭，汗出而散”，故方中选用六一散渗下以解暑，香薷散外以祛暑，并且有此两味，可免酸味药敛邪之弊。

【例7】 徐某，男，4岁。1977年7月27日四诊：迭投清气凉营、开窍熄风之剂不应，依然壮热（腋温39.4℃）无汗，面赤，神昏谵语，嗜睡，项强，不时抽搐，角弓反张，起病已经6日，迄未大便，按之腹满。舌质红边尖绛、苔黄而干，脉沉数有方。暑热深入胃腑，不通其下，则腑热难泄，心热难清，而风动亦难弭，仿喻氏白虎承气汤出入。处方：生石膏30g，钩藤15g，带心连翘12g，生大黄、知母各9g，元明粉6g，川雅连、粉甘草各3g，竹叶卷心30片，1剂。另全蝎3g，研为细末，早中晚分服。28日五诊：药后大便2次，初硬后溏，奇臭，热势渐轻（体温38.8℃），抽搐亦减大半，谵语未作，惟神志依然不清。前方去元明粉，大黄减为6g，加活水芦根30g。1剂。29日六诊：身热又减（体温37.6℃），抽搐全止，神志亦清，今晨稍进粥汤，舌仍红绛，黄苔渐淡，且有津液，证情大有起色。续予竹叶石膏汤增损调治而愈。

**按**：暑温一病，常能形成白虎汤证或承气汤证，这是因为“夏暑发自阳明”，“阳明为成温之薮”阳明胃脉上通于心，胃热上蒸，君主不明，于是神识昏迷。所以陆九芝说：“人病之热，唯胃为甚，胃热之甚，神为之昏。从来神昏之病，皆属胃家”。何秀山则讲得更为清楚：“胃之支脉，上络心脑，一有邪火壅闭，即堵塞其神明出入之窍，故昏不识人、谵语发狂，大热、大烦、大渴、大汗、大便燥结、小便赤涩等证俱见”。本例神昏之由，乃因腑热内炽，导致气营两燔、热闭心包而起。施治之法，唯有攻下，王孟英指出：“邪有下行之路，腑气通则脏气安也”。因而通腑泄热，实为当务之急。鉴于患者壮热面赤，气分之邪未衰，于是选用《重订通俗伤寒论》中的俞氏经验方，以作阳明经、腑两清之计。“是方白虎合调胃承气，一清胃经之燥热，一清胃腑之实火、此为胃火炽盛，液燥便闭之良方”。实践证明，诸承气汤确有“釜底抽薪”之妙。

## 四、冬温

陆某，男，69岁。1979年12月25日初诊。宿有咳喘之疾，一周前因沐浴感寒，当夜恶寒发热，咳喘增剧，痰黄而稠，神情疲惫，胸痞心悸，口渴喜饮，不饥不纳。日昨申酉之分，突然频呼气闷，惶惶然莫可言状，未几即遍体大汗淋漓，面色㿠白，汗出如洗，衣被尽湿，身热骤退（体温35℃），四末清冷，呼吸短促，喉中痰鸣，渐至舌卷囊缩，神识似明似昧，舌紫红而黯，苔黄，舌根部黄腻，脉微细欲绝，几不可辨，证属冬温犯肺。值此正虚邪盛之际，非孱弱之体，望耆之年所可胜任也。刻下已入亡阳险途，勉为回阳救逆，以冀侥幸于万一。处方：老山参9g，（浓煎兑入），淡附片15g，淡干姜4.5g，左牡蛎30g，花龙骨15g，北沙参12g，大麦冬12g，北五味子（杵）3g，乌梅肉9g，浮小麦30g。1剂。另：老山参9g，研极细末，水调先服。翌日复诊：大汗已敛，肢体转温（体温37.6℃），神志已清，气促渐平，脉象细微，舌苔如前，口渴欲饮，咳嗽反增，痰仍黄稠。阳虽回而阴未复，且肺热尚炽，再从手太阴论治。处方：老山参（另煎兑入）6g，南北沙参（各）12g，大麦冬12g，北五味子（杵）3g，桑白皮10g，鱼腥草15g，生石膏30g，白前6g，玉桔梗9g，象贝母6g，枇杷叶（布包）10g。陈关蛰30g，大荸荠10枚，二味煎汤代水。另：鲜竹沥1调羹，冲服。2剂。三诊时身热悉退（体温36.4℃），咳喘亦减，痰色转白，仍咯吐欠爽，续以生脉散、沙参麦冬汤、参蛤散调治而渐愈。

**按：**本例从仲冬发病及症状表现看来，当属冬温犯肺，且有逆传心包之兆，此属痰热内闭；继之大汗亡阳，是由闭证而演变成脱证，病情凶险异常。初诊用四逆、生脉合龙牡以救逆。复诊时阳已回而神亦清，惟身热又渐起，于是以养阴清肺并举，终获全功。本例西医诊断为老慢支、肺气肿、肺心病合并肺部感染。中医诊断为：①虚喘；②冬温。前面春温案例2秦女士，西医诊断为“流脑”，中医辨证为春温，两例初诊选方遣药，有相似之处，抢救结果均告痊可，这就体现出中医“异病同治”的正确性及方药的可重复性。至于阳回后两例的治法又何以各别的缘由，是因为本例陆叟的病位在手太阴及手厥阴，而秦女士病位在手、足厥阴，病位不一，理所当然地治法不同，这又显示出中医辨证论治的优越性、灵活性和正确性。

## 五、湿　温

张某，男，57岁。1977年9月4日三诊：半月来身热（体温39.1℃）昼轻夜重，有汗不解，白痦畅达，渴喜热饮，饮水无多，胸痞。自前夜起，神志欠清，但欲寐，甚则谵语。舌质偏红、苔黄腻而中心罩灰，脉濡数。证属湿温，由湿热酿痰，内蒙心窍使然。若邪再深入，慎防呃起而成坏病。急拟辛开苦降，仿连理汤意合温胆汤出入。处方：川雅连、薄橘红各3g，炮姜1g，粉甘草1.5g，九节菖蒲4.5g，黄郁金、生山栀、制半夏、姜竹茹各9g，茯苓12g。2剂。四诊：证情稳定，上方续进1剂。五诊：前遵“必伏其所主而先其所因”之经旨立方，果然不清热而热减（体温38.3℃），神志转清，不再嗜睡，灰苔亦化。前方去菖蒲、郁金，加牛蒡子9g。2剂。此后按原方略事增损，续服6剂而身热退净。

**按**：湿温神昏，却用姜、连合方，“连属苦燥、姜属辛燥，似有抱薪救火之弊”（张聿青语），然而湿温神昏有二：一为湿热化火，内窜心包，一为湿浊用事，上蒙心窍。前者多壮热而烦躁不安，神昏谵语程度深，常不省人事，舌绛；后者每见身热不扬，扪之并不灼手，多数表情淡漠、安静，神昏程度不深，似明似昧，昧则谵语，明则识人，呼之能应，语言了了，舌仅偏红甚至正红而不绛。前者必须清热开窍，后者则须参以辛温之品，以免导致凉遏之变。本例证情属于后者，发热虽经半月而其热不扬，渴不引饮，舌不红绛，苔不黄燥，依然是胃热脾湿胶结，蒸酿成痰，蒙蔽灵窍的局面，因而仿连理汤意立方。姜辛连苦，辛则宣湿，苦则泄热，两药合用，开中有降，则热随湿去；降中有开，则湿随热出。前贤谓“湿热之邪，非辛不通，非苦不降”确具至理。他如温胆、菖蒲、郁金之类，对于祛浊痰、开心窍的作用，也不容忽视。

## 六、霍　乱

高某，男，45岁，1947年夏旱，霍乱流行，突然腹中隐痛，肠鸣辘辘，大便濡泄如注，色黄浑如泔水。泻后即呕吐频作，口渴喜热饮，语声低，指螺瘪，四肢拘急转筋，足腓尤甚，舌淡边有齿印，苔白腻，脉濡细。诊为湿热阻滞，中焦升降失司，胃肠清浊混淆。予清化湿热，苦降辛开法：晚蚕砂、川连、黄芩、山栀、半夏、陈皮、吴萸、木瓜、葛根、姜竹茹。药后一时许，腹痛反剧，痛处觉冷，吐泻有增无减，四肢厥逆，面色苍白，额汗。自知铸成错局，且亡阳端倪渐露，危候将至。即转用辛甘大热，回阳救逆，辅以养阴：淡干姜、炙甘草各6g，麦冬4.5g，五味子1.5g，牡蛎30g，化龙骨9g，每4小时煎服1次。另以老山参、淡附片各9g，浓煎频服。薄暮时症情稳定，吐泻次数亦减，四肢转温，惟足腓挛痛未除。于上方加白芍15g，取酸甘化阴以养筋脉而缓急。次日病情转机，呕止泻瘥。改予参苓白术散加减，续服2剂而愈。

**按**：本例初诊中，误将寒湿作为湿热，错把阴病当作阳证；同时，只注意初起呕吐物因暴食而形成的酸腐气味，认为

“诸呕吐酸。暴注下迫，皆属于热”，忽视了以后的色清呕吐物；只注意因热而口渴喜饮，忽视了因吐下伤津耗液而引水自救的渴喜热饮。给予蚕矢汤加减，苦寒药物，更使阳气损伤，吐泻增剧，几乎造成亡阳之变。最后治以回阳救逆，酌用小剂生脉散，作“阴中求阳”之举，以增加疗效。治时病，与其失于用清，不若失于用温。误温伤阴易疗，纠偏及时，误清损阳难复，抢治较难。

## 七、中　风

【例1】　栾某，男，63岁。1979年11月10日初诊。素有太白之风，恣食高粱厚味，脾运不健久矣，日常摄入之谷肉果菜，不化为血气津液，而反酿湿生痰，久之痰化为火。日昨暴怒伤肝，阳气骤升，内风陡起，风火相煽，痰浊胶结，以致突然仆倒，不省人事，面色红赤，口噤流涎，痰声辘辘，气粗似喘，手足躁扰，口眼歪斜，左肢偏枯不用，小溲自遗，大便秘结。脉弦劲，数而有力，舌红尖绛，苔黄而燥。证虽属实，然体丰于外者，亦辄气弱于内，一旦正气耗散而大汗出，则脱证立至矣。姑为泻肝豁痰，开窍熄风。处方：龙胆草9g，夏枯草9g，生地黄15g，京川贝9g，陈胆星6g，水牛角30g，九节菖蒲、明天麻各4.5g，石决明30g。1剂。陈关蛰30g，大荸荠10枚，二味煎汤代水，1剂。另竹沥水3瓶（20ml），1日3次，每次1瓶。礞石滚痰丸18g，1日3次，每次6g。次日复诊：大便二行，先硬后泻，粘腻似胶似痰，面红渐淡，躁扰大定，痰鸣亦有起色。惟仍酣睡不省人事，险情尚在，不容忽视。前方去夏枯草，加天竺黄9g。1剂。礞石滚痰丸减为12g，早晚各服6g。三诊：大便仍二行，痰鸣声甚微，仍多酣睡，但呼之能应，左手足不用。虽逾险岭，未涉坦途，再守效方出入。二诊方中去天麻，加朱茯苓15g。1剂。竹沥改用2瓶，早晚各服1瓶。礞石滚痰丸6g，顿服。四诊时神识已清，能言，对答无误，险情已过，遂出院回家继续治疗。后随访二年余，尚健在。

**按**：《金匮要略》论中风云："邪入于腑，即不识人；邪入于脏，舌即难言，口吐涎。"《景岳全书·厥逆篇》指出："此正时人所谓卒倒暴仆之中风，亦即痰火上壅之中风。"《临证指南医案》华云岫云："叶氏发明内风……或风阳上僭，痰火阻窍，神识不清。"以上三家言论，对照本案病例，不难理解，证属中风，邪在脏腑。其病因病机有二：①嗜酒茹荤，湿痰内生；②大怒伤肝，肝气化火动风。痰、火、风三者发难，相互为虐，上冲于脑，内扰心包，外窜经络，以致猝倒不省人事；此刻主要危险在于神昏与痰鸣，而欲除此二者，首要问题，就应重点解决痰与火。实火固可用苦寒直折其威的方法，而痰，除用豁痰法以冀潜消默化外，尤贵有出路为上策。况患者舌苔黄燥而便秘，因而三投礞石滚痰丸以下痰通腑泄热。实例支持这种疗法是有效的。至于用雪羹汤治阴伤而痰热内扰之中风与温病等，都有可取之处。例如雪羹既能化痰热，又能配合方中的生地发挥养阴作用，防止龙胆辈苦燥伤阴。

【例2】 王某，女，63岁，1982年2月3日初诊。口角后突然仆倒，不省人事，口眼歪斜，喉中偶有痰声，右上下肢偏废不用。脉象弦劲而滑，舌尖红，苔黄白相兼而腻。中医辨证为中风（中脏腑），病机为风、火、痰内闭，投以羚角钩藤汤出入。处方：羚羊角、黄连各3g，生地黄、杭白芍、石决明、代赭石（杵，先煎）、茯苓各15g，桑叶、菊花、夏枯草、钩藤各9g。另至宝丹3g，早晚分服，用竹沥1调羹过口。翌晨即能启目视人，上方续进2剂。3诊时见神志又复沉迷，闭目昏睡，呼之不应，大便溏稀。察其舌尖虽偏红而舌体胖大，边有齿痕。当即考虑，可能因三进寒药而湿遏不化，酿为痰浊，上蒙清窍使然，于是改用温化之品，方取涤痰汤增损，药用制半夏、制南星、枳实、九节菖蒲、郁金、白僵蚕、钩藤各9g，茯苓、石决明各15g，橘红3g。另苏合香丸4.5g，每日3次，每次1.5g。服1剂症情平平，再进1剂，即能张目启齿，神志已清，但仍语言謇涩，右半身不遂，白腻苔已化什七。于上方中去枳实、苏合香丸，加参须6g（另煎冲服），冬白术9g以健脾扶正，从此日趋好转并康复。

**按**：立方遣药，要遵守《素问·五常政大论》关于："大毒治病，十去其六；常毒治病，十去其七；小毒治病，十去其八；无毒治病，十去其九"的经旨。中病即止，不能过剂，以防伤正；若用之过剂，将走向另一极端。本案即是其例。该患者据家属所说，近四年来，胃纳欠馨，眩晕，泛哕，动辄神疲乏力。又观其身高而胖，此乃昔贤所谓"体丰于外，气弱于内"之素质，综上合参，是宿有脾虚痰湿内聚之象。此次因与人发生口角，急躁戕肝，肝气化风，志火内燔，炼液成痰，痰火内蒙心主，外窜经络，以致中风病作。初投清降熄风豁痰之剂，痰火、风阳上逆之势渐敛，神志亦有转清之势，病情转佳；再投前方，神志复见迷昧，且大便溏薄，显系凉遏太过，脾经痰湿反增，浊邪蒙蔽清窍，以致君主失明。刻下当务之急，在于兴勤王之师，改投辛温芳化之剂，予涤痰汤出入，药后颇合病机，目已张，口能吐单词，舌上白腻苔亦化大半，五诊时又增入参须、白术，以作健脾治本，且祛痰浊之计。此后即日益好转，再参活血通络之品，终获痊愈。

急性脑血管病起因于内风上越，虚阳独亢，血气逆乱，痰火为患者，临床屡见不鲜；但在运用滋阴潜阳、清降熄风、豁痰等方药的过程中，尚须注意有无气虚湿痰内伏之象，以免寒凉遏伏而功亏一篑。

【例3】 杨某，男，68岁，1979年1月16日初诊，有痰饮病史9年，高血压病史近5载，平昔嗜饮，本次操劳太过，以致起病急骤，突然仆倒，神志昏糊不清，呼之偶能应声，偏右半身不遂，口眼歪斜，喉有痰声，病发3日尚未更衣。脉沉滑有力，不数，舌暗有紫气，苔黄浊腻。中医辨证为中风（中脏腑），乃湿热内蕴，腑气实而邪热痰浊循阳明胃脉上通于心，横窜肝经，神明被蒙，病在厥少二阴，法当通腑泄热，以救君主，参以熄风豁痰。方取调胃承气合黄连温胆出入。处方：黄连、橘红、甘草各3g，枳实、陈胆星、元明粉（冲服）各6g，茯苓、石决明各15g，锦纹大黄（后入）、钩藤各12g，竹沥（冲服）1调羹。1剂。翌日复诊，知夜间大便两行，质稀溏，神昏全不识人，呼之不应，面色皖白，额上有汗，四肢不温，晨起又增呃逆。经再次详细问诊，知平昔大便溏薄，入冬怯冷，此阳弱之端倪；今服药后见上述变证，显系下后伤阳，若再大汗出而气喘脉微，则成脱证危局，急为益气扶正，以防汗脱。药用老山参（另煎）、山萸肉、钩藤各12g，黄芪、茯苓各15g，生龙牡各30g，九节菖蒲、干姜各6g，丁香、五味子（杵）各3g。1剂。上药服后未再大便，额汗已收，呃逆亦止，坏病虽有转机，惟仍人事不省，再重以开窍祛痰，仿涤痰汤意立方：老山参（另煎）、九节菖蒲、郁金、制半夏、姜竹茹各9g，茯苓15g，橘红3g，陈胆星6g，生龙牡各20g，钩藤12g。另苏合香丸6g，每六小时服1.5g。1剂，翌晨呼之能应，但仍然昏睡，前方续进1剂，神志即清，能张口饮水，以涤痰汤合熄风之剂巩固疗效。后以地黄饮子合补阳还五汤增损，制成丸剂口服，调理3月后，虽四肢力量略差，但完全能自理生活，基本痊愈。

**按**：本例失误之处有三：①仅了解到三日未更衣的现在症，对便溏、怯冷等阳虚的既往症未能在事先掌握。②患者虽昏睡而呼之能应，与神昏全不识人有别，前者多见于痰浊蒙心的初期轻证，治法宜开，后者常因痰火犯心或腑热攻心，治法可清可下。③虽脉来沉滑有力，但结合上述见证，与苔不老黄的体征看来，似宜舍脉从证。今因误诊而用调胃承气攻下，仅1剂即变证丛生，尤其出现中气大伤的呃逆与脱证前驱症状的额汗、肢清等象，说明险局已成，此时若再延误，则抢救之机稍纵即逝。在取益气固脱法时，考虑便泻、呃逆、肢冷，乃误下损伤脾阳之兆，用理中汤较之用参附汤更为切合病情，幸而稳定了局势。在解除危境后，旋予祛痰开窍而趋入坦途。

因腑气内实，痰热蒙心而中脏腑之急性脑血管病，其辨证应以大便干结，神志全迷，苔黄厚腻、中心老黄而干，脉实有力为准。又，在用通腑的同时，尤其对年事已高者，更应查询平昔有无气虚痰湿病史及见证，以便采取相应措施。对于用通腑法后大便已解而神志仍然昏迷者，需进一步查看脉舌，以免误诊。

## 八、真心痛

孙某，男，58岁，1981年6月27日初诊。宿罹左侧胸痛之疾，年必一、二作。自客冬起始，发作频繁，今春尤甚。八日前于劳累后骤觉胸痛且麻，状如电击，连及肩臂胁肋，剧则汗出，立即含服硝酸甘油片未效，续含一片后痛势稍定，询得气道阻塞，呼吸短促，动则咳喘，肢清怯冷，心悸怔忡，面色㿠白，腹胀满不硬，临圊时虚坐努责，欲大便而不得。脉迟而弱，有代象；唇紫舌淡晦，边有齿痕瘀斑，苔白。证属真心痛，已经七载，年近耳顺，阳气已衰，阴寒用事，寒则血泣而气滞，经曰“不通则痛”。治宜温经通阳、活血行气。处方：炙甘草6g，红参9g（另煎冲服），桂枝木6g，淡干姜、北细辛各3g，制乳没各4.5g，西毛珀1.5g（研末吞服）、黄郁金9g，淡苁蓉12g，火麻仁9g。3剂。7月2日复诊：胸痛大减，肢体渐暖，大便畅行，咳喘亦衰。症情大有好转，前方去火麻仁，加鲜薤白9g（水洗）。3剂。三诊仍守前方，以后症状日渐消失，症情稳定。

**按**：《素问·脏气法时论》关于“心病者，胸中痛，胁支满，胁下痛，膺臂肩胛间痛，两臂内痛，虚则胸腹大”的症状描述，与本例颇有吻合之处。此属险证，《灵枢》早已指出：“真心痛，手足青至节，心痛甚，旦发夕死，夕发旦死”。因而应有正确的辨证和及时的治疗。本证脉证合参，属心阳不足，而心之所以能主血，全赖心脏阳气之温煦推行；此次病发自劳累，“劳则气耗”，心阳益伤，运血无能，以致血行泣滞，气亦随之闭阻，诚如《诸病源候论》所云：“心为诸脏主而藏神，其正气不可伤，伤之而痛为真心痛”。处方以仲师炙甘草汤为主方，用其阳药而去其阴药，另参活血行气之品，气血温通，通则不痛，因而得以转机。此外，患者阳气亏虚，大肠传导无力而成虚秘，故欲大便而不得。由于大肠与肺相表里，大便不通者腑气不行，腑病及脏，肺气尤加壅滞。一方面“诸气𦝫郁，皆属于肺”；另方面肺主气而心主血，肺气不利则心血阻滞，其痛则剧。方中予苁蓉兴阳滑肠，麻仁润肠通便，便后腑气通，肺气和，心血得以顺利运行，因而症情缓解。

## 九、胸　痹

陈某，男，57岁。1950年3月9日初诊。宿有胸次窒闷之疾，不耐登高，劳则胸闷益甚而气促。今夜猝然胸痛如刺，时似电击。询得其痛彻背，连及胁肋，痛起则窒闷欲绝，痰白，心悸，面色㿠白，额上汗出，眩晕，形寒怯冷，四肢不温。脉沉细，参伍不调，舌淡而胖，边尖有紫斑，苔白滑。胸痹证也。处方：桂枝木、琥珀各3g，二味研极细末，分为3包，嘱先服1包，以后痛时再服1包。另瓜蒌皮9g，鲜薤白12g（水洗，拍），桂枝木、枳实各6g，紫丹参9g，琥珀1.5g

（研末吞服），延胡索9g，淡附片6g，台参须9g（另煎冲），降香屑3g。1剂。次日复诊，胸痛已止，窒闷未除，系血瘀渐化而气痰阻于清旷。前方去瓜蒌皮、延胡索，加黄郁金、制半夏各9g，淡附片减为4.5g。2剂。此后胸痛未作，继续调治近旬而诸恙消失。

**按**：《医宗金鉴》说："胸痹，胸中急痛，胸痹之重者也。"本例一夜而三发，其痛欲绝，症势非浅。夫痹者闭也，常由气滞、血瘀、痰凝、饮聚等阻滞，脉络壅塞，形成清阳不展，浊阴僭逆的局面。这里既有病情凶险，需要有抢先急救的措施，又要有通盘考虑的治疗，因而先用通阳和营的桂枝与活血宁心的琥珀为末，以应其急，继用枳实薤白桂枝汤加减，以作通阳宣痹散结之计，果然"通则不痛。"本案患者，其痛虽属实证，然年近花甲，平素体质不强，除具实痛见证外，又有一派虚寒症状，若继续发展，则阳气有厥脱之可能。《删补名医方论》云："补后天之气，无如人参；补先天之气，无如附子，此参附汤之所由立也……二药相须，用之得当，则能瞬息化气于乌有之乡，顷刻生阳于命门之内，方之最神速也。"患者服药后迅速转机，与方中参用参附汤温阳益气有关。

## 十、不寐

王某，女，45岁。2001年11月29日初诊。主诉：素体尚健，1年前因爱人病故，抑郁寡欢，先是胃纳欠馨，继之不饥少纳，尔后夜难入寐。刻下日进食不足三小碗，且均为糜粥稀饭，纳后亦无不适。所苦者，暮夜难以入眠，甚则通宵不能合目，或稍寐即寤而乱梦纷纭。形体羸瘦，原体重51kg，现仅41kg。面色萎黄，神疲乏力，口苦，善太息。大便干，七八日始一临圊。往昔汛水先期，量较多，病后经量日少，今则错后四旬余而犹未潮。脉象细而数，不弦，舌正红，苔薄白。

患者大姐谓其素性温和，乃病后火气特旺，动辄骂诟云。前此曾迭进参苓白术散、异功散、半夏秫米汤、交泰丸、归脾汤等方罔效。目前，每晚服舒乐安定始能半入梦乡。余揆度奇恒后，一反前服和胃健脾，交通心肾宗旨，毅然从柔肝体、疏肝用着手，方用四逆散加味，参一贯煎意。处方：醋炒柴胡、粉甘草各3g，杭白芍15g，江枳壳、川楝子、佛手各6g，甘枸杞、当归身、黄郁金各10g，粉丹皮5g，玫瑰花1.5g。7剂。并嘱畅开怀抱，怡情养性，晚餐后不饮浓茶、咖啡等。

12月6日复诊：胃不和则不饥而少寐，然本例胃之所以不和，实由于肝气不疏所致。经谓治病必求于本，予柔肝疏肝之品，果然不治胃而胃已和，而日渐思食，夜渐能寐矣。再参治其中，以土为万物之母，若中州久羸，则气从何来，血自何生，肝何由养耶？前方去枸杞、丹皮、川楝子，加潞党参、大麦冬各15g，云茯苓20g。7剂。三诊时诸恙悉蠲，仿归芍六君，肝脾并调。四诊时自述眠食已若常人。嘱服逍遥丸以作预防用。越两月，2002年春节后，与该患者途遇，她高兴地告诉我，病愈后迅即康复，现体重增至49.5kg云。

**按**：本例可资讨论处有二：①关于诊断："运化在脾，纳谷在胃"，此乃清代理胃大师叶氏名言，既然胃主纳谷，则恙初胃纳欠馨，进而不饥少纳，纳食后脘部亦无脾运不及而胀满之象；此刻责之胃不和，似无欠妥之处。《内经》有"胃不和则卧不安"之说，因而多日不思纳谷之后继以不寐，亦属顺理成章之事；乃迭进参苓白术散、半夏秫米汤等方而罔效。面对诊断无误，治疗无功之病例，诚为费解。此其一。其二，患者罹病经载，眠食俱废，形体羸瘦，疲惫不堪，多方求医未见好转。考虑到常法无效，不妨求之变法。伏思胃为阳土，五行中唯木能克土，患者为一中年女性，女子不足于血而有余于气，加之丧偶抑郁戕肝，亦在意料之中。现患者虽少弦劲之脉，缺胸痞之症，却有气郁太息之征，又不时骂诟，此肝郁化火善怒之象，况口苦多日，《尚书·洪范篇》云：“火曰炎上，炎上作苦”。基此，采用“隔二”之法，从肝诊治。实践证明，有者求之，无者求之，腑病治脏法，行之有效。②关于治疗：恙由肝郁而起，法当疏肝。“疏肝不忘和胃”，此乃治疗学上宝贵经验的结晶。反之，和胃也要疏肝，这也是一定不易之理。前贤认为，“肝为刚脏，非柔不克”。可见在疏肝用的同时，还应柔肝体。在确定体用并调的前提下，选用了四逆散。这是按照《内经》“肝苦急，急食甘以缓之”，“以酸补之”，和《金匮要略》“夫肝之病，补用酸，助用焦苦，益用甘味之药以调之”的原则，选四逆散取方中芍药之酸，甘草之甘，二味以补肝、缓肝，芍药与甘草同用，则成“酸甘化阴”，更能滋养肝阴。又四逆散中白芍与柴胡同用，则一收一散，一柔一疏，体用并调，既具有协同功用以增强疗效，又有拮抗作用收相反相成、互制互济之功。再因患者体虚已显，故以性和顺之枳壳，以易性猛悍之枳实，以免破气。从用四逆散柔肝体与疏肝用并举这一思路出发，本例处方中还取一贯煎意用枸杞、当归、川楝子，再参郁金、佛手、玫瑰花等性平或偏凉而不燥之品，另选一味丹皮以降火。在一、二诊取得效验的基础上，转从肝脾同治，遣益中气之党参，资生血气以竟全功之意。

## 十一、耳　聋

某男，年60岁，3天来寒热交作，热重于寒，每起于薄暮，午夜汗出热减，头晕疼，肢体酸困，胸痞泛哕，口渴多饮，舌红苔白，脉浮数。少阳正疟也，治以和解：柴胡、黄芩、薄荷、党参、半夏、白芷、陈皮、生姜、大枣。服1剂，耳鸣加剧，2剂竟至听觉全无，寒热未退，又增烦躁。询知宿有耳鸣重听，腰酸足软之疾，素体肾虚，故不任柴胡升散，乃改用蒿芩清胆汤去枳壳，加蔓荆子、煅磁石。另以鸡苏散易碧玉散。服2剂后，寒热悉退，耳鸣好转。

**按**：肾开窍于耳，耳顺之年，肾气已亏，清窍为之失灵，即“精脱者耳聋”是也。柴胡升散，致阳越亢而阴益伤，耳鸣耳聋增剧，寒热未退而增烦躁。《温病条辨·下焦篇》曾指出：“温病耳聋，病系少阴，与柴胡汤者必死”，本例耳聋虽非来自温病，但病位与病机相仿，这是本例误诊误治的关键所在。耳聋有新久虚实之分。新聋多实，常由外感风寒、风热之邪，或肝火上升，清窍受蒙而作；久聋多虚，往往因气血亏虚，肾精不足，清窍失养所致。寒热见于实证耳聋者，施辛散无妨；于虚证耳聋者，则须谨慎。

## 十二、震　颤

周某，男，17岁。2001年7月1日初诊。乃父代诉：1998年冬，患儿开始左手有一过性抖动，至1999年初夏，四肢均抖动，几经医治无效，后赴上海市某医院求治，诊断为肝豆状核变性，治疗后曾稍好转。至2001年2月，病情加重。诊见四肢震颤，手不能持物，步履蹒跚，左下肢僵直，行走常仆倒在地，头项强直，语謇，流涎，右胁下痛，脘腹胀痛，胃呆少纳。舌偏红，苔前半光，近舌根部白腻，脉弦数。证属肝阴亏损，虚风内动，夹痰为虐，上扰清空之窍，内窜肢体经络使然也。法当滋养肝阴，熄风祛痰，方宗左归饮合钩藤饮出入。处方：云茯苓、熟地黄、(砂仁1.5g拌）各12g，山萸肉、嫩钩藤、炙僵蚕、甘枸杞各10g，羚羊粉（水调服）1g，左牡蛎（水煎）15g，明天麻、玳瑁（先煎）、九节菖蒲各5g，陈皮6g。3剂。另：蝎尾28g，研末，每早晚各服2g。复诊时症情平平无变化，原方续服7剂。

7月15日三诊：近两日来，四肢震颤已渐减轻，步履虽蹒跚，但已不再仆倒，且流涎亦止，胁痛迭减。此虚风渐熄，经络将和之兆。前方去羚羊角粉、蝎尾，加玄武板15g，宣木瓜10g。14剂。

8月1日四诊：一周前因暑热难耐，夜卧室外，感寒发热两日，暂停服中药，但病情未恶化，肢体震颤之象续有好转，语謇亦有起色，胃纳如常人，舌质转正红。再守效方，拟丸药缓图之。处方：熟地黄（砂仁15g拌）、山萸肉、甘枸杞、左牡蛎、玄武板、菟丝子、宣木瓜、杭菊花、嫩钩藤、白僵蚕、怀山药、片姜黄、怀牛膝、紫丹参各100g，玳瑁、明天麻、九节菖蒲、陈皮各50g。上药共研极细末，水泛为丸，如梧桐子大，每日3次，每次6g。五诊时症情日有好转，继续服上列丸药。

2002年1月12日六诊：肢体震颤偶见，手足均有力，步履稳健，再作膏方调治。处方：熟地黄（砂仁15g拌）、山萸肉、甘枸杞、杭白芍、左牡蛎、菊花、白僵蚕（炙）、嫩钩藤、片姜黄、怀牛膝、紫丹参、宣木瓜各300g，生黄芪（蜜炙）、怀山药（炒）各200g、玳瑁、明天麻（煨）、九节菖蒲、上广皮各150g。上药用水浸一宿，以文武火煎熬，取原、二、三汁，滤去渣滓再熬，以滴水成珠为度，加清阿胶60g，龟鹿二仙胶100g，白蜜1000ml，冰糖500g收膏，磁器贮藏，每日3次，每次1调羹，开水冲服。此方服后，症情一直稳定，基本痊愈，遂停药。

**按**：肝豆状核变性现代医学治疗效果不满意，预后多不良。本病与中医学中的震颤、痉证有相似之处。《素问·至真要大论》云："诸暴强直，皆属于风"。又云："诸风掉眩，皆属于肝"。今患者四肢震颤，头项强直，下肢强直等风动之象已显。查动风有外感与内伤之分，一切外感时病如"流脑"、"乙脑"等动风见症为时也暂，一般仅起病数日即出现痉、搐、手足蠕动诸症，若旬日以上仍动风者，则属罕见；本病颤抖已持续两年有余，是乃内伤杂病；结合偏红之舌、弦数之脉看来，当属肝阴有亏，无以濡养筋脉、经络，以致震颤、强直，此其一；其二，语謇、流涎，是痰浊阻扰舌根为患，因而法宗滋养肝肾，熄风祛痰，方选左归饮合钩藤饮，另加牡蛎、玳瑁介类潜阳，九节菖蒲、陈皮祛痰。上方服1周后，症情平平，未见进展。细思辨证无误，治法似不应朝定夕改，于是二诊守方再服1周。三诊时流涎即止，震颤亦有减轻，再参龟甲血肉有情之品，缪仲醇称其“专补肾家之真阴”，肾水足则肝木得柔而虚风可弭，复入木瓜通络，本末兼顾。此后症情日有起色，四诊时考虑到筋脉经络失养之证，虽未见紫舌，但已迁延两载，久病入血者多瘀，亦在意中，因而加上行之姜黄，下走之牛膝及“功同四物”之丹参，以作周身活血之用。五诊症情续有好转，仍守四诊丸方，以冀稳步前进。至六诊时已基本恢复，再重治其本，多方照顾，予黄芪补气，以龟鹿二仙胶易龟甲，乃于“阳中求阴”，意在“阳生阴长”。

## 十三、入房头痛

周某，男，45岁。1987年11月16日初诊。主诉：罹乙型肝炎已近一年半；近八个多月来每次入房后，翌晨起必头痛，历时1~3日始定。询得痛势隐隐然若空，偶见掣痛。语声啾啾然。平昔眩晕，目涩，口燥咽干，甚则口苦，不多饮，掌心热，夜难入寐。舌偏红，苔薄黄，脉细数。证属下虚上实，风阳上扰。根据《静香楼医案》“欲阳之降，必滋其阴，徒事清凉无益也”的原则，方用加减一阴煎合左归饮出入。处方：生熟地黄、石决明各15g，杭白芍、甘枸杞各12g，山萸肉、菟丝子、夏枯草、嫩钩藤、地骨皮各10g，粉甘草3g。

连服10剂后，改用杞菊地黄丸，每早晚各服10g，连服2个月。另，每日用龟甲、菟丝子各10g，煎汤过口，作防治用。尔后入房，即不再出现头痛。

**按：**本患者平素有眩晕、目干涩等肝阴不足见证。当入房失精后，真水亏耗无以涵木，肝体愈加失柔，阴不制阳，于是厥阳独亢。《素问·五脏生成》早有“头痛巅疾，下虚上实，过在足少阴、巨阳，甚则入肾”的论述。论治方面，《景岳全书·头痛》篇指出：“阴虚头痛……治宜壮水为主，当用滋阴八味煎、加减一阴煎、玉女煎之类主之”为此，选用填下清上，平肝熄风潜阳之剂。然后用杞菊地黄丸重治肝肾，作防患于未然之计以缓图之。复入龟甲、菟丝子以生肾精，此《内经》“精不足者，补之以味”的具体运用。

## 十四、睾丸胀痛

董某，男，39岁。1988年7月28日初诊。身修而瘦，木型人也。急躁戕肝，木气怫郁，本经受阻，以致每触则两侧睾丸胀痛，痛甚于胀，剧则窜及少腹，历时五、七日方安。按之睾丸不硬。口干苦，不多饮，二便自调，舌红，苔薄白。证近三载，年必数发。拟寓柔于疏，佐以通络，仿仲师四逆散加味。处方：醋炒柴胡5g，枳实、黄郁金、川楝子、粉丹皮、宣木瓜、橘核各10g，杭白芍20g，甘枸杞12g，旋覆花（布包）、粉甘草各3g。3剂。2月后复诊，自述上药服1剂后，睾丸痛即减轻，2剂后即止，故未复诊。四日前又因争吵而两侧睾丸胀痛又作，当嘱服原方3剂，并另处方：醋炒柴胡、旋覆花、粉甘草各30g，杭白芍100g，枳实、川楝子、宣木瓜、橘核各60g。上药研极细末，水泛为丸，如梧桐子大，每晚服10g，以后虽曾急躁，但睾丸痛减轻。至4个月后，即便吵架而睾丸痛亦不发作，共服丸药半年而瘥。

**按**：本例急躁为起病之因，是肝气为患可知。由于肝脉循少腹，络阴器，按肝气郁于本经论治。考虑到“肝体阴而用阳”，且“气有余，便是火”，患者既有多火之形体，又有口苦及舌红之体征，因而治从柔肝体，疏肝用，清肝火，通肝络着手，方选四逆散加味。药用白芍、枸杞柔肝，甘草缓肝之急，且成“酸甘化阴”以养肝体，柴胡、郁金、川楝、枳实、橘核之辈以疏肝理气；旋覆花系治肝着之主药，又入肺下气，俾主一身之气的肺气肃降有序，而肝气亦得以疏泄有常；再用丹皮清肝火，木瓜通肝络。后以此方加减为丸，愈后未再发作。

## 十五、少腹痛连足腓

许某，女，37岁。1995年7月17日初诊。九载来汛水先期，辄半月至两旬一潮，量多若崩，历时八九日始净。近八月来，少腹两侧拘急作痛，连及足腓，甚则如掣，日必三数发，逐月增剧。加之眩晕，头痛，视物模糊，右胁肋下痛，胸脘痞阻，噫气，易怒，口干饮水不多，夜寐欠安。舌正红，少苔，脉细数。值此肝血亏虚，内不足以养本脏，外不足以濡本经之际，缓急止痛固宜求索，柔肝养血更应具备。方选景岳小营煎加味。处方：熟地黄（砂仁3g拌），杭白芍各30g，甘枸杞、当归身、怀牛膝、鸡血藤各10g，制首乌、怀山药各20g，粉甘草3g，龙眼肉10枚。7剂。复诊时主诉：服药第四天病情即好转，昨日少腹及足腓挛痛仅发作一次，头痛未起，夜寐渐安云。前方加潼沙苑、黄郁金各10g，续服7剂。

7月31日三诊：少腹痛减什九，足腓、胁肋之痛已瘥，胸脘痞阻渐开，眩晕亦有起色，所苦者为视物模糊。二诊方中去怀牛膝、粉甘草，加菊花10g，决明子15g。7剂。四诊时询知除视力无进展外，其他无不适。

**按**：《灵枢·经脉》云：“肝足厥阴之脉，起于大趾丛毛之际……循股阴，入毛中，过阴器，抵小腹……肾足少阴之脉，起于小趾之下……以上腨内”。《灵枢·寒热》:“腓者腨也”。可见少腹为肝经循行路径，足腓为肾经循行路径，肝与肾母子相依，今患者主症为少腹痛连足腓，显系病起足厥阴肝经，累及足少阴肾经。在发病前九年，月经连续量多而致血虚不复，使主藏血之肝脏长期处于亏损状态，内不足以养本脏，下虚上盛而眩晕、头痛、视物模糊；外不足以濡本经，经脉失养拘急而少腹与右胁肋下挛痛；此与《素问·脏气法时论》所述“肝病者，两胁下痛引少腹”有类似之处。继之子病及母而足腓牵痛。此类疼痛属虚痛，所谓“不荣则痛”，与“不通则痛”之实痛有别。论治当“虚则补之”，首重滋补肝肾阴血以治本；至于治标，可遵循《素问·脏气法时论》“肝苦急，急食甘以缓之”的指示，结合“女子以肝为先天”、“肾为先天”的论点，方用景岳小营煎，取熟地、当归、芍药、枸杞养肝肾阴血以滋先天，山药、甘草补益脾胃以培后天。且小营煎中的芍药、甘草二味，含《伤寒论》中芍药甘草汤意，仲圣原用此方以治伤寒误汗，“夺汗者无血”，筋脉失养而脚挛急者，取其“酸甘化阴”，以濡筋脉经络。用小营煎治少腹痛连足腓，有养血与缓急并进，标本兼顾之意。再加补肝肾阴血的首乌与养心脾营血的龙眼，以资互助互济；复参鸡血藤养血、活血、通络，牛膝强筋骨而下行，可谓药证相对，因而收效较速。

## 十六、目　衄

金某，女，34岁。1993年4月6日初诊。每值春夏之交，辄目赤肿痛，予疏风清热之剂多效，如斯者七载矣。两旬前宿疾举发，用前法不应，目赤之势有增无已，复诊参入活血之品，仍不应，且见出血，量虽少而已四月不止，前来我院诊治。症见双目红赤肿痛，泪流不已，眵稠如脓，混有血液，头晕痛，口干苦，大便五七日始一行。舌红，苔淡黄，舌根部黄厚而腻，脉数实。询得平昔易怒，木火素旺之象；肝火上炎，络伤而血外溢，此目衄之所由来也。法当清肝凉血，用丹黛地黄汤加味。处方：青黛（水调服）1.5g，生地黄30g，锦纹大黄（酒炒）15g，霜桑叶、杭菊花、牛蒡子、粉丹皮、川芎、白茅根各10g。3剂。并告知怒能伤肝而目衄频作，嘱戒怒戒躁，则将早日康复，且能预防发作。

4月9日复诊：三日来大便两行，质硬如栗，昨日目衄已止，肿渐消，痛亦定，药既应手，再以退为进。前方去川芎，加甘枸杞10g，大黄减为10g。续服3剂后病愈。

**按**：目为肝之外窍，肝火循经上炎，首扰本经清窍，火灼络伤而血外溢，于是出现目衄。从这一思路出发，选用丹黛地黄汤加味以清泻肝火，凉血。本方为自拟方，由丹皮、青黛、生地、大黄四味组成；后二味出自《千金翼方》卷十八吐血第四中，原文为“吐血百治不差，疗十十差，神验不传方”。此方由地黄汁、生大黄末二味组成，再加丹皮、青黛，直入肝经，清火凉血。本人多用此方治木火刑金，肺结核咳嗽少痰，咯血频频者：后又用于目衄，同样能收火平血止之功。

## 十七、仲春咳嗽

戴某，男，36岁。1988年3月1日初诊。七载来每逢仲春必咳，今又发作一周，咳痰不爽，牵及两侧胁肋下作痛，今晨痰中夹血，色鲜红，咽干口燥而苦，胸闷气道不畅，易怒，时太息。脉象弦数，舌正红，苔薄白，中部薄黄。此干咳也，由刑金而起，法当清肝凉营，润肺宁嗽，和络，仿费氏方。处方：黛蛤散（布包）、大麦冬、铁石斛、南北沙参各12g，粉丹皮、桑菊、黄郁金各10g，京川贝6g，旋覆花（布包）、广橘络各3g。上方服3剂后，痰血即止，咳嗽亦减，胁痛轻缓，于上方中去丹皮、石斛，加光杏仁、枇杷叶（布包）各10g，续服3剂，较往年提前半月咳止而瘥。三诊时处方为黛蛤散100g，嘱于翌年发作前半月，每晚服10g。

**按**：《素问·咳论》指出："肝咳之状，咳则两胁下痛，甚则不可以转"，此说与本例患者之症吻合。至于七载来每值仲春必发，谅与春三月肝木当令有关。盖木气旺则易生火而成木火刑金之势，以致一方面既有胁痛、口苦、胸闷、易怒等肝木见证，一方面又有咳嗽痰红的肺金病变。考虑到肝病为本，肺病为标，治宜清肝，辅以润肺，方用《医醇賸义》治肝咳之丹青饮，合《卫生鸿宝》治肝火犯肺之黛蛤散，重用丹皮、青黛、桑叶、菊花之属以凉肝，麦冬、石斛、南北沙参、川贝之属以润肺，复入郁金、橘络、旋覆花等行气血，通络之品为佐。药后木火得平，肺燥得润，肺络得宁。后用黛蛤散于发作前半月服，以作杜根之计。

## 十八、虚　喘

陆某，男，73岁。1978年1月27日初诊。咳喘宿疾，近日触寒而增剧，咳微喘甚，日夜端坐倚息，不能着枕，呼吸若不相接，但欲引长一吸为快。言语断续而音低，口干不多饮，谷不沾唇，大便干，小溲数欠而遗溺。脉代，五动一止，舌偏红，苔白。王旭高治喘证云："初病在肺，久病及肾"，证历十数载，肺肾同病可知。姑拟肺肾同治，务使两得其宜。至若寒热（体温38.1℃）有汗不解之外证，俟喘疾稍缓后再商，此亦仲师所谓"里急救里"之意也。处方：老山参（另煎冲）、北沙参、大麦冬各9g，北五味子3g（杵），熟地黄、当归身各12g，上沉香3g，云茯苓12g，胡桃肉1枚，蛤蚧1对（尾取下研末吞服）。1剂。次日复诊，喘势渐平，午夜后竟稍能入瘥，寒热汗出亦减（体温 37.9℃）。前方加桂枝木 4.5g。1 剂。三诊时喘势又减，寒热悉退，遗溺亦瘥，且进糜粥半碗。经继续调治近旬，症状逐日缓解，能自理生活。

**按**：从患者的病程、症状表现等方面考虑，病属虚喘无疑。这里有三点可资商榷之处：①病涉肺肾，肺病则气不降，肾病则气不纳，纳降失职，所以呼吸喘促若不相接。夫“肺为气之主，肾为气之根”，一切当以根本为重，因而采用补肺纳肾的治法，实属刻不容缓之举，这就是用参蛤散、生脉散合贞元饮加味的由来。②肺之与肾，分属母子，母伤无以荫子，子病却能累母，形成母不能令子实，子反能令母虚的局面。于是肺气无以卫外，不任风寒而外感频频，导致内伤增剧。《内经》云：“邪之所凑，其气必虚”，故肺虚咳喘为本，邪凑寒热为标。度标本，审缓急，当以治本为要。所以初诊本“里急救里”之宗旨，治里而不顾表。二诊时里证已有转机，这时才参入一味少量的桂枝以兼理其表。③已见主脏气衰微的代脉，且五动即一止。《灵枢·根结篇》云：“持其脉口，数其至也……不满十动一代者，五藏无气。”看来病情危殆，有朝不保夕之虑。且《素问·痹论》有“心痹者，脉不通，烦则心下鼓，暴上气而喘”。《难经·四难》云：“呼出心与肺，吸入肾与肝，”可见本例之喘促特甚及代脉之出现，不能说与“心痹”无关。二诊时加入桂枝，与其说借以治表，不如说用以通心更为恰切。

## 十九、咳 血

魏某，女，21 岁。1978 年 7 月 14 日初诊。虚劳已历十一月，平昔咳呛频作，甚于晨暮之分，胸胁牵痛，日晡潮热骨蒸，侧眠于右，口燥咽干，饮水不多，胃呆少纳。脉虚数、舌红，苔薄。一派肺阴不足，虚火内炽之象。迩来不慎急躁，肝气化火，木火刑金，肺络受损，以致昨暮先是痰带血丝，继之吐血盈口而来，血多痰少，色鲜，迄今未止，额上有汗，心悸，胸中痞塞，慎防暴涌血脱之变。姑拟清肝润肺，凉营宁络。处方：黛蛤散12g（布包），粉丹皮、肥知母各9g，京川贝6g，紫菀茸、清阿胶（墩化冲服）、侧柏炭各9g，黄郁金6g，白及9g，藕节3枚。1剂。另参三七3g，研极细末，4小时吞服一次，二次服完，西洋参6g，浓煎过口。15日复诊：咳血已止，胸胁痛势未除，且胸中依然如温水贮存，此瘀停清旷之区，再失血之先兆也，续予清营化瘀为是。前方去阿胶、侧柏炭，加花蕊石9g，橘络1g。1剂。三诊时痰中偶见血丝，仍服上方2剂，以后未再咳血，转用月华丸、清骨散出入调治而日渐好转。

**按：**《济生方》云："夫血之妄行者，未有不因热之所发；盖血得热则淖溢，血气俱热，血随气上，乃吐衄也"。此说与本例颇相吻合。查患者阴虚火旺于先，怒伤肝气于后，以致火载血上，血随气逆而咳血遂作。至于失血证的治疗当视其虚实而定；实证用方宜动，取行血即所以止血之意：虚证遣药宜静，因静则阴生而火自敛降。所以方用黛蛤散合紫菀汤增损。当然，处理血证，不患血之不止，而患血后留瘀，方中选用郁金、藕节、三七等之意即在此。

## 二十、咯　血

【例1】　李某，男，30岁。1952年3月17日初诊。日前家务烦恼，肝郁不达，气化为火，火迫血上，以致昨晨突然咯鲜血盈碗，迄今有增无已，额上汗出，面色晄白，气促，胸膺隐痛窒闷，脉虚数，舌红少苔。病者虚劳三载，久病阴虚阳亢。处此亡血伤气，根本动摇之际，若无以遏其出血之势，将何以制其气脱之变。姑予独参一味以济燃眉，止血在斯，固脱亦在斯。续予平木火以却亢阳、性甘寒以益气阴之剂，作治病求本之计。处方：老山参9g，研极细末，立即用开水送服。另西洋参9g（另煎冲），生地黄12g，粉丹皮、黛蛤散（包）、女贞子、清阿胶各9g（化冲），白及6g（水磨冲），瓜蒌皮霜各9g，黄郁金6g，藕节3枚。1剂。次日复诊，已不再大口咯血，但痰中仍夹有血丝，前方去老山参、生地黄，加京川贝6g，西洋参减为6g，续服2剂后血止。

**按**：本例病劳三载，复加急躁戕肝，肝火上炎，遂成木火刑金之势。火灼肺络破损，血从外溢，于是咯血不止。又额汗、面白、气促等气脱之先兆，亦不容忽视。根据先哲“有形之血不能速生，无形之气所当急固”的治疗原则，一方面采用人参末吞服，然后遵照“必伏其所主，而先其所因”的指示，一方面又予以清肝养阴、止血化瘀之剂而收功。虚劳咯血，其证属虚，故立方遣药，宜静而不宜动。为了防止瘀血内停，可适当佐以化瘀之品，故本例用郁金、藕节。对于这类疾患，还可采用“隔一”疗法。木火亢盛者，其肾水常不足，故方中生地除用作凉血外，另增女贞，取此二味有滋肾水之功，藉以收涵木之效。

【例2】 李某，男，56岁。1985年10月18日诊。襁褓时病咳疾，每触必发，10岁后曾有少量咳血史，成年后不药而愈。自不惑之年起，每值劳倦、入冬或感寒，则咳疾辄发，痰中时夹血。近17年来，反复咯血，日必十数口至数十口不等，每次治疗2~3日咯血即止。西医诊为“支扩、慢支”。前年夏月，因饮食不慎，致大便泄泻，时轻时重，久延不愈。本月4日起咳疾又发，阵阵咳嗽，5日后突然咯血，迄已9日不见止，且有加重之势。现症见：咳嗽甚于晨暮之际，痰稠黄白相兼，咳吐不爽，咳甚则气促带血，日必咯吐血五七口至十数口，色鲜或紫，胸膺痞阻隐痛，有灼热感。口干欲饮，脘腹胀满，胃呆肠鸣，大便溏泻日三五次，完谷不化。近十月来寅卯之时，腹必阵痛而如厕，日则餐后必临圊，便后则腹痛肠鸣暂失。脉细少力，舌边红，苔白而干。

咳嗽咯血辨证。患者咳疾起自孩提，咯血始于总角，肺气早伤，已不言而喻。成年后肾气渐盛，正气日旺，故能相安无事。至“五八，肾气衰”之年，正气渐损，咳嗽咯血因而再起，病根潜伏日久，正气日益衰惫，故每因劳倦受寒而病发。本次病起仲秋，咳嗽不爽，痰稠而色黄白，口干欲饮，舌边红，苔白而干，是属秋燥化火之症，又为痼疾加新感之候。肺络受损，气血瘀滞，于是有胸膺痞阻、隐痛、灼热等症。瘀不去则咯血不止，故咳痰见红多日难愈。

泄泻辨证。本例泄泻特点有三：①便泻由茹荤饮冷而起，且属完谷不化，病在太阴脾经虚寒可知。②虽经多方医治，未见好转，已延2年有余，病因脾阳虚损，伤及肾元，故有鸡鸣之泄。③症情虽属脾肾虚寒，然又有腹痛、肠鸣等湿浊积滞不化之象，应引起重视。

总之，本病例外感内伤兼而有之，外感为秋燥，并化火灼伤肺络，内伤为久咳久泻，肺脾肾虚损，兼夹积滞不化。

根据《金匮》的“夫病痼疾，加以卒病，当先治其卒病，后乃治其痼疾也”的原则，应先治秋燥之症，但治火之品率多寒凉，对虚寒之脾肾不利。刻下标本俱急，上热下寒，错综复杂。在揆度奇恒之余，采用寒温并进，补泻兼施之法。用凉润之法泄燥火，降气之法止咯血，健脾温肾以涩肠化滞。方选《医门法律》清燥救肺汤、《医学衷中参西录》秘红丹及《伤寒论》桃花汤三方出入施治。

首诊：生石膏、代赭石（先煎）各20g，马兜铃（蜜炙）、桑叶皮、粉丹皮、清阿胶、赤石脂（布包）、枇杷叶各10g，大麦冬、潞党参各15g，炮姜1g。2剂。另，锦纹大黄6g，上油桂2.4g，二药研细末，分6包，每次1包，每日3次，藕汁过口。服方1剂后，大便次数反增，咳嗽咯血不减；2剂后大便减为5次，腹痛缓，咯血大减，气促亦平。

二诊：前方去马兜铃、阿胶、代赭石，加南北沙参各12g，白前6g，桔梗10g。2剂。服药后咯血即止，咳嗽渐稀，腹痛已定，肠鸣亦减，大便减为每日4~5次。

三诊：南北沙参各12g，大麦冬、潞党参各15g，肥玉竹、桑叶皮、焦白术、补骨脂、赤石脂（布包）各10g，炙甘草3g，淡干姜2g，煨肉豆蔻5g。3剂。另，锦纹大黄9g，罂粟壳18g，二药研细末，分为9包，每次1包，每日3次，用乌梅5g煎汤过口。药后咳嗽渐平，胃纳转佳，精神日振，大便略溏，日行1~2次。

四诊：潞党参、云茯苓、怀山药、白扁豆各40g，焦白术、桔梗、补骨脂、赤石脂各30g，炙甘草、西砂仁、淡干姜各10g，桂枝木、淡附片、罂粟壳各20g，绵纹大黄、煨肉豆蔻各15g。上药共研细末，水泛为丸，如梧桐子大，每日3次，每次6g，作善后治疗。

**按**：本病例的临床治疗，始终围绕着疾病的标本缓急，从治法的常变，衡量方药的利弊来着手进行。初则肺燥伤络咯血为急，急则治标，方用清燥救肺汤；但寒凉之品，又能伤本已不支之脾肾阳气，且属虚寒久泻之人，温中护阳，势在必然，故于方中加入桃花汤；咯血不止，用降气止血的同时，又投入大黄活血逐瘀，推陈致新。值得注意的是在本病例中对温热药的运用，初则重点在于治上，故以炮姜易干姜，注重摄血；三诊时咯血已止，施治重心在中下焦，故仍用干姜以温中振奋阳气。首诊中用肉桂，效法于张锡纯氏的秘红丹，取其引火归原之功，不使虚阳浮越而加重病情。四诊时秋燥已去，泄泻也有转机，此时治当以固守为法，缓缓求成，方用丸剂，一方面培土生金，另一方面温补元阳以振奋脾阳，上下并调，补泻兼施，以断病根。总之，病例虽为一则，但其中辨证与用药法度，层层互联，相反相成，寒与热、升与降、通与涩并用，诸如丹皮与炮姜、阿胶与大黄、白前与桔梗、粟壳与大黄配对运用，务使各尽其能，藉以切合病情。

## 二十一、吐　血

【例1】 范某，男，34岁。1951年5月22日初诊。饥饱失节，劳倦无度，致伤中州，初则嘈杂吞酸，继之脘痛阵作，已一载又四月。近旬日来，其痛颇剧，痛如锥刺，拒按，心下灼热嘈杂，甚则呕吐苦酸痰沫。今午吐血如泉涌，片刻已经盈盆，色鲜紫相杂，成块，血后痛减，面色萎黄，脉象弦滑，舌正红，边有紫斑，苔白。证属劳伤，慎防涌吐厥脱之变。法宗祛瘀清中，方用泻心、手拈二方化裁。处方：川雅连3g，大黄6g，粉丹皮、延胡索各9g，制乳没各4.5g，参三七1.5g（水磨冲），代赭石15g（打碎先煎），黄郁金9g，降香屑3g。1剂。另老山参9g，浓煎频服。药后血即止。

**按：**脘痛吐血有虚实之分，寒热之别。本例当属实热之候。治疗以祛瘀为主，清中为先，所以选泻心汤合手拈散出入为方。一方面用祛瘀之品，一方面又用赭石、郁金以降气理气，如此则相得益彰。方中参入一味人参，既为血脱益气的预防措施，也作为通药伤正的补救。

【例2】 卞某，男，29岁，1979年4月22日初诊。六日来胸脘胁肋之分痞满而痛，噫嗳后略安，心下温暖似热汤贮存，嘈杂似饥而不欲食。今晨突然吐血，其势如涌，转瞬间已盈碗，色鲜，夹有瘀块，面赤，头疼，口干苦，心烦，小溲深黄，大便日一行，质硬，色黑。脉数大，舌红，苔白。恙由暴怒戕肝，肝气横逆，木乘土位而起。法当清肝火，镇逆气，活血宁络。处方：广角粉3g（开水调服），大生地12g，粉丹皮、黑山栀、侧柏炭各9g，锦纹大黄6g，代赭石20g（打碎先煎），黄郁金6g，降香屑3g，藕节3枚。服1剂血即止，后改用《景岳全书》柴胡疏肝散合化肝煎出入，共服药5剂而愈。

**按：**朱丹溪云："血随火而升降"，本例患者起因于暴怒而致肝气横逆，乘侮己土，气化为火，火灼胃络破损而血溢，随逆气上冲从口而出。所以治疗时既考虑到"血得寒则凝"而用犀角地黄汤合四生丸增损，藉以凉血止血的治标法而济急，也要采纳缪仲醇氏关于"宜行血"及"宜降气"的治血大法，用大黄、降香、赭石、郁金之属，使血得循经，且不致留瘀而变生它证。凡因气上逆而失血者，赭石实不可少。因为血随气行，赭石重镇之品，有镇逆气之能，气不上逆，血亦下行，如此不止血而血亦自止。近贤张锡纯治血证，立寒降汤与温降汤，前者治血热，后者疗血寒，二方均用赭石，这是有其见地的。

【例3】 蒋某，男，36岁。1954年5月19日初诊。素体健壮。月前冒风，肺从内应，咳嗽时作，幸寝食如常。日前与亲戚反目，尔后胸脘胁肋痞满且痛，心下温暖似热汤存贮，暮夜难以入寐，噫嗳泛哕，烦躁易怒。今晨嘈杂倍增，不旋踵而吐血盈碗，色鲜，夹有紫瘀食物，血后稍觉宽畅。乃午前嘈杂又起，此再次失血之先兆，尤虑血涌而致厥脱之变。姑从木火刑金，火灼络伤而血从外溢论治。方宗黛蛤散合犀角地黄汤加黑山栀、桑叶、桑皮、菊花、白及、白茅根等，嘱服1剂。20日复诊：药后吐血未作，惟胸脘胁肋痞满益甚，仍痛，频欲呼气为快，自述有窒息气绝之势。至此已知铸成误治。诊舌边红，苔白，脉弦滑。改用理气降逆，平肝化瘀法。方宗《伤寒论》旋覆代赭汤合《千金翼方》生地大黄方增损。处方：旋覆花（布包）、降香屑各3g，代赭石15g（打碎先煎），潞党参、黄郁金、生地黄、粉丹皮、花蕊石各9g，广橘络0.9g，锦纹大黄6g。1剂。另金橘饼1枚，随意嚼服。21日三诊；今晨大便一行，色紫黑，刻下胸脘胁肋之痛已止，痞满亦消十之七八，嘈杂未作，气息平和，惟咳嗽尚在。前方去赭石、党参、生地、大黄，加紫菀茸、百部、桔梗各9g，白前6g，继续调治，服药4剂而咳嗽亦定。

**按**：看来蒋案误治处有二：①病在肝胃而治在肝肺。患者吐血前除咳嗽外，余无不适。查咳嗽虽经月不解，然此乃冒风后未加治疗所致。且血出之初，必有逆气上冲，可见此为“气载血上”，并非因咳嗽形成。否则，果真病属肝火灼肺而非肝气（火）犯胃，则脘次不宜痞痛，嘈杂不宜频现，更不应有肝胃气逆的噫嗳泛哕及吐出食物。②肝气（火）犯胃之吐血，予清肝凉血之剂，固亦在意中，然所吐之血，不乏紫瘀，理应与化瘀调气方药合参为是。乃一味清凉，进一步促使“血得寒则凝”，瘀血内阻，气机闭塞，安得不窒闷欲绝？基于上述因素，复诊时知错案已成。考虑到“六腑以通为用”，今病变在胃，当改塞为通才是。于是遵循《先醒斋广笔记》“宜行血不宜止血”，“宜降气不宜降火”之旨，转用旋覆代赭汤出入，以通为止，使血随气循经络下行而奏效。本案另一成功之处，在于运用了祛瘀的大黄。因为离经之血已成瘀积，必须以外出为顺；经过大黄祛瘀通下，得紫黑便，瘀积从肠道撤出，于是邪去正安。

## 二十二、脘　胀

孙某，女，31岁。1962年10月2日初诊。六日来脘胀连及胁肋，食后尤剧。一度嗳腐，胃呆少纳，偶或泛恶，嘈杂吞酸，口干苦，不欲饮，大便干结，二三日一行，投以保和丸加醋炒柴胡、青皮、鸡内金、大黄之属，服3剂未效。5日复诊：脘胀甚于食后，投保和丸加味，大便虽得畅行而脘胀依然如故。询知其胀乃宿疾，每逢急躁辄发，甚则作痛，按之濡，叩之如鼓，得嗳与矢气则胀减。平昔易怒。舌边尖偏红，苔薄白，脉弦。一派肝木侮土，脾失健运，胃少和降之象。经谓

"木郁达之"，其言颇是。拟疏肝气，和中州，木土同治，以冀有成。处方：醋炒柴胡 4.5g，杭白芍 12g，枳实片、青皮、陈皮各 9g，台乌药、花槟榔、鸡内金（炙）、香橼皮各 6g，沉香、木香、西砂仁（后下）各 3g，3 剂。8 日二诊：脘胁胀痛已松，噫嗳之势亦减，稍思纳谷，大便间日而行。前方去槟榔，加黄郁金 9g。3 剂。12 日四诊：前议木乘土位，宗疏肝和中，方从四逆增损，论理原无不合，是以一服而胀渐消；然而初小效而终不效，脘胁之胀有增无已者何也？审得结缡八载，产育五胎，其为先天暗伤，阴血耗损，不问可知；水亏无以涵木，肝体失柔，肝用遂亢而眩晕益甚。再仿魏氏意立方。非欲朝令夕改，亦实逼处此耳！处方：生地黄、熟地黄、甘枸杞、大麦冬、北沙参、杭白芍、川楝子、枳实片、生山栀各 9g，醋炒柴胡 4.5g，川黄连 3g。3 剂。15 日五诊：药后脘胁之痛未起，胀满亦消十之五六，口干苦、嘈杂吞酸诸症相继消失。前方去枳实片、川黄连。加绿萼梅 0.9g，焦谷芽、焦麦芽各 6g。续服 3 剂而愈。

**按**：本案一误于食胀，二迷于气胀，究其因不外乎问诊上满足于现象，疏忽了本质。这是初诊见主诉脘胁胀满甚于食后，嗳腐，少纳，便秘诸疾而误断为食胀之由来。二诊时见患者噫嗳频作，按之脘虽胀而不硬，询知有气郁史，遂从气胀论治而改用四逆散合五磨饮子出入。这仍然是误于"舍本求末"。方中虽有一味白芍柔肝，但不难看出，重点在于疏肝，香燥之品较多，忘却"理气还防伤阴"之训。果然因初服流动之品而脘胀小效，继因辛香耗气伤阴而脘胀反增。至四诊时，见肝阳上亢眩晕之象已显，并问知有多产史，于是内心有从木失所养论治想法，然犹拘于未见舌质红，脉虚数等阴伤体征，一时难下决心。后忆及初诊时患者曾告以口有干苦之象。《尚书·洪范篇》有云："火曰炎上，炎上作苦。"其苦来自乙木不达，甲木漂拔。

朱丹溪谓“气有余，便是火，”肝胆脏腑相连，表里相通，肝气化火，鼓动胆汁上溢，于是口苦之象出现。若再进一步探查，则火炎为标，水亏是本。看来，本案之病变中心在于肝肾。魏玉璜云：“治肝须用补，补肝须柔润，大剂滋补，则津液充而木自柔。”基此，以一贯煎为主方，滋其水而涵其木；仍以四逆散疏达肝脾，复入山栀、黄连以清泄肝胆。由于肝体得柔，肝用得疏，肝火得泄，药证相对，终达勿药之境。

四逆散用于二、三诊无效而四、五诊奇效，其关键在于自四诊始，加用了一贯煎。张山雷云：“此方原为肝肾阴伤，津液枯涸，血燥气滞，变生诸病设法。”这既是理论之谈，也是经验之说。

## 二十三、腹　　痛

【例1】　王某，男，42岁。1946年9月4日初诊。白昼劳倦太过，复加冷食，入夜后骤然腹痛，以脐周为甚，拒按，按之其硬如石，呕吐便秘，面色皖白，四肢逆冷。脉沉，舌淡，苔白而浊腻。证属寒湿伤中，虽时仅两日，针药罔效，急予温通。处方：淡附片9g，淡干姜4.5g，炙甘草3g，小茴香3g，全当归9g，杭白芍12g，延胡索、制半夏、大黄（后下）、元明粉各9g（和服）。1剂。头煎服后，腹痛反增，未几即转矢气，嘱速服二煎。服后一时许，解出如栗状大便多块，痛势锐减，呕吐亦止。复诊时去元明粉，加广木香4.5g，续服1剂而瘥。

**按：** 本案劳倦伤中，冷食伤阳，脾阳不振，寒湿用事，气滞食阻，不通则痛，于是腹痛势剧，且见面白、肢冷等阳气式微险证。治法当以回阳为第一要务，然而欲回其阳，须去其寒湿，通其闭阻，方克有成。乃以千金温脾汤为主方，果然获得温阳夺下之功。

【例2】 李某，女，56岁。1955年12月11日初诊。腹痛三日，几无宁时，得矢气稍安，胃呆少纳，不呕吐，大便如常，日一行。舌正红，苔薄白，脉缓。当时从得矢气则痛减及女子多郁着眼，认为气滞于里，“不通则痛。”根据“结者散之”的经旨，采用理气降气治法，以冀“通则不痛”。方取木香顺气散去厚朴、苍术，加沉香、香橼皮。2剂。13日复诊：前投疏理气机之剂，不特气道不通之势反增而腹痛不已，又见胀满起伏，且大便亦成溏泄之状，日二三行，神情倍加疲惫。审得此次腹痛虽仅三数日，惟痛起两载前，由冷食而起，而夏不而冬，稍一触寒，其痛必作，其势悠悠然不甚，惟几无休止之时。口中和，不欲饮，亦不思食，但得热饮或热食则痛减。虚寒之象也。“虚则补之”，“寒者温之”，经有明训，当遵之。仿黄芪建中汤意立方。处方：炙绵芪、煨白芍各12g，桂枝木6g，炙甘草、淡吴萸、公丁香、白蔻仁（后下）各3g，焦白术9g，生姜3片，大红枣5枚。2剂。三诊时痛定胀消，便溏亦止，且思纳食。前方加淮山药12g，续服2剂而症状消失。

**按**：本例误在问诊粗糙，未询及病程及发病季节。至于起病的诱因，与夫悠悠然作痛等病情均茫然无知，仅凭因夹有气滞而转矢气则痛减这一点上，即得出气痛的错误诊断，进而导致开出错误的方药。考木香顺气散中具有破气之品，适用于气结之实证而忌用于体弱之虚证。虽云女子多郁而有“中年治肝”之论，但此例患者年齿早逾“七七”，已入老年之列，且无气郁病史，可见气痛之论难以成立。二诊时因误治而致脾伤泄泻，且增腹胀起伏，与《金匮要略·腹满寒疝宿食病脉证治》所说的“腹满时减，复如故，此为寒，当予温药”的意见初无二致，这时根据大腹属脾，病久多虚，虚则求助于食而痛减，得热稍安等见症，才断为虚寒腹痛。予温补中州的黄芪建中汤增损而愈。

## 二十四、泄　泻

【例1】李某，男，49岁。去年初秋患痢疾，服氯霉素后下痢虽止而仍中脘不适，似阻似胀，腹痛始终未止，时轻时重，继则大便再次泄泻或溏薄，经某市医院作钡灌肠检查，诊断为结肠炎，治疗效果不显。服烈性酒后较舒适，从此养成每晚饮酒习惯。半月前胃纳欠馨，脘次嘈杂却又食少，泛恶，3~4天后食入即吐，经住某医院输液3天，好转出院，一天后呕吐又起，于1985年10月15日至我院求治。

现在症：随食随吐11天，经治后吐止。翌日食后又吐，为食物及苦酸水，迄已一周。口干欲饮水，脘次阻胀，噫嗳，呃逆。鸡鸣时及每餐后必临圊，大便泄泻，日四五行，完谷不化，便前腹中冷痛，得温则痛缓，肠鸣，里急后重，便后则诸恙悉减。小溲清，量少。面黄色黯，四末欠温。脉象沉而有力，舌色不鲜，苔白腻，中心黄浊。

辨标本缓急。患者泄泻十有四月，已成痼疾，属本病；此次呕吐仅旬日，为卒病，隶标疾。人之一生，全赖后天水谷之气以资生气血，濡养温煦脏腑四肢百骸。今食后辄吐，则谷气乏源，是呕吐之标证已急。

辨外感内伤。本次呕吐之前，既无感寒病史，又无六经形证，脉亦不浮，因而外感可以排除。就“无积不成痢”，与夫嗜酒成性而言，内伤饮食的病因，应予考虑。

辨寒热虚实。关于呕吐，根据《素问·至真要大论》“诸逆冲上，皆属于火……诸呕吐酸，皆属于热”。的论述，以及王太仆“食入即吐，是有火也”的意见，结合本患者平昔嗜饮，此次发病短暂，食后即吐食物苦酸，口干欲饮，脘胀，舌苔中心黄浊等病史及症状分析，其病机当为饮酒湿热伤胃，运化不及，胃气上逆，属于实热范畴。关于泄泻，初起患痢属实，服氯霉素后，滞下虽止而肠中积滞仍在，以致脘腹部始终不适，拖延一载有余，“久病多虚”，“久泄无火”，且有腹中冷痛而喜温，饮酒后较舒，大便完谷不化，鸡鸣泻，溲清，肢清，面黄等症，可见已由初起的胃肠实热证拖延为脾土运化无权，进而演变成脾肾虚寒阶段。此其一。其二，每值餐后必便泻，如厕前辄腹痛，临圊后则痛减，脉沉而有力，似此宿积未化，实象尚在。其三，关于后重，同样有虚实之分。就一般而言，久泻之后重，多无止无休，便后不减，为“虚坐努责”，与本例有间。初泻因气滞、食停、湿阻者，其后重多阵作，便后稍减。此点符合于本例见症。

如上所述，患者起病于饮食所伤，目前病机为脏（脾肾）寒腑（胃肠）热，脏虚腑实，属寒热错杂、虚实并见之候。

根据标本的判断，先后缓急的程序安排，理应遵守“急则治其标”的原则，采用治胃止吐之剂。由于本例与《金匮要略·呕吐哕下利病脉证治》中“食已即吐者，大黄甘草汤主之”的条文吻合，而王肯堂又进一步指出:“吐而不已，有升无降，则当逆而折之，引令下行，无速于大黄”。由此可见，用大黄甘草汤可以缓中州之急，泻胃腑火热；火热被抑，炎上之势受挫，浊气得以下行，其吐当止，胃气庶乎渐复。制订治疗呕吐方案时，除上述审因论治外，还应考虑到“胃以通为补”，“胃宜降则和。”通降乃胃所喜，一旦通降失常，则逆气上升而为呕吐，此乃致吐之另一因素。为此，降逆一法，亦为治疗之关键处。至于具体药物，当推质重之赭石的镇逆止吐作用为最，可以试用。本例由饮酒过度，湿热蕴伏中焦而成，因而采用有解郁结之热的苦辛通降之剂，就显得更加需要，可加黄连、干姜，既收到泄中有开，通而能降之功，又可杜格拒之患。古往今来，在认清疾病的标本，权衡治疗的先后时，在“急则治其标”，治标不碍本的前提下，可以先标后本。然而对脏寒腑热，脏虚腑实的病例，尤其当先后二天同病，阳气处于虚衰状态之际，若单纯从治疗实热出发，一味以苦寒泻火为立方遣药的依据，则雪上添霜的严重后果，自不言而喻，惟有重治其腑疾，轻治其脏病，泻实火不忘扶虚寒，庶不致动摇根本。关于治本。这里所说的本，一是指先病的泄泻，此仍属现象；二是指脾肾虚寒的病机，此方为本质。目前泄泻之所以缠绵不已，原因在于虚中夹实。补虚则曲肠之宿积难出，泻实则有"虚虚"之变。惟有泻不伤正，补不留邪，方为上策。前拟大黄甘草汤以泻胃火，如稍大其制，亦可收涤荡曲肠积滞之效。与此同时，参以温运脾阳，使中流有砥柱，病躯有胃气，如此则邪去正安，然后兼理二天以收全功。今日用方以配合理中汤为适宜，奏效后即撤去泻药。由于"久泻无不伤肾"，"五脏之伤，穷必及肾"，此刻可以考虑治理鸡鸣泄泻，以理中、四神、香砂六君等复方为治。

首诊：锦纹黄10g（后下），川雅连3g，淡干姜3g，代赭石20g（打碎先煎），潞党参12g，焦白术9g，粉甘草3g，曲楂（各）12g，姜竹茹9g。3剂。服1剂后仅稍有泛恶，未呕吐，大便6次；2剂后呕吐全止，呃逆未作，大便4次；服完3剂后，大便仅2次，质溏薄。

二诊：潞党参15g，焦白术10g，淡干姜6g，川雅连3g，淡吴萸3g，补骨脂10g，煨肉果5g，茴木香（各）5g，曲楂（各）15g，锦纹黄5g（后下），炙甘草3g。3剂。此方服后，大便先硬后软，日1~2行，脘胀、后重均消失，腹痛甚微，谷食迭增，神情日振。

三诊：二诊方去大黄、曲、楂，加淮山药15g。3剂。此方服后，三天中仅大便2次，临圊时间改为早餐后，肾泄已止，疾病基本告愈。

四诊：香砂六君子丸250g，每早、午餐后各服6g，大枣汤过口。四神丸125g，临睡前服6g，姜汤过口。

**按**：此类疾患，如不配合参、术扶助中气，徒事攻伐，往往导致下利不止，进而可出现寒厥之变。本例于攻邪之际不忘扶正，结果便次相反地减少，胃气更加速来复，这就说明了对于复杂的疾患，在可能时应统筹兼顾，特别要维护中气。

如果说，初诊以寓补于泻，寓温于寒的手法，作为处理方案的主题；那么，复诊时由于呕吐已止，象征着胃火渐泯，此刻机体的主要矛盾为虚寒胜于实热，因而二诊的治疗设计，恰巧与首诊相反，它以寓泻于补，寓寒于温的手法作为主体方案。这一法随证变的转换，是“病有千变，医亦千变”的中医特色的体现。

同样运用大黄甘草汤，但首、二诊的含义不一：前者意在泻胃火以折其上炎之威而制止呕吐；后者取其缓下，涤荡曲肠中之积滞，以恢复肠腑传导之职。与此同时，先后用黄连的目的也有别：如初诊用以泄胃，复诊则取其厚肠。实践证明，这些治疗方案的设计，是符合于客观实际的。

根据《素问·五常政大论》中指出的“无毒治病”，也仅能“十去其九”的原则，对于虚实夹杂的疾患，如何恰到好处地运用大黄，的确是临床医生值得考究的问题。我的做法是：高年或体虚甚者，可间断使用，以祛邪而不伤正为准则。如中、青年及胃气未过伤时，可连续使用，但剂量应逐渐减小；至于何时停用，可根据大便的次数、质地，以及腹笥胀痛情况而定；如每日大便1~2次，质渐转硬，腹中胀痛基本消失时即应撤去，如本例是。

【例2】 许某，25岁。1989年8月2日初诊：骨小肉脆，似非松柏之姿。今年仲春，泄泻经月而半产。半月前，晚间茹荤纳凉，翌日腹痛便泻，经治后好转。2日后腹痛又起，且胀，一度嗳腐，呕哕，口干，不饥不纳，大便泄泻，日三四行。舌正红，苔白腻而舌根部罩黄，脉缓。炎夏暑湿内蕴，脾胃运化不及也。妊娠四月余，慎防下利堕胎之虞。拟清化与助运并施，仿葛根芩连汤合保和丸出入。处方：煨葛根、焦楂肉、莱菔子、焦谷芽、焦麦芽各10g，炒子芩、上广皮各6g，川雅连、煨木香、粉甘草各3g，赤茯苓20g。2剂。

8月4日复诊；近2日来腹痛有增无已，且反复胀满，呕哕频作，全不思食，肠鸣辘辘，大便濡泄，日达七、八行，神情疲惫。再从湿食互阻，脾阳不振论治。处方：茅术、白术、猪苓、泽泻、焦楂肉各10g，川厚朴、淡干姜、煨木香各5g，上广皮、制半夏各6g，赤茯苓30g，炙甘草3g。2剂。上药服后，1剂知，2剂已。

**按**：本例初诊时，因侧重炎夏季节多，考虑茹荤纳凉少，以致诊断为暑湿伤中后，又囿于“瘦人多火”，与夫“胎前宜清”的论点，重清暑而轻燥湿，颠倒了治疗脾胃的位置，出现了脾胃一伤于纳凉而痛泻，再伤于苦寒的芩、连而不食便泻的局面。复诊时注意到春季有泄泻半产史，现症中又见湿胜的濡泄，以及反复腹胀。《内经》云“脏寒生满病”，《金匮》也认为“腹满时减，复如故，此为寒，当予温药”。于是改用了温脾胜湿的肾着汤，合健脾燥湿的胃苓汤出入。由于药证相对，很快地扭转了局面，转败为胜。

由于妊娠期间的生理特点是血聚养胎，于是相对地阴血偏虚。阴血不足则火旺，火旺者当予寒凉类药，这就是“胎前宜清”的理论基础，但此乃妊娠病的一般治法，须知病有千变，不应刻舟求剑。虽天暑如炉，亦宜顾及体质，对证下药。切勿漫投寒凉。

## 二十五、痢　疾

【例1】 休息痢。王某，男，29岁，1964年7月16日初诊。

主诉：痢疾起自1961年夏，日必50余行，经治疗好转，未逾旬而复作。此后无月不发，其中半月至两旬为发作期，便稀而少，日约5~8次，每次夹有较多冻腻；一旬至半月为间歇期，大便仍不成形，日约1~2次，稍有或全无冻腻。如斯三载，几成规律。

滞下澼澼有声，冻腻白多于赤，临厕腹中冷痛，里急后重，纳食不馨，不欲饮，小溲清，神倦懒言。脉象濡滑，舌淡，苔白腻。缠绵三载，证属休息痢之虚寒兼夹积滞者。治当主以温补，辅以消滞。拟四逆汤合香砂六君子汤加减。处方：熟附子6g，肉桂子[1]（注）3g（杵），淡干姜3g，茅白术各4.5g，党参9g，云茯苓9g，炙甘草2.1g，广皮9g，广木香2.4g，砂仁2.1g（后下），炙荷蒂3枚。2剂。

7月18日二诊：下痢腹痛未减，其痛也，剧于临厕之前而安于既便之后，若非积滞伏留阳明，焉得有此。刻下纳食尚可，胃气未惫，拟仿《千金》温脾汤意，于前方中加大黄3g（后下），熟附子改为9g，去肉桂子。2剂。该患者二诊后未复来。七个月后，因外感咳嗽来诊，诉服上方后，泻出秽物较多，旋即痊愈，迄未复发，此患痢三年来所未有者。

【例2】 吴某，男，60岁，1964年7月20日初诊。

主诉：1954年深秋患痢，日约十行，半载后增至日十余行。每间隔8~10天必发作一次，发作期自半月至一月不等。近四个月来，由膜胀而转腹大，不思纳食，并见浮肿。

休息痢久，便少冻多，便如稀酱而晦，冻则赤白互见。曾经数度脱肛，腹痛悠悠，得热熨则已。自上脘至小腹胀大如鼓，按之中空，胀势增减无定时，且不因食入而增，不因便后而减。纳少乏味，面色萎黄，肢面浮肿，四末不温，腰部酸楚，神疲嗜卧，小溲频数，夜间辄十余行，量少色淡。脉沉细，

---

[1] 肉桂子即桂树所结之子（桂树之皮为肉桂），桂子与肉桂功效相似，专暖下焦，下焦虚寒证宜之。

舌胖而淡，边尖有齿痕，苔白。一派脾肾虚寒滑脱之象，慎勿因腹大而拘于“痢无止法”之说。治法宗温补脾肾，兼以涩肠升阳。方以真人养脏汤、四神丸出入。处方：党参12g，焦白术6g，熟附子6g，吴茱萸3g，补骨脂9g，煨白芍9g，肉豆蔻3g，北五味（杵）2.1g，诃子肉9g，肉桂子3g（杵），炙升麻3g，陈仓米一撮。3剂。

7月26日二诊：下痢大减，日仅四五行。腹痛已缓，膜胀亦减，渐思纳食，惟浮肿未消，此乃肾阳式微，脾阳不足，无以化水所致，仍宜从脾肾着手。前方去吴萸、白芍、升麻，加鹿角霜9g、淮山药12g、黄芪皮9g。3剂。

7月30日三诊：赤白冻腻悉止，惟大便不实，日一、二行。腹痛已瘥，胀亦大减，浮肿三退其一，小溲渐趋清长，诸症次第消失，再守前意。处方：党参12g，焦白术6g，黄芪皮9g，淮山药12g，鹿角霜9g，熟附子6g，补骨脂9g，肉桂子3g（杵），云苓12g，广皮9g，炙甘草2.1g。3剂。

四、五诊时，大便已成形，腹胀全消，纳食迭增，浮肿亦退。所用方药，均以三诊时之处方为基础，略有增损。先后计服药15剂而告愈。该患者十年来无月不发，此次愈后越半载随访，从未复发。

【例3】 郑某，男，49岁，1963年6月14日初诊。

主诉：1954年夏患痢，历时两月而愈。此后每年春季必小发，不逾月即止；夏季大发，虽经治疗，亦须至冬月始瘥。

每届仲夏，暑热熏蒸，与湿相合，以致下痢又起，已历九载。所下之物，以赤冻居多，色鲜不晦，臭秽特甚，日约十余行；临厕肛门灼痛。身虽和而口舌干燥，饮水不多。脉濡滑，舌边尖深红，苔黄。证属湿热胶结阳明，且有伤阴之象。他若肛痛后重，还是湿热下迫所致，无怪其曾服升补行气之剂而不应也。至于腹中阵痛，并非实滞，观其喜按可知。治法当清热燥湿，参以养阴凉血，予苦寒酸甘之剂，仿仲景法。处方：白头翁15g，川连

3g,炒黄柏9g,秦皮9g,煨白芍9g,粉甘草2.1g,生地9g,地榆炭9g,丹皮4.5g,红扁豆花2串。3剂。另予鸦胆子90粒,每早晚各服15粒,桂圆肉包裹,开水送服。

6月18日二诊：下痢日仅二行，赤冻或有或无，臭气若失，腹痛几瘥，肛门灼痛重坠之势大减，惟口舌仍觉干燥，舌犹红绛，当重用养阴，轻投苦燥。前方川连减为2.1g，黄柏减为6g，去丹皮，加阿胶9g（炖化冲），生地改为15g。3剂。

三诊时下痢悉止，并参加轻微劳动。于二诊方中去地榆，加焦白术4.5g，继服3剂，症状全部消失，体力恢复正常，随访二年未发。

【例4】 金某，男，37岁，1964年7月16日初诊。

主诉：自1959年8月患痢迄今五载，冬春两季每日大便3~5次，夏秋增至8~10次以上，曾多方就医，迭服中西药等，效果不显。

形容消瘦，面色萎黄，大便日约十行，质稀，赤冻较多，夹有紫血，临圊腹痛，里急后重，便后则减，未几复然。周身乏力，腰略酸楚，谷食不馨，量减其半，纳后作胀，得嗳稍适，夜寐不安，有烦躁感。口渴喜饮，溲赤，脉象濡数，舌红，苔后半黄腻，前半淡黄。根据患者有少寐，烦躁、口渴喜饮，舌红，溲赤等一派阳热而兼伤阴见证，结合濡数之脉，黄腻之苔，证属湿热。此外，腹痛、里急后重二者，起于临圊之前，安于如厕之后；加之下痢次数，每入夏秋必增，此乃时气引动体内湿热之邪，两相感召而转剧（与食滞亦有关）。故诊断为休息痢。至于赤冻、紫血，当为湿热深入营分所致。其病机是，脏（脾）寒腑（肠）热，脏虚腑实，而成寒热错杂，虚实并见的复杂症情。故治疗采用寒热并调之驻车丸，此方寓坚阴养血于苦降辛开之中，化湿热而不伤阴，养阴血而不碍湿；有温脏清腑之能，无偏寒偏热之弊，最适用于脏寒腑热之证。再酌加苦寒之黄柏、槐花、地榆，以清下焦湿热，且能凉血，甘微温之党参以扶中州之气。又前人有“血行则便脓自愈，气调则后重自除”之说，应加白芍以助当归和血，入木香以行气，甘草以调和诸药，而免苦寒伤中。又张锡纯论鸦胆子云:“其性善凉血止血，兼能化瘀生新，凡痢之偏于热者，用之皆有捷效，而以治下鲜血之痢，泻血水之痢，则尤效”。基此，鸦胆子亦为本例需用之要药。处方：川雅连 4.5g，当归身、清阿胶（炖化冲)、煨白芍、炒黄柏、槐花、地榆炭、潞党参各 9g，淡干姜 3g，煨木香、粉甘草各 2.1g。3 剂。另鸦胆子 90 粒（去壳)，每早晚各服 15 粒（桂圆肉包裹)，开水送下。禁食辛辣油腻等物。

7 月 19 日二诊：大便日仅二三行，质仍稀，赤冻、紫血全无，腹痛、里急后重等症大减，黄腻之苔亦退过半，口渴止，不烦躁，夜寐颇安，惟中脘仍然觉胀，食入不适。湿热之象渐解，健运之能未复。前方去白芍、地榆、槐花，加茅白术各 4.5g，西砂仁（后下）2.1g，神曲 12g，3 剂。

7 月 23 日三诊：大便已成形，日一二行，腹痛、里急后重诸症若失，脘胀亦减十之六七，空腹时已无胀感。处方：川雅连、茅白术各 4.5g，当归身、潞党参、淮山药、白扁豆、上广皮各 9g，淡干姜、煨木香、西砂仁（后下）各 2g，炙荷蒂 3 枚，3 剂。另鸦胆子 90 粒，（去壳）服法同前。

7 月 28 日四诊：大便转硬渐如常人，日一、二行。无自觉症状，谷食迭增，精神大振，舌淡红，略有薄黄苔，病已基本痊愈。前方去木香，加云茯苓 9g，3 剂。此后未再服药。9 个月后随访，知从未发作，体力久经恢复。

**按**：休息痢多由失治、误治、未得根治，辗转迁延而成。本病临床表现，常无一定类型，虚实寒热每多互见，病情复杂，辨证时必须详加推敲，寻出其癥结所在，选择丝丝入扣之方药，方能迎刃而解。如本文例 1 初诊，症见神疲懒言，临厕腹中冷痛、溲清等，辨证为虚寒夹积，治以温补消滞，论理原无不合，乃药后乏效。二诊时于前方中去肉桂，加大黄而收全功。其辨证关键在于：腹痛起于临厕之前，便后则安，此为内有积滞之的证。凡休息痢见此症而服香、砂、楂、曲不解者，我辄增入大黄以涤肠，若属热者伍以芩、连，属寒者配以姜、附，每见良效。但腹痛下后不减者，则不在此例。例2下痢脱肛、腹痛悠悠喜热熨、纳少、面黄、肢凉、嗜卧、小溲频数等见症，辨证为下焦虚寒滑脱，殆无异议。特脘腹胀大一症，每令人有夹实之疑。但细察其腹虽胀大而中空，且胀时作时止，与食入及便后无关。故从《内经》"脏寒生满病"及《金匮》"腹满时减，复如故，此为寒，当予温药"之说着眼，不作夹实论治。

例2与例1，两者虽同属虚寒之证，但例1之病在脾与肠，即太阴虚寒，阳明伏积，此属虚实互见；例2除太阴见证外，又有腰酸、欲寐、小溲频数等少阴病证，此为脾肾虚寒，并无实象。故前者用温下收功，后者用温涩告愈。其间立方用意，相去悬殊。

虚寒性之久痢，在病变过程中发生浮肿者，临床并非鲜见。至其机理，乃由脾肾阳衰，无以化水，以致外泛为肿。此证不宜渗利，只宜温阳以消水，药如附子、鹿角霜、黄芪、党参、白术之类，均为对证之品。其中鹿角霜有温阳之利而无腻滞之弊，我治冷痢因少阴虚寒而致浮肿或悠悠然腹痛者，用之每有消水止痛之功。

按照临床习见，暴痢多热，久痢多寒，例1与例2，均符合此一般规律。然而久痢多寒之说，亦非尽然，仍宜从辨证着手。如例3下痢九载，病程不可谓不长，乃症见下痢臭秽，肛热灼痛，口干舌绛等象，辨证为湿热内盛，久痢伤阴。因而用仲景白头翁汤合芍药甘草汤加味而愈。例4寒热错杂，虚实并见，因而用驻车丸以寒热并调。上述四例同为休息痢，由于证情各别，所以立法、选方、遣药亦不相同，结果均皆痊愈，体现了同病异治的优越性。

属热、在血之久痢，我于处方中喜加鸦胆子一味，其效殊速。用法：每日二次，每次15粒，桂圆肉包裹（或用胶囊装），开水送服，如以赤砂糖冲水送服则尤佳。

【例5】 陈某，女，65岁，10月24日初诊。

主诉：下赤白痢五天，日夜约五十次，腹痛。起病后即不进食，饮水亦呕吐。经西药治疗四天，病情不见好转，乃要求转中医科治疗。自24日服中药起，一切西药全部停用。

平昔嗜食辛辣，湿热内蕴阳明久矣。五日来腹痛阵作，痛则如厕，滞下赤白冻腻，赤多白少，里急后重。昔贤谓“无积不成痢”，然有形之积积于肠胃，必舌苔厚腻而腹胀拒按，今舌光红，无苔，腹不胀，非积也。证方五日，理应易治。无如胃关不启，绝不思食。阳明不主和降，泛恶呕吐苦酸，阴液大伤，口渴喜凉饮以自救。身热（体温38.6℃）无汗，颧赤，脉细数，热痢也，血痢也，亦噤口大证也。仿仲师白头翁汤意合开噤法。处方：白头翁、生熟地黄各12g，北秦皮、当归身、焦白术、上广皮、姜竹茹各9g，川雅连3g，潞党参、陈仓米各15g，石莲肉21g。1剂。

25日二诊：昨夜大便一行，今日三行，赤白冻腻亦减，身热悉退，有汗。尤可喜者，自汤药入口后，呕哕从未一作，昨夜今晨各进糜粥一碗。自觉除乏力，临圊时腹痛、里急后重外，他无所苦。舌转淡红，已有津，舌根处渐生薄白苔，胃阴中气一齐来复矣。处方：前方去秦皮、生熟地黄、竹茹，加煨白芍12g，煨木香3g。1剂。

26日三诊：服药两日，大便仅五行，白冻已失，赤冻又减过半，腹痛里急后重诸恙十减其八，谷食迭增，日昨且食干饭。舌已淡，上敷薄白苔。曲肠之邪热渐化，胃阴日生，中气日复，佳兆也。惟脉仍细，且有数意，此气血不足之候，非邪热作祟也。不尔，何以身凉渴止乎？刻下虚多实少，当寓消于补，扶正即所以祛邪也。处方:25日原方加甘草3g。1剂。遂瘥。

**按**:此证乃湿热蕴结曲肠，熏蒸于胃，胃失和降，关门不启，气阴两伤。湿热熏蒸为因，胃关闭塞，气阴两伤为果。且证始五日，邪势方兴未艾；病因不去，证候难愈，因而以白头翁汤为主方以清肠燥湿，从而扭转胃关不启的局面，这实际上也是釜底抽薪的治法。与此同时，诚恐白头翁汤过于苦寒而使阴分益伤，于是去黄柏，加生熟地黄、当归身以养阴血，且寓“和血则便脓自愈”之意。复加党参、白术、石莲肉、陈皮、粳米、竹茹以健脾和胃，开噤止呕，幸而中的。

初诊从舌光红无苔，腹不胀等见症而不囿于“无积不成痢”之说，自始至终均未用神曲、焦楂之属，以免磨谷消导之品有伤正气。于此可见，治法、方药使用的正确与否，视辨证的正确与否而定。

前贤认为初期“痢无补法”，这是一般的治法常规，有其一定的指导意义，但不能视为定律。即如本例而言，开始即采用补气养阴手段，直至痊愈为止。可见治法的最后决定、依据，仍然是辨证。

二诊时呕止能食，舌转淡而有津，舌根处且生薄白苔，便次十不及一，是正胜邪却之兆。惟里气未和，是以临圊时尚腹痛而里急后重，于是去苦燥的秦皮、腻滞的生熟地黄、降逆的竹茹。加木香调气以除后重，并小其制以防伤阴，加白芍以和营定痛。翌日诸恙即除。

三诊时大便稍带赤冻，余无所苦，知邪已却，里亦和。考虑到患者年事较高，且发病之初，曾五日谷不沾唇，急切间气阴难以复原，因于二诊方中加一味甘草，使成芍药甘草汤，取其酸甘化阴，又寓归芍六君意，平补气血，以作善后之计。共服药三剂而瘥。

【例6】 王某，女，58岁，10月1日初诊。

主诉：七月下旬患痢，日夜三十多次，腹痛，肛门灼痛。近已六日不食，饮水后则呕。

肠澼两月于兹，日必三十余行，由滞下赤白而至纯下鲜红赤冻，腹痛阵作，里急后重，肛门灼痛，身热不扬，午后面赤颧红，此由湿火羁留大肠，邪热窜入营血。若论治则，前人本有苦寒一法，无如痢久伤阴，胃液枯竭，是以近六日来，谷不沾唇，强纳之必吐，口渴频饮，饮水无多，饮后泛恶，神疲懒言，舌红苔黄抽心，脉虚数。似此湿热尚盛而阴液又伤之候，苦寒恶其燥，甘润嫌其腻，用药掣肘矣。伏思有胃则生，无胃则死，经有明训。噤口大证，若非稍能纳谷，何敢云治。权衡轻重缓急，还宜养胃为先，姑择其润而不腻者投之，以观动静。处方：铁石斛、北沙参、潞党参、白扁豆各12g，大白芍、上广皮各9g，粉甘草1.5g，竹茹4.5g。另用大荸荠10枚，活水芦根30g，二味煎汤代水，临服时加藕汁1调羹冲。1剂。

2日二诊：口渴十减其七，不甚思饮，饮后已不泛哕，略有饥意，惟仍不思食，下痢未减，阴气虽有来复之兆，然中流无砥柱，尚不足恃。据述药后一度呃逆，旋即自止，半日后复呃，未几又止，此胃火逆上，非寒呃也。前方加陈仓米一撮，香连丸1.8g，分两次吞服。1剂。

3日三诊：渴饮全止，饥意更显，进米浆一小碗，未见吐出。呃逆已止，下痢次数略减，惟鲜红赤冻仍多，肛痛难忍，湿热内盛，营血受煎也。趁此胃气渐苏之际，似宜稍参苦寒祛邪之品。处方：铁石斛、潞党参、白扁豆、石莲肉各12g，生地黄、煨白芍、白头翁各9g，粉丹皮4.5g，当归炭6g，陈仓米一撮，香连丸3g，分两次吞服。

5日四诊：上方服2剂后，每餐均进稀粥一碗，神情大有起色，下痢肛痛悉减其半，鲜红赤冻三去其一，脉转缓，舌渐淡，有津，苔略黄，正胜邪却，效方再进。前方去石斛、石莲肉，加冬白术4.5g，秦皮9g。2剂。

五诊时纳谷迭增，且能稍食干饭，下痢日仅二、三次。六诊时下痢即止，大便成形。以四君子汤合白头翁汤加减，药用党参、白术、茯苓、白头翁、秦皮、川连、砂仁、白芍、当归炭、炙荷蒂之类。连续诊治六次，服药10剂而愈。

**按**：噤口痢乃痢疾中之最危重者。《丹溪心法》云："噤口痢者，胃口热甚故也。"主以香连丸合莲肉。此方适用于湿热阻滞胃口之实证。《景岳全书》认为本病"实证无几"，"而惟脾胃虚寒者居多"，"非人参、白术、干姜、甘草之属不可"。其"由肾气之弱者"，则"非熟地、附子、吴茱萸、肉桂之属不可"。本例表现，虚实参半，其实既不尽同于朱氏之说，其虚与张氏之论，又大相径庭。治法采取初用甘寒，继用苦寒之剂获愈。

本例罹病两月有余，久痢则伤阴，又有潮热颧红，口渴而饮少，脉虚数，舌红等症象，因而断为胃液枯竭，以致食难下咽，此与噎膈病证虽异而机理同，若投以滋柔之剂，原无不合。乃与上述见症之同时，又有滞下赤冻，肛肿腹痛，里急后重等湿火甚盛之候，此时燥之则伤阴，润之则碍湿，治法颇难两全。若谓"燥""湿"二剂并行，又虑两者药力互相牵掣，反致缓不济急，难以速效。于是揆度奇恒，权衡轻重，认为单用苦寒，纵使下痢得减，而于不食之主症，恐无所补而反有害。反之，倘能稍进饮食，然后再商治痢，尚不为晚。况《内经》有"得谷者昌，失谷者亡"之说，可资佐证。结果用润而不腻之品，如石斛、沙参、白芍等，复参五汁饮意。事例支持，似此处理法则，还是行之有效的。

二诊时虽仍未进食，却有饥意，且渴饮大减，泛哕又止，是已有起色，故原方大体未变，仅加一味陈仓米以养胃气。这里需要提出的是：患者家属指出药后两度呃逆，是否为服药所致（意即由甘寒药而起之中寒呃逆）？我们查无寒象，认为胃火上逆，方内原有竹茹、橘皮，故仅加小剂量之香连丸，借以苦降辛开，药后呃逆始终未起。假设二诊时因呃逆而改弦易辙，弃甘寒药不用，则其后果恐难想像。

第一、二两方，乃决定本病例痊愈的转折点。至三诊时，已能饮米浆一小碗，于是益信“浆粥入胃，则虚者活”之说。此时噤口已开，而阳明湿热仍盛，于是处方改甘养之剂为燥湿并行，此由养兵而进入决战阶段，旋即顺利告捷。

噤口痢之能食与否，是决定预后的关键。上述两例，开始均以益气养阴开噤法启其胃关，以能进食、止呕为第一要务，从而奠定胜局。这一意志不容动摇。

## 二十六、蛔　厥

陈某，女，51岁。1981年12月30日初诊。五日来脘痛阵作，连及右胁肋处。其痛也，必屈膝俯伏号叫，躁扰不宁，额上汗出如珠，呕吐苦水涎沫，两度夹有蛔虫。痛定时尚能进食。四末抚之欠温，脉弦滑，舌偏红，苔白厚而腻，中心黄。此仲师所谓“蛔厥”之证也。昨午起寒热往来（体温38.9℃），参少阳病治法。处方：水炒柴胡、淡黄芩各6g，潞党参、制半夏各9g，乌梅肉30g，北细辛、淡干姜、蜀椒、川雅连各3g（姜汁炒），苦酒1酒杯（冲服）。1剂。次日复诊。痛势已定什八，呕吐亦止，身热大减（体温37.5℃），前方去半夏，加焦楂肉18g。仍服1剂，痛遂止。经驱蛔后痊愈出院。

**按**：本例诊断为胆蛔合并感染，虽经镇痛消炎等针药处理，痛势不减，发热不退，遂邀中医会诊。其见证一方面与《伤寒论》关于“蚘厥者，其人当吐蚘；今病者静而复时烦者，此为脏寒，蚘上入其膈，故烦，须臾复止；得食而呕，又烦者，蚘闻食臭出，其人常自吐蚘”的描述相仿；一方面又有少阳病见症，因而采用了乌梅丸合小柴胡汤加减，取得了“一剂知，二剂已”的疗效。通过若干例蛔厥的治疗，深深地体会到先贤关于湿生虫之说，确由临床观察所得，因而治疗时当用苦味燥湿之品为是，此其一。其二，柯韵伯云:“蚘得酸则静，得辛则伏，得苦则下。”这也是经验之谈。我们觉得，尤其是酸味的乌梅和苦酒，对于一般较轻的蛔厥，仅此二味亦可定痛。由于应用较广，所以我院西医同志，在治疗蛔厥剧痛时，也效我用药法嘱令患者饮1小杯醋。由此可见，“蛔得酸则静”的理论，已被中西医临床工作者广泛接受，并用以指导实践。

## 二十七、痛　经

王某，27岁，1979年7月15日初诊：19岁初潮，此后周期在4旬至4月之间，经前腹痛，乳胀连胁，胸闷，眩晕，少寐。平昔面色萎黄，腰酸，胃纳欠馨。脉缓，舌正红、苔薄。当时考虑，女子原本多郁，患者又因结婚三载未孕，多方求治罔效，以致家庭不和，抑郁寡欢而起，遂从肝郁气滞着手，以疏肝解郁、和血为法。方用柴胡疏肝散合四乌汤出入：醋炒柴胡、川芎各6g，全当归、京赤芍、江枳壳、青陈皮、台乌药、制香附各10g，粉甘草3g，橘叶15g。5剂。复诊时病情未转机，月水愆期43日始潮，腹痛不减。以往乳胀轻微，为时短暂，仅一二日即消；但药后乳胀反增，且痛，胀期延长至5日；当时未予介意，仍用原方去枳壳，加延胡索10g。5剂。仍不效，此次经期错后48日，除经行腹胀痛外，又见口干不多饮。自述情绪尚稳定。三诊时经进一步询问病史，知乃母现已七十二高龄。患者显系先天不足，是以年近“三七”而天癸方至，月水始通，尔后经期错后，经色淡而量少，两日即净。经前乳胀轻微，其少腹痛虽起于经行之初，但痛势悠悠而喜按，得热熨则适，待至经后两日方罢。结合其他见症分析后，修改诊断为：先天不足，精血亏耗，肝体有损于前，肝用独亢于后，且脾气亦伤，证属虚中夹实。法宗滋水涵木，柔肝和脾，略参理气解郁。取黑逍遥散合一贯煎意立方：熟地黄、云茯苓各10g，当归身、杭白芍、甘枸杞、菟丝子、川楝子各6g，醋炒柴胡3g，冬白术5g，粉甘草2g。10剂，嘱经净20天后服。四诊时知本次汛期仅错后19日，量仍少，但腹痛已减过半，乳胀仅一日，其势亦轻。药既应手，效方再大其制：熟地黄30g，当归身、菟丝子、仙灵脾、冬白术、川楝子、橘叶各10g，杭白芍、甘枸杞各15g，红花3g。10剂。五诊时主诉：本次汛水愆期8日而潮，乳胀腹痛几近于无，此素所未有者也。药既应手，未便更章。再予四诊方10剂。7个月后来诊，据云经期无不适，故未再服药。现因停经64天来诊，审得厌食、泛哕，经查为早孕，是妊娠恶阻之象。

**按：**本例以虚作实，一、二诊时从肝郁不达，气滞血瘀论治，忘却了“理气还防伤阴”的教导，其结果只能是辛温之品更加耗气伤阴，形成“香燥成胀”，其原本腹痛不胀者亦胀，胸乳已胀者增剧，加之口舌干燥。至此方知诊断不当，而致误之关键有三：一为表面现象所惑。存在妇女多郁的俗套观念，为经初腹痛、经前乳胁作胀、胸闷等足厥阴肝经表面气滞迹象所惑。二误于未询及父母年龄，以致忽略了先天不足的线索。第三，病情分析有两点出入：①腹痛虽起于经行之初，但其势悠悠然喜按，直至经后两日其痛始定，此血虚之征，非实证之象。②月水于19岁始初潮，尔后汛期错后，经色淡而量少，血虚已显，而经前血聚于下，虚象尤著，于是出现轻微的乳胀和胁痛，以及眩晕、少寐等症，而这些症状，并无实象可言。综上所述，本例在三诊时修正了诊断，认为证属肝肾两伤，虚中夹实，虚多于实，实来自虚，采用了虚实兼施、寓消于补的治法。根据《难经·十四难》“损其肝者缓其中，损其肾者益其精”的精神，以黑逍遥散合一贯煎为基本方。同时又根据景岳“善补阴者，必于阳中求阴，则阴得阳升而泉源不竭”的启示，加用了仙灵脾以助阳。由于药证相符，终于趋入坦途。

## 二十八、崩　中

李某，女，34岁，1981年11月18日初诊。平昔汛水愆期五七日，量较多，已经四载余。近月来每旬余即潮，今午适至，量多若崩，色多鲜，稍夹紫瘀小块。少腹无所苦，但觉头晕，心悸，神疲懒言，四末欠温，额上汗出，面色㿠白无华而浮。脉微细，舌淡苔白。一派气血亏虚之象，岌岌乎有厥脱之虞。“新崩宜止”，古之明训也，姑先塞其流。处方：红参9g，研极细末，顿服。另红参9g（另煎冲服），炙绵芪、生熟地黄各12g，当归身、生枣仁、清阿胶（炖化冲服）、陈艾炭各9g，炮姜1.5g，煅龙牡各15g，陈棕炭9g。伏龙肝30g，煎汤代水。1剂。次日复诊：崩势已定，刻下血量似汛水来潮之状。额汗已敛，四肢转温，眩晕心悸悉减。流既塞，源亦清矣。前方去红参末、煅龙牡，加锦纹大黄炭3g。2剂。三诊时崩中全止，诸恙日有起色。遂予归脾丸240g，早晚各服9g，以作“复旧”之计。后即瘥。

**按**：《济生方》云：“妇人月水非时而下，淋漓不断谓之漏下。忽然暴下，谓之崩中。”结合本例的起病情况及症状表现，符合崩中的诊断。《景岳全书》指出：“由漏而淋，由淋而崩，总因血病，而但以其微甚耳”这就是说，崩与漏是可以相互转化的。所谓“漏者崩之渐，崩者漏之甚。”尤其是治疗不当时，更容易由崩而漏，因漏而崩。所以对崩中的治法，应细加推敲。我们认为，《医学纲目》

所说的"治崩次第，初用止血以塞其流，中用清热凉血以澄其源，末用补血以复其旧"的主张是切实可行的。这一"塞流"、"澄源"和"复旧"的"治崩次第"，也体现在本例的治疗过程中。例如初诊用单味人参末吞服及用归脾汤合胶艾汤增损的汤剂，都是为"塞流"而设。由于本例属虚寒病例，所以不是用清凉药而是用温热的艾叶、炮姜、伏龙肝之属温摄以"澄源"，最后用归脾丸以"复旧"。这里还需要一提的是，在二诊下血已基本控制之际，立即参以小量大黄炭以化瘀。实践证明，这是为了防止离经之血结聚成瘕，或因瘀而漏，由漏再崩的有力措施。

## 二十九、经　漏

何某，女，30岁。罹泌尿系感染已4年，每年发作1~2次。1年半前又患黄带，量多，质稠，气臭，阴痒。内服龙胆泻肝丸，外用苦参、蛇床子、白矾洗剂即缓解。患者结婚7年未孕，月经如期来潮，有经前紧张症史。1989年12月下旬妊娠2月余，因家务事急躁而致脘腹胀痛，未及3日而流产。此后阴道一直出血已16个月，中间曾两次大出血，经妇产科给以刮宫、注射抗生素及止血药等治疗，效果不显，于1991年4月来我院就诊。现在症见：血色殷红，夹有紫瘀小块，量中等，质稠而粘，夹有带下，气臭秽。伴见形瘦，面黄，日晡潮热，神疲乏力，四肢困重，头晕，目眩而涩，口燥咽干，欲饮水，心悸怔忡，夜难入寐，胁肋隐痛，胸痞，乳胀痛有块，善太息，不饥少纳，纳后脘胀，肠鸣辘辘，大便溏薄，日必二三行，腰府酸痛。脉象滑数，舌淡红，苔薄，根部黄腻。

《诸病源候论·妇人杂病诸候二》云："故血非时而下，淋沥不断，谓之漏下也。"本例主症为阴道出血，历时16个月而不止。其出血乃流产后起始，虽非"非时而下"，然古往今来，均认为妇女具有经水淋沥不断之见症者为漏下，因而本例经漏的病名可以成立。

患者有4年热淋史，反复发作多次，加之黄带不断，此二证均属湿热内踞下焦，前者邪扰膀胱，后者邪袭胞宫。湿热浊邪蕴蓄胞宫日久，灼伤起于胞中的冲任二脉，血海沸腾，血得热则行，于是经漏不止。且血色殷红，其臭秽之气，稠粘之质，亦可为湿热浊邪之佐证。此属实、属热。《兰室秘藏》指出："因饮食劳倦，湿热下迫，经漏不止。"此指湿自内生，进而湿酿为热而成漏下。本例除内湿外，尚有外因感染，较之李东垣所云更深一层。

经漏发生之前，已有胁肋隐痛，胸乳胀痛，太息等肝郁气滞象征。本次又为重身之体，妊娠血聚养胎，肝之藏血已经不足，越发形成女子不足于血，有余于气的局面。且起病之由，为急躁气恼，"气有余，便是火"，志火内燔，灼伤隶属于肝肾之冲任二脉，以致血热妄行而成漏下的因素也应考虑。此属五志之火，与上述第二点之湿热又自不同。

症见神疲乏力，四肢困重，不饥不纳，纳后脘胀，肠鸣便溏等，是一派脾气亏虚之象。此次漏下之初，固无须责之于脾，但下血历时16月之久而不止，似不能说与脾虚无以统血无关。

"五脏之伤，穷必及肾"。更何况有日晡潮热，腰府酸痛等肾虚之象，以及因肾阴不充，水不涵木而致头晕、目眩而涩等风阳上扰诸症。

如上所述，本例的辨证结论是：湿热内蕴，属热属实；病位涉及肝脾肾三脏及冲任二脉和胞宫，其中肝肾为虚热，脾为虚寒。证呈虚实夹杂，寒热互见的局面。

本例由湿热淋而带下，由湿热带下而经漏，其浊邪深伏下焦已久。历来认为，中焦之湿热，"非辛不开，非苦不降"。个人认为，下焦之湿热，非苦不降，非淡不渗。经漏淹缠16

月，已经根深蒂固，若不予重剂，将无以遏其燎原之势。可用解毒四物汤加土茯苓、赤茯苓、建泽泻之属，取重药轻投法。

患者素乃肝血不足，肝气有余之质，此次又由恼怒起因，理应遵循“必伏其所主，而先其所因”的经旨以调肝。再者，“女子以肝为先天”，治肝之举，不容延缓，可采用柔肝体，疏肝用并进法。

一方面“五脏之伤，穷必及肾”，另一方面肾属先天，为五脏之根；五脏之气，非此不能发，五脏之液，非此不能滋。患者除肾经出现病变外，又有肝风上扰见证，是滋肾阴不仅可以自救，且能滋水涵木，作“隔一”之治法。可用二至丸以滋阴凉血、四乌贼骨一藘茹丸，以调摄奇经。经漏止后，可根据情况，采用左归饮以壮水抑火。

“久漏宜通”，此说具有普遍指导意义。之所以“久漏宜通”，是因为久漏多离经之血。《血证论》瘀血条云:“既是离经之血，虽清血鲜血，亦是瘀血。”又云:“故凡血证，总以祛瘀为要。”就本例而言，其证虚实夹杂，虚固宜补，实亦当泻，可参用《千金翼方》生地大黄方，取生地甘寒育阴，凉营止血；大黄苦寒直折，藉涤荡以祛瘀。瘀血去则血得归经，如此则不止血而血将自止。

上述解毒四物汤中的山栀、黄连、黄芩、黄柏，以及生地大黄方之大黄，均为大苦大寒之品，苦寒则伤中，更何况患者乃脾虚之体，势难任诸黄药力，唯有增入一味炮姜，一则寒热并用，可以互制互济。再如《傅青主女科》论固本止崩汤云：“黑姜引血归经，是补中又有收敛之妙。”又，患者已有心脾两亏见证，归脾汤亦在选用之例。

首诊：生山栀、炒黄柏各 6g，川连、炮姜各 3g，锦纹大黄 4g，生熟地黄各 15g，赤芍、女贞子、旱莲草、泽泻、制香附各 10g，土茯苓 20g。3 剂。服后漏下血量锐减八成，潮热未作，胃纳渐增，惟大便仍溏，日解四五次。

二诊：上方去山栀、女贞子、旱莲草，大黄减为3g；加乌贼骨20g，炒茜草10g。5剂。另，归脾丸120g，每日3次，每次10g。此方服至第3剂时，历时16个月的经漏停止，带下亦大有转机，大便日仅二行，除胁肋隐痛、胸痞外，他恙均日渐轻减。

三诊：生熟地黄各12g，山萸肉、甘枸杞、赤芍、白芍、炒茜草、制香附各10g，炒黄柏6g，乌贼骨、土茯苓、赤茯苓各20g，醋炒柴胡3g，炮姜1.5g。5剂。另，归脾丸120g。药后，经漏净而未再发，带下量少，臭气消失，眠食渐佳，仅大便溏，日二行。

四诊：归脾丸120g，每晨服10g；香砂六君丸120g，每午后服10g；六味地黄丸120g，每晚服10g。旋即痊愈。

**按：**久病应考虑虚实夹杂。暴病多实，久病多虚之说，当灵活看待。就本例而言，经漏16个月，病程已久，且肝、脾、肾三脏虚象毕露，此刻辨证为虚，本无可非议，然前此亦屡进固本止崩汤、归脾汤等鲜效，说明药证不尽吻合。我接诊后，认为虚象不容忽视，但从经漏的殷红之色、稠粘之质以及臭秽之气来分析，则实热见证已著；加之往昔又有淋史及带下现疾，显示湿热之邪方兴未艾。实以虚治为逆，虚实夹杂者，以虚治亦为逆，所谓“误补益疾”。可见辨证是一关键问题。治疗方面，查患者能自理生活及轻微劳动，可以胜任攻伐；否则因循贻误，湿热实邪一日不去，此虚体将一日不复。因而首诊时重在清利湿热，祛瘀生新，寓补于泻，此祛邪即所以安正之意。随着病机的转变，二诊补泻兼进以作过渡；三诊时重在滋阴扶脾，寓泻于补，此扶正即所以祛邪之意；四诊时转入调补，此善后之举。

关于泻药的行止。“实则泻之”，此一定不易之法。但证虽实而体已虚，虚实并见者，用性专攻伐之大黄及黄连解毒汤大苦大寒之品不应过量，宜小其制，如一、二诊是。当见效后，又应遵循“小毒治病，十去其八”的原则，中病即止，如三诊是。

方药加减的原委：首诊方服后，便溏由日二三行增至四五次，注意到苦寒易致脾阳受遏，故二诊时去山栀及二至丸，并减少大黄用量，另加四乌贼骨一藘茹丸以活血止血。同时参入归脾丸，目的在于趁邪消之际，助正复之力。三诊时经漏已止，即撤去大黄、黄连，仅留一黄柏以扫下焦余邪，并主用左归饮以滋先天而防龙相之火复燃。末诊用丸药作调补以竟全功。

## 三十、经后头痛

陈某，女，43岁。1946年农历3月1日初诊。头痛时作，偏右尤显，虽为势不甚，惟隐隐然无宁时，或似牵掣而痛。眩晕，甚则呕哕，纳少，心悸，神疲。舌淡红，苔薄，脉来一息五至，虚而有数意。询得每月必作，作则经旬方罢，急躁时则剧，已经三载有半，此次发作较之往昔尤甚。当时从肝风上扰，胆胃不和论治，方以天麻钩藤饮合温胆汤出入。处方：明天麻、淡黄芩、水炒柴胡各3g，香白芷、朱茯苓、制半夏、上广陈皮、嫩钩藤、姜竹茹各9g，石决明15g。3剂。4日复诊：头痛午前依旧，日晡暮夜较前增剧。形寒，寝食俱废，心悸益甚，神疲却又难以交睫。两日来已不能下榻。细询癸水情况，始知汛期如常，但每潮必量多，历时五七日始净。刻下经行四日，量多若崩，其头痛正多起于经期经后。可见其头痛之由，实来自血虚。于是用归脾汤出入。处方：潞党参、熟地黄各12g，炙绵芪、当归身、清阿胶（炖化冲）、生熟枣仁，远志肉、朱茯苓、桑菊各9g，龙眼肉10枚。2剂。6日三诊：药后经量大减，有欲净之势，心悸渐定，神情亦振，且能进食，惟头痛未除。改用归脾丸240g，每晚服9g，菊花茶过口，嘱下月经行复诊。4月2日四诊：昨暮汛水适潮，经量已减过半，头痛未作，略有晕意，余无所苦。嘱服上月4日复诊处方3剂，继之仍服归脾丸240g。如前法。遂瘥。

**按**：陈案之误，误在套法。总认为“高巅之上，惟风可到”，而“诸风掉眩，皆属于肝”。风阳上扰清空之窍，不痛何待？之所以今重于昔，乃因适值“春三月”“发陈”之际，肝木当令，其病应剧，此其一。其二，由此而产生肝胆同病，甲木化火，循少阳经脉而上，这就是痛甚于右侧额角及颞之缘由。其三，木旺必克土，风阳扰胃，于是乎纳少、呕哕诸疾丛生。基于诊断谬误，以致处理失当，尤其柴胡、白芷温升之品耗气伤血，所以痛势反增。复诊时细思“套法”失灵，必有原委；考虑到患者年逾“六七”，已近经绝之年，或许此即症结所在，亦未可知。通过问诊，得悉经量过多已三年有半，而其痛又出现在经期及经后，可知其痛实由经病而来。《女科经纶》指出：“妇人有先病而后经不调者，有因经不调而后生诸病者。如先因病而后经不调，当先治病，病去则经白调；若因经不调而后生病，当先调经，经调则病自除。”这实质上是《内经》中所说的“必伏其所主，而先其所因”的宗旨。经改用归脾汤以治其本，略参平肝熄风之品以理其标而愈。

## 三十一、经后盲聋

唐某，女，49岁。1981年8月29日初诊。年届“七七”，天癸将竭，今反经行之初，量多若崩已七月，色淡不鲜；经行三日后，量虽减而淋漓七、八日始净。腹不痛而坠，尔后眩晕，神疲懒言，怯冷，面色无华，心悸；进而目盲视物不清，两耳似聋失聪，动则汗出。脉象虚细，舌淡、苔薄白。证属肝肾亏虚，冲任之气不固，气不摄血使然。询知昨晨汛水适潮，姑为养肝肾，益气血，兼以摄血，方用景岳三阴煎合四乌贼骨一藘茹丸加味。处方：台参须6g（另煎冲）、大有芪、当归身、炒茜草各10g，熟地黄、乌贼骨各20g，杭白芍15g，山萸肉、炒枣仁各12g，炮姜1.5g，炙甘草3g。3剂。9月1日复诊时云，此次经量已减过半，且四日即净，未出现目盲、耳聋等症，前方去炮姜，加菟丝子12g。3剂。9月~10月间，经前期一周服十全大补丸120g，每日3次，每次6g；经行期仍服8月29日方，经后期晨服两仪膏1调羹，晚服六味地黄丸10g。计一周，症情稳定，遂停药，盲聋症状未再发生。

**按：**“女子以肝为先天。”今“七七”之年，经行若崩者已七月。据证而论，为先天肝肾与冲任气血久衰。《素问·五脏生成》谓“肝受血而能视”，今经量过多，肝失藏血，肾失藏精，无以滋濡其外窍，以致目盲、耳聋病变。为此用景岳三阴煎从肝肾脾着手，补养气血，同时参入山萸肉、四乌贼骨一藘茹丸以治奇经；复诊时加菟丝子助熟地黄以填补肾精。后以六味地黄丸合两仪膏以燮理阴阳。

## 三十二、子　淋

洪某，28岁。1982年6月30日初诊。妊娠已近五月，昨日突然恶寒发热（体温39.3℃），有汗，头晕痛，周身酸痹，腰府且坠，口渴不多饮。小腹胀坠，小溲频数，昼夜达数十次之多，色赤，溺窍中痛。脉象滑数有力，舌边尖红，苔前半淡黄，舌根黄腻。尿常规：蛋白+，白细胞3+，红细胞3~5/HP。证属子淋，由湿热内侵，暴雨外淋，寒伤藩篱，热扰水腑所致。法当辛散解外，苦寒清里。慎防坠胎之变。仿五苓散合滋肾通关丸意立方。处方：川桂枝9g，羌独活、香白芷各10g，茅白术（各）9g，赤茯苓15g，木猪苓10g，肥知母6g，炒黄柏12g，龙胆草6g，萹蓄12g，竹叶30片，2剂。

7月2日复诊：前投辛温合苦寒之剂，果然各得其所，寒热悉退，头痛已定，腰府酸坠日有起色，小溲数欠、溺痛、腹胀诸恙亦减其半；表已解，里渐和，佳兆也。前方去桂枝、羌独活、白芷、龙胆草，加官桂3g，生山栀、银翘各10g。三诊时除腰府微酸外，它无所苦。尿常规：蛋白痕迹，白细胞5～7/HP，红细胞0～1/HP。复诊方中去知母，加川断肉15g，3剂。四诊时无任何不适，尿常规均恢复正常，遂停服汤药，改用知柏地黄丸120g，每日三次，每次6g。遂瘥。

**按**：《沈氏女科辑要》指出："妊娠淋曰子淋，小便频数，点滴而痛。"这一症状叙述，与本例所见略同。《诸病源候论·妊娠患子淋候》云："妊娠之人，胞系于肾，肾患虚热成淋，故谓子淋也。"本例年轻力壮，此次发病仅两日，既非体弱，亦无久病多虚征兆，因而不同于巢源所指的子淋病机。查洪姓患者外症见恶寒发热，其热不为汗衰；内证小腹胀急而坠，小溲短频，淋痛不爽的见症，与《伤寒论·太阳病》篇中所述的"太阳病……若脉浮，小便不利，微热，消渴者，五苓散主之"的主症不尽相同；且前者为子淋病，后者为蓄水证，两者名称各别。但太阳经邪内传之腑，膀胱气化失司的病机，有其相似之处；故仍用五苓散，临床效果满意。这又体现出"异病同治"说的正确性。

《胎产证治》云："子淋，亦湿也，湿则渗之，因膀胱积热……"此论与本例湿热偏重的病机颇为吻合，论理本可用八正散之属，然重身之体，按例忌用渗泄滑利破瘀峻品以免损伤胎气，故改用滋肾通关丸加龙胆草，重在清泄下焦湿热，兼取知母以防渗利伤阴之变。此妊娠用方特点，亦属权宜之计。

## 三十三、子　痢

【例1】 刘某，25岁。1981年7月27日初诊。炎夏天暑地热，夜晚饱食后露宿，暑湿内侵，脾运不及，宿食不化，阳明受病，以致恙初腹痛阵作，且觉胀坠，滞下赤白冻腻，赤多于白，昼夜约五十行，里急后重。初因重身六月余，不敢就医；继之医者明哲保身，基于病重药轻，以致淹缠十三日下痢如故；迩来频频临圊而无粪便，虚坐努责，所下仅极少量赤冻而已。五日来寝食俱废，口渴喜冷饮。询得无泛恶呕吐，虽未入噤口之列，然脉象滑数，舌红有芒刺，苔前半黄腻，近根部浊厚，一度呃逆，形体羸瘦，神情疲惫。脾胃气阴已伤，而湿热积滞犹在；刻处正虚邪盛之际，若再养痈贻患，则母子将难生望。拟益气养阴，通腑祛邪。处方：太子参 30g，大麦冬 15g，煨葛根 10g，川雅连 3g，淡黄芩 6g，锦纹黄 6g（后入），全当归 10g，地榆炭 15g，煨木香 6g，炙荷蒂 3 枚，苎麻根 30g。1 剂。

28 日复诊：昨从正虚邪盛论治，投寓补于消之剂，药后尚合病机，白昼下痢约二十行，入夜四行；今日自辰至午分，仅临圊者三，下痢之数已减其半。腹痛缓，后重轻，气分渐和之象；赤冻少，夜寐安，血热得清之兆。尤可喜者，今晨已进糜粥数匙，食后尚安，胃气来复矣。再以退为进。前方去当归，加煨白芍 12g，大黄减为 5g，1 剂。三诊时昼夜下痢仅八九行，且见稀粪，腹痛后重又减，每餐能进稀饭一碗。四诊时下痢即止，并能下床行走，先后加用过白术、山药、砂仁等，共服药 6 剂而愈。

**按：**本例日承炎夏暑热之迫，夜受湿露凉气之袭而起病。昔贤谓“夏暑发自阳明”，阳明者，胃与肠也。暑热内伏肠胃于先，湿邪继犯脾土于后，湿热熏蒸，脾运不及，以致饱食后无力运化，于是酿以为痢。痢疾古称滞下，滞下者，所下乃邪湿交阻之积滞也。患者腹阵痛而下后痛减，治法当通；而形瘦神疲，谷不沾唇，舌红诸象，又当补益。此理人尽皆知。惜乎拘于怀妊，不敢深入，以致治而无功。“有斯症，用斯药，”此亦一定不易之理。为了全面照顾，我们根据下痢伤阴，不食耗气为虚，“虚则补之”以及“无积不成痢”新病多实，“实则泻之；”“治病即可以安胎”的治则，毅然采用了消补兼施的方药，投以参、麦益气养阴以扶正，葛根、芩、连以鼓舞胃气，清化湿热，大黄通腑去积。再遵照“气调则后重自除，血和则便脓自愈”的准则，以当归、地榆和血凉血，木香和中调气。再以荷蒂开胃升清，苎麻根凉血安胎。药证相合，收效较速。本例成功之处，在于初诊即掌握了《内经》“有故无殒”的原则；在二诊时大黄即减量，并去有活血作用的当归，三诊即去大黄，加白术培土安胎。这些又都体现出妊娠用泻药，一则宜“小其制”，勿使过量；再则宜按照毒药治病的意见，“衰其大半而止”，得效则“止后服”。这是关于妊娠用药理应效法之处。

【例2】 蒋某，26岁。1972年8月12日初诊：炎暑劳作，汗出津伤口渴，暴食瓜果过量，中土运化不及，大肠传导失司，暑湿化而为痢，滞下赤白冻腻，赤多于白，日达40余次，中脘痞胀，腹痛阵作，里急后重，大孔灼痛，身热（体温38.1℃）有汗，口干苦，欲饮水，不饥不纳，小便黄赤。舌质偏红、苔黄腻，脉滑数。证方八日，刻在鸱张之际，尤可虑者，重身七月，用药须防投鼠忌器，姑为清泄阳明，调气和血，仿白头翁汤出入。处方：白头翁、北秦皮、煨白芍、当归身、茅术、白术各6g，煨木香3g，西砂仁（后下）、川雅连、粉甘草、肉桂心各1.5g，赤白扁豆花各2串。3剂。

8月15日复诊：身热反增（体温38.9℃），且烦，便次不减，冻腻悉化为赤，腹痛益甚，寝食俱废，今晨齿鼻皆衄，慎防热毒入血，神昏之变。再凉其血，必得身热退，下痢减，方为稳当。前方去茅白术、肉桂心，加生地黄12g，水牛角15g，粉丹皮6g。3剂。2日内服完。

8月17日三诊：烦热未减（体温38.8℃）。腹痛拒按，下痢依旧，昨夜一度谵语，舌苔中心老黄浊厚。湿热毒痢，凉之不应而反神迷，得毋为阳明热炽，上扰神明耶？病临险境，谚云“不入虎穴，焉得虎子”？再仿白头翁汤合小承气出入。处方；白头翁、北秦皮、枳实、生大黄（后下）、全当归、粉丹皮各9g，煨木香6g，川雅连、粉甘草各3g，赤白扁豆花各2串。1剂。翌日复诊，云服上药后仅下痢5次，量较多，尚有赤冻，腹痛已减什八，体温降至37.5℃，晨起已进食，前方枳实、大黄均减为6g，续服2剂而愈。

**按**：痢疾因热结阳明而起者，理宜通腑泄热，虽妊娠亦宜适时攻邪，以收祛病护胎之功。若因循失下，则阳明胃脉上通于心，可出现神昏谵语之变证。

本例内则滞下赤白冻腻，外则身热不清，因而热痢的诊断可以成立。根据《金匮》“热痢下重者，白头翁汤主之”，以及“气调则后重自除，血和则便脓自愈”的法则，初诊以白头翁汤为基本方，加香、砂调气以除后重，参归、芍和血以治便脓，亦在情理之中。然而药后反增心烦、衄血，复诊后又见谵语，三诊时知处理欠妥，其失当之处在于：①忽视了积滞。患者病因之一为暴食瓜果，生冷与谷食积于中焦，成为致病之渊薮，所谓“无积不成痢”。方中虽有香、砂之属，惜乎用量偏小，于事无济。②复诊时滞下纯赤，且见衄血，是热毒渐深入血，本着“务在先安未受邪之地”的宗旨，于前方中去辛温之术、桂，参用犀角地黄汤，似无不妥之处，问题是对黄腻舌苔未引起足够的重视，以致再一次错过通腑泄邪的机会。③过多考虑重身之体，在阳明腑实之象毕露时，才遵“有故无殒”的经旨，仿效小承气釜底抽薪，以作“亡羊补牢”之计，果然“陈莝去而肠胃洁”。于此可见辨证细致，用药恰当的重要性。

【例3】 冯某，29岁。1992年9月3日初诊：妊娠已近三月，先是食少呕吐四旬，孰料恶阻未已，于六日前又增下痢赤白冻腻，日必七、八行，腹痛阵作，里急后重，发热（体温38.6℃），略进糜粥辄吐，饮水亦呕。舌质红，苔薄黄而根部腻，脉虚数。湿热中阻，足阳明胃气阴两伤。伏思湿热之邪，非辛不开，非苦不降，证属噤口，仿开噤汤意立方。处方：川雅连3g，淡黄芩、炒黄柏、枳壳、生山栀、制半夏、当归身各6g，煨白芍、怀山药、大麦冬各10g。1剂。

9月4日复诊：身热虽退，而腹痛滞下未已，尤可虑者，谷不沾唇，强纳之辄吐，口渴益甚，饮水即吐，神情疲惫，胃气大伤矣。夫有胃则生，无胃则死，经有明训，姑拟重养其胃，再商其余。处方：潞党参、石莲肉、煨白芍、大麦冬各15g，铁皮石斛、北沙参、白扁豆、姜竹茹各10g，粉甘草3g，陈仓米30g。1剂。另香连丸6g，早晚各服3g。

9月5日三诊：口渴大减，饮水已不吐，惟仍不思食，胃阴渐生，胃气未复，询得下痢仅五行，前方加白术10g。2剂。四诊时下痢已止，且能进食，于三诊方中去北沙参、石斛，加怀山药12g。3剂。香连丸9g，每晨服3g。药毕病瘳。

**按：**噤口痢属重证，妊娠噤口尤为险恶。患者先罹妊娠恶阻，呕吐四旬未已，中土气阴两伤，此为病之本；继患下痢一周，湿热内蕴，此乃病之标。本例初诊时以《丹溪心法》“噤口痢者，胃口热甚故也”为指针，予开噤汤重在祛邪。服药后不仅滞下未已，竟至谷不沾唇。根据《内经》“浆粥入胃，则虚者活”的指示，可以理解决定噤口痢预后的关键在于能食与否，治疗后能食者吉，不能食者凶。考虑到关门不启，脾胃气阴两伤，是形成噤口痢的重要病机，因而复诊时着意扶正，重在滋养胃阴，仅以小量香连丸祛邪，果然胃关得启，一投而吐止，再服而痢止能食。于此体会到妊娠噤口痢因脾胃气阴两虚者，理应先本而后标，重养胃而轻祛邪，方能奏功。否则本末倒置，治必罔效。

噤口痢多发生于高年及体弱患者，此证症结在胃，乃痢疾中之最危重者。尽管湿热是其基本病机，但因胃中气阴先伤，此刻重在安胃，慎用或少用苦寒，以免“虚虚”之变。

## 三十四、胎　漏

朱某，29岁。1981年4月16日初诊。形瘦，多火之质也，证诸平昔急躁易怒可知。刻下怀妊八旬，日前因情绪激动，当觉胸闷胁痛，翌日午前即突然下血，量多，色鲜，继之小腹隐痛，其势不甚，腰府酸坠，眩晕，耳鸣诸症丛生。询得口虽干而不欲饮，心悸，心烦，夜寐欠安。自发病始，即胃纳呆钝。脉象滑数，舌边尖红，苔薄黄。证属肝阴有亏，肝气化火，火灼血分，血热妄行所致，慎防坠胎之虞。拟滋阴降火，柔肝凉血，辅以理气。处方：生熟地黄（各）15g，甘枸杞12g，杭白芍15g，女贞子、墨旱莲、清阿胶各10g（烊化服），黑山栀、粉丹皮各9g，川断肉15g，制香附10g，苎麻根30g。2剂。

18日复诊：昨暮下血已止，腹痛若失，胃纳迭增，腰酸亦有起色。药既应手，再填其肾精，以作安胎之计。前方去女贞子、旱莲草、黑山栀，加菟丝子12g，桑寄生12g，冬白术10g，3剂。

21日三诊：腰酸已愈十之八九，眩晕、心悸均有转机，惟仍夜寐欠安，且心烦未已。再参仲师方。处方：生熟地黄（各）15g，甘枸杞12g，生枣仁15g，肥知母9g，朱茯苓神（各）12g，冬白术10g，菟丝子12g，川断肉15g，清阿胶、（烊化冲服）、制香附各10g，苎麻根30g，3剂。遂瘥。

**按：**“冲为血海，任主胞胎。”肝为藏血之乡，主疏泄，喜条达，一旦肝气违和而郁结，则气滞于先，血瘀于后，累及冲任，胞脉失系。或血虚肝失所藏，血海不充，胎儿失养。或如本例肝血不足，肝气郁勃，“气有余，便是火，”血受火灼而溢致成胎漏，损及胎气者，临床并不罕见。可见肝于妊娠之体关系匪浅，“女子以肝为先天”之说，绝非偶然之谈。一般地说，妊娠期间的生理特点是血聚养胎，于是相对地阴血偏虚。阴不足者则火旺，火灼络损则血溢，所以《丹溪心法·产前》篇云：“产前宜清热，令血循经而不妄行。”由于本例属志火而非外感实火，故以杞、芍柔肝治本为主，丹、栀降火治标为辅。此其一。其二，肝虚则子盗母气，以致腰府酸坠、耳鸣等肾虚见症出现。既然肝病及肾，则理所当然地要以二黄散合二至丸滋水涵木，凉血止血，所谓“虚则补其母”，此“隔一”治法。

“胎气系于肾”和“胎气系于脾”的论点，既有其理论价值，也有其实践意义，这是毋庸置疑的。以本例而言，当复诊下血已止时，即参入菟丝子、桑寄生，此二味与初诊方中之阿胶、川断相合，即成张锡纯氏治滑胎之寿胎丸，用之以补先天；再参白术益后天，两补脾肾的目的，在于维护胎气。三诊时少寐、心烦，与《金匮》酸枣仁汤症见证相符，遂用其方出入而竟全功。

## 三十五、妊娠腹痛

张某，23岁，1980年5月18日初诊：妊娠四月余，近三月来，眩晕头疼，寝食俱废，强纳之辄呕哕，形体益瘦，还是恶阻之象，乃怀麟之后讳疾忌医使然。月前感寒而腹痛，刻下痛无虚日，得热熨稍适，下肢肿，小溲量少，大便溏薄。脉象细弱，舌正红，苔薄白，根部腻。寒湿内蕴，枢机不利，升降失职。法当温化寒湿，调和中州。附子理中汤主之，干姜人参半夏丸亦主之。止腹痛在斯，治恶阻亦在斯。处方：淡附片、淡干姜各5g，潞党参15g，茅白术、上广皮各10g，制半夏6g，炙甘草、淡吴萸、西砂仁（后下）各3g，煨姜3片。3剂。21日二诊：呕恶渐减，便溏亦止，腹痛稍缓，惟眩晕头痛依旧，初以为已获小效。遂于原方中去吴萸，加茯苓15g。3剂。三诊时诉下肢浮肿渐消，惟腹痛未减，头晕疼尤剧，口干欲饮。望诊舌边尖转红，知温热太过，有化热生风趋势。当时考虑，《内经》谓“诸风掉眩，皆属于肝”，且“脾主大腹”，今头晕疼而大腹痛，加之肢肿，便溏，肝脾见证颇显。《金匮》有“妇人怀娠，腹中疞痛，当归芍药散主之”的记载，该方药性平和，无寒热偏颇倾向。遂列方如下：当归身、冬白术、木猪苓、建泽泻、上广皮各10g，杭白芍、赤茯苓各20g，潞党参15g，炙甘草、西砂仁（后下）各3g，淡黄芩6g。2剂。26日四诊：前议肝风扰于上，脾湿注于下，阴血亏于内，以致头为之晕痛，足为之浮肿，大腹亦为之作痛。予仲师当归芍药散合芍药甘草汤增损。药证相对，以致腹痛十去其七，足肿亦消什八，且呕恶未作，渐思纳食矣。前方去猪苓，加桑叶、菊花各10g，嫩钩藤12g。3剂。五诊时自述腹痛已止，除稍觉眩晕、体力未复外，他无所苦。最后处方为：潞党参15g，杭白芍20g，炙甘草3g，上广皮6g，苎麻根30g。3剂。

**按：**本例为腹痛喜热熨、大便溏、下肢肿等因血虚、气弱、湿盛而形成的病变，却又有类似寒湿的表面现象所惑，此失误之一。其二，聆听了感寒的现病史，而忽略了妊娠血聚养胎，以致相对血虚，与夫恶阻后三月余进食甚少，气血生化乏源的因素。迨至三诊时不仅腹痛未减，反而眩晕头疼日增，且口干欲饮、舌红等火热之象渐露，始知辨证有误。经过推敲，认识到目前病机应该是气血双亏，脾湿不行，虚风上扰，于是选用了当归芍药散合芍药甘草汤，藉以养肝缓痛，健脾利湿，至于参入黄芩之意，一则因前此误投温热之姜、附刚剂，以致化热动风，用之以凉解清肝，再则配白术安胎，以防不测之变。四诊时主症轻减，于是又参入熄风之品。五诊时大局已定，仅予调理之品而愈。

## 三十六、产后发热

张某，25岁，产后7天，因临产感寒，发热已4天，无汗，头晕疼，乏力，口中和，不欲饮，恶露未净，少腹微痛，大便数日未下，舌淡苔白，脉浮无力。恙由新产血虚，客寒外凑，邪虽在表，然恶露未净，须防热入血室。经谓"善治者治皮毛"，姑为辛温散寒：桂枝、荆芥、防风、豆豉、川芎、白芷、陈皮、甘草、葱白。1剂后，未见汗出，表邪不解。认为病重药轻，桂枝用量由6g增至9g，续服1剂，依然未见汗出，恶寒发热，面色㿠白，便秘不欲临圊，细询知临产时出血量多，证属"夺血者无汗"，汗不出则邪无从出，改予养血解表之剂：熟地黄20g，当归身、香豆豉各12g，荆芥、防风各4.5g，川芎、白芷、桂枝、陈皮各9g，葱白5枚。服1剂微似汗出，2剂汗出遍体而解。

**分析：**本例为新产血虚的表寒证，予辛温解表之剂，本无不合，何以药后不汗？盖得汗机理，需阴津为材料；阳气为运用；腠理之开泄。汗血同源，血亏则无汗，故初、二诊投发汗之剂而不汗；三诊时养血与发散同用，标本兼顾，得汗而解。或曰，表寒外束，投以归地，有无恋邪之弊？盖补散兼施之剂，自古有之，如益气解表之用人参败毒散，养血解表之用葱白七味饮，及加减葳蕤汤滋阴发汗，再造散助阳发汗等皆是。补散兼施，既补不留邪，又散不伤正。

## 三十七、产后高热

刘某，27岁。1981年7月18日初诊。新产卅四朝，发热卅三日，体温37.8℃～39.7℃，朝轻暮重，且畏风寒，有汗不解，头晕疼，周身酸楚，脊背痹痛，口中和，不欲饮，不咳不呕，胃呆纳少。恶露量虽少而仍未净，少腹无不适。据云昨夜曾有谵语，今日尚神清。脉浮数，舌正红，苔薄白，桂枝汤证也，即以其法治之。慎防热入血室之变。处方：川桂枝5g，赤白芍（各）10g，粉甘草3g，羌独活、左秦艽、香白芷、川芎各9g，紫丹参10g，生姜3片，大红枣5枚。1剂。

19日复诊：药后汗出津津，形寒即罢，身热亦减过半，体温37.3℃～37.7℃，邪从汗出矣。原无里证，今又幸得热退，愈期在望矣。前方去秦艽、白芷，加鸡血藤15g，陈皮9g，连服2剂而愈。

**按**：本例属桂枝汤证的诊断是无疑的，但有两点尚须作讨论：①发病卅三日，何以表犹未解而桂枝汤证仍在？②盛夏酷暑节令，且发热不退，此时此地，用桂枝汤是否犯"阳盛则毙"之诫？我们认为：①新产后百脉空虚，客邪因而凑之，营气不和于先，卫气不偕于后，营卫不和，以致恶寒发热交作。正由于产后正虚，无力驱邪外出，以致淹缠不解。此类情况，古已有之。例如《金匮·妇人产后病》篇中指出："产后风，续之数十日不解，头微痛，恶寒，时时有热，心下闷，干呕，汗出，虽久，阳旦证续在耳，可与阳旦汤。"尽管有认为阳旦汤即桂枝汤，有认为阳旦汤即桂枝汤加黄芩二两或桂枝汤加干姜、黄芩之别，但产后病经数十日而仍用桂枝汤治疗是有先例的。②本例用方，与"桂枝下咽，阳盛则毙"的说法并不相违。因为患者其热在表面而非阳热证。此外，女科有"产后宜温"，之说，因为产后气血不足，"宜温"有寓温于补，"补必兼温"之意。且温不伤中，借以资其生化之源。桂枝汤全方五药，具辛、甘、酸三味，它既是"辛甘化阳"，符合于"产后宜温"的病理特点；而且"酸甘化阴”，可免发热伤阴耗液之变。至于季节用药，确有一定参考价值，但主要的应该是掌握“有斯证，用斯药”的精神来辨证论治。

## 三十八、产后头痛

徐某，32岁。1974年7月8日初诊。自幼形瘦，多火之质也，近五载来产育者三，阴血暗耗已久。自述平昔眩晕本属常事，前年初春，二产后未瀰月即头痛。刻下新产十一朝，头痛已九日，昼重夜轻，自巳上至未中，其势尤剧，剧则如锥如灼。询得痛在两侧额角足少阳胆经之分，日晡两颧红赤，目干而涩，羞明畏光，齿衄，口干且苦，欲饮，饮水不多。腰府酸楚。时而胸次窒闷，烦躁易怒。夜寐欠安，交睫则乱梦纷纭。胃纳欠馨，大便干结，五七日始一临圊。恶露有欲净之意，少腹无所苦。脉虚数，舌红，苔净，近舌根部黄。此素体阴虚，加之新产伤血，阴愈虚则阳愈亢，血不足则气有余，气化为火，故若斯耳！然五志之火，非专事苦寒直折所可竟功，须究其所以酿火者。拟益肝肾之阴以治本，熄肝胆之火以理标。处方：生熟地黄、杭白芍、甘枸杞各12g，女贞子、生山栀各9g，粉丹皮6g，桑菊各9g，石决明、生枣仁各15g，嫩钩藤9g。3剂。另龙胆泻肝丸18g，每午前服6g。嘱安心静养，戒怒，忌食辛辣味。

7月11日复诊：前议肝肾不足，风火上扰，予填下清上之剂，头痛已减什六，眩晕亦有起色。刻下目已能张，口干渐止，阴液来复之兆；齿衄未作，大便通畅，虚火渐敛之象。惟时值暑令，阳热为虐，虽有转机，幸勿掉以轻心。前方去龙胆泻肝丸，加黄郁金9g。3剂。三诊时仅于午刻似有头痛，未几即已。四诊时头痛全止，他恙亦均好转，加用过制首乌、淮山药，共服药12剂。

**按**：女科“产后无热”，“产后宜温”之说，乃是一般情况而言。然疾病有常有变，必须以变应变。即以本例而言，两年前产后已有阴虚阳亢头痛病史，此次又值炎暑阳盛之际，适逢大产失血，其为阴血大伤，不问可知。《沈氏女科辑要》指出:“阴虚于下，则阳易上升，致头痛者”此说甚是。查徐姓患者之病机为下虚上实，属《素问·五常政大论》中之“气反”范畴。为此，采用了“病在上，取之下”的治则。据《静香楼医案》“欲阳之降，必滋其阴”之意，我们以地、芍、枸杞、女贞等为主药，此其一。其二，肝为刚脏，主藏血，体阴而用阳。患者素本阴虚之体，复加新产失血，于是肝体失养而肝用独亢，以致胸闷、烦躁、易怒等肝气化火诸症丛生。又肝与胆脏腑相连，肝病及胆，胆火循本经上炎，终致两侧额角作痛。《尚书·洪范篇》云:“火曰炎上，炎上作苦。”今口干而苦，亦属胆火之征。因而参用丹栀以清肝胆之火，桑菊、钩藤之属以熄肝风，石决明潜阳，标本兼顾，收效迅速。

## 三十九、产后腹痛

【例1】 李某，26岁。1982年6月24日初诊。患者于11个月前行阑尾切除术，以后常呼切口处疼痛。本月10日足月分娩，产程顺利。今晨7时左右突然下腹部疼痛，呈阵发性，呕吐3次。产后未大便。西医检查见腹部膨胀，肠型明显，肠鸣音亢进。X线报告有多数气液平面。诊断为粘连性肠梗阻。因新产体弱，家属拒绝手术，当晚转中医科治疗。刻诊少腹胀痛阵作，痛甚如绞如刺，拒按，不转矢气。病初小溲不畅，量极少，今已半日余未得小便。全不思食，口渴欲饮，身热，痛时额上汗出。脉象弦数，舌偏红，有紫气，苔黄腻，近舌根部浊厚。询知大产甫五朝，恶露甚少，色紫成块；自昨暮起始，恶露点滴全无。刻下序届长夏，显系湿热内侵水腑，膀胱气化不利，气滞血瘀下焦，大肠无以传导。证属关格，险候也，当防其变，桃核承气汤主之，下瘀血汤亦主之。处方：桃仁泥、当归尾各12g，官桂3g，瞿麦、白扁豆各9g，六一散20g（布包），锦纹黄9g（后入），制香附12g，莱菔子20g，䗪虫5g，太子参20g，元明粉6g（冲服），1剂，嘱4小时服一次。服药后未几，即肠鸣辘辘，一度腹痛反剧，额汗多，旋得矢气，继之临圊得大便少许，1小时后又大便一次，量较多，色黑，小便亦通，腹胀痛随之锐减。翌晨复诊，于原方中去元明粉，续服1剂，腹胀痛即瘥，恶露渐多，继与生化汤加味调治而愈。

**按：**《诸病源候论·关格大小便不通候》云："关格者，大小便不通也。大便不通，谓之内关；小便不通，谓之外格，二便俱不通，为关格也。由阴阳气不和，营卫不通故也……关格则阴阳气否结，腹内胀满，气不行于大小肠，故关格而大小便不通也。"对照李姓患者，其主症为产后腹痛，但其痛之来由，在于"小大不利"，这与巢源的记载基本吻合，因而中医认为属"关格"的诊断是可以成立的。查患者肠痈术后，其痈疡处气血运行不畅，出现瘀阻病变，因而常见腹痛。此次临产于长夏季节，其当令湿热之气，乘产后百脉空虚之际而入，致使往昔气血痹着之处愈窒，一时间大肠无以传导，膀胱不能气化，此时此刻，清者不升，浊者不降，以致上则呕吐频作，下则"小大不利"，"不通则痛"而腹胀痛阵作。为此，清除湿热，疏导气血，藉以祛除病因，使小大通利，果然"通则不痛"。

【例2】 陈某，27岁，1979年2月27日初诊：患者一贯身体瘦弱，有胃痛病史。刻下大产两朝，临盆时出血量多，腹痛一日余，得热熨稍安。面色苍白，心悸，神疲乏力，形寒怯冷，谷食不思，恶露量少。脉沉细，舌淡苔白。从血亏气弱寒凝论治，方用当归建中合十全大补出入：当归身、生黄芪各

10g，杭白芍30g，肉桂心3g，炙甘草5g，潞党参、朱茯苓、熟地黄各15g，生姜3片，大红枣5枚。2剂。28日复诊，诉云昨午服头煎后情况尚好，晚服二煎不久，腹痛转增，尚有一帖药不敢再服。触之脐下有一硬块，其大若拳，拒按，恶露几无。已知为儿枕痛，遂以生化汤合桃红四物汤出入：桃仁泥、当归尾、京赤芍、制香附各10g，熟地黄、延胡索各12g，川芎6g，炮姜5g，肉桂、红花各3g。2剂。上药服后下紫瘀块，腹痛即缓解，按之已柔软，能进食，转用初诊方去白芍，加赤芍12g，柏子仁10g。3剂。四诊时诸恙悉减，谷食日增，仍投三诊方3剂而瘥。

**按：**本例气血亏损，已成虚寒状态的诊断不应排除，遗憾的是对新产血瘀的可能未加考虑。其失误之处在于：①未曾触诊，不知小腹有硬块，以致将极普通的儿枕痛忽略；②判断欠妥，以得热熨稍安为喜按；③为失血过多而出现的各种虚象所迷惑，放弃进一步了解病情。在二诊时因药未尽剂而招致腹痛转增，且原本不多的恶露又近于无，此刻方知有误，乃修正诊断为虚中夹实，虚为本而实为标，“急则治其标”，先用《傅青主女科》治“新产块痛未除”的生化汤合桃红四物汤，以煖宫逐瘀而腹痛缓解后，仍用十全大补以竟全功。这里也体现出辨证论治、标本缓急的灵活性和优越性。

## 四十、产后血晕

倪某，31岁。1980年11月29日初诊。前日辰时临产，越两昼夜于今午始产出。分娩后血出如潮，自述眩晕难支，心慌，胸闷如重物压抑状，泛哕；不旋踵而神昏不知人事，四肢逆冷（腋下体温35.1℃），汗甚多，脉微细，尺脉几近于无，舌淡晦，苔薄白。证属产后血晕，由伤血耗气而起。刻下脱证已露，势有气血衰竭，阴阳离决之变，先固其脱为是。处方：

野山人参9g，研极细末，立即用开水调匀灌入。另人参15g，淡附片9g，山萸肉12g，大有芪15g，左牡蛎30g，花龙骨15g，龙眼肉10枚。1剂。浓煎频服。30日复诊：据云汤药服后约二小时，先是冷汗收敛什七，继之目张，虽能启唇，但语声低微，难辨其意，且进糜粥一匙。今晨四末渐温（腋下体温35.9℃），冷汗大减。看来阳气已回，再益其血，务使“阴平阳秘，精神乃治”。前方加阿胶10g（炖化冲服），鸡血藤10g，陈皮9g。1剂。12月1日三诊：肢体转温（腋下体温36.2℃），虚汗亦敛，今晨已进糜粥。自述尚觉目暗头昏，视物模糊，稍动则房屋转摇而心悸，四肢无力，手不能持物。症情较前已有起色，前方再填其精。处方：老山人参6g，大有芪、熟地黄各15g（砂仁1.5g拌蒸），山萸肉12g，清阿胶（炖化冲服）、鹿角胶各10g（炖化冲服）、石决明（打碎先煎）、朱茯苓各15g，陈皮9g，龙眼肉10枚。另紫河车粉18g，每日3次，每次3g。2剂。四诊时已能坐起，每顿进糜粥1碗，自觉除眩晕、乏力及夜寐欠安外，它无所苦。前方加炒枣仁15g。3剂。遂瘥。

**按**：产后血晕发生于胎儿刚出生后，轻则眩晕，不欲言，或语声低微，一时心悸，胸闷，不能自主，重则神昏不省人事。临床虽分虚实二证，据我们观察，总以临产时失血过多而形成血虚性眩晕，或产程延长，因用力努挣而耗气太过，属于气虚性血晕，或气血两虚性眩晕为多见。本例患者高年初产，产程过长，努挣耗气，失血伤血，血虚气弱，气血一时不相顺接而晕厥，再结合见证分析，当属气血双亏之血晕。此刻肢冷，汗出不止，脉微细，两尺似无。病情已发展至阳气式微虚脱阶段，险象毕露。要求余设法处理，于是争分夺秒，先灌人参末以益气固脱，继进参附龙牡以回阳救逆。因抢救及时，幸免于难。二诊时阳气已回，考虑到一方面“气为血之帅”，另一方面“血为气之配”，气必附于血，而后能外以御邪，内以温煦，无血则气无所附，临产失血过多，唯有补益气血，庶得气血安和，故参入阿胶、鸡血藤以补血，从而使气有所附。《素问·五脏生成论》云：“肝受血而能视，足受血而能步，掌受血而能握，指受血而能摄。”三诊时所见目暗、无力等症状，正说明血虚严重。由于精血同源，因而又加入鹿角胶、紫河车等血肉有情之品。此其一。其二，《回春录新诠·产后血晕》条云：“既产而营液大脱，风阳上冒。”于自注中又指出：“辨出眩晕、自汗、心若悬旌，乃产后气血大伤，肝风内动所致。乃阴虚而阳冒，非是瘀浊上冲之证。”为此，三诊时除填精血以助阴外，又参入石决明介类潜阳，标本兼顾。正因治疗及时，用药步步深入，加之时值壮年，且素体称健，所以恢复较快。

## 四十一、产后癃闭

张某，女，31岁。1980年4月19日初诊。大产两朝，小溲初则滴沥而下，继则点滴俱无。少腹膨隆胀满，欲卧不得，欲坐不能，辗转床笫。额上汗出，寝食俱废，呻吟呼号，痛苦莫可名状。脉濡缓，舌淡红苔薄白。询得临盆期一昼夜谷不沾唇，中气焉得不伤？此即《内经》所谓“中气不足，溲便为之变”是也。证属癃闭。法当升补中气。仿东垣意立方。处方：潞党参、炙绵芪各12g，野于术9g，炙升麻3g，水炒柴胡4.5g，当归身、广皮、桔梗各9g，上官桂2g，粉甘草3g，大红枣5枚。1剂小溲即通，续服1剂而愈。

**按**：产后癃闭病例，临床并非罕见。处理这样的患者，宜升补中气，开浚肺气，且化膀胱之气，可收如鼓应桴之效。关于上列方药，我们称之为加减补中益气汤，治产后癃闭。经过多例使用，疗效卓越。此方的适应证为：新产后癃闭，症见小溲不爽和尿闭，虽有少腹胀坠或胀痛，但溺孔中无灼痛者。本方使用的意图是以升清开始，以降浊告终。至于方中用当归的目的，乍看似乎为补新产失血而设，实则我们的用意仍在于补气。盖气附于血，血为气之母，补血寓扶气之中，使气有所附之意。

## 附一、胃肠手术后遗症

【例1】“倾倒”综合征。刘某，男，46岁，1992年12月7日初诊。1991年5月因十二指肠溃疡而切胃，术后未几即于纳后常脘胀而呕恶痰水食物，口干而苦，不多饮，腹痛颇剧，历半时许方渐安，肠鸣辘辘，大便不实，甚则完谷不化，日必3~4次。隆冬之初，反见自汗盗汗，神情疲惫。刻下面色皖白，头目眩晕，心悸怔忡，寐少梦多。脉细缓，舌正红，苔白，舌根部淡黄粘腻。证属痰湿中阻，脾失健运之职，胃少和降之能。审得脾弱胃强。证实体虚，治颇棘手。姑为温脏清腑，苦降辛开，以冀清升浊降。苓桂术甘汤合黄连温胆汤主之。处方：云茯苓30g，桂枝5g，白术10g，川连3g（姜汁炒），制半夏10g，陈皮10g，枳壳10g，川厚朴5g（炒），砂仁5g（后入），焦楂曲各15g，煨姜3片，5剂。

12月12日复诊：药后脘胀腹痛已消什三，呕恶亦减其半，惟大便依然溏薄，日3次。前方去枳壳，加淡附片5g，5剂。

12月17日三诊：两投温脾清胃，化湿祛痰，降逆消导之剂，脘胀十消其八，呕恶亦止，腹痛已瘥，今大便一行，质先硬后溏，肠鸣甚微，夜已能寐，虚汗几敛，神情渐振。再重治其标。处方：潞党参15g，苍白术各10g，云茯苓30g，制半夏10g，陈皮10g，砂仁5g（后入），焦楂曲各15g，淡附片5g，川连3g，生姜3片。5剂。药后脘腹悉安，眠食一若常人矣。续服5剂而瘥。

【例2】 碱性反流性胃炎。刘某，男，51岁，1989年10

月16日初诊。1989年3月，因十二指肠溃疡而行胃部分切除术，术后情况开始尚好，5个月后上脘疼痛，渐至膻中之分亦痛，如灼如刺，泛恶频起，甚则呕吐苦酸，口干欲冷饮。舌边尖红，苔薄，舌根部黄腻有津，脉弦。此为术中留瘀，郁久化火，甲木侮土，胆火内燔，胃失和降，姑为泄胆、和胃、降逆、疏导气血，仿半夏泻心汤合金铃子散、丹参饮出入。处方：制半夏10g，黄连5g，黄芩10g，干姜3g，党参15g，丹参10g，川楝子10g，延胡索10g，砂仁3g（后入），乌贼骨30g，白檀香3g，姜竹茹10g，3剂。

10月19日复诊：呕恶悉止，膻中上脘之痛亦减过半，再参护膜之品，以竟全功。前方加鸡子清1枚（冲入）。3剂。三诊时仅膻中之分偶有微痛，因仍感口干，舌尖红，此胃阴有亏之象。处方：制半夏6g川连3g，麦冬10g，党参15g，丹参10g，扁豆15g，川楝子10g，延胡索10g，砂仁3g（后入），白檀香3g，鸡子清1枚（冲），再服3剂而愈。

【例3】肠粘连。陈某，男，15岁。1992年3月，因急性阑尾炎入院手术治疗，术后恢复良好，两周痊愈出院。同年9月因下腹部阵发性疼痛、恶心而至门诊治疗，先用洁霉素滴注，续用青霉素滴注及糜蛋白酶，无效。作全消化道钡透检查，报告为远端回肠肠粘连；B超检查报告：肠蠕动缓慢，维持肠粘连诊断。查此证乃肠痈术后，气血阻滞而少腹右侧作痛，胃失和降而呕恶痰水。询得食难用饱，小溲自调，大便干结。舌正红，苔薄。证近一年有半，拟苦辛通降以和胃，疏导气血以定痛，辅以重镇。方用半夏泻心汤合旋覆代赭汤、金铃子散出入。处方：制半夏10g，川连3g，淡干姜3g，党参30g，旋覆花3g（布包），代赭石30g（先煎），川楝子10g，延胡索15g，小茴香3g，广木香6g，丹参10g，姜竹茹10g。5剂。

8月14日二诊：腹痛已瘥，呕吐亦止，证情大有转机，遂于原方中去川楝子，加砂仁3g（后入）。此方先后服8剂，未出现不适症状，遂自动停药。5日后一度腹痛呕恶发作，大便三日未解，舌正红，苔白。再予苦降辛开、重镇、通腑之剂。上方加大黄5g（后入），川连加至4g。3剂。半年后随访，得知腹痛迄未发作，近期疗效满意。

**按：** 上述3个病例，均为湿热遏伏中州之病机，考虑到湿热之邪，非辛不开，非苦不降，因而都采用了苦降辛开法，这里体现出“异病同治”的特色，“倾倒”综合征患者湿重于热，且又酿成痰浊。根据“必伏其所主，而先其所因”的意见，于是用黄连温胆汤加厚朴，取黄连之苦，厚朴、半夏之辛，意图在于以黄连制热，厚朴燥湿，半夏祛痰，另用苓桂术甘汤温脾化饮。碱性反流性胃炎与肠粘连两则病例虽同具湿热病机，但碱性反流性胃炎患者热重于湿，而肠粘连患者湿热并重，因此，尽管两例同以半夏泻心汤为主方，但前者黄连与黄芩并列，以作“相须”之用；而后者则删去黄芩，以防伤阳之变。

## 附二、席汉氏综合征

【例1】 李某，31岁，1999年1月19日初诊。3年前，产中和产后两度大失血，经治后血虽止而乳水几近于无，毛发凋零。妇科检查：腋毛、阴毛稀少，阴唇、阴道黏膜色淡，宫体缩小呈幼稚子宫，乳房干瘪，诊断为席汉氏综合征。针药并施，历时4个月罔效。刻下面黄无华，形瘦乏力，神情疲惫，但欲寐，却又难以入眠，畏寒怯冷，皮肤干燥，头晕，目涩畏光，心悸怔忡，胃呆少纳，稍步行辄汗出而气短，腰酸楚，大便少，两日始一临圊，小溲数欠。3年来不思入房，偶一交合，辄阴痛难忍。舌淡，边有齿痕，苔白，脉沉细无力。证属气血双亏，心脾肾互病。姑先养其血，益其气，再观动静。处方：人参6g（另煎冲入），黄芪

15g，朱茯苓15g，肉桂3g，熟地黄15g（砂仁3g拌），当归身10g，白芍15g，阿胶10g（炖化冲入），鸡血藤10g，龙眼肉5枚。10剂。

1月30日复诊：药后心悸渐定，目涩亦减，阴血渐生之象；胃纳渐增，神情日振，中气来复之征。惟纳后脘时胀，脾运不健也。前方去白芍，加焦楂曲各15g，巴戟天12g。10剂。

2月11日三诊：心悸怔忡已止，夜寐亦安，体力渐复，胃纳迭增；惟怯冷、腰酸依旧，肾阳亏损未复也。再重治足少阴。处方：熟地黄20g（砂仁3g拌），山茱萸10g，枸杞子10g，当归身10g，龟鹿二仙胶12g（炖化冲入），菟丝子10g，杜仲15g，红参6g（另煎冲入），黄芪15g，肉桂3g，淡附片5g，龙眼肉5枚。10剂。

此后除一度外感，停汤药3天外，先后用过紫河车、淫羊藿、仙茅、肉苁蓉、制何首乌、白术、赤芍、川芎、红花等，症情日有起色。至4月11日，月经来潮，量尚少，毛发渐生长。4月23日，面色渐转红润，自觉无所苦，再兼顾先后二天，方用举元煎合二仙汤增损：人参6g（另煎冲入），黄芪20g，白术10g，山药12g，肉桂3g 淫羊藿10g，仙茅10g，鹿角霜10g，熟地黄15g（砂仁3g拌），枸杞子10g，炙甘草3g，红花3g。10剂。后用十全大补丸、人参养荣丸、归脾丸、六味地黄丸内服善后。

【例2】 颜某，30岁，1997年11月20日初诊。患席汉氏综合征已经闭3年。妇科检查：外阴阴毛稀少，大、小阴唇缩小，阴道口小，宫颈小，宫体变小，双侧附件（－）。病起于产后，月经迄未行。平昔形体羸瘦，神疲乏力，面色萎黄，毛发稀疏，形寒怯冷，头目眩晕，视物模糊，腰酸楚，小溲数欠，舌正红，苔薄白，脉细无力。由产后大失血而起，病候由血及气，由肾及脾，先为益肾养血，仿二仙汤合四物汤意立方：淫羊藿10g，仙茅10g，鹿角霜10g，巴戟天10g，黄芪20g，熟地黄15g（砂仁3g拌）当归10g，鸡血藤10g，赤芍、白芍各10g，续断15g，红花2g。7剂。

12月1日复诊：药后曾一度少腹膜胀，近日来口干喜冷饮。阳虚先显，阴伤亦现，宜兼顾之。前方去赤白芍、续断，加生地黄15g，枸杞子15g，茴香3g，木香6g。10剂。

此后先后用过菟丝子、桂枝、山茱萸、附子、党参、丹参、紫河车、醋炒柴胡、制香附、怀牛膝、狗脊、桑寄生、肉苁蓉、白术等。至四诊时，症情逐渐好转。七诊时已思房事，并顺利交合。十二诊时，月经始潮，量少色黑。最后用益肾填精、健脾益血之品制成丸剂善后。

**按**：我诊治的席汉氏综合征，全部为中青年患者产后失血过多而起。首先出现的症状为缺乳汁，渐至无乳汁，且均有闭经。患者以神疲乏力，肢寒怯冷，面色萎黄，形体羸瘦，皮肤干燥，头晕，目涩视物不清，腰酸，胃纳欠馨，小溲数欠，舌淡苔薄，脉细无力等阳虚血弱证为多见。少数患者亦有烦躁易怒，口渴欲饮，舌正红而欠润或偏红而质嫩的阴伤证。开始接触此类患者时，每从温补肾阳，治重先天着手，奏效较慢。后考虑到病因为产后大失血所致，且表现面黄形瘦，毛发脱落，头晕，目涩弱视，皮肤干燥等一系列血虚征象，从而明确了产后血亏于先，精伤于前，气损于后这一病因病机，拟出了初重养血、继重益肾、终重补脾的治疗席汉氏综合征三步法。具体方法是：初重养血，辅以益气，方用十全大补汤、小营煎等方以治标；得效后继重益肾，辅以养血，方用右归丸、十补丸等以治本；病情稳定后，重补益脾气，辅以填精，方用五福饮、举元煎等方，藉补后天以资先天，益气以养血而免复发。

## 附三、白塞综合征

笪某，女，43 岁。话务员。1993 年 4 月 13 日初诊。主诉：患白塞综合征已 3 年多，多方治疗效果不显。诊见唇、舌、上腭、前后二阴有黄豆大小溃疡多处，甚痛。加之中脘时痛，泛恶吐沫，二便自调。舌上紫气隐隐，苔白。证属湿热化毒内蕴，气阴两伤，拟以狐惑论治，处方：苦参、黄柏、车前子（布包）、丹参、竹叶、制半夏、陈皮各 10g，云茯苓 15g，党参 20g，金银花、连翘各 12g，川连 3g。5 剂。上药服后，泛恶即止，脘痛十减其八，惟口、舌、二阴蚀烂之处依然如故。遂于前方中去半夏、陈皮，加大有芪 20g，黑元参 10g，以气阴两补，取扶正即所以祛邪之意。另加生石膏 30g 以清胃火。此方服 20 剂后，唇、舌、口腔溃疡全部愈合。惟前后二阴蚀烂如故。5 月 10 日再诊处方：大有芪 20g，党参、苡仁、生石膏、土茯苓各 30g，生地、熟地、苦参各 15g，天冬、麦冬、银花、连翘各 12g，炒黄柏、丹参各 10g，锦纹大黄（后下）6g。5 剂。15 日来诊云：近两日胃痛发作。于 10 日方中去天麦冬、石膏、银花、连翘，加丁香、蔻仁各 3g，木香 6g。服 5 剂后，前后二阴溃疡已逐渐收敛。原方续服 15 剂，前后二阴溃疡即愈合。经过 1 年多的随访，一切正常。

**按**：据证而论，本例病历三载，已成气阴两虚的局面，并处于正虚邪实阶段，因而采取消补兼施的治法。先后用党参、黄芪补气，元参、生熟地黄、天麦冬养阴，苦参、车前子、黄柏清下焦湿热，黄连、石膏清中焦湿热，兼降胃火，复参祛湿毒之土茯苓，清热毒之银、翘，以及釜底抽薪之大黄，使湿热邪毒得以下泄。此外，因中焦受戕，升降失职，以致中脘作痛，泛恶吐沫，故而又参入二陈，使半夏与黄连相合，既含以温制寒而免苦寒伤中之意，又作苦降辛开之用。服后果然脾气得升，胃气得降，而痛定吐止，口舌溃疡亦瘥。惟前后二阴溃疡，经治已1月仍无进展，旋因胃痛发作而加用丁香、木香、蔻仁等温中理气药后，不但胃痛停止，且前后二阴溃疡亦于数天内收敛愈合。似此情况，属必然抑或偶然，其中机理，有待今后临床中作出解释。

## 第三节 医 话

——“善治者治皮毛”的经旨，具有早期治疗，控制病邪入里，从而获得及早康复的积极意义。所以每个临床工作者，都应该考究早治的妥善措施。对于病初恶寒未罢，舌不红，口不甚渴者，不宜轻用辛凉。辛凉虽不比苦寒，但凉性药毕竟有凉遏之患，只不过不像苦寒药那样冰伏而已。故病初以用辛温药为宜。对于时在11月~2月之间（立冬后至春分前），以感受寒邪居多，此刻人体腠理致密，辛凉药既不对证，亦且开腠力弱，于事无补。即以治风温初起之银翘散而论，于大队辛凉药中，增入一味辛温之荆芥，若非用以增强开腠发表，则意将奚为？关于辛温药的选用，以桂枝、苏叶、荆、防、葱、豉之属为宜。服后常能发泄腠理，一汗而解。其中有桂枝汤证者则用全方。若寒热无汗，则仅取桂枝、姜、枣，配合荆芥以辛散发表；兼胸闷者，则用桂枝、姜、枣，配伍苏叶以发汗解外，兼以理气。若寒热无汗，鼻塞声重，身疼且咳者，则选荆芥、防风，配肺经药同用。至于一般外感寒热甚微或体弱外感者，当推葱豉汤轻散为合适。有些同志囿于“桂枝下咽，阳盛则殆”之说，因而对桂枝不敢轻易出手。实则用桂枝如配伍得法，往往可收奇效。即以仲师桂枝汤而言，其中既有姜桂辛甘发散为阳之品，又有芍甘酸甘化阴之剂，具有滋阴和阳，左右逢源之妙。当然，单味桂枝，其性偏阳，妄用有耗气动血之虞。其实，药物是以偏制偏，运用不当，虽参、芪、归、地也同样偾事。

——经常感冒患者，平时可用10g黄芪，3片生姜，10枚大红枣为一日量，文火浓煎后服，十日为一疗程，有补中助肺、实表固卫之功，从而达到预防感冒的目的。

——温邪“逆传心包”之证，以春夏两季为多见。因为春月为升发之令，夏月为暑热之季，本来“热变最速”的阳邪，逢此“春夏属阳”的节令，则两阳相搏，故其变尤速。此逆传更多见于小儿。盖小儿为稚阴稚阳之体，阳邪为患时，易成燎原之势。“火曰炎上”，炎上则蒙蔽君主而不明。故凡春夏两季罹春温、暑温的小儿患者，如见烦躁或稍有谵语，或多睡而腹不胀大，无阳明腑实见症，虽神志尚清者，亦应提前予以清开豁痰或温开，不能拘执于完全不省人事后才用开窍的常法，而贻误病机。

——夏季外感伊始，当以“因于暑，体若燔炭，汗出而散”的《内经》论点为指导，用香薷饮出入。昔贤指出，香薷有“夏月麻黄”之称，其发散力较强，对无汗者用9g量，有汗者用1.5~4.5g量，每可一汗而解。暑邪稍一逗留，最易耗气伤阴，所以与其清暑益气于后，不若辛散祛邪于先，用香薷于病初，实寓有存阴益气邪去正安之意。

——三物香薷饮的制方之妙，全在于有厚朴、扁豆为伍，何以故？盖暑必夹湿，用厚朴意在化湿。又足阳明胃为温邪之薮，暑热温邪尤易耗损胃阴、中气，用甘平的扁豆，功能养胃健脾，暑邪尚未入里者，用之可使土旺不受邪侮而预防于先；如邪渐入里，又可扶正御邪以施治于后。

——炎夏盛暑的外感患者，如表邪未罢而又有舌红口干，少气懒言的见症时，则不必拘于补益留邪的常论，可于解外方中，参入太子参、麦冬等益气养阴之品，以补散兼施。

——银花毕竟是甘寒之品，甘味药有助湿之弊端，非湿温病初起者所宜。否则有胶结难解之虑。

——《温热经纬》甘露消毒丹与《活人书》白虎加苍术汤虽同治湿温热在气分者，但前者芳香化浊、苦寒燥湿、淡渗利湿三法并施，王孟英称之为“治湿温时疫之主方”，用于湿热并重，无汗或有汗，口渴饮水不多，舌正红者为合宜；后者合清、滋、燥三法于一方，用于热重于湿、多汗、口渴多饮、舌红者为贴切。

——霍乱这种烈性传染病为害已久，早在《素问·六元正纪大论》中就曾明确指出:“土郁之发，民病呕吐霍乱”，这就一语中的地揭开了霍乱的奥秘——属脾胃病范畴。正由于中土受病，脾不能升清，胃无以降浊。处此升降失常、清浊混淆的病变情况下，于是产生了以骤然吐泻交作，先泻后吐为主症的霍乱病。对这种病的处理，总的治则是和中化浊，苦降辛开，藿香、半夏、干姜、黄连等应用较验；如偏热者则重用黄连，偏寒者则重用干姜，对于因吐泻频繁而四肢拘急、转筋者，可加木瓜、蚕砂之属。另外，亡阴与亡阳的发生，在霍乱病中是司空见惯的，其中用生脉散治亡阴，固人人皆知；而用生脉散治亡阳，却不为人们注意。其实霍乱病的亡阳，其阴液早已伤耗于前，应该回阳救逆与益气养阴并举，前者用通脉四逆出入，后者用生脉散填充，两者不可偏废。只有阴阳兼顾，才能挽狂澜于既倒。

——《金匮》云:“浸淫疮，从口起流向四肢者可治，从四肢流来入口者不可治。”何以故？“病在外者可治，入里者即死。”又，疟变痢为病进，痢化疟为邪退。何则？由经而腑，其邪为内入，其病必剧；由腑而经，其邪为外出，其病将愈。可见，病在内与外，是判断预后的标志。如杂病中风以中络、中经、中腑、中脏判吉凶，温病中以卫分、气分、营分、血分分轻重等。

——自《金匮》“病者腹满，按之不痛者为虚，痛者为实”

之说出，后世医家多遵之。如淋疾辨虚实，亦以溺痛与否为断。如《慎斋遗书》淋门指出："痛者为实，不痛者为虚"。《杂病源流犀烛》血尿门又以痛者为血淋，恙起湿热，属实；不痛则为尿血，病由肾亏，属虚。根据虚则补之，实则泻之的原则，在处理血尿或血淋中之属虚者，在施补的同时，还应寓泻于补，参以通剂渗利，如滑石、赤苓等。否则，甘味药虽有填补不足之长，亦有孳生湿热之短，反致溺痛之变。同理，中虚胃寒之脘痛用黄芪建中汤缓中补虚，肝肾阴虚之瞋胀用一贯煎滋阴生津时，必参理气之品，以免甘味生中满的弊端。古代医家在组方的过程中，深悉个中奥妙而注意及之，如归脾汤之用木香，补中益气汤之用陈皮等。这一寓消于补、寄通于塞的手法，既能发挥其补养之功，又可弥补其留邪之患，值得效法。

——疾病来自阴阳偏颇，治病就是纠正这种偏颇。寒者热之，热者寒之，虚则补之，实则泻之等，都是纠偏的具体措施。但是采用纠偏措施应掌握分寸，既要明确"衰其大半而止"的意义，又要理解各脏腑的喜恶特性。在运用纠偏手法的后期则不宜过偏，以免蹈过犹不及之弊。例如肺有伏寒，采用温肺的纠偏法则，这是无可非议的。但是肺为燥金，不喜燥热，不耐阴寒，有娇脏之称，在需要用较长时间温肺以纠偏的同时，亦应略加濡润之品，以免温燥太过而伤肺阴。小青龙汤之用芍药、五味子，虽云芍药配桂枝功在调和营卫，五味子配麻、桂、细辛，意欲散中有收，但在用大队辛温药以纠偏时，用芍药未必无益阴之意，用五味亦未尝无生津之义。温肺而又益阴生津，则虽温而不伤阴，矫枉而不过正，才算是纠偏而不过偏。我用温肺以纠偏时，每加南北沙参，以防燥伤肺阴。除去本脏纠偏要防止过偏外，对表里相合的脏腑，也要注意及之。例如胃为阳土，喜润恶燥，胃燥者在甘寒滋胃的前提下，要做到滋胃不忘燥脾，以免粘腻遏湿，寒凉伤中，因而当经常需用麦冬、石斛之属濡润胃燥时，在后期宜酌用小剂量苍术以燥脾。这样就能做到亦润亦燥，多润少燥，润燥合宜，纠偏不偏。

——世俗多知白虎、清宫之属治“乙脑”，我们则及早施以凉膈散，取其外有透达之机，内有清泄之能，颇合《内经》“热淫于内，治以咸寒，佐以苦甘”之训。

——“乙脑”患者发病后传变迅速，常在一日内进入气分壮热阶段。考虑到“胃脉上通于心”，当中焦气分热盛时，不旋踵即神志昏迷，为此，我们常采用泄阳明之热以作釜底抽薪之计，此法运用得当，效如桴鼓。我们的处理是：病初表未尽撤而出现神昏者，用凉膈散；兼见肺经见症者，与宣白承气汤；舌苔黄厚或黄厚虽腻而少津，不大便或便泻而气臭甚，如“热结旁流”之象者，用大承气汤。

——对“乙脑”患者，即使出现手足厥阴经见证，也很少看到绛舌，之所以如此，可能与西医输液有关，不能拘执于不见绛舌不用凉营、清心的常法，而应舍舌从证。

——湿温证多见腻苔，临床上应根据腻苔的色泽、厚薄和润燥等情况，来判断其属寒、属热、属痰以及在卫、在气等，从而指导用药。例如：①白腻苔：此为疾病初起，湿邪郁阻卫分，当宗宣化为法，选用豆卷、羌活、半夏、蔻仁、厚朴、赤苓等化湿、燥湿、渗湿之品；②白厚腻苔：为湿浊内阻膜原，药用厚朴、草果、半夏、黄芩、生姜之属以疏理湿浊，透托膜原；③黄腻苔：为湿未化而里热渐盛，可用半夏、黄芩、厚朴、黄连等辛开苦降，化太阴之湿、清阳明之热；④黄厚浊腻苔：中心干，伴有发热烦闷，腹痛转矢气等症者，无论其便秘或便溏，均为湿热夹积，阻于阳明之分，法当通腑。处方首选枳实导滞丸，一取丸药缓下，一取方中黄芩、黄连苦寒燥湿清热，泽泻、茯苓淡渗利湿，神曲、白术消食健脾，大黄、枳实通腑涤滞。药后中病，当止后服。须知湿温有三禁，禁下在三禁之内，因而湿温用下，应切记“毋使过之，伤其正也”之训。

——达原饮原名达原散，为明·吴又可所创，载在《温疫论》，由槟榔、厚朴、草果、知母、芍药、黄芩、甘草七味药组成。用于瘟疫或疟疾邪伏膜原，憎寒壮热，日一至三发者。吴氏指出，槟榔除岭南瘴气，厚朴破戾气，草果除伏邪，“三味协力直达其巢穴，使邪气溃败，速离膜原……以后四味，不过调和之品”。我们认为，达原饮主药应为草果与知母，这里取“草果治太阴独胜之寒，知母治阳明独胜之热”。临床以之治湿热中阻，枢纽失职，以致寒热起伏，连日不退，胸脘痞满，呕恶，甚则便溏之夏秋季胃肠型感冒颇验。用此方之目的，在于藉草果以温脾燥湿，复用厚朴、槟榔以佐之，使湿浊之邪得化而热势自孤；再以知母清胃除热，复用黄芩以佐之，不使星火燎原。壬寅年夏季多雨，诊治一刘姓中年农民患者，因田间劳作淋雨，回家暴食后饮冷，翌日即寒热交作，迭进新加香薷饮、小柴胡汤、柴葛解肌汤等，已历时六日，寒虽罢而热不减。诊见身热烦躁，头身悉痛，口渴饮水不多，饮后辄吐，胸脘痞满，不饥不纳，小溲黄赤，大便两日未下，脉数，舌边尖殷红，苔浊厚，底黄垢，中心灰黄老黄交织，外罩白腻如积粉状。当时认为湿热内蕴脾胃，盘踞膜原。伏思湿热之邪，非辛不开，非苦不降；而膜原之邪，又非达原不克。于是用达原饮去白芍，合半夏泻心汤去人参、干姜、大枣，服一剂胸脘即宽，呕吐旋止，二剂热减。复诊以达原饮合三仁汤出入，续服二剂，热退而瘥。本例之所以获得捷效，其关键有三：一是病机上湿在太阴、热在阳明的认识对路；二是辨证上掌握了多层次的白、黄、灰黄、老黄相兼的浊厚垢腻的邪在膜原的特点舌苔；三是治法上采取了“必伏其所主，而先其所因”的苦辛通降（草果、厚朴之辛通，知母、黄芩之苦降）、化浊、燥湿、清热的法则与方药。正由于药证相对，所以难证也能较快地治愈。

——38 岁的肝硬化腹水患者，罹病已一载余。近半月来，腹大如鼓，脐突筋露，下肢亦呈凹陷性水肿，迭进健脾利湿、温肾化气行水之剂，如实脾饮、附子理中汤、春泽汤等方不效，目前反增喘满，此已成水溢高原之势。询知幼年即患哮喘病，入夏必发者已卅载。当忆及《叶香岩三时伏气外感篇》有“大凡喘必生胀，胀必生喘。方书以先喘后胀者治在肺，先胀后喘者治在脾”之说，且“肺为水之上源”，开宣肺气可以“通调水道，下输膀胱”。遂于原方中参入麻黄、桔梗二味，以宣肺开肺。服药仅 3 剂，不仅喘势平定，腹胀肢肿诸症亦减什八。由此看来，脏腑相关的理论，值得进一步研究。

——肝硬化腹水，下肢浮肿者，在扶正的同时，可以用峻剂十枣丸之类逐水，藉以改善症状。其中部分患者，如继续治疗得法，可以好转到痊愈境地。肾炎则忌用逐水，尤其不能用十枣丸之类。否则，脾肾将不胜攻伐而使先后二天更加不足，以致变证丛生，当慎之！

——肝经实火，须用泻肝法，首选龙胆草为主药，可收苦寒直折之效。由于肝火为患有部位上的不同，因而还需适当地选择配伍药物。在上，发生目赤、耳痯、聍耳等疾病时，可与性升的柴胡同用；在下，出现囊痈、梦遗等症时，又应与性降的黄柏配合。总之，选择有不同升降性能的药物为伍，目的在于能恰到好处地发挥药效。

——肝胃不和患者，常表现为“肝强胃弱”，“强”乃肝气有余。对这一类型的病例，如其见症为胸痞，少纳，苔白腻时，应采取“疏肝不忘和胃”的针对性措施，方药除疏肝外，还应在玫瑰花、淮山药、砂仁壳、橘白等药中选择一二味以和胃。如在上述症状的同时，又有易怒、舌红等志火见症者，则应用疏肝药加丹皮、山栀之属以凉肝，不必治胃，一俟肝气条达，肝火得平，则不治胃而胃自和。

——对肝气化火生风，横窜经络的治疗，除疏理肝气、清火熄风外，尤要采用“治风先治血”的法则。因为血得行则阻滞之邪难以继续留着，即所谓“血行风自灭”。另一方面，这类证型往往表现为本虚标实。其本为肝经阴血亏虚，其标为阳气独亢，化风窜络，可见此风乃由气所化。血虽随气行，然气必丽于血，血亏则气难依附而致气滞、气逆、气乱等，此时治血养血，乃安气之宅，使有所归。即《内经》所谓“必伏其所主，而先其所因”的治则。

——下虚上盛的肝风眩晕，伴有自汗、神情倦怠、四肢乏力等气虚症状的患者，用气阴两顾法施治，论理固无可非议，但药物应加以选择。实例证明，阴虚肝风上扰的眩晕，虽有气虚见证，也只宜用党参而不宜用黄芪。盖黄芪升补，有升阳之能，阴虚者用此，将因阳升之故而眩晕益甚。这样的事例，临床并非罕见。此外，血崩后因阴血耗伤过多，采取“终用补血以复其旧”的治法，用当归补血汤时，方中黄芪不能按原方用量而宜小其制，如一日量用10g左右，可免发生眩晕。

——治疗眩晕，利用察舌观苔进行辨证，同样有积极意义。例如舌红苔黄，为肝阳上亢，此天麻钩藤饮证；舌红苔薄，乃阴虚阳越，为建瓴汤证；若舌淡，边有齿痕，苔薄者属气血双亏，是十全大补汤证；舌尖红而苔黄腻，此痰热内扰，属黄连温胆汤证；舌正红，苔腻者，为湿痰阻遏，此半夏秫米汤证；如舌嫩红而苔净，属肾水亏耗，为河车大造丸证。

——每于餐后眩晕者，常见于痰湿之体。盖痰湿之体脾运不健，饭后之谷气不能化为精微以奉身，反酿成痰湿上蒙清窍而眩晕作矣。治用祛痰化浊和胃之温胆汤加健脾之品，常能获效。

——痰浊内扰或湿邪上蒙的眩晕患者，用桂枝等阳药时，为防触动风阳，在配伍制约上，用菊花嫌其甘腻，此刻男病员可加钩藤，女病员则加少量牡丹皮。如此遣药，有扬长避短之效。我们体会，眩晕在从脾论治的同时参以熄风，或辅以清肝，既可制温升，又可防土虚木乘。这一以温为主，以清为辅的治法，是行之有效的。

——“土得木而达”。反过来，培土又可以荣木，这是治肝的变法。尤在泾氏治振颤、眩晕时曾指出：“土虚木必摇”，用归芍六君子汤为主方。经临床印证，说明尤氏的论点和处方是正确的。应用此法的辨证关键在于；肢体麻木，面色皖白，神疲纳呆，舌淡红或舌畔现齿痕，脉虚或濡细等症状同时出现。凡有上述部分见症的振颤或眩晕患者，用此法疗效颇为理想。

——慢性肝炎之胁痛患者，如属湿热为患。久治不愈者，投以鸡胆汁内服，常能收如鼓应桴之效。鸡胆汁对慢性肝炎的胁痛治疗，可能因其具有特殊的亲合性而起特殊作用。用法：鸡胆6枚，将汁倾入杯中，隔水炖熟。1日3次分服。10日为一疗程。可用1～2疗程。

——饮食后脘腹胀满，淹滞不解，辨证属寒，投消导、温中之剂，初效而终不效者，多为火不生土，应温运中州兼以温暖下焦，用小茴香、肉桂等。此法尤适用于先天不足患者及老年患者。

——脘腹胀满之属实者，可用温阳、理气、消导之方药，然而因湿重致胀者，用前法未必见效。湿重致胀有似因寒致胀，常见便溏。所不同者，湿重致胀，多见小便不利，治须利湿，用五苓或四苓加大腹皮、草果之属；如湿邪化热，可选《温病条辨》半苓汤，方中黄连可与厚朴等量。

——胃痛多由肝胃不和所致，故医家习用辛香理气之品，然此等药品久用易伤胃阴。为纠偏计，我常于方中参入一味麦冬，甘寒毓阴。虚寒胃痛，长期服黄芪建中汤等温补方药，也可参入此品。黄芪建中汤温补力峻，有少数不耐温药者服后反觉脘腹胀满，可改用异功散。服黄芪建中汤舌质鲜红，脘热口干者可用四君子汤略加黄连，白芍仍需重用。俟上述不良反应消除，可将黄芪建中与四君间服，亦可开始即用此法。

——瘀血胃痛之用药，虚证选赤芍、当归，实证用手拈散或地鳖虫，寒证用降香、乳香，热证用丹参、生蒲黄。其他刺猬皮、延胡索二药缓痛作用明显，各型均可选入。

——“六腑以通为用”，“胃以通为补”，这是先贤治胃病的经验之谈。因为足阳明为多气多血之乡，发病后每多实证，这一点不仅体现于“饮食自倍，肠胃乃伤”的杂病，即时病亦有“实则阳明”之说，所以治胃时辄“以通为补”。即便为虚证胃痛，其病机固属以“不荣则痛”为主，但同时也夹有“不通则痛”的病机，因而在采用“虚则补之”的手法时，也宜通补而忌填补，所以叶天士云“阳明胃腑，通补为宜”。运用通补法，在选方用药时，要求所选药物的性能要有走有守，动静结合；功效上要有补有通，邪正兼顾，最终达到通不伤正，补不滞邪的目的。若一味填补，往往见效未几，又生痞满腹胀，继之胃痛再作。治中阳不振的黄芪建中汤，以有流通性能的桂枝、生姜，与具有滋补功效的黄芪、白芍、甘草、饴糖配伍，就很有代表性。

——1961 年，一男性病人，平昔时有腹胀，或见便溏，数月前，晚餐饮食过多，先感脘腹胀满，继则四肢不举而僵卧，神志虽清，但目不能张，口不能言，直至子夜后，手足方渐能转动。从此后，每晚进稀粥相安无事，吃干饭则上述症状悉见。虽曾服药，但不效。此“食厥”也，作时用吐法可愈，治标法耳。此人先经劳倦饥馁，脾气虚损可知，又加食滞，胃气亦伤，日间阳气隆盛犹可，暮晚阳气已虚，胃失磨化之能，脾失健运之职，胃实而脾不运，中焦壅滞，气逆于上，清窍闭塞使然，应标本兼治，后以香砂六君合保和丸出入，消补兼施，以焦锅巴 15g 入药，数剂即愈。

——一呕吐病员，自述口渴欲饮水，饮后辄吐，已服半夏泻心汤、旋覆代赭汤均未效而求治于先祖。该患者形体壮实，面赤气粗，询知8日未临圊，腹胀大。先祖曰，尊恙呕吐不止，实因肠腑积滞不下而致胃气上逆。此乃“下格”之属，徒恃降胃无功，须去其肠腑之积滞，庶几逆气得降而呕吐能止。仿吴又可“欲求南风，须开北牖”之法，方用调胃承气汤加味，服药仅1剂，大便畅下，呕吐旋止。《素问·五常政大论》有“病在上，取之下”的指示，吴又可也有“一窍通而诸窍皆通，大关通而百关尽通”的论述。本病例呕吐频频，其病看来在上，但此乃标象，其病变实质在肠腑。其位在下，上病下取，犹开牖求风，这也是“治病必求于本”的具体表现。

——食管炎是我市青中年患者的一种常见病，基本上见于男性，仅在安丰人民医院门诊治疗的每年不下百例。还发现我市较多见的食管癌患者，其中部分有食管炎史，这就值得注意。本病病因为饮食所伤，如进食太猛，尤其对脆的、硬的食物，如饭锅巴、油炸食品，以及食物过烫等。其见症为：食管中下部位灼痛，纳食时则增剧，热饮热食尤甚，少数患者开始时可见吐血。我们着眼于化瘀、凉营、护膜，辅以调气，用丹参、五灵脂、山栀、丹皮、鸡子清（冲服）、木香为基本方，疗效满意。

——肠粘连患者呈间歇性腹痛，其痛如刺如绞，痛势颇剧者，多为血瘀腹痛，投少腹逐瘀汤屡效。

——经年累月久泻不愈，迭经消导、渗利、疏肝、健脾、暖肾、升提、温补或清化、厚肠、涩肠等法及西药治疗均鲜效者，无论其为寒为热，在初病时于曲肠之分必有积滞。尔后中州渐亏，运化无权，以致所进谷食不尽消化，部分形成食积。此证在开始时，常因“饮食自倍，肠胃乃伤”。然后肠胃不能发挥其正常的运化、化物功能，以致积滞丛生。进而陈积甫去，新积又生。积滞与肠胃不健两者之间相互影响，循环往复，互为因果．并由此而脾虚及肾、而肠滑不禁等等。不难看出，积滞是起病之因，应该执行“必伏其所主，而先其所因”的原则指示才能康复。主张一通腑，二健中，三涩肠。一通腑，即初诊用大黄以涤荡肠胃积滞，属寒者仿温脾意，配以干姜、附片，属热者伍以黄连苦坚厚肠。二健中，此法用于通腑后腹痛、腹胀症状逐步转轻，便次迭减者，可采用香砂六君或参苓白术散为代表方。三涩肠，此法以用健中法后，尚觉腹痛喜热按，下利滑脱不禁者为适应证，以真人养脏汤为代表方。以上三法的运用，虽然也有些应像用“塞流”、“澄源”、“复旧”三法治崩漏那样的三个步骤，先通腑，继健中，终涩肠，但三法之间也常有机地配合使用，如通腑与健中同用，健中则更常与涩肠同用，涩肠之真人养脏汤的药物组成中，即具有健中之品。当然，在运用两法作有机配合使用过程中，应该有主次之分，等量齐观的做法，往往是不尽切合实际的。此其一。其二，通腑不宜用急下、峻下剂，而应用缓下剂，汤药中大黄当与甘草配伍，或以丸药缓下，庶几有成。

——初痢者里急后重，由湿热或气滞所致。久痢者虚坐努责，由气虚使然。其辨证要点在于前者里急阵作，时轻时重，而后者里急无止无休：前者便后，则后重稍减，后者便后，后重不减。治疗上前者宜疏导气滞，以冀“气调则后重自除”；对于湿热性之患者，当然还要予以苦寒之品。后者宜补宜升，使下陷之清阳得以上旋。由于治法迥异，辨证时属虚属实，应有明确的结论，才能有所遵循。

——土有敦阜、卑监之分。敦阜之土为太过，常因“饮食自倍，肠胃乃伤”，多见脘腹胀痛，嗳腐回味，厌食，大便泄泻等伤食见症。可采用“有余折之”的治则，予保和丸；因于湿而成敦阜之土者，宜平胃散。卑监之土为不及，其发病之因，或禀赋不充，后天亏虚，或劳倦伤中，或病后不复，或由敦阜失治，迁延转化而来。其临床表现主要有两方面：一是运化功能不及而不饥少纳，无分食前食后均可见脘腹胀满、大便溏薄；二是中气不足，精微不布，以致面色萎黄，神疲乏力，四肢懈堕。根据“不足补之”和“损者温之”的治则，宜四君子辈。

——《儒门事亲·凡在下者皆可下》条指出:“陈莝去而肠胃洁”，所以在临床实践中，对于脾胃的实证病变，用攻下法清理肠胃，从而使脾胃得健，如用大黄甘草汤治胃火呕吐，枳实导滞丸或木香槟榔丸治下痢、泄泻等，均为常规治法。此外，在夏秋两季，痢疾、泄泻乃至湿温证流行期间，健康成人除孕妇外，用上述二丸药中之一，早晚各服 6g，连服 3 日，有减少或控制发病的预防作用。

——察舌以观脏腑虚实，观苔以测邪气浅深，这一望诊准则，一贯为临床医生普遍应用。我们体会，腹痛患者舌淡少华，苔白滑者，太阴虚寒，为附子理中汤证；舌淡苔白滑而腻者，寒湿内困太阴，乃厚朴温中汤证；舌淡而暗，或淡而紫气隐隐，苔白者，寒瘀交阻胞宫，为少腹逐瘀汤证；舌正红或偏红，苔薄白者，肝脾气滞，此四逆散证；舌红而干，中心苔老黄或焦黑，或黄厚腻而少津，为阳明腑实，乃大承气汤证；舌淡苔白厚腻，为寒伏太阴，食停阳明，是为温脾汤证。

——舌上血瘤，大若拇指头，小似黄豆瓣大者，往往为心火内炽，血热妄行所致。初起者宜清心凉血，用犀角地黄汤加川连、大黄等，可收消散之功。

——血瘀是形成胸痹的主要因素之一，因而祛除血瘀，无疑是治疗胸痹的主法之一，由于血得热则行，痹得辛则开，所以临床多采用辛温之品，藉以温通血脉。所以对于不属“阳微阴弦”的病例，也常运用桂枝的理由就在于此。众所周知，一切辛香温燥窜透之品，只能作治标之计，可暂用而不宜久服，以免耗气伤阴，所以在用桂枝的同时，也还根据不同的病情，又用黄连、生地黄、麦冬等，其用意除从辨证论治着眼外，亦寓有寒温互补互制之含义。

——蝉衣气禀清虚，其性轻扬，功能上行头面，外走皮肌，祛风宣肺以制咳，外感或内伤咳嗽均可选用。实践证明，治风邪犯肺的外感咳嗽，于祛风宣肺方中，如杏苏散、止嗽散、桑杏汤、桑菊饮等方内加入蝉衣，其止咳疗效明显提高。真所谓“治上焦如羽，非轻不举”。顿咳流行时，以蝉衣与威灵仙、止嗽散合用有效。如顿咳已缠绵经月，阵咳日趋剧烈，不时鼻衄时，以本品与甜葶苈、百部、白前、桔梗、大黄伍用，藉以开上启下，外透内清，从而达到祛邪肃肺止咳之目的。内伤咳嗽，在具有喉痒见症时，说明风邪仍在，蝉衣均应选用，以提高疗效。风热咳嗽后声嗄不愈者，用蝉衣配射干、桔梗等，有直达病所、迅速复音之效。至于虚劳证咳嗽与音嘶并见者，称为哑嗽，预后多不良；治疗时用蝉衣配败叫子、猪肤煎汤内服，部分患者有望复音。

——程钟龄止嗽散中，既有桔梗之升，又有白前之降；既有荆芥之辛散，又有紫菀、百部之润收。本方适应范围有二：风寒已解而咳嗽未除；久咳未止，新感后咳增。

——“咳嗽咳嗽，医家对头。”这一俗语，说明咳嗽这个证候不好治。原因是“肺为娇脏”，既不耐寒，也不耐热。根据此一特性，①对肺有寒者，用药不宜过温；肺有热者，用药不宜过凉。②咳嗽须分外感内伤。外感咳嗽，由于邪从外来，通过口鼻或皮毛袭入，使肺失宣肃之职，导致肺气上逆而咳嗽。此乃实证，治法贵在祛邪，用药宜动忌静。动则邪气外出，静则邪气内伏而不得散；内伤咳嗽，多为虚证或虚实夹杂，法当扶正或标本兼顾，用药宜静忌动，静则气还阴生，动则辛散而耗气伤阴。其或虚实并见者，可酌情采用动静结合，标本兼顾的治法，务使祛邪而不伤正，扶正而不恋邪。

——肺痨咳嗽的常用治法有三：其一，肺居上焦，五脏中其位最高，一般应根据“治上焦如羽，非轻不举”的法则，采用清轻上浮之品，如款冬花、紫菀茸之属；其二，因肾阴不足，水不涵木，木火刑金，木叩金鸣而咳嗽者，宜用地黄、天冬等以滋水涵木，使木火得敛而不再刑金，从而达到治咳的目的；其三，迭进肃肺、润肺、祛痰，甚至敛肺等治疗常法而不效者，可据《素问·咳论》“五脏六腑皆令人咳，非独肺也”以及《理虚元鉴》“理虚有三本，肺脾肾是也”的观点，以治脾胃为主。此举亦寓“培土生金”之意。可选四君子汤或参苓白术散为代表方。此法对于晚期的肺痨患者，有减轻咳嗽的近期疗效。由于咳嗽减轻，相应地因咳剧而失血的咳血见症也将随之少发。

——肺痨病阴虚潮热，投秦艽鳖甲散、青蒿鳖甲汤或清骨散而乏效时，在原方中配合使用桂枝汤滋阴和阳，调和营卫，往往获效。这就体现出张景岳氏所说的“善补阴者，必于阳中求阴”之说的重要性。肺痨病用桂枝的剂量宜小，一般以1~3g为宜。经观察，桂枝汤的退热疗效，与虚汗的多少、恶风症状的有无有关，虚汗多而恶风者，其退热疗效迅速，反之则较慢。服桂枝汤后，未见有发汗、吐血等不良反应。

——肺痨患者咯血，不患其血之不止，而患其血后咳嗽。由于大咯血时，出血量多，未能全部涌出，此离经之血，散入肺络之中，即成为瘀血，使肺气不得肃降而上逆，于是咳嗽益甚。而空洞性肺痨的不断咳嗽，常能导致再次咯血。因此，血后化瘀一法，应及时采用。至于处理方法，应注意到肺为娇脏，且此类患者病久体弱，不胜刚悍之药，可投以花蕊石、郁金、丹皮等祛瘀药性较为缓和之品。此外，尚可加入通络类药，如橘络、丝瓜络等，藉以搜剔络中之瘀。

——对长期治疗不愈肺结核的咯血，病情较为严重，咯血反复发作，轻者痰中带血丝，重者大口咯血，甚至出血盈盂盈碗，咳嗽，声音嘶嗄，形体消瘦，骨蒸潮热，两颧潮红，盗汗，舌红，脉象细数等的患者，属肺肾阴伤，阴虚火旺证型时，用活血化瘀与炭类止血并施，寓止于消，重在化瘀的手法，选用三七（水磨冲服）、丹参、丹皮、桃仁、白及、花蕊石（水磨冲服）、海浮石、茜草根、仙鹤草、陈棕炭、侧柏炭等。治血药中，常用炒大黄或大黄炭、生地炭。其他如蒌、贝、归、芍、参、芪之类，对症选用。有潮热骨蒸、大便干结见症者，用大黄、生地，疗效更好。

——肺痨有胸次窒闷、紧迫或懊侬者为朝夕之内可以出现大咯血的预兆，对于有空洞形成的肺痨患者和病灶范围较大的肺痈患者尤须注意。可先投花蕊石散，并浓煎独参汤、水磨白及汁候用，在咯血后的间息时，将汤、汁服下。

——胸次痞闷，予疏肝理气方药而不效者，可根据“肺主一身之气”，“诸气膹郁，皆属于肺”的理论，参以开肺如桔梗、紫菀之属，往往收功。

——吐血，除根据咳嗽与否、有无脘痛等病史，以判断其为胃血或肺血外，根据血量的多少，也可作为辨证的参考。例如吐血盈碗盈盂而来者，其血常出自胃，何以故？盖胃为多血多气之乡，胃络伤则出血量多。治疗方面，可遵照缪仲醇氏宜降气、宜行血的指示，不用或少用降火、止血等法。关于预后，由于胃为多血多气之乡，所以尽管出血量多，但恢复较快。这一点跟肺痨病吐血不同，前者预后较好，后者预后较差。

——吐血有由肾经虚火上浮者，辨证要点有四：血量不多，面虽赤而足冷，舌虽红而胖嫩，脉虽数而虚细。此证治法与实火治法大异，戒用苦寒，宜引火归原，方用肉桂七味丸冷服，另以淡附片两片，用水浸软，贴两足底肾经涌泉穴，此乃“据其窟宅而招之”。出血尚有由脾不统血之故，可主用温药炮姜收功，此病机在中焦虚寒，与虚火上浮病机在下主用桂附者不同。

——非肺痨病，经常咳嗽而吐血，也应注意化瘀治疗，免使咳嗽缠绵而成虚损，可用《千金翼方》生地大黄汤，凉营兼祛瘀，能止血而无留瘀之弊，较《先醒斋广笔记》:“宜行血不宜止血”之说更臻完善。大黄药性峻猛，用量可视情斟酌，如出血量少，连绵不净，症情复杂，用在复方中，每日3～6g，如瘀血量多，症情单纯，每日12～20g。

——运用活血祛瘀法时，须审其瘀积的部位，例如瘀在胸膈，宜参以薤白、桂枝之属；瘀在脘次，宜加入干姜或炮姜之类；瘀在少腹脐周，可佐以肉桂、茴香之流。如此配伍，乃取其“血得热则行"之意。在温化的前提下，能够更快地达到活血祛瘀的目的。少腹逐瘀汤之用官桂、干姜，也未尝不含有温化之意在内。总之，除里热亢盛者外，如欲早日达到行血的目的，当参以温药。

——慢性肾炎患者，曾因兼外感恶寒，发热。身痛而投以羌活、防风后，肢肿竟明显消退。这一偶然的事例，启发我们以后对类似证候亦投以羌防，其消水作用，较之五苓散辈，有过之而无不及。如与温阳利水之剂同用，则疗效更高。至于其治疗机制，可能是因为风药有胜湿之功，胜湿则有消肿作用。以此类推，用羌防治疗濡泄、夏季小儿中毒性消化不良等，其疗效同样令人满意。

——治乳糜尿（乳糜血尿例外），根据辨证论治的精神，以及因“中气不足，溲便为之变”而补益中气，使精微不致下流；与夫肾气不摄，不司二便，无以分清泌浊，通过扶肾以使清升浊降等治则后，大多能痊可。但运用上述诸法，仍有些病例不能得心应手时，可停服其他药物，用单方刨花（原植物为梧桐树）10g。向日葵瓤（葵梗中去外皮后的白心）30g，为1日量，浓煎频服，不拘时日，以愈为期。此单方服后，多于一月内见效。

——乳糜血尿与尿血不同，前者溺出物均为大量血丝及血块，甚则堵塞尿道口不能排出，不易治愈；后者为血样尿，偶见小块，治疗或易或难。曾治一例乳糜血尿时，迭进凉血止血、滋阴降火方剂，如小蓟饮子、大补阴丸，甚至犀角地黄汤等，均罔效。后考虑此证溺出物均为血丝、血条、血块等已凝结之物，此属瘀血，不妨用活血化瘀方一试。于是用《千金翼方》生地大黄方加味，服药仅旬日，小便即渐若常人。旋用生地大黄方配水陆二仙丹、无比山药丸等续服近月，以巩固疗效。后以生地大黄方为基本方治疗本病，近期疗效颇为理想。

——消渴病有相当一部分患者，其舌苔呈白色，有纵横交叉的不整形纹理及舌上某个或某几个部分缺少一块苔而成剥苔，我称之为地图苔。有此苔者，一见便知为消渴病，因而有诊断意义。地图苔主热盛伤津，与夏季田中因高温缺水而致龟裂者义同。它在理论上符合于消渴病的病机。

——痿证的治疗，世俗多从"肺热叶焦"及"治痿独取阳明"而分别从上中二焦论治。我们又常根据《素问·痿论》关于"筋痿"、"骨痿"的分类而治下焦肝肾，其中男青年有梦遗现症或病史，女青年产后等患者，多以虎潜丸滋肝肾之阴为主；若半百以上的中、老年人常取右归丸意在温补肾阳。经观察，经过上述治疗，守方服至1月后可望见效。

——蕲蛇、乌梢蛇、蜈蚣、全蝎等虫类药治痹证功效较好，但虫类之品的专长，在于搜剔深层之邪，适用于病久邪深者，并应寓补于消，以防伤正。若痹证未久，邪未深入，尚留体表络隧浅层时，则不宜使用虫类药，以免药过病所。可取麻黄、桂枝、乌头、白芥子、海风藤、络石藤等祛邪通络之品，并根据"治风先治血"的意见，酌入活血化瘀药，如制乳香、没药等，有较好的止痛作用。其痹在上肢者用姜黄，痹在下肢者取牛膝。

——用虫类药治痹证，个别患者有药物反应，出现浮肿，局部皮损等。停药后，不良反应即消失。

——凡月经期前及经期前后或经行期出现呕吐，便泻等症，其病位在中州，病机为脾气不升，胃气不降，治宜安抚中土，予六君或香砂六君，加苦降辛开之黄连、半夏，于经前3~5日始服药，务使清升浊降，则吐泻可愈。

——月经来潮期间，除有火象经行量多外，其一般用药宜温而不宜凉，以免血得寒则凝，导致行经不畅，易成痛经或月经后期等疾患。

——月经“先期属热”，“后期属寒”的说法，有其普遍意义。但也有因重病、久病、劳倦过度、思虑太过等因素，损耗脾气，致使气不摄血，脾不统血而致月经先期，应从虚寒论治，可用归脾之属以温补之。又如因肝气郁结，气滞则血行不畅，瘀阻胞宫而致月经后期者，丹溪有“气有余，便是火”的认识，就不能视为“后期属寒”了。

——《素问·上古天真论》指出:“女子……二七而天癸至，任脉通，太冲脉盛，月事以时下”。“二七”月经初潮，几为常规。目前城市女孩青春发育期已逐渐提前，十二三岁行经的已不乏其人，其中有一部分女孩，每次经潮量多若崩，自述无所苦，无证可辨，投归脾之类疗效不佳。根据刘河间关于少年时期，肾气未充，冲任未盛的立论，治疗上当以补肾为第一要务。在辨证的前提下，方用左归、右归、知柏地黄、二至、龟鹿二仙胶、大黄等，常能收到较为满意的疗效。关于大黄的运用，在经行如涌时可炒炭用，若经量中等或月经后期量虽减而淋漓不断时则生用。

——痛经属实者多而属虚者少。虚证痛经的诊断难于实证痛经，尤其在经潮时用以辨证的期、量、色、质等方面并不典型时更难判断。面临着这样的病例，应询问其初潮时的年龄。凡首次月经较之常人推迟4~8年，到18周岁成年以后始来潮者多属虚证，此其一。其二，有较长时期的中虚病史，并常出现脾胃病的症状。具备上述情况者，虽腹痛不分经期经后，以及喜按与否，均应从虚或虚中夹实论治。

——崩漏虽然是血崩和经漏两个不同的概念，但两者常互为因果，相互转化，临床上由崩而漏，由漏而崩的并非罕见。我们认为，崩易治而漏难疗。辨证方面，崩漏虽各有虚实，但一般崩多属虚，漏多属实。“塞流”、“澄源”、“复归”，为女科治崩的主要三法。然，“塞流”法并不尽适用或不适用于经漏，否则，不仅边塞边漏，甚至会留瘀而增加腹中胀痛，因而经漏应以“引流、洁源、复归”为治疗大法。所谓“引流”，是指活血祛瘀，瘀去则血得归经，虽不止血而血常自止。用药，当首选生大黄；“洁源”是指从本论治，“复归”仍是补血之意。以上三法，要有机地配合运用，如“引流”与“洁源”同用，“洁源”与“复归”并行。在有机配合使用过程中，应有主次之分，等量齐观的做法，往往是不全符合实际的。关于“复归”一法，尤其对阴虚火旺者，在经漏基本控制时，应及早使用，使阴血能早日“复归”，则虚火必尽快敛藏，而血络亦早日得固。

——崩与漏之间，在病机、辨证和施治方面，既有明显区别，又有千丝万缕的联系。两者常互为因果，相互转化。所以有“漏者崩之渐，崩者漏之甚”，以及崩多属虚，漏多属实的认识，由此而产生“暴崩宜补，久漏宜通”的原则治法。治崩漏时，师古而不泥古，重在辨证论治。就某种意义而言，虽云崩多属虚，但虚中未尝无实，漏多属实，而实中亦未尝无虚。在这一思想指导下，治崩应寓通于补，通剂以小量大黄或大黄炭为优；治漏要寓补于通，补剂以党参、龟甲为佳。如此则补不留瘀，通不伤正。

——妇女绝经期前后，或四旬以上孀妇入房之念炽盛者，为相火内亢，可仿男子阳强例治，投知柏地黄汤有效。

——新产后血虚程度如何，除综合全身症状外，还可以根据其有汗与否而定。如每餐时额上小汗出者，标志着气略虚，血稍损，为新产后应有现象。若产前体弱，产后进餐时无汗，象征着阴血大虚，盖“汗为心之液”、“心主血”、“夺血者无汗”。医者应予重视，一方面要做到认真观察，另一方面予以补血益气之剂。

——妇女产后一般是多虚多瘀。《金匮·妇人产后病》篇中指出：“新产妇人有三病，一者病痉，二者病郁冒，三者大便难”。三者病证虽各别，但“亡血”、“亡津液”的情况则是相同的。此外，分娩时出血所产生的败血或恶露不行而形成的瘀阻，加之女子常因肝气郁滞，肝体失柔而肝用独亢，因此，血虚、伤津、血瘀、气滞四者是妇女产后的病理机制的特点。由于新产后气血大伤，各种致病因子每易乘虚而入，即所谓“邪之所凑，其气必虚”，所以产后病多表现为正虚邪实，不能与平昔病情等同视之！妇女产后亡血多虚，而血为气母，气附于血，血亏于先，则气无所附而随之亦虚。所以《丹溪心法·产后》篇云：“产后无得令虚，当大补气血为先，虽有杂证，以末治之。”因为扶正即所以祛邪，正胜邪自却。即或邪盛证实，如因寒凝、风冷、气滞、血瘀等而引起的产后诸症，需要“急则治其标”时，于邪去证情稳定后，仍应养血益气以扶正。可用当归补血汤（黄芪宜生用），此方有补养气血，实表固卫，敛汗防邪内袭之功。至于紫河车一类的血肉有情之品亦宜选用。关于产后多瘀，常因血虚气弱，气血运行不畅，因虚而致瘀。兼之产程中离经败血，若不及时排出，亦可致瘀，导致腹痛、痛经，甚至干血痨等。对此应消补兼施，寓消于补，使补不留邪而消不伤正。总之，产后多虚与多瘀，交织成产后特定的正虚邪实，虚实夹杂的诸症，治疗时根据标本缓急，或先补后泻，或先泻后补，或消补兼施，随证化裁，灵活运用，不可拘泥。

——新产作会阴切开术后，尤其是旧法接生，或因产程太快而来不及赴医院生产，以致会阴呈Ⅱ～Ⅲ度裂伤，因愈合不好，形成瘢痕后疼痛者，用桃红四物汤加牛膝、香附等活血化瘀之剂颇验。

——中医药治疗小儿咳喘的近期疗效本来很好，但由于汤剂难喝，往往影响疗效。我们采取了前辈们用药枣的方法，取得了较好效果。具体做法是：根据“肺为气之主，肾为气之根”的论点和混合使用“发时治肺，平时治肾”的法则而肺肾同治，以贞元饮合三拗汤加沉香、胡桃肉、苏子等，用10日量，清水浸泡1小时，以文武火煮沸，取头、二煎，去渣，加去核红枣1kg再熬，俟药汁干后，取出红枣，分为90等分，入冬后每日3次，1月服完。其适应证为小儿肺有伏寒，肾不纳气而致喘甚咳微者。

——目衄，临床较少见。我们治愈三例，一例目衄5日，初从肝经火亢论治，予龙胆泻肝汤不应，后改用《千金翼方》卷十八吐血第四的“神验不传方”，药用生地、大黄二味，不加其他药物，其中大黄用酒炒，取其上升驱热而下，一剂即效。另一例历时月余，有胃痛病史，在生地大黄方中，增入炮姜0.9g，一以防苦寒伤中，一寓反佐摄血之义。亦愈。第三例目衄量虽少，而历经四月不止，诊为肝火上炎，伤络患者，用自拟方丹（皮、青）黛（生）地（大）黄汤，服6剂便愈。

——鼻渊日久，对于因风热上扰，发为鼻渊而用苍耳子散，或因“胆移热于脑，则生鼻渊”而用龙胆草、夏枯草的同时，可加一味生黄芪以益肺气。盖“鼻为肺窍”，“肺气通于鼻，肺和则鼻能知香臭矣。”我们体会，久治不愈的鼻渊，如于原处方中参入生黄芪后，可收事半功倍之效。

——湿疹，尤其在转为慢性时，治疗颇费周折。我们发现用丝瓜叶捣汁涂敷患处，其效颇捷，胜于一般常用的疏风、祛湿、清热、养血润燥之品。张璐云：“丝瓜嫩者寒滑，多食泻人……其叶捣汁生服，解一切蛇伤之毒，即以滓罨伤处，干即易之”。过去我江苏地区，有用割断近根二尺的丝瓜藤，将其茎置瓶中取汁。名之曰丝瓜水，亦有称之为西来甘露饮，作妇孺美容之用。看来丝瓜叶汁及丝瓜藤汁对人体皮肤有着特殊的治疗作用。

——证情重笃的病员，尤其是久病患者，突然出现或于“回光返照”之际骤见声音低微的呃逆，半时方呃一声者，为元阳衰微，肾气上逆，属病危之兆，已至朝不保夕的境地。这时除提高警惕，加强护理外，还应用右归饮为主方。目的在于益火之源，以作孤注一掷。